Educational Producer For Your Success

7일만에 끝내는 간호사국가고시 저자가 집필한 기본서 시리즈

간호사 국가고시

지역사회 · 정신 · 간호관리

| 양진이 · 한은경 편저 |

2권
지역사회간호학
정신간호학
간호관리학

책의 특징

- 핵심 **이론**과 단원별 출제 예상 **문제**의 단권화 완성
- 최신 기출분석을 통한 주요 **핵심 이론 요약** 및 체계적인 정리
- 본문에 **출제연도**를 표기하여 출제 빈도와 경향을 한 눈에 파악할 수 있도록 구성

에듀피디 동영상강의 www.edupd.com

 에듀피디
EDUPD

지역사회·정신·간호관리

간호사 국가고시 2권

1판 1쇄 발행   2022년 8월 17일
2판 1쇄 발행   2025년 7월 21일

편저자   양진이 · 한은경
발행처   에듀피디
등 록   제300-2005-146
주 소   서울 종로구 대학로 45 임호빌딩 2층 (연건동)

전 화   1600-6690
팩 스   02)747-3113

※ 이 책은 저작권법에 따라 보호받는 저작물이므로 무단전재와 무단복제를 금지하며 책 내용의 전부 또는 일부를 이용하려면 반드시 저작권자와 에듀피디의 서면 동의를 받아야 합니다.

최신 수험가이드

2권 지역사회 · 정신 · 간호관리
간호사 국가고시

성인간호학 · 모성간호학 · 아동간호학 · 지역사회간호학 · 정신간호학 · 간호관리학 · 기본간호학 · 보건의약관계법규

간호사가 되기 위한 필수 관문
간호사 국가고시 상세정보

1. 시행기관

「한국보건의료인국가시험원」 (홈페이지 : www.kuksiwon.or.kr)

2. 응시자격

1 다음 각 호의 자격이 있는 자가 응시할 수 있습니다.

(1) 평가인증기구의 인증을 받은 간호학을 전공하는 대학이나 전문대학[구제(舊制) 전문학교와 간호학교를 포함한다]을 졸업한 자
(2) 보건복지부장관이 인정하는 외국의 제1호에 해당하는 학교를 졸업하고 외국의 간호사 면허를 받은 자

2 결격사유 및 응시자격 제한 등

(1) 제8조(결격사유 등) 다음 각 호의 어느 하나에 해당하는 자는 의료인이 될 수 없다.
　① 「정신건강증진 및 정신질환자 복지서비스 지원에 관한 법률」 제3조제1호에 따른 정신질환자. 다만, 전문의가 의료인으로서 적합하다고 인정하는 사람은 그러하지 아니하다.
　② 마약·대마·향정신성의약품 중독자
　③ 피성년후견인·피한정후견인
　④ 금고 이상의 실형을 선고받고 그 집행이 끝나거나 그 집행을 받지 아니하기로 확정된 후 5년이 지나지 아니한 자
　⑤ 금고 이상의 형의 집행유예를 선고받고 그 유예기간이 지난 후 2년이 지나지 아니한 자
　⑥ 금고 이상의 형의 선고유예를 받고 그 유예기간 중에 있는 자

(2) 제10조(응시자격 제한 등)
　① 제8조 각 호의 어느 하나에 해당하는 자는 국가시험등에 응시할 수 없다.
　② 부정한 방법으로 국가시험등에 응시한 자나 국가시험등에 관하여 부정행위를 한 자는 그 수험을 정지시키거나 합격을 무효로 한다.
　③ 보건복지부장관은 제2항에 따라 수험이 정지되거나 합격이 무효가 된 사람에 대하여 처분의 사유와 위반 정도 등을 고려하여 대통령령으로 정하는 바에 따라 그 다음에 치러지는 이 법에 따른 국가시험등의 응시를 3회의 범위에서 제한할 수 있다.

3 시험과목 및 시험시간

1 시험과목

시험과목수	문제수	배점	총점	문제형식
8	295	1점/1문제	295점	객관식 5지선다형

2 시험시간표

교시	시험과목(문제수)	교시별 문제수	응시자입장시간	시험시간
1	1. 성인간호학(70) 2. 모성간호학(35)	105	08:30	09:00~10:35 (95분)
2	1. 아동간호학(35) 2. 지역사회간호학(35) 3. 정신간호학(35)	105	10:55	11:05~12:40 (95분)
점심시간 12:40~13:40 (60분)				
3	1. 간호관리학(35) 2. 기본간호학(30) 3. 보건의약관계법규(20)	85	13:40	13:50~15:10 (80분)

4 합격기준

1 합격자 결정은 전 과목 총점의 60퍼센트 이상, 매 과목 40퍼센트 이상 득점한 자

2 응시자격이 없는 것으로 확인된 경우에는 합격자 발표 이후에도 합격을 취소합니다.

5 간호사 국가고시 출제범위

시험과목	분야	영역
1. 기본간호학	산소화요구	• 산소화요구 사정 • 산소화 간호
	영양요구	• 영양요구 사정 • 영양 간호
	배설요구	• 배설요구 사정 • 배설 간호
	활동과 운동요구	• 활동과 운동요구 사정 • 활동과 운동 간호
	안위요구	• 수면과 휴식 사정 및 간호 • 체온 사정 및 조절 간호 • 임종 징후 사정 및 간호
	안전요구	• 낙상 및 사고위험 사정 • 낙상 및 사고예방 간호 • 감염 사정 • 감염 관리 • 투약 간호 • 욕창 사정 • 욕창 간호
2. 성인간호학	안전과 안위 간호	• 면역/신체손상 • 안위변화
	영양대사배설 간호	• 섭취/흡수/대사장애 • 체액 불균형/배뇨장애
	활동휴식 간호	• 활동/자기돌봄장애 • 심혈관/혈액장애 • 호흡기능장애
	인지조절감각 간호	• 인지/신경기능장애 • 조절기능장애 • 감각기능장애
3. 모성간호학	여성건강의 이해	• 여성건강 개념 • 성 건강 간호 • 생식기 건강사정
	생애전환기 여성	• 월경 간호 • 완(폐)경 간호
	생식기 건강문제 여성	• 생식기 종양 간호 • 생식기 감염질환 간호 • 자궁내막질환 간호 • 생식기 구조이상 간호 • 난(불)임 여성 간호
	임신기 여성	• 정상임신 간호 • 고위험 임신 간호 • 태아 건강사정
	분만기 여성	• 정상분만 간호 • 고위험 분만 간호
	산욕기 여성	• 정상산욕 간호 • 고위험 산욕 간호

시험과목	분야	영역
4. 정신간호학	정신건강	정신건강과 정신질환의 개념
	정신건강 간호	• 치료적 인간관계와 의사소통 • 정신건강 사정 • 정신간호 중재기법(환경요법, 활동요법, 인지행동요법, 스트레스 관리기법, 정신요법(개인, 집단, 가족), 약물요법 등 포함)
	지역사회 정신건강	• 지역사회 정신건강 간호 • 위기 간호(자살, 학대 및 폭력 대상자 포함)
	정신질환 간호	• 조현병 및 망상장애 간호 • 기분 관련 장애(상실, 우울, 양극성장애)간호 • 불안 관련 장애(공포장애, 공황장애, 광장장애, 범불안장애, 외상후스트레스장애, 적응장애, 반응성애착장애, 전환장애, 허위성장애)간호 • 인격장애 간호 • 물질 및 중독 관련 장애(알코올, 약물, 도박)간호 • 신경인지 관련 장애(치매, 섬망) 간호 • 식사 관련 장애(신경성식욕부진증, 신경성폭식증)간호 • 수면 관련 장애(불면증, 발작수면)간호 • 성 관련 장애(성기능부전, 성도착증)간호 • 발달 및 행동조절장애(자폐스펙트럼장애, 주의력결핍과다활동장애, 행동장애)간호

시험과목	분야	영역
5. 간호관리학	기획	• 간호관리의 이해 • 기획과 의사결정 • 예산과 의료비지불제도 • 간호서비스마케팅
	조직	• 조직화와 조직구조 • 직무관리 • 간호전달체계 • 조직문화와 변화
	인적자원관리	• 인적자원관리의 이해 • 인적자원의 확보관리 • 인적자원의 개발관리 • 인적자원의 보상 및 유지관리
	지휘	• 리더십 • 동기부여 • 의사소통과 주장행동 • 조정과 협력 • 갈등과 직무스트레스 관리
	통제	• 간호의 질관리 • 환자안전
	간호단위관리	• 간호단위 환자관리 • 간호단위관리의 실제 • 환자안전관리활동 • 간호정보와 기록관리
	간호전문직의 이해	• 간호전문직관 • 간호윤리 • 간호사의 법적 의무와 책임 • 세계간호의 역사 • 한국간호의 역사
6. 아동간호학	아동 간호의 개념	• 아동과 가족, 간호사
	아동의 성장발달	• 아동의 성장발달 특성 • 아동의 성장발달 사정
	아동의 건강증진	• 아동의 건강증진 간호
	발달단계별 건강유지증진	• 신생아 건강유지, 증진 간호 • 영아 건강유지, 증진 간호 • 유아와 학령전기 아동 건강유지, 증진 간호 • 학령기 아동과 청소년 건강유지, 증진 간호
	아동의 건강회복	• 입원아동 간호의 기본원리 • 고위험 신생아 간호 • 영양/대사문제를 가진 아동 간호 • 호흡/심혈관/혈액문제를 가진 아동 간호 • 면역/조절/배설문제를 가진 아동 간호 • 인지/감각/운동/신경문제를 가진 아동 간호 • 전염성 감염문제를 가진 아동 간호 • 종양을 가진 아동 간호

시험과목	분야	영역
7. 지역사회 간호학	지역사회건강요구 사정	• 국・내외 보건정책 이해 • 역학지식 및 통계기술 실무 적용 • 지역사회 간호사정 • 건강형평성 이해 및 문화적 다양성의 실무 적용
	보건사업 기획 및 자원활용	• 보건사업 기획 • 자원 활용
	인구집단별 건강증진 및 유지	• 건강증진사업 운영 • 일차보건의료 제공 • 감염성질환과 만성질환 관리
	안전과 환경 관리	• 환경보건 관리 • 재난 관리
8. 보건의약 관계법규	의료법	• 총칙 • 의료인의 자격과 면허 • 의료인의 권리와 의무 • 의료행위의 제한과 의료인단체 • 의료기관의 개설 • 감독
	감염병의 예방 및 관리에 관한 법률	• 총칙과 신고 및 역학 조사 • 예방접종과 감염 전파 차단 조치
	검역법	총칙과 검역조사
	후천성면역결핍증 예방법	신고, 검진 및 감염인의 보호
	국민건강보험법	• 가입자와 공단 및 심평원의 업무 • 보험급여
	지역보건법	• 지역보건 의료계획과 긴급감진의 신고 • 지역보건의료기관의 설치와 업무, 지도・감독
	마약류 관리에 관한 법률	• 총칙과 마약의 관리 • 마약류취급자와 마약류 중독자
	응급의료에 관한 법률	총칙, 응급의료종사자의 권리와 의무 및 응급의료기관 등
	보건의료기본법	국민의 권리와 의무, 보건의료의 제공과 이용 등
	국민건강증진법	국민 건강의 관리
	혈액관리법	혈액매매행위 등 금지, 헌혈자 건강진단, 혈액의 안전성 확보, 특정수혈부작용 등
	호스피스・완화의료 및 임종과정에 있는 환자의 연명의료결정에 관한 법률	총칙과 호스피스・완화의료

간호사 국가고시
공부방법/공부팁

1 성인간호학

성인간호학은 방대한 범위로 교과서를 펼치고 공부하기엔 부담스러울 수 있다. 자주 출제되고 꼭 알아야 하는 내용들로 구성한 기본서를 통해 공부하시는 것을 적극 추천한다. 기본서와 요약집, 문제집을 통해 충분히 고득점이 가능한 과목임으로 걱정하지 말고 저자의 말을 믿고 따라주길 바란다.

성인간호학을 공부할 때는 무엇보다 목차를 잘 활용해야 한다. 예를 들어 호흡기계를 공부한다면 호흡기계의 해부생리-각 기관이나 장기에서 생길 수 있는 질환-증상-치료와 약물-간호중재-간호교육 순으로 공부할 것을 권한다. 먼저 큰 그림을 그리고 가지와 나뭇잎을 그리듯 차근차근 키워드로 채워나가는 공부가 도움이 된다. 성인간호는 기존의 긴 지문의 사례중심 문제는 다소 줄고 각 질환의 특이적인 증상, 교육, 가장 우선시 되는 간호중재, 약물 등을 묻는 문제가 많이 출제되고 있다. 간단한 지문속에서 사고의 확장을 요구하는 문제들이 출제되고 있어 정확한 이해를 바탕으로 암기하길 바란다.

2 모성간호학

모성간호학은 학생들에게 생소한 용어가 많으므로 개념의 이해가 무엇보다 필요하다.

모성간호학은 용어에 대한 이해가 선행되어야 하고 여성의 호르몬과 난소주기에 대한 기초 개념이 탄탄해야 하기 때문에 기본 학습량이 부족한 수험생들은 학습한 내용을 실제 시험문제에 응용하여 풀이하기에 어려움을 겪었을 것이다. 따라서 난소주기와 호르몬, 자궁수술의 종류와 수술 후의 영향, 흔한 여성생식기 질환에 대한 검사와 치료방법, 임산부의 정상적인 신체변화증상과 불편감완화법, 산과력, 분만의 기전, 태향, 산욕기 산모관리에 대하여 정확하게 정리하고 암기한 후 모의고사 문제풀이를 통해 반복학습한다면 문제 정답률을 높이는 데 도움이 될 것이다. 시험에 출제되는 기본내용들이 우리 기본서에 모두 정리되어있고 첨부된 그림과 함께 공부하면 좀 더 쉽게 이해할 수 있을 것이라고 생각한다.

3 아동간호학

아동간호학은 아동의 발달단계와 각 단계별 과업, 놀이, 특징, 의사소통 방법, 시기별 예방접종 등을 정확히 기억해야 하고 헷갈리기 쉬운 증상과 질환에 대한 특징적인 개념을 잘 정리해 두는 것이 좋은 점수를 받을 수 있는 방법이겠다. 기본서를 전체적으로 완독하고 아는 부분과 모르는 부분을 파악하고, 모르는 부분은 반복해서 읽고 꼼꼼하게 정리해 두었다가 시험보기 전 완벽하게 암기할 것을 권한다. 다른 과목보다 암기할 내용이 많아 처음부터 암기를 하겠다는 마음으로 공부를 시작하면 쉽게 지칠 수 있으므로 자주 눈으로 익히고 이미지화 시킨다면 조금은 쉽게 암기할 수 있을 것이다.

4 지역사회간호학

지역사회간호학은 주민의 건강을 증진시키기 위한 예방적 간호전략과 프로그램에 대한 이해가 필요하다. 이에 따라 65회 시험에서는 범이론적 모형, SWOT분석, SMART목표설정 기준, 건강신념 모형 등에 대한 문제가 출제되었다.

또한 지역사회간호학은 보건의료정책의 변화, 특히 지역사회 보건서비스와 관련된 법규 및 제도의 이해가 중요하기에 HP2030, 증가되고 있는 국민의료비 현황, 일차보건의료와 관련한 보건소, 보건진료소등의 개념에 대한 정리가 필요하겠다.

covid-19와 같은 감염병의 지역사회 확산 방지 및 대응 전략에 대한 지식이 요구될 수 있기에 집단면역, 재난관리 단계에 대한 꼼꼼한 정리를 해야 한다.

HP2030의 목표에 따라 취약 계층 및 건강 불평등 해소와 관련한 접근법이 중요하게 다뤄질 수 있음에 대비해 일차보건의료의 개념, 건강불평등과 건강형평성의 개념, 다문화가족에 대한 접근, 노인의 보건교육에 대한 접근법 또한 중요하게 다뤄질 수 있다.

지난 65회 지역사회간호학 국가고시 문제의 체감 난이도는 올라갔으며, 오마하 문제분류체계, 제 4차 다문화가족정책 기본계획, 사업장의 보건관리자 역할, 오타와 헌장의 의미, 역학(양성예측도와 교차비), 실내공기 오염물질인 라돈 등 다소 낯선 문제가 출제되었음이 원인으로 분석되었다. 이에 따라 그동안 빈출되었던 부분 뿐 아니라 새로운 영역에 대한 학습이 문제풀이와 함께 꼼꼼하게 이루어져야 할 것이다.

이러한 주제들이 국가시험에서 강조되는 경향임을 알고 교재와 예상 모의고사를 통해 학습하는 것이 큰 도움이 될 것이다.

5 정신간호학

많은 학생들이 정신간호학에서 높은 점수를 획득하여 평락의 위험에서 벗어나자는 전략을 가지고 공부를 한다. 이번 65회 국가고시 정신간호학 또한 기대하던 수준대로 무난한 난이도를 보였다. 기본적인 부분인 약물의 종류와 부작용에 대한 암기와 더불어 의식구조, 성격구조, 방어기제, 치료적 의사소통 등 중요하게 빈출되어진 부분에 대해 학습을 하여야 한다. 정신질환 간호에서는 각 정신과적 질환에 대한 증상과 특징을 연상하는 학습을 통해 진단과 간호중재까지 이어 생각할 수 있는 학습을 하는 것이 사례문제를 대비하는 방법이 되겠다.

6 간호관리학

간호관리학은 질병을 다루는 과목이 아니어서 다른 과목의 공부와 다르게 생소하고 어렵게 여겨 공부를 시작할 때 막막하다는 느낌을 갖게 된다. 그런데 간호관리학은 정확한 개념을 바탕으로 키워드를 찾아낼 수 있다면 고득점 할 수 있는 과목이다. 간호관리학은 개념 정리와 긴 지문 속 핵심을 파악하는 것, 다양한 사례속에 개념을 적용시키는 능력 등이 필요하다. 문제풀이를 통해 감을 익히고 모르는 부분은 기본서를 통해 꼼꼼히 체크하여 개념 속 키워드를 꼭 기억하기를 바란다.

7 기본간호학

65회 시험에서는 기본간호학도 전반적으로 무난한 수준으로 출제되었으나 확실한 개념 숙지 및 수행의 근거가 중요한 과목임을 염두에 두고 정확하게 개념을 이해하고 수행순서와 그에 대한 근거를 알아야 한다.

특히 이번 기본서를 개편하며 핵심기본간호술을 같이 정리해두었으므로 수행절차와 주의사항, 숫자등을 꼼꼼히 살피고 핵심술만큼은 정확하게 기억해야한다는 것을 명심하고 기본서강의를 통해 개념과 정의 등을 정확히 학습하고, 모의고사 풀이를 통해 난이도가 낮게 출제되는 만큼 전체 총점을 올리기 위해서 만점에 도전하기를 바란다.

8 보건의약관계법규

암기하여야 할 양이 방대한 법규과목은 수험생 분들이 학습 후의 망각을 우려해 가장 뒤로 미루어 공부를 시작하는 과목이다.

막상 공부를 시작할 때에는 시간의 압박으로 인해 문제풀이로만 준비를 하는 분들이 많아 국가시험에서 과락의 위험에 처하는 분들이 많다. 강의의 도움을 받아 기본적으로 빈출되는 내용에 대한 흐름을 잡고, 방대한 법 조항을 단순 암기가 아닌 체계화 및 도식화시킨 학습법으로 어렵지 않게 고득점을 받을 수 있기 바란다.

시험에 출제되는 12파트의 법률 중 가장 비중이 높은 파트는 의료법이다. 법규 전체 20문항 중 매년 6문항이 출제가 되고 있기 때문에 시간이 부족할 경우 의료법에 집중투자할 필요가 있겠다.

CONTENTS

제1과목 지역사회간호학

PART 01 지역사회간호학 서론
- CHAPTER 01 지역사회간호의 개념 — 020
- CHAPTER 02 지역사회간호의 역사 — 027
- CHAPTER 03 지역사회간호 이론 — 029

PART 02 지역사회 보건행정
- CHAPTER 01 보건의료전달체계 — 042
- CHAPTER 02 보건의료자원의 개발과 조직적 배치 — 046
- CHAPTER 03 보건의료의 제공 — 048
- CHAPTER 04 경제적 지원 및 관리 — 051
- CHAPTER 05 사회보장제도 — 054
- CHAPTER 06 지역보건의료계획과 보건소 — 058
- CHAPTER 07 국제보건의 이해 — 063

PART 03 지역사회 간호과정
- CHAPTER 01 지역사회 간호사정 — 070
- CHAPTER 02 지역사회 간호진단 — 073
- CHAPTER 03 지역사회 간호계획 — 078
- CHAPTER 04 지역사회 간호수행 — 081
- CHAPTER 05 지역사회 간호평가 — 083
- CHAPTER 06 지역사회 간호활동 및 수단 — 086

PART 04 건강증진과 보건교육
- CHAPTER 01 건강증진 개념과 국민건강증진사업 — 098
- CHAPTER 02 건강증진 관련 이론 — 104
- CHAPTER 03 보건교육의 이해 — 112
- CHAPTER 04 보건교육과정 — 114

PART 05 역학 및 질병관리

CHAPTER 01 역학의 이해	132
CHAPTER 02 질병의 자연사와 예방수준	137
CHAPTER 03 역학적 측정지표	143
CHAPTER 04 건강검진의 진단검사	146
CHAPTER 05 역학적 연구	148
CHAPTER 06 인구현상의 이해	152
CHAPTER 07 감염성 질환과 만성 질환 관리	156

PART 06 가족보건

CHAPTER 01 가족의 이해	170
CHAPTER 02 가족간호	172
CHAPTER 03 가족간호 과정	175
CHAPTER 04 취약가족과 간호	179

PART 07 지역사회간호사업

CHAPTER 01 모자보건사업	188
CHAPTER 02 노인보건사업	193
CHAPTER 03 가정간호사업	197
CHAPTER 04 방문건강관리사업	199
CHAPTER 05 재활간호사업	201
CHAPTER 06 사례관리	203
CHAPTER 07 정신보건사업	205

PART 08 학교보건

CHAPTER 01 학교보건의 이해	216
CHAPTER 02 학생건강관리	219
CHAPTER 03 학교환경관리	222

CONTENTS

PART 09 산업보건
CHAPTER 01 산업보건의 이해 — 228
CHAPTER 02 근로자 건강관리 — 230
CHAPTER 03 작업환경관리 — 232
CHAPTER 04 산업재해 — 238

PART 10 안전과 환경관리
CHAPTER 01 환경보건의 이해 — 246
CHAPTER 02 대기와 건강 — 248
CHAPTER 03 물과 건강 — 254
CHAPTER 04 식품과 건강 — 259
CHAPTER 05 폐기물과 건강 — 263
CHAPTER 06 재난과 건강 — 264

제2과목 정신간호학

PART 01 정신건강
CHAPTER 01 정신건강 간호의 이해 — 276
CHAPTER 02 인간의 이해 — 281

PART 02 정신건강 간호
CHAPTER 01 치료적 인간관계와 의사소통 — 298
CHAPTER 02 정신간호 중재기법 — 305

PART 03 지역사회 정신건강
CHAPTER 01 지역사회 정신건강 간호 — 318
CHAPTER 02 위기 간호 — 324
CHAPTER 03 응급 간호 — 327

PART 04 정신질환 간호

- CHAPTER 01 이상행동 분류 ... 336
- CHAPTER 02 조현병 스펙트럼 장애 ... 344
- CHAPTER 03 기분 관련 장애 ... 352
- CHAPTER 04 불안 관련 장애 ... 361
- CHAPTER 05 성격장애 ... 375
- CHAPTER 06 물질 관련 및 중독성 장애 ... 384
- CHAPTER 07 신경인지 관련 장애 ... 394
- CHAPTER 08 노인 정신장애 ... 402
- CHAPTER 09 섭식장애 ... 406
- CHAPTER 10 수면-각성장애 ... 413
- CHAPTER 11 성 관련 장애 ... 419
- CHAPTER 12 신경발달 장애 ... 424

제3과목 간호관리학

PART 01 간호전문직의 이해

- CHAPTER 01 간호역사 ... 436
- CHAPTER 02 간호전문직관 ... 448
- CHAPTER 03 간호윤리 ... 452
- CHAPTER 04 간호사의 법적 의무와 책임 ... 460

PART 02 기획

- CHAPTER 01 간호관리의 이해 ... 470
- CHAPTER 02 기획과 의사결정 ... 476
- CHAPTER 03 예산과 의료비 지불제도 ... 483
- CHAPTER 04 간호 서비스 마케팅 ... 488

CONTENTS

PART 03 조직
CHAPTER 01	조직화와 조직구조	498
CHAPTER 02	직무관리	506
CHAPTER 03	간호전달체계	511
CHAPTER 04	조직문화와 변화	514

PART 04 인적자원관리
CHAPTER 01	인적자원관리의 이해	524
CHAPTER 02	인적자원의 확보관리	525
CHAPTER 03	인적자원의 개발관리	530
CHAPTER 04	인적자원의 보상 및 유지관리	534

PART 05 지휘
CHAPTER 01	리더십	544
CHAPTER 02	동기부여	551
CHAPTER 03	의사소통과 주장행동	556
CHAPTER 04	협력과 조정	561
CHAPTER 05	갈등과 직무 스트레스 관리	563

PART 06 통제
CHAPTER 01	간호의 질 관리	572
CHAPTER 02	환자안전	580

PART 07 간호단위관리
CHAPTER 01	간호단위 환자관리	588
CHAPTER 02	간호단위 관리의 실제	592
CHAPTER 03	간호단위 안전관리	600
CHAPTER 04	간호정보와 기록관리	603

2권 지역사회·정신·간호관리
간호사 국가고시

지역사회 간호학

1 과목

성인간호학 · 모성간호학 · 아동간호학 · 지역사회간호학 · 정신간호학 · 간호관리학 · 기본간호학 · 보건의약관계법규

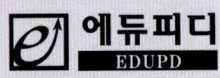

2권 지역사회·정신·간호관리
간호사국가고시

지역사회 간호학 서론

PART 1

CHAPTER 01. 지역사회간호의 개념
CHAPTER 02. 지역사회간호의 역사
CHAPTER 03. 지역사회간호 이론

CHAPTER 01 지역사회간호의 개념

1 지역사회의 이해

1) 지역사회의 정의

(1) 세계보건기구(WHO, 1974)는 "지리적 경계 또는 공동가치와 관심에 의해 구분되는 사회집단, 이들은 서로를 알고 상호작용하면서 특정 사회구조 내에서 기능하며 새로운 규범, 가치, 사회제도를 창출한다."고 정의

(2) 공통적인 목표를 지닌 어느 특정한 시·공간에 있는 사람들의 집단

(3) 비슷한 관심, 위치, 특성으로 함께 모여있는 인간 공동체

2) 지역사회의 유형(분류) 기출 11, 14, 15, 19

(1) 구조적 지역사회

지역사회 주민간의 공간적·시간적 관계에 의해 모여진 공동체

집합체	• 사람들이 모인 이유와 상관없이 집합 그 자체 • 특수한 문제를 갖고 있을 수 있으나 목적을 가지고 모인 것은 아님 • 미혼모 집단, 노숙자 집단, 마약중독자 집단, 위험노출 집단 등
대면공동체 기출 19	• 구성원 상호간 친근감과 공동의식을 소유하며 구성원 간의 교류가 빈번한 공동체로 도시보다는 농촌에서 흔히 볼 수 있음 • 이웃, 가족, 교민회 등
생태학적 문제 공동체	• 동일한 생태학적 문제를 가진 집단 • 산림파괴 지역주민, 토양오염 지역주민, 같은 환경문제를 가진 공동체 등
지정학적 공동체	• 지리적, 법적 경계로 나누어진 지역사회 • 특별시, 광역시, 시·군·구 등의 행정구역 단위의 집단 • 보건소 설립 기준(시·군·구마다 1개소씩 설치)
조직	• 특정 목표를 추구하며 일정한 환경 속에서 일정한 구조를 가진 사회단위 • 보건소, 학교, 병원, 교회, 산업장 등
문제해결 공동체	• 문제해결공동체는 특정 문제를 해결하기 위해 구성원들이 협력하는 집단을 의미 • 구조적 지역사회에 해당하지만 항상 특별한 지정학적 지역사회의 경계를 이루고 있는 것은 아닐 수 있음 • 예를 들어 수질오염 해결을 위해 오염문제를 가진 지역사회가 문제해결 공동체에 해당하며(문제해결 공동체는 때에 따라 생태학적 문제 공동체와 일치할 수 있음), 문제 해결을 지지해 주는 보건복지부나 환경부 같은 정부기관도 문제해결공동체에 포함될 수 있음

(2) 기능적 지역사회

단순히 지리적 경계로 나누기 보다는 공동의 문제 해결과 목표성취라는 과업의 결과로 나타나는 공동체

동일한 요구를 가진 공동체	• 일반적으로 공통의 문제 및 요구에 기초하여 나타나는 공동체 • 치매어르신을 돌보는 가족, 장애 아동을 키우는 부모들의 집단, 오염지역과 동일한 영향을 받은 인근지역, 다자녀 가정을 위한 지역 커뮤니티(육아 지원 프로그램이나 자녀 교육 정보를 원함) • 생태학적 문제 공동체와 동일한 요구를 가진 공동체가 일치하는 경향이 있긴 하지만, 하나의 같은 문제라도 다양한 요구가 존재할 수 있기 때문에 반드시 일치하는 것은 아님
자원 공동체	• 문제를 해결하기 위해 자원의 활용범위로 모인 집단 • 자원에는 경제적·인적·다른 사회의 영향력·물자 등이 있으며 자원의 활용 범위가 하나의 지역 안에만 있는 것이 아닌 다른 지역에도 있을 수 있음

(3) 감정적 지역사회

정서나 취미, 유대관계를 중심으로 모인 공동체

소속 공동체	• 자신이 속한 장소가 어디인가 하는 관점에서 구분되어지는 공동체 • 종친회(혈연), 동창회(학연), 고향(지연) 등 감정적인 측면의 공동체 집단
특수 흥미 공동체	• 특수 분야에 대한 동일한 요구와 관심을 가진 공동체 • 낚시회, 독서회, 산악회와 같은 동호회 등

> **참고 ✓ 자원공동체와 문제해결 공동체의 구분**
>
> • 자원공동체가 주로 자원이나 서비스를 공유하는 데 중점을 두는 반면, 문제해결공동체는 특정 문제 해결을 위한 협력과 의사소통에 초점을 둔다.
> • 도시의 교통 혼잡 문제를 해결하기 위해 다양한 이해관계자(시민, 정부, 전문가 등)가 모여 아이디어를 논의하고 정책을 제안한다면 문제해결 공동체에 해당한다.

3) 지역사회의 기능

(1) 경제적 기능

① 필요한 물자와 서비스를 생산·분배·소비
② 지역사회 특산품의 개발, 기업 유지 등의 자립을 위한 활동

(2) 사회화 기능

① 지역사회가 공유하는 사회적 가치, 일반적 지식, 행동양상을 새로 창출하고 전달
② 사회화 과정을 통해 다른 지역 구성원들과 구별되는 생활양식 터득

(3) 사회통제 기능 : 사회의 규범에 순응하게 하여 구성원의 행동을 통제

(4) 참여적 사회통합 기능 [기출] 19

지역사회 유지를 위한 결속력, 사기를 높이는 활동, 주민 공동의 문제해결을 위한 노력

(5) 상부상조 기능 : 도움이 필요한 상황에서 상호간의 지지·조력해 주는 기능

2 지역사회간호의 이해

1) 지역사회간호의 정의

(1) 지역사회를 대상으로 간호제공 및 보건교육을 통해서 지역사회의 적정기능 수준의 향상에 기여하는 것을 궁극적 목표로 하는 과학적 실천

(2) 지역사회 간호의 기본 원칙 : 대상자의 요구에 근거한 지역사회 간호사업을 계획하는 것

2) 지역사회간호의 개념

(1) 지역사회간호 개념도

① 지역사회간호대상 : 지역사회, 개인, 가족, 학교, 산업장
② 지역사회간호활동 : 간호제공, 보건교육, 관리
③ 지역사회간호목표 : 지역사회의 적정기능 수준의 향상, 적정기능 수준이란 대상자 스스로가 자신의 건강문제를 최대한 해결할 수 있는 기능을 의미(자기건강 관리 기능)
④ 지역사회간호과정 : 지역사회간호대상과 지역사회간호활동과의 관계
(사정-진단-계획-수행-평가)
⑤ 지역사회간호수단 : 지역사회간호활동과 지역사회간호목표와의 관계
(건강관리실 활동, 방문활동, 자원활용 및 의뢰, 집단지도, 상담 및 면접, 의사소통을 위한 매체 활용, 간호 기록 및 보고)
⑥ 기능연속지표 : 지역사회간호대상과 지역사회간호목표와의 관계

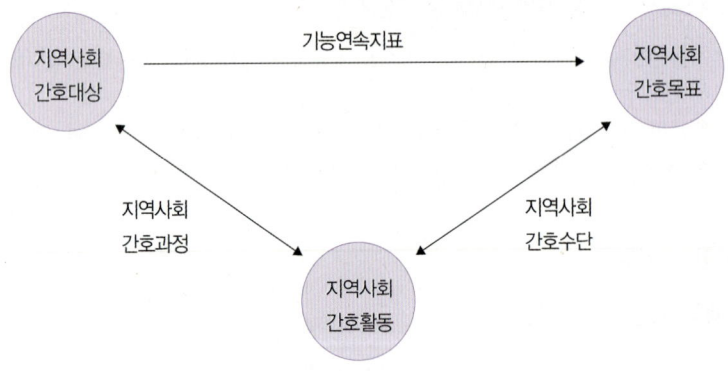

[지역사회간호 기본 개념도]

(2) 지역사회간호의 건강 개념 기출 13

① 건강연속선-테리스(Terris)
건강이나 상병의 상태는 정도의 차이를 갖는 연속된 상태
② 기능연속지표-프레시맨(Freshman)
• 긍정적 영향을 주는 기능과 부정적 영향을 주는 기능으로 분류하여 건강의 수준 정도를 기능연속선상에 표현
• 지역사회 간호사는 긍정적, 부정적 기능요소를 동시에 조사하여 긍정적인 방향으로 나아가도록 도와주는 것을 목표로 함

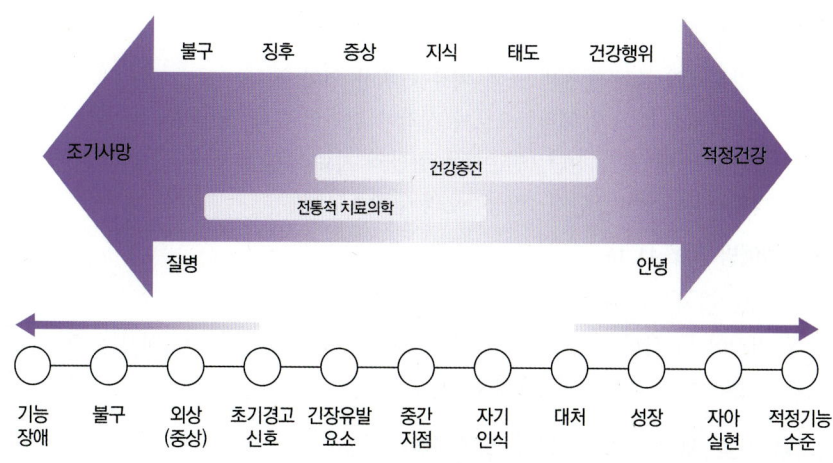

[Terris 건강연속선 / Freshman 기능연속선]

(3) 건강권 [기출] 20, 23

① 국민의 기본권적 생존권리로서의 건강개념(인간이면 누구에게나 보장되어야 하는 권리)
② 국가는 정책과 수단을 통해 국민의 건강권을 보장해야 함

(4) 건강형평성 [기출] 17, 18, 21, 23

① 개인이나 집단 사이의 건강의 차이, 격차가 없는 상태
② 사회경제적 건강 불평등을 줄이려는 노력
③ 1978년 알마아타 선언에서 '모든 이에게 건강을'의 의미
  '전반적인 건강 수준의 향상' + '건강 불평등 감소'

(5) 건강불평등 [기출] 25

① 건강상태는 사회적 지위에 따라 차별화되는 경향이 있음
② 사회적 지위가 낮아짐에 따라 불건강할 가능성이 높아지는 것은 단순한 우연이 아닌 구조적인 문제이며 이를 건강불평등이라 함

3 지역사회간호활동

1) 단계별 간호 서비스

(1) 일차예방 [기출] 20, 21

① 건강문제의 발생 이전에 행하는 행동, 건강증진과 건강보호의 영역
② 규칙적인 운동, 스트레스 관리, 균형 잡힌 식이, 보건교육, 예방접종 등
③ 지역사회간호의 영역

(2) 이차예방 기출 12, 13, 18
① 건강문제의 조기 발견과 조기 치료를 위한 영역
② 건강문제를 조기에 해결함으로써 심각한 결과의 초래 예방가능
③ 집단검진 및 조기 진단, 현존하는 질환의 치료 포함
④ 병원중심의 서비스단계, 임상간호의 영역

(3) 삼차예방 기출 11, 16
① 재발 방지, 불구된 기능 재활, 사회 적응을 돕는 영역
② 건강이 더 악화되는 것을 방지하고 최고의 건강수준으로 회복시키는 것
③ 재활간호 및 지역사회간호의 영역

2) 형태별 간호 서비스(대상자와의 접촉여부)

(1) 직접간호
① 고위험 수준에 있는 개인, 가족, 집단에게 직접적이고 즉각적으로 제공하는 간호활동
② 예방접종, 투약, 처치 등의 신체적 간호와 상담, 보건교육 등의 간호 제공

(2) 반직접간호
① 직접 전달되는 간호는 아니지만 직접간호를 위해 요구되는 간호활동
② 직접 간호를 위한 준비(주사준비, 교육안 작성 등), 직접 간호자 감독, 마을건강요원 지도, 보건교육을 위한 지역사회 집단의 조직 등의 간호활동

(3) 간접간호
① 주민에게 직접 전달되는 간호는 아니지만 간접적으로 필요한 간호활동
② 관리, 연구, 정책 형성, 의뢰 등의 활동, 공적 관계(주민과 지역사회간호사의 상호교환이나 업무에서 발생하는 것) 등의 간호활동

4 지역사회간호사의 역할과 기능

1) 대상자 중심의 지역사회 간호사의 역할

(1) 직접간호 제공자
① 간호과정을 적용하여 간호문제 해결
② 개인, 가족을 포함한 지역사회의 다양한 대상자들의 요구를 파악, 필요한 간호 제공
③ 계획된 간호 수행 후 간호중재의 결과를 평가
④ 특수간호술, 기본간호, 면담, 신체사정 및 기술 등 포함

(2) 교육자 기출 20
① 교육요구 사정, 보건교육 계획 및 수행, 결과 평가
② 스스로를 돌볼 수 있도록 건강 관련 습관, 건강증진 행위 등 교육
③ 건강문제와 관련된 결정에 필요한 지식 제공

(3) 상담자 기출 13

① 지역사회 주민의 건강문제에 대해 전문적인 지식, 기술을 기반으로 상담
② 대상자가 자신의 건강문제를 유리한 방향으로 결정하기 위한 도움 제공
③ 대상자 스스로가 문제 확인, 문제 해결의 범위 결정, 해결 방법 선택·확인·평가를 도움

(4) 자원의뢰자 / 알선자

① 문제 해결을 위해 대상자를 적절한 지역사회의 자원이나 기관으로 연결
② 지역사회 자원에 대한 정보를 수집하여 의뢰요구와 적합성 결정

(5) 옹호자(대변자) 기출 12, 17, 19

① 대상자의 유익을 위해 행동하는 것으로, 간호사가 대상자의 입장에서 의견을 제시하고 대상자 스스로 정보를 얻는 능력이 생길 때까지 안내하고 도와주는 역할
② 지역사회 간호사가 간호대상자에게 어떤 보건의료가 유용한지, 어떤 보건의료를 받을 권리가 있는지, 어떤 자원에 더 쉽게 접근할 수 있는지 안내하고 도와주는 역할

(6) 일차간호제공자

① 일차간호 : 보편적으로 이용 가능한 기본적, 필수적인 건강관리 서비스
② 정기적인 산전간호사정, 건강한 영유아 보호, 예방접종, 경미한 건강문제 해결 등의 간호중재로 건강을 증진하고 예방하는 것

(7) 사례관리자

① 대상자의 문제뿐만 아니라 삶의 전반적인 부분에 대한 개입을 하는 포괄적인 역할
② 지역사회에 거주하고 있는 고위험군을 발굴하여 대상자의 문제를 사정, 계획, 수행, 평가하고 지역사회 내의 다양한 보건의료서비스로 연계시켜 주는 역할을 담당

(8) 관리자

① 가족간호를 비롯하여 지역사회 내에서 제공되는 모든 간호활동을 관리
② 건강관리실, 보건실 운영, 실행되고 있는 보건사업을 기획·수립하는 역할

2) 건강관리 전달 중심의 역할

(1) 조정자 기출 16, 25

① 조정 : 가능한 최대의 유효한 방법으로 대상자의 요구를 충족시키는 최선의 서비스를 조직하고 통합하는 과정
② 업무의 관련성에 따라 요원들 간의 활동을 조정하고 업무의 중복이나 결핍이 오지 않도록 업무분담과 조정을 해서 사업의 효율을 높이는 역할
  • 건강관리를 제공할 사람, 중복되는 서비스, 불충분한 서비스가 이루어지고 있는 곳을 결정
  • 타 부서의 요원들과 의사소통, 필요시 사례연구 모임 준비

(2) 협력자 기출 18

다른 건강요원들과 원활한 의사소통과 협력적 업무를 추진하며, 합리적인 공동의사결정에 참여

3) 인간중심의 역할

(1) 사례발견자
서비스가 필요한 개인 및 특정 질환 이환자를 발견하고 추후관리를 제공하는 역할

(2) 연구자
문제를 발견하고 탐색하며 문제해결을 위한 방법을 제시하고 분석하는 역할

(3) 변화촉진자 기출 10, 11, 14, 21, 23
① 동기부여에 조력하여 변화의 수행을 도움
② 대상자의 행동을 바람직한 방향으로 변화하도록 촉진
③ 변화 상황에 작용하는 촉진요인과 방해요인을 확인

(4) 건강관리 책임자 – 지역사회간호 책임자
① 지역사회의 건강수준을 진단하고, 확인된 건강문제의 해결방법을 구축
② 건강문제를 충족하기 위해 지역사회를 준비시킴

CHAPTER 02 지역사회간호의 역사

간호사국가고시 대비

1 국외 지역사회간호의 역사

1) 방문간호시대(1900년대 이전)

(1) **종교 활동으로의 방문간호**

① 뵈베(Phoebe)
A.D. 60년경 초기 기독교시대 여집사 뵈베가 자신의 담당 교구 내의 신자 가정을 방문하여 환자를 돌본 것을 방문간호의 시작으로 봄

② 성 빈센트 폴(St. Vincent de Paul, 1617)
프랑스 근교에 가정방문간호를 위한 '빈센트 자선 수녀회'를 조직, 운영하여 현대 방문간호의 원칙을 체계적으로 도입

(2) **비종교적 활동으로의 방문간호**

① 윌리엄 라스본(William Rathbone, 1819~1902, 영국)
- 1859년 리버풀에 최초의 방문간호단 조직
- 간호사는 가난하고 병든 자들을 위한 돌봄 제공자로서 역할뿐만 아니라 사회개혁자로서의 역할 수행

② 릴리안 왈드(Lillian Wald, 1867~1940, 미국)
- 1893년 미국 뉴욕의 헨리가 빈민구호소에서 방문간호사업 시작
- 1912년 공중보건간호사회를 발족, 지역사회 중심의 보건간호사 조직을 구성
- 지불 능력이 있는 자에게 서비스료를 받고 간호 실시(간호비용지불제도)

2) 보건간호시대(1901~1960)

1948년 4월 7일 세계보건기구(WHO) 창설, 건강에 대한 정의가 헌장에 실림

3) 지역사회간호시대(1960년 이후)

(1) **1965년 미국** : 전문간호사제도 도입, 노인을 위한 메디케어(medicare)와 저소득층의 보건의료혜택인 메디케이드(medicaid) 제정

(2) 1974년 캐나다 라론드(Lalonde)가 발표한 보고서의 영향을 받아 건강증진사업이 활성화됨

(3) 1978년 WHO의 알마아타 선언으로 일차보건의료의 중요성이 강조됨

> **암기**
> 외국의 지역사회간호 역사의 출제빈도는 낮으나 비종교적 활동으로의 방문간호와 관련된 윌리엄 라스본과 릴리안 왈드를 기억해두자.

2 국내 지역사회간호의 역사

1) 방문간호시대(1910~1945)
  (1) **로선복(1923)** : 태화여자관에 보건사업부를 설치한 것이 시초
  (2) 모자보건사업을 중심으로 임산부 위생, 아동의 위생지도, 가정방문 등 감염병 예방과 환경위생 사업을 시행

2) 보건간호시대(1945~1980)

1946년	서울 및 각 도의 대도시에 모범(시범)보건소가 설립된 것이 보건소의 시작
1956년	「보건소법」 제정
1962년	「보건소법」 전면 개정, 보건소를 중심으로 전국적인 차원에서 보건사업 실시(결핵관리, 모자보건, 가족계획 사업)
1967년	「학교보건법」 제정, 양호교사의 직무 구체화

3) 지역사회간호시대(1980년 이후) : 국가에서 정하는 사업을 수행하는 것이 아닌 지역사회의 요구를 중심으로 지역사회의 다양한 요구가 반영된 역할을 수행하는 시대

1980년	• 1978년 알마아타 선언의 영향으로 1980년 보건의료의 형평성을 위해 「농어촌 등 보건의료를 위한 특별조치법」 제정 • 지역사회 간호사의 역할이 확대되는 전환기를 맞이함
1981년	• 읍·면 단위의 무의촌 지역에 보건진료소 설치 및 보건진료원 배치 • 지역사회의 일차보건의료 요구에 부응하는 포괄적인 지역사회간호사업을 수행하기 시작
1995년	「국민건강증진법」 제정, 「보건소법」에서 「지역보건법」으로 명칭 변경
2003년	전문간호사제도의 규정(「의료법」 제56조) ① 보건·마취·정신·가정·감염관리·산업·응급·노인·중환자·호스피스분야로 전문간호사의 자격을 구분 ② 종양·임상·아동분야 추가(2006년) → 13개 전문간호사 분야로 확대
2008년	장기요양보험제도 실시(2007년 「노인장기요양보험법」 제정)

CHAPTER 03 지역사회간호 이론

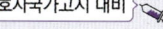
간호사국가고시 대비

1 체계이론 기출 09, 19

1) 이론의 개요
(1) 개인, 가족, 지역사회가 간호과정을 통해 건강 목표를 달성하는 일련의 과정을 하나의 체계로 봄
(2) 체계는 계층적 구조가 있는 상위 체계와 하위 체계가 있고, 이들은 구조 내에서 상호관련이 있으며, 역동적인 상호작용을 하며 통합된 전체로서 기능을 함

2) 체계이론의 주요 개념
(1) 물질과 에너지
  ① 물질 : 질량을 갖고 공간적으로 존재하는 것, 에너지 : 일할 수 있는 능력
  ② 엔트로피(entropy) : '무질서의 에너지', 체계의 혼잡과 비조직화를 조장하는 에너지
  ③ 네겐트로피(negentropy) : '자유 에너지', 체계의 질서를 증진시키는 에너지
(2) 항상성(steady state) : 체계 내 요소가 균형과 안정상태를 이루는 것
  예 체온조절을 통한 신체의 항상성 유지
(3) 균등종국성 : 시작 상태와 과정이 달라도 결국 동일한 목표에 도달하는 것
(4) 개방체계와 폐쇄체계
  ① 개방체계 : 경계를 통해 외부 환경과 물질, 에너지의 상호교환이 있다.
  ② 폐쇄체계 : 환경과 물질이나 에너지의 상호작용이 없다.
  ③ 개방체계로서의 인간은 환경으로부터 물질, 에너지, 정보를 계속 받아들이고 이를 환경으로 내보냄

3) 체계의 기능
일반적으로 개방체계는 외부에서 에너지·물질·정보를 받아, 투입-변환-산출-회환의 과정을 거침
(1) 투입(input) : 체계 안으로 자원(에너지)의 유입 예 지역사회간호사, 지역사회 주민, 지역사회 자원
(2) 변환(through-put) : 투입물을 산출물로 변형시키는 과정 예 사정, 계획, 실행, 평가와 같은 지역사회간호과정
(3) 산출(output) : 변환을 통해 나온 결과물 예 적정기능 수준의 향상
(4) 회환(환류, feedback) : 산출의 일부가 재투입되는 과정

4) 지역사회간호에의 적용 기출 19

구성요소	지역사회 적용
목표	적정기능 수준의 향상
경계	지역사회의 경계
구성물	지역사회 주민(지역은 주민, 학교는 학생 및 교직원, 사업장은 근로자가 대상)
자원	지역사회 내에 건강과 관련된 인적, 물적, 사회·환경적 자원
상호작용	지역사회 주민과 인적, 물적, 사회·환경적 자원과의 상호작용
환경	정치적·제도적·행정적·기술적·사회적·문화적 환경과 같은 제약요인

2 교환이론

1) 이론의 개요
(1) 인간의 상호작용을 보상과 처벌 및 비용의 교환으로 보는 이론
(2) 물질적 교환(돈과 같은 재화의 교환)과 비물질적 교환(인정, 존경, 친절, 사랑, 감사 등의 비물질적 재화의 교환)이 있으며, 보상을 얻기 위해 비용, 시간, 노력을 대가로 지불

2) 지역사회간호에의 적용
(1) 간호과정 중 수행단계에서 가장 많이 적용되는 이론 기출 05
(2) 지역사회 주민과 함께 계획하고 수행하여 얻어진 지역사회간호사업의 결과에 대한 회환(feedback)을 통해 긍정적 교환(지역주민 스스로 적정기능 수준을 향상시킬 수 있는 능력을 개발하는 것)이 이루어지도록 다음 과정에 참고해야 함

3 기획이론

1) 기획의 개념
(1) **기획의 의미** : 특정한 목표를 달성하기 위해 이용 가능한 최상의 방법 및 절차를 개발하는 과정
(2) **기획의 특성**
① 현실의 변화에 적응하기 위한 탄력적·지속적인 변화 과정
② 미래지향적, 목표지향적, 변화지향적, 동적인 과정을 포함
③ 과정지향적, 반복과정을 포함, 계층적 특성
    ✎ 계층적 특성 : 계획은 큰 것부터 시작하여 구체화 과정을 거쳐 점차 작은 계획을 파생한다.

(3) 기획의 필요성
① 희소자원의 적절한 배분
② 이해대립의 조정과 결정
③ 미래 변화에의 대응
④ 합리적인 의사결정 수단의 제공

2) 보건기획의 과정
(1) 기획팀 조직과 전제조건의 사정(법적 합법성 확보) : 가장 첫 단계 기출 16, 21
(2) 지역사회 현황 분석
(3) 우선순위 결정
(4) 목적과 목표 설정
(5) 전략과 세부사업 계획서 작성
(6) 실행
(7) 평가

> 참고
> 프로그램에 밀접한 영향력을 발휘하는 운영에 참가하는 자, 영향을 받는 자, 평가결과의 의도로 활용된 자 등의 다양한 이해관계자를 기획단계 전부터 끝까지 참여시키는 것이 중요하다.

4 뉴만의 건강관리 체계이론 기출 09

1) 개념과 특징
(1) 뉴만은 간호의 대상인 인간을 생리적, 심리적, 사회문화적, 발달적, 영적 변수로 구성된 하나의 체계로 보았으며, 인간은 환경과 상호작용을 하는 개방체계로 이루어짐
(2) 이 체계는 생존에 필수 요소인 기본구조가 있고, 기본구조를 둘러싼 3개의 보호막인 저항선, 정상 방어선, 유연방어선으로 구성되어 있다고 봄
(3) 건강이란 이 기본구조와 방어선들이 스트레스를 막아내어 안정상태를 이루고 있는 것을 의미

2) 구성요인 기출 14, 20

(1) 기본구조
① 생존에 필요한 에너지 자원
② 기본구조의 기능장애시 생명에 위협 또는 사망
예 정상범위 체온 유지를 위한 기전, 유전구조, 신체기관의 구조, 자아구조 등

(2) 저항선(3차 방어선)
① 대상체계가 스트레스원에 의해 기본구조가 손상되는 것을 방지하기 위한 내적 요인
예 스트레스에 대한 내적저항력을 갖는 것, 신체면역체계

② 저항선의 힘은 대상체계가 저항선에 침투하는 스트레스원에 반응하는 정도에 영향을 줌
   - 예 같은 층간 소음에 노출되어도 완화요법을 시행한 사람은 스트레스를 덜 받지만, 그렇지 않은 사람은 스트레스원에 의해 저항선을 위협받아 신체적·정신적 문제를 호소하게 된다.

(3) 정상방어선(2차 방어선)
① 대상체계가 오랫동안 유지해 온 평형상태
② 어떤 외부의 자극이나 스트레스에 대해 나타내는 정상적 반응의 범위를 의미
   - 예 개인의 일상적인 대처유형, 삶의 유형, 발달단계와 같은 행위적 요인의 복합물이라 할 수 있다.

(4) 유연방어선(1차 방어선)
① 가장 바깥에 위치, 스트레스원이 정상방어선을 침범하지 못하도록 쿠션과 같은 완충적 기능
② 스트레스원이 유연방어선보다 강하면 정상방어선에 침입하고, 약하면 여기에서 스트레스가 차단됨
   - 예 의료체계 부족, 부적절한 보건의료전달체계 등

(5) 스트레스원
① 내적 요인 : 개체 내에서 발생하는 통증, 상실, 분노 등의 신체·정신적 자극
② 대인적 요인 : 개체 간에 발생하는 역할 기대, 역할 갈등 등의 자극
③ 외적 요인 : 개체 외부에서 발생하는 관습의 변화, 실직, 경제상태, 재난 등의 스트레스원

(6) 재구성 : 기본구조가 침투되기 이전의 대상체계로 회복하는 것

3) 지역사회간호에의 적용(예방단계)

(1) 일차예방 기출 01, 03
간호중재를 통해 스트레스원을 감소 또는 제거하고, 유연방어선을 강화, 정상방어선을 보호하는 활동
   - 예 학령전기 아동을 대상으로 손 씻기 교육, 적절한 운동, 수면 및 스트레스 대처전략

(2) 이차예방 기출 02
스트레스원이 정상방어선을 침입하여 이에 대한 반응이 나타났을 때 저항선을 강화시키는 활동
   - 예 문제의 조기발견, 건강사정 및 진단, 문제해결을 위한 자원활용 및 의뢰

(3) 삼차예방
기본구조 손상의 경우 균형상태의 재구성을 돕는 중재활동
   - 예 새로운 삶의 양식에 적응하기 위한 재교육, 발생가능한 문제예방을 위한 재교육, 지역사회 차원의 재활사업 제공

5 오렘의 자가간호이론 기출 18

〈간호 제공〉
자가간호요구 저하
자가간호역량 증진

자가간호요구 〉 자가간호역량 ➡ 자가간호결핍 발생 ➡ 자가간호를 잘 수행하는 상태

1) 주요 개념 기출 15

(1) **자가간호요구** 기출 21
  ① 일반적 자가간호요구 : 모든 인간이 공통적으로 가진 자가간호요구
    예 공기, 물, 음식, 배설, 활동과 휴식, 고립과 사회적 교류, 위험 제거, 기능증진 등
  ② 발달적 자가간호요구 : 생애주기에 따른 발달과업과 관련된 요구
    예 임신, 부모의 사망, 배변훈련 등
  ③ 건강이탈 자가간호요구 : 질병상태, 진단, 치료와 관계된 비정상적 상태에 대한 자가간호요구

(2) **자가간호역량** : 자가간호를 수행할 수 있는 개인의 능력(지식, 기술과 태도, 신념, 가치, 동기화)

(3) **자가간호결핍** : 자가간호역량이 자신의 치료적 자가간호요구를 충족시킬 수 없을 때 발생

(4) **간호역량** : 자가간호결핍이 일어난 대상자에게 자가간호요구와 역량을 충족시킬 수 있도록 하는 간호사의 복합적인 능력

(5) **간호체계** 기출 17
  ① 전체적 보상체계 : 간호사가 전적으로 환자를 위하여 모든 것을 해주거나 활동을 도와주는 경우
    예 산소공급, 영양공급, 배설, 개인위생, 신체운동 등의 모든 욕구 충족을 위한 활동
  ② 부분적 보상체계 : 개인의 일반적인 자가간호요구는 충족시킬 수 있으나 건강이탈요구를 충족시키기 위한 도움이 필요한 경우로 간호사가 대상자와 함께 건강을 위한 간호를 수행
    예 대장암 수술 후 퇴원한 대상자에게 가정방문을 통한 장루간호 제공
  ③ 교육적 보상체계 : 대상자가 자가간호요구를 충족시키는 자원을 가지고 있으나 의사결정, 행위 조절, 지식이나 기술을 획득하는 데 간호사의 도움이 필요한 경우
    예 지지, 지도, 발전적 환경 제공 및 교육

6 로이의 적응이론 기출 16

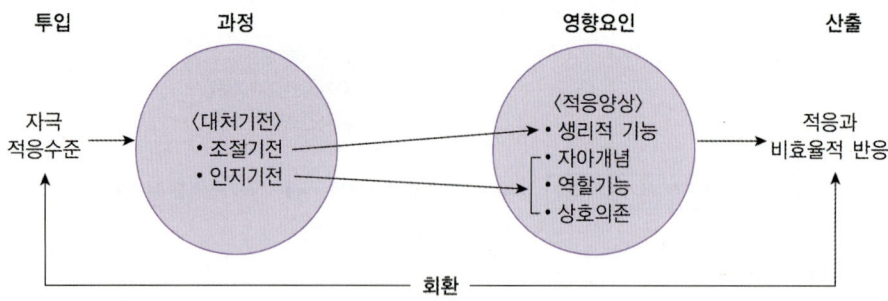

간호의 대상인 인간은 주위 환경으로부터 끊임없이 자극을 받고 있으며, 내부의 대처기전을 활용하여 적응양상을 나타냄

1) 로이(Roy)의 적응이론의 주요개념

(1) 자극
  ① 초점자극 : 개인이 직면하는 원인 자극 예 국가고시, 임신 등
  ② 관련자극(연관자극) : 현재 상태에 영향을 주는 측정 가능한 자극
      예 피곤, 두통, 소화불량 등
  ③ 잔여자극 : 인간행동에 간접적인 영향을 주는 측정이 어려운 자극
      예 초점자극에 대한 현재 반응에 영향을 주는 과거의 경험, 신념, 태도, 성품 등

(2) 대처기전(과정)
  ① 조절기전 : 자극 투입시 중추신경, 자율신경계 및 호르몬계에서 자율적으로 반응하는 대처기전 (자동적, 무의식적인 반응, 생리적 적응양상)
  ② 인지기전 : 자극 투입시 인지적 정보처리과정, 학습, 판단, 정서과정을 통한 대처기전(자아개념, 역할기능, 상호의존 적응양상과 관련)

(3) 적응양상 : 대처기전의 활동으로 나타나는 적응 방법의 종류
  ① 생리적 양상 : 자극에 신체적으로 반응하는 양상(수분과 전해질, 활동과 휴식, 배설, 영양, 감각, 체온 등)
  ② 자아개념 양상 : 정신적 통합성을 유지하기 위하여 일어나는 적응양상
  ③ 역할기능 양상 : 사회적 통합성에 대한 적응양상(환경 내의 다른 사람과 상호작용을 하고 적합한 행동역할을 수행하는 것)
  ④ 상호의존 양상 : 사회적 통합성 중에서도 특히 상호작용에 초점을 둔 적응양상(타인과의 관계, 사랑, 존경, 가치를 주고받는 것과 관련)

(4) 반응 : 자극에 대한 대처기전의 활동 결과
  ① 적응반응 : 자극이 개인의 적응수준 범위 내에 있다면 적응적 반응
  ② 비효율적 반응 : 적응수준을 벗어나는 자극인 경우 부정적 반응

PART 1 지역사회간호학 서론

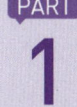 간호사국가고시 대비

01. 구조적 지역사회에 대한 설명으로 옳은 것은?

① 보건소는 지정학적 기준에 따라 설치되어진다.
② 문제해결 공동체는 문제가 있는 지역 내에서만 사용 가능한 자원을 찾아야 한다.
③ 지정학적인 공동체는 보건소, 병원, 교회 등이 속한다.
④ 어떤 문제를 해결하기 위해 자원의 활용범위로 모인 집단은 생태학적 문제 공동체이다.
⑤ 대면공동체는 상호교류가 필요한 집합체로 농촌보다는 흔히 도시에서 볼 수 있다.

해설
- 보건소는 조직에 해당하며 지정학적 기준에 의해 설치됨
- 문제해결 공동체는 때에 따라 생태학적 문제와 일치할 수도 있으며, 지정학적인 공동체를 초월하여 이용가능한 자원이 있는 다른 지역사회까지 포함
- 지정학적인 공동체는 지리적, 법적 경계로 나누어진 특별시, 광역시, 시·군·구 등의 행정구역 단위의 집단
- 어떤 문제를 해결하기 위해 자원의 활용범위로 모인 집단은 기능적 지역사회 중 자원공동체에 해당
- 대면공동체는 구성원 상호간 친근감과 공동의식을 소유하며 도시보다는 농촌에서 흔히 볼 수 있음

02. 지역사회는 구조적, 기능적, 감정적 지역사회로 분류할 수 있다. 다음 중 구조적 지역사회에 속하지 않는 것은?

① 알콜중독자 집단
② 국민
③ 장애아동 집단
④ 보건소
⑤ 교민회

해설 장애아동 집단은 동일한 요구를 가지고 공동의 문제 해결과 목표성취라는 과업의 결과로 나타나는 공동체로 기능적 지역사회에 해당

03. 지역사회의 기능 중 지역사회가 공유하는 사회적 가치, 일반적 지식, 행동양상을 새로 창출하고 전달하는 기능은?

① 사회통제 기능
② 사회화 기능
③ 사회통합 기능
④ 상부상조 기능
⑤ 경제적 기능

01. ① 02. ③ 03. ②

> **해설** [사회화 기능]
> - 지역사회가 공유하는 사회적 가치, 일반적 지식, 행동양상을 새로 창출하고 전달하는 기능
> - 사회화 과정을 통해 다른 지역 구성원들과 구별되는 생활양식을 터득하게 됨

04. 지역사회 간호사업의 목적으로 옳은 것은?

① 지역주민의 건강관리 능력의 향상을 도모한다.
② 지역주민이 모든 일에 적응을 원활하게 하도록 하는데 있다.
③ 지역주민의 보건에 관한 지식을 향상시키는 것이다.
④ 지역주민의 건강문제를 직접 해결해주는데 목적이 있다.
⑤ 지역주민의 신체적·정신적·사회적 안녕을 최상의 수준으로 향상시킨다.

> **해설** [지역사회간호의 목적]
> - 대상자들이 가진 건강문제를 스스로 해결할 수 있도록 그들이 가진 기능의 수준을 향상시키는 데에 목적이 있음
> - 직접간호를 제공하기는 하지만, 스스로 건강관리를 하는 능력을 향상시키기 위한 보건교육이 보다 중요

05. 지역사회를 하나의 체계로 볼 때 자원에 해당하는 것은?

① 지역사회 주민
② 정치적 환경
③ 구성물과 자원 간의 상호작용
④ 지역사회
⑤ 지역사회 시설

> **해설** ① 구성물, ② 환경(제약요인), ③ 상호작용, ④ 경계

06. 다음에서 설명하는 지역사회 간호사의 역할은?

> - 씻지 않은 손으로 식사를 하고 있는 아프리카 아동들에게 손 씻기 교육을 하였다.
> - 민물고기를 생으로 먹는 지역 어르신들에게 간흡충증에 걸릴 수 있음을 교육하고 끓여먹도록 권하였다.

① 변화촉진자
② 조정자
③ 대변인
④ 알선자
⑤ 관찰자

> **해설** [지역사회 간호사의 역할]
> - 변화촉진자 : 대상자의 의사결정 과정에 영향력을 행사하며 건강문제에 대처하는 능력을 증진시키고 보건의료를 위한 변화를 효과적으로 가져오도록 하는 역할
> - 교육자 : 건강에 관련된 습관, 건강증진 행위 등에 필요한 사항을 교육하는 역할

정답 04. ① 05. ⑤ 06. ①

07. 지역사회 간호사의 역할 중 다음의 경우 요구되어지는 간호사의 역할은 무엇인가?

> 독거노인 김씨는 만성 퇴행성 질환으로 거동에 어려움을 겪고 있으나, 경제적 어려움으로 인해 적절한 관리를 받지 못하고 있다. 기초생활수급자 신청을 알아보려 하지만 누군가의 도움이 필요한 상황이다.

① 옹호자
② 직접간호제공자
③ 변화촉진자
④ 교육자
⑤ 조정자

[해설] [지역사회 간호사의 역할]
- 옹호자(대변자) : 지역사회 간호사가 간호대상자에게 어떤 보건의료가 유용한 지, 무슨 보건의료를 받을 권리가 있는지, 어떤 자원에 더 쉽게 접근할 수 있는지 안내하고 도와주는 역할
- 조정자 : 업무의 관련성에 따라 요원들 간의 활동을 조정하고 업무의 중복이나 결핍이 오지 않도록 업무분담과 조정을 함으로써 사업의 효율을 높이는 역할

08. 다음에서 설명하는 개념은 무엇인가?

> 사회적, 경제적, 인구학적, 지리적으로 구분된 집단이나 인구집단들 사이에 누구나 차별없이 보건의료 서비스의 혜택을 누리는 상태

① 건강형평성
② 건강권
③ 일차보건의료
④ 공공보건
⑤ 사회보장

[해설] [건강형평성]
사회적, 경제적, 인구학적, 지리적으로 정의된 인구집단 사이에 건강상의 차이, 변이, 격차가 없는 상태

09. 지역사회간호의 역사적 인물 중 누구에 대한 설명인가?

> - 비종교적인 바탕위에 최초의 방문간호단을 조직
> - 정식 간호사를 고용해 환자를 돌봄

① 뵈베
② 릴리안 왈드
③ 성 빈센트 폴
④ 윌리암 라스본
⑤ 성 프란시스

[해설] [윌리암 라스본(William Rathbone)]
- 종교인이 아닌 정식간호사를 고용
- 최초의 방문간호단을 조직하여 활동
- 무료로 간호를 제공하여 우리나라의 보건소 방문간호사업의 시초로 볼 수 있음

07. ① 08. ① 09. ④

10. 다음 중 우리나라가 보건간호 시대에서 지역사회 간호시대로 전환한 계기로 옳은 것은?

① 국민건강증진법 제정
② 보건소법 제정
③ 보건진료원 배치
④ 전국민 건강보험 시행
⑤ 태화여자관에 보건사업부 설치

해설
- 방문간호시대(1910~1945) : 로선복이 태화여자관에 보건사업부를 설치한 것이 우리나라 지역사회간호사업의 시초
- 1945년 : 광복 후 미군정에 의해 후생부가 설치되면서 전국적 보건사업이 시행(1946년 모범보건소의 설립이 보건소의 시작)
- 1981년 : 보건진료소 설치 및 보건진료원을 배치하여 지역사회의 일차보건의료 요구에 부응하는 포괄적인 지역사회간호사업을 수행하기 시작하며 지역사회 간호시대가 시작됨

11. 다음 중 인간의 상호작용을 보상과 처벌 및 비용의 교환으로 보는 이론을 가장 많이 적용하는 단계는?

① 사정단계 ② 진단단계
③ 계획단계 ④ 수행단계
⑤ 평가단계

해설 간호사와 지역주민이 상호작용을 하며 사업이 이루어지는 단계는 수행단계이므로, 이 과정에서 교환이론이 가장 많이 적용됨

12. 뉴만의 건강관리 체계모형에서 1차 예방으로 옳은 것은?

① 정상방어선을 침투해 반응이 나타난 후 취해지는 중재이다.
② 고등학교 3학년 학생을 대상으로 스트레스 관리 교육을 하였다.
③ 손상된 기본구조를 재구성하는 과정이다.
④ 20대 이상의 여성에게 2년 주기로 자궁경부암 검사를 받도록 한다.
⑤ 저항선을 강화하는 것이다.

해설 [뉴만의 건강관리 체계이론]
- 일차 예방활동 : 기본구조를 보호하기 위해 스트레스원을 제거 또는 약화시켜 유연방어선을 강화시키는 것
- 이차 예방활동 : 스트레스원이 정상방어선을 침투해 반응이 나타난 후 취해지는 중재로 저항선을 강화하는 것
- 삼차 예방활동 : 스트레스원에 의해 깨진 균형상태를 재구성하고, 재교육을 통해 안정성을 되찾도록 하는 것
①, ④, ⑤는 2차 예방, ③은 3차 예방

정답 10. ③ 11. ④ 12. ②

13. 지역사회 간호사가 뉴만의 건강관리체계이론에 근거하여 청소년 임신의 건강문제를 사정할 때 옳지 않은 것은?

① 스트레스원 – 10대의 임신
② 유연방어선 강화 – 10대를 위한 피임도구 서비스를 이용하도록 계획한다.
③ 저항선 강화 – 지역사회 내 이용가능한 건강관리 시설이 있는지 알아본다.
④ 저항선 강화 – 산전간호를 위해 재정적으로 지원한다.
⑤ 저항선 강화 – 분만과 부모역할 준비

해설 지역사회 내 이용가능한 건강관리 시설이 있는지 알아보는 것은 유연방어선을 강화시키는 것으로 일차 예방활동에 해당

14. 다음에 해당하는 오렘의 간호체계는?

> 보건소 방문간호사가 수술 후 조기퇴원한 노인 대상자를 사정하였다. 노인 대상자는 일상적인 생활은 혼자서 할 수 있으나 질병이 악화되었을 경우 도움이 필요한 상태이다.

① 일반적 자가간호요구   ② 전체적 보상체계
③ 교육적 보상체계   ④ 부분적 보상체계
⑤ 건강이탈 자가간호요구

해설
- 일상생활을 혼자서 수행할 수 있으므로 일반적 자가간호요구는 충족된 상태이며 질병의 악화시 도움을 요하는 상태는 건강이탈 자가간호요구의 불충족 상태이다. → 부분적 보상체계가 필요
- 간호체계에 대한 질문으로 ①, ⑤는 답에서 제외

15. 보건소 방문간호사가 오렘의 자가간호결핍이론을 적용하여 다음의 내용을 파악하였다. 대상자가 가진 간호요구의 종류는?

> - 제 2형 당뇨병 진단을 받은 대상자는 당뇨합병증은 아직 없으나 당화혈색소(HbA1c)가 7.2로 혈당이 조절되지 않고 있다.
> - 흰쌀밥을 선호해 탄수화물 줄이기가 어렵다고 한다.

① 일반적 자가간호요구   ② 발달적 자가간호요구
③ 건강이탈 자가간호요구 ④ 교육적 보상
⑤ 부분적 보상

해설
- 건강이탈 자가간호요구 : 병이 있거나 상처 입은 사람, 병리적으로 특별한 문제가 있거나 질환이 있는 사람, 결함이 있고 무능력한 사람과 임상적인 진단이나 처치를 받고 있는 상태에서 발생하는 요구
- 자가간호요구에 대한 질문으로 간호체계에 해당하는 ④,⑤는 답에서 제외

13. ③ 14. ④ 15. ③

16. 다음을 로이의 적응이론에 적용하였을 때 무엇과 관련된 자극인가?

> 최근 출산을 한 산후조리원 산모들을 대상으로 전반적인 건강 상태와 모유수유 여부 및 산후우울증의 증상을 사정하였다.

① 초점자극
② 연관자극
③ 잔여자극
④ 조절기전
⑤ 인지기전

[해설] [자극의 종류(환경)]
- 초점자극 : 즉각적이고 직접적인 사건이나 상황변화
- 연관자극(관련자극) : 초점자극이 주어졌을 때 개인에게 영향을 주는 초점자극 외의 모든 자극
- 잔여자극 : 인간행동에 간접적인 영향을 주는 태도, 신념, 과거의 경험, 습관 등

정답 16. ②

지역사회 보건행정

PART 2

CHAPTER 01. 보건의료전달체계
CHAPTER 02. 보건의료자원의 개발과 조직적 배치
CHAPTER 03. 보건의료의 제공
CHAPTER 04. 경제적 지원 및 관리
CHAPTER 05. 사회보장제도
CHAPTER 06. 지역보건의료계획과 보건소
CHAPTER 07. 국제 보건의 이해

CHAPTER 01 보건의료전달체계

간호사국가고시 대비

1 보건의료전달체계의 이해

1) 보건의료체계의 정의

국가나 사회가 가용자원을 최대한 활용하여 양질의 보건의료를 구성원에게 형평성 있고 효율적으로 제공하기 위해 마련한 보건의료 관련 제반 법률 및 제도

2) 보건의료체계의 구성요소 기출 12, 14

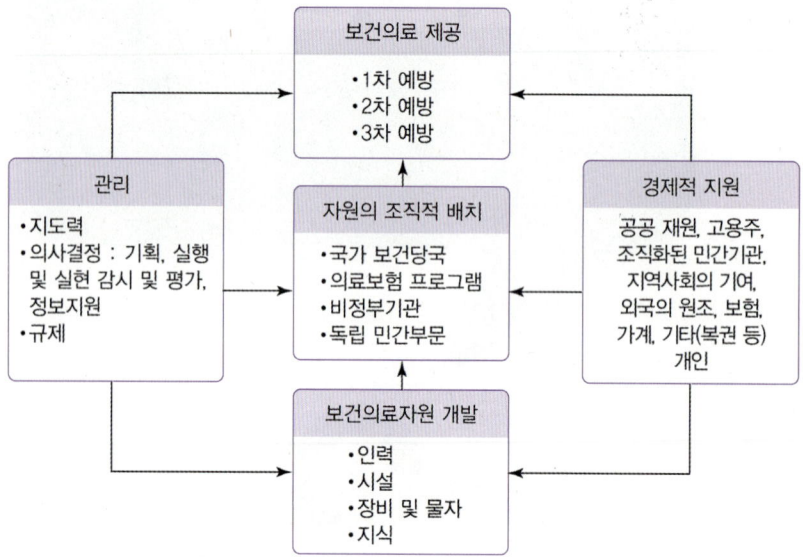

[국가보건의료체계 하부구조의 주요 구성요소들]

2 보건의료전달체계의 유형

1) 정치·경제 체계에 따른 분류 – 프라이(J.Fry)의 분류방식 기출 06, 07, 10, 13, 14, 16, 18, 20

(1) 자유방임형 기출 22
① 의료서비스 제공이 민간부문에 의해 자율적으로 이루어지는 형태, 개인의 책임 아래 보건의료를 공급 받음
② 미국, 독일, 프랑스, 일본, 한국 등
③ 장점 기출 24
- 개개인의 능력과 자유를 최대한 존중
- 정부의 통제나 간섭은 극소화
- 민간주도 의료기관 우세
- 의료서비스의 내용과 질적 수준이 높음

④ 단점
- 시설의 지역적 편중
- 국민의료비 상승(가장 큰 문제)
- 의료자원의 비효율적 활용(중복에 따른 자원의 낭비)
- 의료서비스의 포괄성 저하(치료에 집중)

(2) 사회보장형 기출 11
① 개인의 자유 존중, 정부가 보건의료자원의 효율적 활용을 유도하는 정부주도형, 세금을 이용한 무료 의료서비스 제공
② 영국, 호주, 뉴질랜드, 북유럽 국가 등
③ 장점
- 예방을 중시하는 경향
- 의료이용과 의료비의 통제 가능
- 보건의료서비스의 균등한 이용(혜택) 보장

④ 단점
- 정부 재정상태 변동에 따른 불안정(국가 재정 부담)
- 의료수준의 저하 및 효율성 저하
- 행정체계의 복잡성으로 의료서비스 공급이 비효율적(관료주의적 병폐)

(3) 사회주의형
① 시장경제 원리에 따른 접근 방법 부정, 개인의 선택 제한, 의료자원과 서비스의 균등한 분포가 기본적 목표
② 중국, 북한 등 공산주의 국가
③ 장점
- 보건의료서비스 이용의 차별 배제
- 질병예방 중시 정책
- 의료산업의 독점자본주의화 방지
- 중앙집권화로 의료체계에 대한 관리와 통제의 용이

④ 단점
- 경직된 의료체계
- 의료의 질 저하
- 국민의 보건의료서비스 이용의 자유선택권 박탈

> **참고** 보건의료전달체계 유형의 장·단점 비교
>
> | 기준 | 자유방임형(미국) | 사회보장형(영국) | 사회주의형(중국) |
> |---|---|---|---|
> | 의료서비스의 질 | ++ | + | − |
> | 의료서비스 포괄성 | − | ++ | + |
> | 의료자원의 균등한 배분 | − | ++ | ++ |
> | 선택의 자유 | ++ | + | − |
> | 형평성 | − | ++ | ++ |
> | 의료비 절감 | − | ++ | ++ |
>
> (++ : 매우 바람직, − : 바람직하지 않음)

2) **제도적 배열에 의한 분류** 기출 16

재원조달, 의료서비스 공급, 의료서비스 이용에 있어서의 제한 정도 등을 고려한 구분

(1) **국가보건 서비스 유형(NHS : National Health Service) - 조세 방식, 베버리지 방식** 기출 23
① 일반조세를 재정으로 하여 국민에게 보건의료서비스를 무료로 제공
② 영연방국가 대부분, 이탈리아 등
③ 의료기관 상당 부분이 사회화 내지 국유화되어 있어 강력한 규제 권한을 가지며, 보건의료서비스를 국민에게 무료로 제공하여 국민의 정부 의존이 큼
④ 국가가 대부분의 병원을 직접 운영하며 개원의의 진료보수는 인두제 방식
⑤ 의료의 질 저하와 정부의 복지비용 부담 증가

(2) **사회보험 유형(NHI : National Health Insurance) - 비스마르크 방식**
① 개인의 책임 형태로 재원 조달(기여금), 보험자는 마련된 재원의 운용을 통해 의료를 보장
② 한국, 독일, 프랑스, 일본, 대만 등
③ 소득 수준에 따른 정률제 적용, 직장에 고용되거나 부담능력이 없는 사람은 고용주와 국가가 공동으로 분담하기도 함
④ 양질의 의료제공 가능, 보험료 부과의 형평성 부족, 의료비 증가 억제 기능 취약

(3) **민간보험 유형(Consumer Sovereignty Model)**
임의가입, 민간주도 운영, 높은 개인 부담, 보험 종류에 따른 보장의 격차 발생

3 우리나라의 보건의료전달체계

1) **우리나라 보건의료전달체계의 이해** 기출 16

   (1) **프라이(Fry) 분류** : 자유방임형
   (2) **보건복지부 및 행정안전부의 통제와 고용노동부, 교육부, 환경부 등에 의한 다원적인 보건행정관리 체계** 기출 11
      ① 보건복지부 : 기술에 대한 지도 감독 권한
      ② 행정안전부 : 인사, 예산권
   (3) **우리나라의 2단계 의료전달체계(요양급여의 절차)** 기출 13

1단계 진료	상급의료기관에서의 진료가 필요한 경우 요양급여의뢰서 →	2단계 진료
지역에 관계없이 1, 2차 의료기관 우선 이용		3차 의료기관 이용 상급종합병원에서의 진료

   ① 요양급여는 1단계 요양급여와 2단계 요양급여로 구분하며, 가입자 또는 피부양자는 1단계 요양급여를 받은 후 2단계 요양급여를 받아야 함
   ② 상급종합병원에서 1단계 요양급여를 받을 수 있는 경우
      a. 응급환자인 경우
      b. 분만의 경우
      c. 치과에서 요양급여를 받는 경우
      d. 「장애인복지법」에 따른 등록 장애인 또는 단순 물리치료가 아닌 작업치료·운동치료 등의 재활치료가 필요하다고 인정되는 자가 재활의학과에서 요양급여를 받는 경우
      e. 가정의학과에서 요양급여를 받는 경우
      f. 당해 요양기관에서 근무하는 가입자가 요양급여를 받는 경우
      g. 혈우병환자가 요양급여를 받는 경우

2) **우리나라 보건의료전달체계의 특징과 문제**

   (1) **국민의료비의 지속적인 증가** : 국민건강보험의 보장성 강화에 따른 의료이용률 증가
   (2) **민간 위주의 의료공급체계, 공공보건의료 취약** 기출 25 : 의료기관의 90% 이상을 민간부문이 소유함으로 인해 의료비 지불 능력이 부족한 저소득층에게 불리, 민간 의료기관끼리의 과도한 경쟁, 국민의료비에 대한 공공재원의 지출이 경제협력개발기구(OECD) 회원국의 평균에 비해 낮음
   (3) **대형병원 및 전문의료 위주의 의료정책** : 1차 의료에 대한 불신
   (4) **보건의료공급자 간 기능의 미분화, 무질서한 경쟁** : 전문의와 일반의의 역할 구분 불분명, 대형 병원에 외래파트 존재
   (5) **포괄적인 의료서비스의 부재** : 치료위주 의료서비스
   (6) **의료기관 및 의료인력의 지역 간 불균형적 분포**
   (7) **공공의료분야의 다원화** : 보건복지부, 교육부, 행정안전부, 국방부, 고용노동부 등에 보건의료 기획과 집행, 책임과 권한 분산

CHAPTER 02 보건의료자원의 개발과 조직적 배치

간호사국가고시 대비

1 보건의료자원의 개발

1) 보건의료자원의 구분 기출 21, 23

(1) **인적자원** : 보건의료인력(의사, 간호사, 약사, 의료기사, 행정요원 기타 관련 요원)

(2) **물적자원** : 보건의료시설(병원, 의원, 약국, 보건소 등), 보건의료장비

(3) **지적자원** : 보건의료정보, 보건의료지식, 보건의료기술

2) 보건의료자원의 평가요소 기출 16

(1) **공급의 양적 적정성** : 인구당 필요한 보건의료자원의 양

(2) **질적 적정성** : 주요기능 수행능력, 기술수준, 시설의 규모와 구비정도

(3) **분포성** : 필요성에 상응하는 시설과 자원의 지리적 분포

(4) **효율성** : 개발된 보건의료자원으로 최대의 결과(보건의료서비스)를 산출할 수 있는 정도

(5) **적합성** : 공급된 보건의료 서비스가 주민의 보건의료 필요에 얼마나 적합한지를 평가

(6) **계획성** : 필요한 보건의료자원의 종류와 양을 체계적이고 정확하게 계획하는 정도

(7) **통합성** : 보건의료자원의 계획, 실행, 관리 등이 보건의료서비스 개발과 통합적으로 이루어진 정도

2 자원의 조직적 배치

1) 자원의 조직적 배치

다양한 보건의료자원을 적절하게 기능하도록 하는 활동

2) 공공보건의료조직

(1) **중앙보건행정조직**

① 보건복지부 : 보건정책 결정기관, 지방보건의료조직에 대한 기술지도 및 협조의 업무
② 행정안전부 : 지방보건의료조직의 일반 행정지도 및 조직구성, 인사권, 예산집행권이 있음

(2) **지방보건행정조직**

① 시·도 보건행정조직 : 중앙행정조직인 보건복지부와 사업 수행 단위 기관인 시·군·구의 보건소를 연결하는 중간 보건행정조직

② 시·군·구 보건행정조직 : 시·도에서 위임된 업무와 자치업무를 하며, 보건의료사업을 수행하는 일선 행정기관인 보건소, 보건지소, 보건진료소를 관장
③ 읍·면 보건행정조직 : 보건지소를 1개소씩 설치
④ 도서·벽지 보건행정조직 : 의료취약지역에 보건진료소 설치

3) 민간 보건의료조직

(1) 비영리조직 : 대한적십자사, 대한간호협회, 대한조산협회, 대한의사협회, 대한결핵협회, 한국건강관리협회 등

(2) 영리조직 : 법인 또는 개인이 소유하고 운영하는 의료기관으로 조산원, 의원, 병원, 종합병원 및 약국 등

(3) 국제보건의료조직 : 세계보건기구(WHO), 국제연합아동구호기금(UNICEF), 국제간호협회(ICN) 등

CHAPTER 03 보건의료의 제공

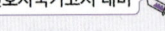
간호사국가고시 대비

1 보건의료 서비스

1) 보건의료 서비스의 분류와 구분 기출 11, 12, 13, 16

(1) 예방 개념에 따른 분류

일차 예방 서비스	질병 발생 전, 건강증진, 질병예방 활동
이차 예방 서비스	조기진단과 조기치료활동
삼차 예방 서비스	적절한 치료를 통한 신체적, 정신적, 사회적 기능의 복구, 재활, 사회복귀

(2) 보건의료 서비스 단계별 구분

1차 의료단계	• 대상자가 최초로 보건의료인과 접촉, 비교적 간단하고 기본적인 보건의료서비스를 제공받는 단계 • 외래환자 중심(의원, 치과의원, 한의원, 약국, 보건소, 보건지소, 보건진료소 등)
2차 의료단계	일차의료단계의 보건의료서비스 제공기관에서 해결하기 어려운 환자를 의뢰받아 입원 서비스 등 제공
3차 의료단계	다양한 전문 과목, 고도로 전문화된 의학기술 제공, 대형의료기관을 중심으로 제공(대형종합병원, 대학병원 등)

2) 보건의료 서비스의 사회·경제적 특성

(1) **수요와 공급의 시간적 불일치** : 보건의료시장에서 필요한 수요에 맞게 공급을 제때에 하지 못하는 현상

(2) **치료와 산출의 불확실성** : 치료의 명확한 결과 측정이 어려움

(3) **공공재적 성격** : 모든 소비자에게 골고루 편익이 돌아가야 하는 재화 및 서비스의 성격을 가짐

① 보통 시장가격이 존재하지 않으며 수익자 부담 원칙도 적용되지 않는 재화로 모든 사람이 함께 소비하는 재화를 의미

② 공공재의 공급은 시장에 위임할 수 없기 때문에, 국가나 지방자치단체, 공기업이 주로 공급함
예 소방, 국방, 도로, 공원, 경찰, 방송 등

③ 공공재는 비배제성과 비경합성이 있다는 측면에서 우량재와 차이가 있음

  a. **비배제성(non-excludability)** : 대가를 지불하지 않는 개인을 소비에서 제외하지 않음
  b. **비경합성(non-rivalry)** : 일반재(private goods) 또는 우량재는 한 사람이 재화를 소비하면 다른 사람은 그 재화를 소비할 수 없는 성질이 있지만, 공공재는 한 사람의 소비가 다른 사람의 소비를 방해하지 않고, 여러 사람이 동시에 편익을 받을 수 있음

(4) **질병의 불확실성** : 언제, 어디에서, 누구에게 발생할지 예측 어려움, 건강보험을 통해 질병 발생의 예측 불가능에 대한 위험을 미리 대비할 수 있음

(5) **외부효과** : 적절한 보건의료서비스를 통한 건강 관리시 질병의 파급을 줄이게 되며, 그 혜택은 당사자 뿐 아니라 그 가족 혹은 사회 전체에 돌아가게 됨

   예 긍정적 외부효과 : 예방접종을 통한 집단면역 형성, 마스크 착용
      부정적 외부효과 : 감염병 환자, 간접흡연, 산업단지의 공해배출

(6) **우량재(가치재)**
   ① 소득의 수준과 상관없이 누구에게나 필요한 재화로 국가는 모든 국민에게 기본적인 보건의료를 제공해야 하며 국민의 건강권을 보장해야 함
   ② 민간부문에서 생산되고 있으나 그 생산량이 이윤극대화의 논리에 따라 최적수준에 미치지 못하여 정부가 직접 공급에 개입하는 재화
      예 교육, 의료, 주택공급 등

(7) **정보의 비대칭성(소비자의 무지)**
   ① 의료 시장에는 소비자와 공급자 간의 정보가 불균형적으로 분포되어 있음
   ② 소비자는 보건의료에 대한 지식이 부족하여 서비스 공급자에게 의존할 수 밖에 없고 이러한 정보의 비대칭성으로 인해 공급자의 도덕적 해이가 발생할 수 있음
   ③ **도덕적 해이(moral hazard)** : 정보가 비대칭적으로 분포된 상황에서 정보를 가진 한쪽이 상대방이 자신의 행동을 일일이 감시하지 못하는 점을 이용해 상대방과 맺은 의무 이행을 소홀히 하는 현상

3) 양질의 보건의료 서비스 구성요소

(1) **접근 용이성** : 재정적, 지리적, 사회·문화적 측면에서 필요시 언제든 이용가능
(2) **질적 적정성** : 보건의료의 의학적 적정성, 사회적 적정성이 동시에 달성될 수 있어야 함
(3) **지속성** : 지리적, 시간적 상관성을 갖고 적절하게 연결되어야 함
(4) **효율성** : 목적 달성을 위해 투입되는 최소화된 자원의 양, 일정한 자원의 투입으로 최대의 목적을 달성할 수 있어야 함

2 일차 보건의료의 제공 기출 11, 12, 13, 14

1) 일차보건의료의 개념(PHC, Primary Health Care) 기출 25
① 단순한 일차진료만이 아닌 건강증진, 예방, 치료 및 재활 등의 서비스가 통합된 포괄적 보건의료
② 필수적인 보건의료를 대상자(지역사회, 개인, 가족)들이 받아들일 수 있고, 비용 지불이 가능한 방법으로, 적극적인 참여하에 골고루 활용할 수 있도록 하는 실제적인 접근법
③ 제도적으로 지역사회 주민들이 보건의료체계에 처음 접하는 단계
④ 국가나 정부가 아닌 지역사회 주민이 일차보건의료의 중심, 의료공급자보다는 지역 사회가 자주적으로 보건의료체계에 대한 책임을 수행
⑤ 보건의료사업의 의사결정방법으로 상향식 접근방법을 채택

2) 일차 보건의료 내용 - 1978년 WHO의 알마아타 선언

① 만연한 보건의료 문제에 대한 교육과 그 문제의 예방과 관리
② 식량공급과 영양증진
③ 안전한 식수 제공과 기본환경위생 관리
④ 가족계획을 포함한 모자보건
⑤ 주요 감염병에 대한 면역수준 증강(예방접종)
⑥ 그 지역 지방병(풍토병) 예방과 관리
⑦ 흔한 질병과 상해에 대한 적절한 치료(통상질환에 대한 기초적 진료)
⑧ 필수(기본)의약품의 공급
⑨ 정신보건의 증진(심신장애자의 사회의학적 재활)

> 참고✓ 알마아타 선언은 1980년 「농어촌 등 보건의료를 위한 특별조치법」 제정, 1981년부터 의료취약지역에 보건진료소 설치, 보건진료 전담 공무원과 공중보건의사의 배치에 영향을 주었다.

3) 일차 보건의료의 핵심적 특성(WHO) 기출 12, 17, 24

① 접근성(accessible) 기출 10, 13, 20, 22
   지리적, 지역적, 경제적, 사회적 이유로 차별이 있어서는 안됨
② 수용가능성(Acceptable)
   주민이 수용 가능한 과학적 방법으로의 접근
③ 주민참여(Available) 기출 19, 23
   주민의 적극적 참여가 중요
   예 보건진료소 운영위원회나 마을건강원 제도 활용
④ 지불부담능력(Affordable)
   주민의 지불능력에 맞는 보건의료수가로 제공

CHAPTER 04. 경제적 지원 및 관리

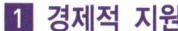

1 경제적 지원

1) 경제적 지원의 종류

① 공공재원 : 정부기관, 의료보험기구, 지방자치단체의 재정
② 고용주 : 기업주가 의료보험의 일부를 부담하거나 보건의료서비스를 직접 제공
③ 조직화된 민간기관 : 자선단체, 임의보험 등
④ 지역사회의 기여 : 기부, 자원봉사활동 등
⑤ 외국의 원조 : 정부 또는 자선단체 차원의 원조
⑥ 개별 가계의 의료비 : 보험료 납부, 개인적 의료비 지출
⑦ 기타 가능 재원 : 복권, 기부금 등

2 진료비 지불보상제도

1) 행위별 수가제 - 사후 결정방식 기출 08, 09, 15

(1) 진료에 소요되는 약제 또는 재료비를 별도로 산정, 의료인의 진료 행위에 하나하나 항목별로 가격을 책정하여 진료비를 지급하는 제도 기출 19
(2) 자유경쟁 시장주의 국가인 한국, 미국, 일본 등에서 채택
(3) 장점
  ① 의료의 양과 질 확대
  ② 의사의 생산성 증가
  ③ 첨단의료의 발달
  ④ 의료인의 재량권, 자율권 보장
(4) 단점
  ① 과잉진료를 막기 위해 행정적으로 복합적인 문제 발생
  ② 의료남용과 의료비 상승의 우려
  ③ 의료인과 보험자간 갈등
  ④ 예방보다 치료에 집중

> **참고**
> 상대가치 수가제는 의료인의 진료행위의 난이도에 대한 상대가치와 자원의 투입량을 고려하여 수가를 책정하는 방법이다. 우리나라는 행위별 수가제를 기본으로 하고 있으며, 비합리적인 수가를 개선하기 위해 2001년부터 상대가치를 고려한 수가책정 방법을 적용하고 있다.

2) 인두제 기출 19 - 사전 결정방식
   (1) 의사가 맡고 있는 환자 수, 즉 자신의 환자가 될 가능성이 있는 일정지역의 주민 수에 일정금액을 곱해 이에 상응하는 보수를 지급하는 방식
   (2) 영국, 덴마크, 이탈리아 등
   (3) 장점
      ① 치료보다는 예방에 집중
      ② 진료의 계속성 증대
      ③ 의료남용을 줄일 수 있고 상대적으로 저렴
   (4) 단점
      ① 과소치료의 경향
      ② 환자의 선택권 제한
      ③ 상급병원으로 환자 후송, 의뢰의 증가 경향(고위험·고비용 환자 기피)

3) 봉급제 - 사전 결정방식
   (1) 서비스의 양과 관계없이 일정 기간 행해진 의료활동에 대한 보수를 지급하는 방식
   (2) 주로 사회주의 국가에서 채택
   (3) 장점
      ① 의사의 직장 보장, 수입안정
      ② 불필요한 경쟁 억제
      ③ 행정적 관리 용이
   (4) 단점
      ① 진료의 관료화, 형식화
      ② 진료의 질적 수준 저하

4) 포괄수가제 - 사전 결정방식 기출 04, 07, 10, 11, 13, 14, 17, 22, 24
   (1) 환자에게 제공되는 의료 서비스의 양과 질에 상관없이 환자의 요양일수별 혹은 질병별로 보수단가를 설정하여 미리 정해진 진료비를 의료기관에 지급하는 제도
   (2) 장점
      ① 과잉 진료 억제, 총 진료비 억제
      ② 행정적 간편함(진료비 청구 및 심사의 간소화)
      ③ 의료기관의 생산성 증대(입원기간 단축 → 병상 회전율 증가)

(3) 단점

① 서비스 양의 최소화, 규격화 → 의료의 질 저하 우려
② 진단코드 조작을 통한 부당청구의 가능성
③ 합병증의 증가 및 발생시 적용 곤란
④ 신 의료기술의 적용 어려움

(4) DRG 적용 항목

4개 진료과	7개 질병군
안과	수정체 수술(백내장)
이비인후과	편도 및 아데노이드 수술
산부인과	제왕절개 분만, 자궁 및 자궁 부속기 수술
일반외과	충수 절제술, 항문 및 항문 주위 수술, 서혜 및 대퇴부 탈장 수술

5) 총액계약제 – 사전 결정방식 기출 12

(1) 보험자 측(지불자)과 의사단체(의료공급자) 간에 국민에게 제공되는 의료 서비스에 대한 진료비 총액을 결정하여 미리 지급하는 방식

(2) 장점

① 진료보수 총액의 효율적 이용
② 과잉진료 억제, 의료비 절감

(3) 단점

① 매년 진료비 계약 교섭의 어려움
② 비용절감을 위해 비용이 적게 드는 치료로 대치하는 부작용

3 관리

1) 관리 기출 14 : 보건의료체계의 모든 기능이 원활히 수행될 수 있도록 지원하는 활동

(1) 지도력

지시와 동기부여를 통해 발전적인 변화를 지향하는 지도력이 필요

(2) 의사결정

책임의 이행을 의미

(3) 규제

① 보건의료 종사자들의 자격, 기관의 승인, 약품유통의 통제, 보건의료 서비스 이용에 대한 입법적 규제 형태
② 규제의 궁극적 목적 : 국가보건제도의 통제로 능률·효율·형평의 목표 달성

CHAPTER 05 사회보장제도

1 사회보장의 이해

1) 사회보장의 정의
출산, 양육, 실업, 노령, 장애, 질병, 빈곤 및 사망 등의 사회적 위험으로부터 모든 국민을 보호하고 국민 삶의 질을 향상시키는 데 필요한 소득·서비스를 보장하는 사회보험, 공공부조, 사회서비스

2) 사회보장의 기능
(1) **최저 생활의 보장기능** : 모든 국민이 인간으로서의 존엄을 보장받음
(2) **경제적 기능** : 산업자본 형성, 국민경제 성장, 경제변동 완화
(3) **소득재분배 기능** : 동일 소득계층 내에서 수평적 소득 재분배, 소득계층간의 수직적 소득 재분배, 세대간 소득 재분배
(4) **사회통합 기능** : 국민 생활 안정으로 지역사회에 소속감 느끼며 계층간 갈등 완화

3) 사회보장의 역기능
(1) 과다한 사회보장으로 국가재정 상태 악화우려
(2) 저축의욕 감소, 자발적 실업의 증가
(3) 사회보장으로 인해 일반국민에게 재정이 풀림으로써 인플레이션의 원인

2 사회보장의 유형

사회보장			
	사회보험	국민건강보험(1977년 도입)	의료보장
		산업재해보상보험(1964년 도입)	소득·의료보장 기출 15
		고용보험(1995년 도입)	소득보장
		국민연금(1988년 도입)	소득보장
		노인장기요양보험(2008년 도입)	의료보장
	공공부조	기초생활보장	소득보장
		의료급여	의료보장
	사회서비스	• 노인복지 • 아동복지 • 장애인복지 • 가정복지	

1) 사회보험

국민에게 발생하는 사회적 위험을 보험방식에 의하여 대처함으로써 국민건강과 소득을 보장하는 제도

(1) 5대 사회보험

산재보험	업무상의 재해에 관한 보상 제공(관리운영 : 근로복지공단)
연금보험	노령, 폐질, 사망의 경우 연금 지급(관리운영 : 국민연금공단)
고용보험	근로자가 실업한 경우 생활에 필요한 급여 제공(관리운영 : 고용노동부)
건강보험	질병, 부상, 분만 등으로 인한 경제적 부담을 경감시켜주는 제도(관리운영 : 국민건강보험공단)
노인장기요양보험	65세 이상 노인과 65세 미만 노인성 질병을 가진 자로서 일상생활을 혼자서 수행하기 어려운 노인 등에게 급여 제공(관리운영 : 국민건강보험공단)

(2) **사회보험의 보험료 징수** : 국민건강보험공단

(3) **사회보험의 재원** : 기여금

(4) **사전적 성격** : 빈곤의 문제 발생하지 않도록 미리 예방

2) 공공부조 기출 13, 14, 20, 22

(1) 「사회보장기본법」 제3조 제3호 공공부조 : "국가 및 지방자치단체의 책임 아래 생활유지능력이 없거나 생활이 어려운 국민의 최저 생활을 보장하고 자립을 지원하는 제도"

(2) **공공부조의 재정** : 일반 조세

(3) **종류** : 의료급여, 기초생활보장, 재해구호, 보훈사업 등

(4) **사후적 성격** : 빈곤의 문제를 해결하는 사회안전망(Social Safety Net)

3 의료보장

1) 우리나라 의료보장제도 특징 기출 08, 13, 14, 15, 16

(1) 사회보험과 공공부조 방식으로 제공(국민건강보험, 산재보험, 노인장기요양보험, 의료급여)

(2) 보험료 부담능력이 없는 저소득층에게는 국가 재정을 이용한 의료급여를 제공

(3) 소비자 측면에서의 의료비증가 억제를 위해 본인일부부담금을 적용

(4) 우리나라의 보험자는 국민건강보험공단이며 건강보험과 노인장기요양보험을 통합하여 관리, 재정은 분리운영 함

2) 국민건강보험의 특징(사회보험)

(1) **강제 가입 및 적용** : 본인 의사와 관계없이 누구나 적용

(2) **보험료의 차등부과** : 소득수준 등 보험료 부담능력에 따른 차등적 부담

① 직장 가입자 보험료 부과 방식 기출 16
보수월액에 따른 정률제

② 지역 가입자 보험료 부과 방식
   소득과 자산에 따른 보험료부과 점수당 금액으로 산정한 정액제
(3) **보험급여의 균등한 수혜** : 개인이 부담하는 보험료와 관계없이 필요에 따른 균등 급여를 받음
(4) **제3자 지불제** : 급여 시행자(의사), 급여 수령자(환자), 비용 지급자(국민건강보험공단)
(5) **보험료 분담원칙** : 근로자, 사용자 및 국가 기출 15
(6) **현물급여의 원칙**

3) 보험급여의 형태

[우리나라 보험급여의 형태]

종류	종별	법정/부가
요양급여	현물급여	법정급여
건강검진		법정급여
요양비	현금급여	법정급여
임신·출산진료비		부가급여
장애인보조기기급여비		법정급여

(1) **현물급여** : 요양기관 등으로부터 본인이 직접 제공받는 의료서비스
   ① 요양급여 기출 15 : 진찰·검사, 약제·치료 재료의 지급, 처치·수술 및 그 밖의 치료, 예방·재활, 입원, 간호이송
   ② 건강검진 : 일반건강검진, 암검진, 영유아건강검진
(2) **현금급여** : 가입자 및 피부양자의 신청에 의해 공단에서 현금으로 지급
   ① 요양비 : 공단은 긴급하거나 그 밖의 부득이한 사유로 요양기관과 비슷한 기능을 하는 기관에서 질병·부상·출산 등에 대하여 요양을 받거나 요양기관이 아닌 장소에서 출산한 경우에는 그 요양급여에 상당하는 금액을 가입자나 피부양자에게 요양비로 지급
   ② 임신·출산진료비
   ③ 장애인 보조기기 급여비

> 참고
> • 법정급여 : 법률에 의해서 의무적으로 지급되는 급여
> • 부가급여 : 법률로 정한 급여 외에 대통령령에 의하여 공단이 지급하는 급여

4) 보험급여의 지급형태

(1) **현금배상형**
   ① 피보험자가 의료기관 이용 후 진료비 영수증을 보험자(공단)에게 제출 후 현금을 보험급여로 상환
   ② 단점 : 의료기관 이용 시 현금이 있어야 함(저소득층의 의료이용 제약)
   ③ 프랑스 등

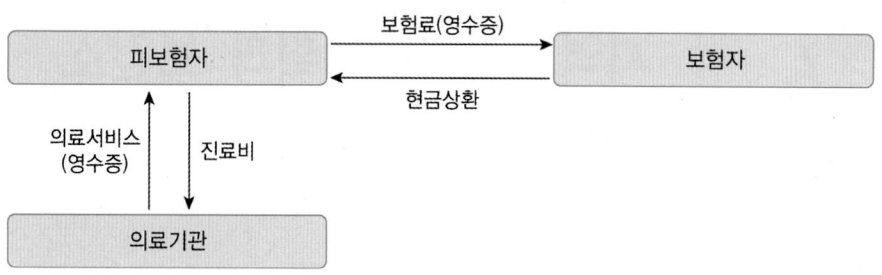

[현금배상형 건강보험]

(2) 제3자 지불형

① 피보험자가 본인 일부부담액을 의료기관에 납부, 나머지 금액은 제3자인 보험자(공단)가 부담하는 유형
② 한국, 독일, 일본 등
③ 단점 : 부당청구, 과잉진료, 진료비 심사에 대한 공단과 의료기관의 갈등

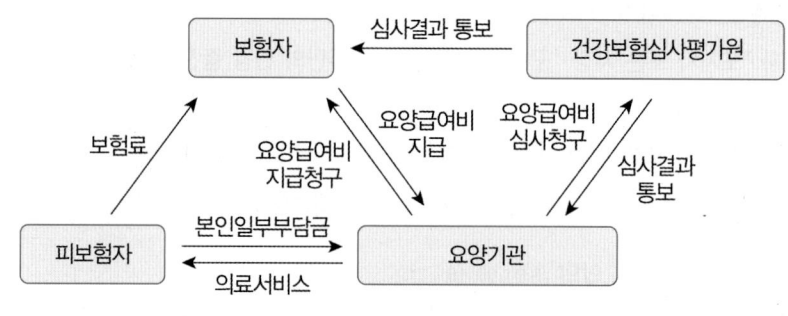

[제3자 지불형 건강보험]

(3) 변이형

① 보험자가 의료기관을 직접 소유하거나 타 의료기관과 계약하여 피보험자에게 포괄적인 의료 서비스를 제공하는 유형
② 우리나라의 국민건강보험공단에서 운영하는 일산병원

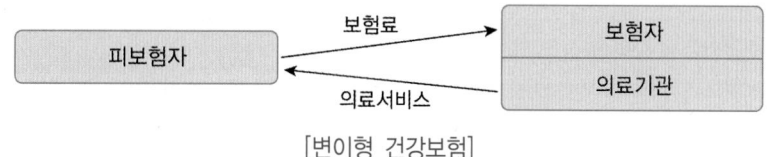

[변이형 건강보험]

CHAPTER 06 지역보건의료계획과 보건소

1 지역보건의료계획 기출 06, 08, 11

1) 지역보건의료계획의 정의

지방자치단체 및 보건소가 보건사업의 목표 달성을 위해 한정된 보건자원을 합리적으로 활용하기 위한 방안을 모색하는 종합적·체계적인 계획(4년마다 수립)

2) 지역보건의료계획의 수립

(1) 시·도지사 또는 시장·군수·구청장은 지역주민의 건강 증진을 위하여 지역보건의료계획을 4년마다 수립

(2) 시·도지사 또는 시장·군수·구청장은 매년 지역보건의료계획에 따라 연차별 시행계획을 수립

(3) 지역보건의료계획은 사회보장 기본계획, 지역사회보장계획 및 국민건강증진종합계획과 연계되어야 함

3) 지역보건의료계획의 의의 기출 05, 18

(1) 지방자치단체가 주도적으로 계획을 작성하여 시행하는 하의상달 방식

(2) 각계각층이 계획수립에 참여함으로써 보건의료에 대한 인식을 제고

(3) 지역 특성에 맞는 보건의료계획 수립이 가능

4) 지역보건의료계획의 공통사항(「지역보건법」 제7조 제1항)

시·도지사, 시·군·구청장은 지역주민의 건강 증진을 위하여 다음 각 호의 사항이 포함된 지역보건의료계획을 4년마다 수립하여야 함

> 1. 보건의료 수요의 측정
> 2. 지역보건의료서비스에 관한 장기·단기 공급대책
> 3. 인력·조직·재정 등 보건의료자원의 조달 및 관리
> 4. 지역보건의료서비스의 제공을 위한 전달체계 구성 방안
> 5. 지역보건의료에 관련된 통계의 수집 및 정리

5) 지역보건의료계획의 세부 내용(「지역보건법 시행령」 제4조)

1. 지역보건의료계획의 달성 목표 2. 지역현황과 전망 3. 지역보건의료기관과 보건의료 관련기관·단체 간의 기능 분담 및 발전 방향 4. 보건소의 기능 및 업무의 추진계획과 추진현황 5. 지역보건의료기관의 인력·시설 등 자원 확충 및 정비 계획 6. 취약계층의 건강관리 및 지역주민의 건강 상태 격차 해소를 위한 추진계획 7. 지역보건의료와 사회복지사업 사이의 연계성 확보 계획	시·도, 시·군·구 지역보건의료계획 공통 세부내용 기출 11, 18
8. 의료기관의 병상의 수요·공급 9. 정신질환 등의 치료를 위한 전문치료시설의 수요·공급 10. 시·군·구 지역보건의료기관의 설치·운영 지원 11. 시·군·구 지역보건의료기관 인력의 교육훈련 12. 지역보건의료기관과 보건의료 관련기관·단체 간의 협력·연계	시·도 지역보건의료계획의 추가 내용

2 공공보건 의료조직(지방보건 행정조직)

1) 보건소 기출 10, 11, 12, 15, 18, 21

(1) 설치기준

① 「지역보건법」에 의해 시·군·구에 1개소의 보건소(보건의료원을 포함한다.)를 설치
② 보건소를 추가로 설치하려는 경우에는 해당 지방자치단체의 장은 보건복지부장관과 미리 협의해야 함

> 1. 해당 시·군·구의 인구가 30만명을 초과하는 경우
> 2. 해당 시·군·구의 「보건의료기본법」에 따른 보건의료기관 현황 등 보건의료 여건과 아동·여성·노인·장애인 등 보건의료 취약계층의 보건의료 수요 등을 고려하여 보건소를 추가로 설치할 필요가 있다고 인정되는 경우

(2) 보건소장

① 의사 면허가 있는 사람 중에서 보건소장을 임용
② 의사 면허가 있는 사람 중에서 임용하기 어려운 경우에는 치과의사·한의사·간호사·조산사, 약사 또는 보건소에서 실제로 보건 등과 관련된 최근 5년 이상 근무한 경험있는 공무원을 보건소장으로 임용할 수 있음
③ 보건소장은 시장·군수·구청장의 지휘·감독을 받아 보건소의 업무를 관장하고 소속 공무원을 지휘·감독하며, 관할 보건지소, 건강생활지원센터 및 보건진료소의 직원 및 업무에 대하여 지도·감독

(3) 보건소의 발전과정

> a. 1946년. 보건소 시초인 모범 보건소(서울시립보건소) 설립
> b. 1956년. 「보건소법」 제정
> c. 1962년. 「보건소법」 전면 개정
> d. 1980년. 「농어촌 등 보건의료를 위한 특별조치법」 제정으로 보건진료소 설치근거 마련
> e. 1981년. 간호사를 교육해서 보건진료소에 보건진료원(보건진료전담공무원)을 배치
> f. 1995년. 「보건소법」이 「지역보건법」으로 전환
> g. 2014년. 건강생활지원센터 사업 시작

(4) 보건소의 기능 및 업무 기출 03, 08, 09, 12, 13, 21

① 건강 친화적인 지역사회 여건의 조성
② 지역보건의료정책의 기획, 조사·연구 및 평가
③ 보건의료인 및 보건의료기관 등에 대한 지도·관리·육성과 국민보건 향상을 위한 지도·관리
④ 보건의료 관련기관·단체, 학교, 직장 등과의 협력체계 구축
⑤ 지역주민의 건강증진 및 질병예방·관리를 위한 다음의 지역보건의료 서비스의 제공
  가. 국민건강증진·구강건강·영양관리사업 및 보건교육
  나. 감염병의 예방 및 관리
  다. 모성과 영유아의 건강유지·증진
  라. 여성·노인·장애인 등 보건의료 취약계층의 건강유지·증진
  마. 정신건강증진 및 생명존중에 관한 사항
  바. 지역주민에 대한 진료, 건강검진 및 만성질환 등의 질병관리에 관한 사항
  사. 가정 및 사회복지시설 등을 방문하여 행하는 보건의료 및 건강관리사업
  아. 난임의 예방 및 관리

(5) 시·도지사 또는 시장·군수·구청장이 보건의료 관련기관·단체에 위탁 가능한 업무 기출 18

① 지역사회 건강실태조사에 관한 업무
② 지역보건의료계획의 시행에 관한 업무
③ 감염병의 예방 및 관리에 관한 업무
④ 지역주민에 대한 진료, 건강검진 및 만성질환 등 질병관리에 관한 사항 중 전문지식 및 기술이 필요한 진료, 실험 또는 검사 업무 기출 15
⑤ 가정 및 사회복지시설 등을 방문하여 행하는 보건의료사업에 관한 업무

(6) 보건소의 문제점 기출 05, 10

① 보건소 조직의 이원화(보건복지부 : 기술에 대한 지도·감독, 행정안전부 : 인력·예산 지원) 기출 11, 12
② 지역의 사회적, 경제적, 지리적 요인과 의료자원의 분포 등을 고려하지 않은 설치 기준
③ 국민건강요구 변화에 따른 대응력 미흡
④ 환경위생업무의 제외 : 환경위생은 환경부 및 지방자치단체의 업무이므로 예방 중심의 환경위생 관리의 어려움

⑤ 포괄적 보건의료의 미흡 : 진료 서비스 기능 취약
⑥ 주민들의 보건소 이용 저조
⑦ 전문인력 확보 미흡 : 전문인력의 역할과 책임의 한계 불분명, 범위 제한

2) 보건지소

(1) 설치기준 및 법적근거 기출 12

「지역보건법」에 의해 읍·면마다 1개씩 설치(보건소가 설치된 읍·면 제외)

(2) 보건지소장은 보건소장의 지휘·감독을 받아 보건지소의 업무를 관장, 소속 직원을 지휘·감독하며, 보건진료소의 직원 및 업무에 대해 지도·감독

3) 보건진료소 기출 25

(1) 설치기준

① 「농어촌 등 보건의료를 위한 특별조치법」에 근거 기출 10, 14, 19
② 의료 취약지역을 인구 5천명 미만을 기준으로 구분한 하나 또는 여러 개의 리·동을 관할구역으로 하여 주민이 편리하게 이용할 수 있는 장소에 설치 기출 12
③ 보건진료소 운영을 원활히 하기 위하여 보건진료소가 설치되어 있는 지역마다 주민으로 구성되는 보건진료소운영협의회를 둠

(2) 설치 목적 기출 10, 11

보건의료 취약지역 주민에게 1차 보건의료 서비스를 효율적으로 제공함으로 보건의료 서비스의 균형과 건강수준의 향상(일차 보건의료제공자 역할)

(3) 보건진료 전담 공무원의 자격·업무 기출 01, 06, 08, 10, 15, 22

① 간호사·조산사 면허를 가진 사람, 보건복지부장관이 실시하는 24주 이상의 직무교육을 받은 자
② 보건진료 전담 공무원은 근무지역으로 지정받은 의료 취약지역에서 대통령령으로 정하는 경미한 의료행위를 할 수 있음

보건진료 전담 공무원의 의료행위의 범위 기출 24	㉠ 상병상태를 판별하기 위한 진찰·검사 ㉡ 환자의 이송 ㉢ 외상 등 흔히 볼 수 있는 환자의 치료 및 응급조치가 필요한 환자에 대한 응급처치 ㉣ 상병의 악화 방지를 위한 처치 ㉤ 만성병 환자의 요양지도 및 관리 ㉥ 정상분만 시의 분만개조 ㉦ 예방접종 ㉧ ㉠부터 ㉦까지의 의료행위에 따르는 의약품의 투여
의료행위 외 보건사업 업무	㉠ 환경위생 및 영양개선에 관한 업무 ㉡ 질병예방에 관한 업무 ㉢ 모자보건에 관한 업무 ㉣ 주민의 건강에 관한 업무를 담당하는 사람(마을건강원)에 대한 교육 및 지도에 관한 업무 ㉤ 그 밖에 주민의 건강증진에 관한 업무

4) 건강생활지원센터(지역사회 밀착형 건강관리 전담 기관) 기출 20, 21

(1) **설치기준** : 읍·면·동(보건소가 설치된 읍·면·동은 제외한다)마다 1개씩 설치
(2) **설치목적** : 보건소의 업무 중에서 특별히 지역주민의 만성질환 예방 및 건강한 생활습관 형성(금연, 절주, 영양, 신체활동)을 지원
(3) 건강생활지원센터장은 보건등 직렬의 공무원 또는 보건의료인으로 보건소장의 지휘·감독을 받음

CHAPTER 07 국제 보건의 이해

간호사국가고시 대비

1) 세계보건기구(WHO : World Health Organization)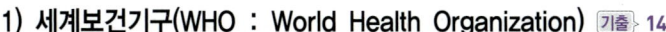

(1) 세계보건기구의 목적
① 국제보건활동에 대한 지휘·조정기구로서 국제보건·의료사업 지도, 조정, 연구를 통한 질병 없는 세계를 구현
② 각국의 보건의료부문의 발전을 위한 재정지원, 기술훈련 및 자문활동

(2) 가입시기
① 한국 : 65번째 가입, 1949년
② 북한 : 138번째 가입, 1973년

(3) 세계보건기구의 6개 지역 사무소
① 동지중해 지역 사무소
② 동남아시아 지역 사무소(북한 소속)
③ 서태평양 지역 사무소(한국 소속)
④ 미주 지역 사무소
⑤ 유럽 지역 사무소
⑥ 아프리카 지역 사무소

2) 국제 보건기구의 종류

기구명	설립목적	활동내용
세계보건기구 (WHO)	전 인류의 건강 달성	• 국제보건사업 지도, 조정, 권고, 연구 및 평가 • 보건의료발전 협력사업 공동수행 • 감염병 예방, 건강증진, 취약계층 건강증진
유엔개발계획 (UNDP)	개발도상국의 경제·사회 개발지원	개발도상국의 경제적·사회적 개발을 촉진하기 위한 기술원조 제공
유엔인구활동기금 (UNFPA)	인구 및 가족계획	인구와 가족계획 분야에서 각국 정부 및 연구기관 등에서 활동 자금 제공
유엔아동구호기금 (UNICEF)	아동의 보건 및 복지 향상	• 아동의 보건 및 복지 향상을 위한 원조사업 전개 • 개발도상국 모자보건사업·사회개발사업 원조
유엔마약류 통제계획(UNDCP)	효과적인 국제사회의 마약관리	• 마약에 관한 국제협력의 이행을 감시 • 유엔 마약남용 통제기금을 통합하여 세계적인 마약남용 방지
경제협력개발기구 (OECD)	회원국의 경제성장 촉진, 세계무역의 확대, 개도국 원조	• 모든 경제·사회·복지 문제를 망라하는 포괄적 경제협의기구 • 회원국 간 경제·산업정책에 대한 정보교류와 공동연구 및 정책협조

PART 2. 지역사회 보건행정

01. 우리나라에서 일차 보건의료사업에 대한 법적 근거인 「농어촌 등 보건의료를 위한 특별조치법」을 제정하고 보건진료 전담 공무원을 양성하는데 영향을 미친 것은?

① 교토 의정서
② 라론드 보고서
③ 오타와 선언
④ 알마아타 선언
⑤ 몬트리올 의정서

해설

1978년 알마아타 국제회의	
• '2000년까지 세계 모든 인류에게 건강을' • 일차 보건의료의 중요성 제안	⇨ • 1980년 농어촌 등 보건의료를 위한 특별조치법 제정 (간호사가 일차 보건의료를 제공할 수 있는 근거 제시) • 1981년 보건진료소를 설치하여 보건진료 전담 공무원 배치

① 교토 의정서 : 기후변화협약에 따른 온실가스 감축목표에 관한 의정서
② 라론드 보고서 : "치료 중심"의 의학적 모형 → "예방중심"의 총체적 모형으로 전환, 건강증진의 중요성 제시, 건강 결정요인 : 개인의 생활양식(50%)
③ 오타와 선언 : 건강증진을 위한 1차 국제회의
⑤ 몬트리올 의정서 : 오존층 파괴 물질의 생산과 사용 금지를 규제하기 위한 환경 협약

02. 국가보건의료체계의 구성요소 중 보건의료자원에 해당하지 않는 것은?

① 공공재원
② 보건의료 인력
③ 보건의료 시설
④ 장비 및 물자
⑤ 보건의료 기술 및 지식

해설 [보건의료자원의 구분]

인적자원	보건의료인력
물적자원	보건의료시설, 보건의료장비
지적자원	보건의료정보, 보건의료지식, 보건의료기술

(WHO에서는 예산을 보건의료자원에 넣지 않고 독립적인 부분으로 구분하였음)

정답 01. ④ 02. ①

03. 자유방임형 보건의료 전달체계 유형의 단점을 보완하기 위한 정책시 고려해야 하는 것은?

① 정부의 간섭을 최소화한다.
② 의료비 본인부담률을 최소화한다.
③ 공공 의료기관을 확충하여 국민의 의료에 형평을 기한다.
④ 국민에게 공정하게 분배되도록 한다.
⑤ 3차 의료기관 위주의 의료체계로 유도한다.

해설 [보건의료 전달체계의 유형]

구분	내용	단점
자유방임형	• 국민 대다수가 개인의 책임 아래 보건의료를 공급받는다. • 개개인의 능력과 자유를 최대한 존중 • 정부의 통제나 간섭은 극소화 • 민간주도 의료기관 우세 • 의료서비스의 내용과 질적 수준이 높음	• 시설의 지역적 편중 • 국민의료비 상승(가장 큰 문제) • 의료자원의 비효율적 활용(중복에 따른 자원의 낭비) • 의료 서비스의 포괄성 저하(치료에 집중)

① 민간 우세의 단점을 보완하기 위해 약화된 공공의료를 강화시켜야 함
② 의료비 본인 부담률 인상시 단기적으로 의료비 증가의 억제 가능
④ 공정한 분배 보다는 형평성 있는 분배가 이루어져야 함
⑤ 일차 의료기관으로의 이용을 유도해야 함(대형병원으로의 쏠림현상 완화를 위해)

04. 일차 보건의료에 대한 설명으로 가장 부적절한 것은?

① 지역사회에서 발생하는 특수질환을 치료할 수 있어야 한다.
② 지역주민의 참여를 중시한다.
③ 지역사회의 지불능력에 맞는 보건의료수가로 제공되어야 한다.
④ 지역사회의 자발적인 노력을 기본으로 한다.
⑤ 누구나 쉽게 접근할 수 있는 곳에서 필수 보건의료 서비스를 제공한다.

해설

WHO 일차 보건의료의 필수 요소	
접근성	모든 주민이 쉽게 이용 가능
수용가능성	지역사회가 쉽게 받아들일 수 있는 방법
주민 참여	지역사회의 적극적 참여
지불부담 능력	지역사회의 지불능력에 맞는 보건의료 수가로 제공

03. ③ 04. ①

05. 다음에 해당하는 진료비 보상방식과 특징을 바르게 설명한 것은?

> 40대 이씨는 급성맹장염으로 맹장 절제술을 받고 수술 3일만에 퇴원하였다.

① 행위별 수가제 : 의료기관의 생산성 증대
② 포괄 수가제 : 충분한 양의 서비스 제공
③ 행위별 수가제 : 행정적인 간편함
④ 포괄 수가제 : 과잉 진료와 총 진료비 억제 효과
⑤ 총액 계약제 : 신 의료기술의 적용 어려움

해설 [포괄수가제]
환자에게 제공되는 의료 서비스의 양과 질에 상관없이 환자의 요양일수별 혹은 질병별로 보수단가를 설정하여 미리 정해진 진료비를 의료기관에 지급하는 제도
[DRG 적용 항목]

4개 진료과	7개 질병군
안과	수정체 수술(백내장)
이비인후과	편도 및 아데노이드 수술
산부인과	제왕절개 분만, 자궁 및 자궁 부속기 수술
일반외과	충수 절제술, 항문 및 항문 주위 수술, 서혜 및 대퇴부 탈장 수술

[장·단점]

장점	단점
• 과잉 진료 억제, 총 진료비 억제 • 행정적 간편함 • 의료기관의 생산성 증대 (입원기간 단축 → 병상회전율 증가)	• 서비스 양의 최소화, 규격화 • 의료진에 대한 행정적 간섭 • 합병증의 증가 및 발생시 적용 곤란 • 신 의료기술의 적용 어려움

06. 다음 중 우리나라의 보건의료제도를 설명한 것으로 옳은 것은?

① 정부차원에서 주도하는 하향식 체제이다.
② 자유방임형 의료제도로 민간주도형이다.
③ 공공 및 민간 중심의 체제가 비슷한 비율로 운영된다.
④ 형평성을 추구한다.
⑤ 의료자원과 의료서비스의 균등한 분포와 기회부여에 목표를 둔다.

해설 [우리나라 보건의료제도의 특징]
① 민간 위주의 의료공급체계
③ 공공보건의료 취약
④ 개개인의 능력과 자유를 최대한 존중
⑤ 대도시 지역에서의 시설 및 장비의 중복 투자에 비해 농촌 지역의 의료자원은 부족

정답 05. ④ 06. ②

07. 우리나라 사회보장제도 중 의료보장에 해당하는 것으로 묶인 것은?

① 노인장기요양보험, 고용보험, 의료급여
② 국민연금, 노인장기요양보험
③ 기초생활보장, 의료급여, 고용보험
④ 국민건강보험, 산업재해보상보험, 의료급여
⑤ 산업재해보상보험, 국민건강보험, 사회서비스

해설

사회보험	국민건강보험	의료보장
	산업재해보상보험	소득보장, 의료보장
	고용보험	소득보장
	국민연금	소득보장
	노인장기요양보험	의료보장
공공부조	기초생활보장	소득보장
	의료급여	의료보장

08. 지역주민의 질병예방, 건강한 생활습관 형성을 지원하기 위해 설치된 지역밀착형 공공보건의료기관으로 알맞은 것은?

① 보건의료원
② 정신건강증진센터
③ 보건지소
④ 보건진료소
⑤ 건강생활지원센터

해설 [건강생활지원센터]
- 지역사회 밀착형 건강관리 전담 기관
- 읍, 면, 동마다 1개씩 설치(보건소가 설치된 읍, 면, 동은 제외)
- 지역주민의 질병예방 및 건강생활 실천 추진
- 금연, 절주, 영양, 신체활동과 만성질환 예방 및 관리 사업에 중점

09. 다음의 상황에서 보건진료 전담 공무원이 해야 할 일은?

- 임신 9개월의 임부가 질출혈, 복통, 요통 등의 증상이 느껴진다고 호소하며 보건진료소를 방문하였다.
- 초음파검사, 태동검사 등의 검사 소견을 종합하여 태반 조기 박리가 의심되었다.

① 치료가 필요한 상황이므로 응급처치를 시행한다.
② 질병의 악화방지를 위한 처치를 한다.
③ 분만개조를 위한 준비를 한다.
④ 환자를 의료기관으로 즉시 이송한다.
⑤ 절대안정에 관한 요양지도 및 관리를 한다.

07. ④ 08. ⑤ 09. ④

> **해설**
> - 예정일이 많이 남아있는 임부에게서의 태반조기박리는 태아 심음에 이상이 없다면 철저한 관찰하에 지켜볼 수 있지만, 만삭의 임부에게 태반조기박리가 의심된다면 즉각적인 분만을 고려해야 함
> - 보건진료 전담 공무원은 비정상 분만의 임신개조는 시행하지 않고, 보건진료 전담 공무원의 업무를 벗어나는 상황에서는 환자를 의료기관으로 이송해야 함

10. 제공된 진료의 내용과 진료의 양에 따라 진료보수가 결정되는 방식으로, 의료 서비스의 양과 질이 확대되지만, 국민의료비 상승의 단점이 있는 진료비 지불제도는 무엇인가?

① 포괄수가제
② 인두제
③ 봉급제
④ 행위별 수가제
⑤ 총액계약제

> **해설** [행위별 수가제]
> - 진료내용과 진료의 양에 따라 진료보수가 결정되는 방식
> - 제공된 의료서비스의 단위당 가격에서 서비스의 양을 곱한 만큼 보상하는 방식
>
> | 장점 | 단점 |
> | --- | --- |
> | • 의료의 양과 질이 확대
• 의사의 생산성 증가
• 첨단의료의 발단
• 의료인의 재량권, 자율권 | • 과잉진료
• 의료남용과 의료비 상승의 우려
• 행정절차 복잡
• 의료인과 보험자간 갈등
• 예방보다 치료에 집중 |

정답 10. ④

2권 지역사회·정신·간호관리
간호사국가고시

지역사회 간호과정

PART 3

CHAPTER 01. 지역사회 간호사정
CHAPTER 02. 지역사회 간호진단
CHAPTER 03. 지역사회 간호계획
CHAPTER 04. 지역사회 간호수행
CHAPTER 05. 지역사회 간호평가
CHAPTER 06. 지역사회 간호활동 및 수단

CHAPTER 01 지역사회 간호사정

> **정의** 지역사회를 진단하기 위해 필요한 자료를 수집·분석하는 지역사회 간호과정의 첫 단계

1 지역사회 간호사정을 위한 자료수집

1) 자료수집방법

(1) 직접 자료수집(1차 자료) 기출 10, 11, 12

① 정보원 면담 기출 18
- 지역사회의 가치, 규범, 신념, 권력구조 등에 관한 정보를 지역사회의 정보원들을 통해 수집
- 지역유지, 행정기관장(면장, 동장, 구청장, 시장, 군수 등), 종교지도자, 사회사업가, 지역사회 단체장(부녀회장, 청년회장, 노인회장 등) 등과의 면담

② 지역시찰(차창 밖 조사) 기출 16, 22
- 지역사회의 생활상을 보기 위해 걷거나 차를 타고 수집
- 지역사회의 특성, 쓰레기 처리상태, 가옥의 형태 및 구조, 지역주민의 특징, 지리적 경계, 교통수단, 주요 기관의 위치, 분위기 등을 관찰
- 지역사회 전반적 사항을 가장 신속하게 파악할 수 있는 방법

③ 참여관찰 기출 13, 23
- 지역사회에 영향을 미치는 의식, 행사 등에 직접 참여하여 관찰(예 반상회에서 지역주민 간 상호관계 파악)
- 지역사회의 가치, 규범, 신념, 권력구조, 문제해결과정 등에 대한 정보를 수집하는 데 적합

④ 설문지 조사
- 직접 방문하여 면접이나 질문지를 통해 구체적이고 현실성 있는 자료 수집
- 다른 방법들보다 시간과 비용이 많이 들어 비경제적·비효율적

(2) 간접 자료수집(2차 자료) 기출 19, 21, 24

① 기존 자료 활용 : 의료기관의 건강기록, 공공기관 보고서, 인구주택총조사자료, 건강보험자료, 지역사회건강조사자료, 법정감염병 신고자료 등
② 지역사회의 문제를 규명하기 위한 경제적이며 효율적인 자료수집방법

2) 자료수집 내용

(1) 지역특성

① 지정학적 특성 : 위치, 가구 밀집 정도, 도시·농촌, 기후에 의한 영향 등
② 인구학적 특성 : 전체인구의 수, 성별·연령별 분포, 산업별 인구구성, 인구분포 양상 등
③ 사회경제적 특성 : 연평균 소득, 기초생활수급자수, 취업률, 교육 정도, 문화 및 관습 등
④ 환경적 특성 : 음용수 공급 상태, 하수 처리시설, 환경오염 실태 등

(2) 건강수준 기출 08, 14

① 사망실태 : 조사망률, 영유아 사망률, 성별·연령별·원인별 사망률, 비례사망률 등
② 질병이환상태 : 지역사회 건강상태 측정의 가장 정확한 지표, 급성질환 발생률, 감염병 유무, 정신질환 및 장애인 수, 급·만성질환 유병률, 잠재적인 건강문제(미혼모, 알콜중독자)를 가진 사람 수 등 기출 10, 18
③ 건강행위 : 식습관, 음주율, 흡연율, 운동실천, 의료기관 이용률, 건강검진율, 보건사업 이용률 등

(3) 지역사회자원 기출 14, 19, 21, 23

① 보건의료자원 : 의료시설·지역보건의료기관 현황 기출 12, 15
② 인적자원 : 보건의료전문인 종류 및 수, 자원봉사단체의 종류, 24시간 활용 가능성
③ 사회자원 기출 20 : 사회복지시설, 자원봉사센터, 지역사회 내 조직과 단체, 노인회, 부녀회 등
④ 정치자원 : 주민의 건강과 안정에 관련된 정부기관, 지방자치단체, 사립단체
⑤ 물리적 자원 : 안전시설(소방서, 파출소), 편의시설(은행, 관공서, 시장), 교통, 통신 보급률

2 자료분석 기출 11, 20

수집된 자료를 기초로 건강요구를 찾아내고, 건강관리의 양상, 지역사회의 강점과 약점을 분석하는 단계

1) 자료분석의 단계

(1) **자료분류 단계(범주화)** 기출 22, 24 : 수집된 모든 정보를 특성별로 범주화하여 서로 관련성이 있는 것끼리 분류

예
- 인구학적 특성 : 연령, 성별
- 지리적 특성 : 지역의 경계, 도로의 위치
- 사회경제적 특성 : 교육수준, 소득수준

(2) **분류된 자료의 요약 단계** : 특성을 서술하거나 비율, 차트, 그래프, 표 등으로 나타내기
(3) **비교 및 확인 단계** : 비교·확인을 통해 맞지 않거나, 부족하거나, 추가해야 할 자료를 확인
(4) **자료의 결론 단계** : 수집된 자료의 의미를 찾는 단계, 구체적인 문제가 무엇인지 요약하여 결론을 내리고 문제로 기술

2) 자료분석 방법 : SWOT 분석 방법 [기출] 14, 17, 19, 21

(1) SWOT 분석의 정의

조직의 환경분석을 통해 외부에 있는 기회(opportunities)와 위협(threats), 조직 내의 강점(strengths)과 약점(weaknesses)을 파악하여 이를 바탕으로 마케팅 전략·지역사회 공중보건 사업 전략을 수립하는 방법

(2) SWOT 분석의 특징

① 외부로부터의 기회는 최대한 살리고 위협은 회피, 내부의 강점은 최대한 활용하고 약점을 보완한다는 논리에 기초를 둠
② SWOT 분석의 가장 큰 장점 : 조직의 내·외부환경 변화를 동시에 파악할 수 있음

[SWOT 분석을 통한 전략]

내부요인 / 외부요인	강점 strength [기출] 24 • 보건의료인의 높은 역량 • 보건소 내부 인력간 높은 협력도 • 외부 전문인력의 높은 활용도	약점 weakness • 전문인력 부족 • 보조 프로그램 미비 • 보건기관의 시설, 장비 열악 • 지방자치단체의 예산 부족
기회 opportunity [기출] 23 • 건강증진에 대한 높은 관심 • 보건복지부 건강증진정책 예산확대 • 국민소득, 평균수명 증가	SO전략 • 조직의 어떤 강점이 기회를 극대화하기 위해 사용될 수 있는가? • 공격적 전략 : 사업구조, 영역, 시장의 확대	WO전략 [기출] 25 • 조직의 약점을 최소화하기 위해 확인된 기회를 활용하여 어떤 행동을 취할 수 있는가? • 상황전환 전략 : 구조조정, 혁신운동, 강점보완
위협 threat • 신종 감염병 유행 • 지역간 보건의료 불균형 심화 • 보건기관에 대한 주민의 신뢰도 미흡	ST전략 • 확인되는 위협을 최소화하기 위해 조직의 강점을 어떻게 사용할 것인가? • 다각화 전략 : 새로운 사업 진출, 새로운 시장 개척	WT전략 • 위협을 회피하기 위해 조직의 약점을 어떻게 최소화할 것인가? • 방어적 전략 : 사업 축소 또는 폐기

CHAPTER 02. 지역사회 간호진단

간호사국가고시 대비

1 지역사회 간호진단에 활용되는 분류체계

1) 오마하 진단분류체계(OMAHA system) 기출 17

(1) 지역사회 간호실무 영역에 가장 활용도가 높은 오마하 방문간호사협회가 개발한 분류체계
(2) 문제분류체계, 중재체계, 결과의 3가지 요소로 구성
(3) 문제분류틀

영역(domain), 문제(problem), 수정인자(modifier), 증상/징후(sign&symptom)의 4개 수준(level)으로 이루어짐

① 수준1 : 영역
　실무자의 우선순위 영역과 대상자의 건강관련 문제를 나타냄
② 수준2 : 문제
　개인이나 가족의 건강상태에 영향을 미칠 수 있는 구체적인 어려움으로 42가지 대상자 문제로 구성
③ 수준3 : 수정인자
　문제 대상이 누구인지와 심각도의 정도를 규명
④ 수준4 : 증상/징후
　실제 간호 대상자가 가진 문제, 주관적 증거인 증상(sign), 객관적 증거인 징후(symptom)로 구성

구성	수준1	수준2	수준3		수준4
	영역	문제(진단)	수정인자		증상/징후
			대상자	심각도	
문제 분류틀	환경	4종	개인	건강증진	문제의 증상
	심리사회	12종	가족	잠재적 결핍/손상	문제의 징후
	생리	18종	집단	실제적 결핍/손상	
	건강 관련 행위	8종	지역사회		
중재틀	1. 범주 　1) 건강교육, 상담, 안내 2) 처치와 시술 3) 사례관리 4) 감독 2. 중심내용 : 간호중재와 활동 내용(62개 목록) 3. 대상자에 대한 구체적 정보				
결과	서비스 전 과정을 통하여 지식, 행위, 상태에 대한 대상자의 발전과정을 측정 5점 Likert 척도로 점수가 높을수록 양호한 상태				

환경영역 기출 23, 25	1. 수입 3. 주거	2. 위생 4. 이웃/직장 안전
심리사회 영역	1. 지역사회자원과의 '의사소통' 3. 역할변화 5. 영성 7. 정신건강 9. 돌봄/양육 11. 학대	2. 사회적 접촉 4. 대인관계 6. 슬픔 8. 성적 관심 10. 무시 12. 성장과 발달
생리적 영역	1. 청각 3. 언어와 말 5. 인지 7. 의식 9. 신경-근골격기능 11. 순환 13. 배변기능 15. 생식기능 17. 산후	2. 시각 4. 구강건강 6. 동통 8. 피부 10. 호흡 12. 소화와 수분 14. 배뇨기능 16. 임신 18. 감염성 질환
건강관련 행위 영역 기출 24	1. 영양 3. 신체적 활동 5. 약물오용 7. 건강관리 감시	2. 수면과 휴식양상 4. 개인위생 6. 가족계획 8. 투약

2) 가정 간호 분류체계(HHCCS, Home Health Care Classification System)

가정간호 제공 시 요구되는 자원을 결정하기 위해 대상자를 사정하고 분류하는 법을 개발한 것으로 지역사회와 가정간호에 주로 적용

3) 북미 간호 진단 분류체계(NANDA, North American Nursing Diagnosis Association)

NANDA 임상에서의 적용이 용이하지만, 건강증진과 안녕 등에 대한 내용 부족, 지역사회 전체의 건강상태를 서술하는 문제 목록은 제한적이므로 지역사회간호진단에 활용하는 데는 한계가 있음

2 지역사회 간호진단의 우선순위 설정 방법

제한된 보건의료자원으로는 지역사회가 가진 모든 문제의 해결이 어렵기 때문에 우선적인 해결이 요구되는 문제를 찾아내어 효율성 있는 보건사업을 운영해야 함

1) 지역사회 간호문제 우선순위 설정시 고려할 사항

(1) **문제의 크기** : 가장 우선적인 고려사항으로 인구 집단이나 많은 수의 인구에게 영향을 미치는 문제

(2) **대상자의 취약성** : 영유아, 모성, 학동기, 청소년기 순으로 우선순위 높음

(3) **문제의 심각성**

(4) **효율성이 높은 문제** : 적은 예산의 투입으로 산출이 높은 사업
(5) **수용성이 높은 문제** : 건강문제에 대한 주민의 인식, 관심, 동기수준을 의미
(6) **문제해결 가능성이 높은 문제**
(7) **지역사회의 관심도가 높은 문제**
(8) **자원동원 가능성이 높은 문제**
(9) **건강문제를 유발할 가능성이 높은 문제**

2) PATCH(Planned Approach To Community Health)의 우선순위 결정방법 [기출] 18, 21

건강문제의 중요성과 변화가능성을 평가하여 우선순위에 적용

(1) 건강문제의 중요성
① 얼마나 자주 건강문제가 발생하는가(유병률, 발병률 평가)
② 건강수준에 얼마나 심각한 영향을 미치는가(사망률, 장애발생률, 치명률)

(2) 변화가능성
① 건강문제가 얼마나 유연하게 변화될 수 있는가
② 예 노인대상 사업보다 청소년 대상 사업이 변화 가능성이 높다고 볼 수 있다.

3) 브라이언트(John Bryant)의 우선순위 결정 기준

Bryant의 기준은 PATCH의 방법에 '주민의 관심도'를 추가함
(1) 보건문제의 크기 : 유병률
(2) 보건문제의 심각도 : 긴급성, 심각성, 경제적 손실, 잠재적 영향 등
(3) 보건문제의 기술적 해결가능성(관리가능성)
(4) 보건문제에 대한 지역사회 주민의 관심도

4) BPRS(Basic Priority Rating System) – 절대적 결정기준 [기출] 17, 19, 20, 24

보건사업의 우선순위 결정기준으로 보건소 등에서 가장 널리 사용되는 방법

(1) 건강문제의 크기
① 건강문제를 가진 인구의 비율에 따라 결정
② 만성질환은 유병률, 급성질환은 발생률의 크기를 점수화

(2) 건강문제의 심각도
긴급성, 중증도, 경제적 손실, 타인에 의한 영향 정도를 고려하여 평가

(3) 사업의 효과성
① 전문가의 조언과 평가, 선행연구를 통한 문헌고찰 등을 통해 사업의 최대 효과와 최소 효과를 추정하여 점수를 부여
② 전문가의 조언이라는 부분에서 주관적일 수 있는 단점

CHAPTER 02. 지역사회 간호진단

> **공식**
>
> $$BPRS = (A + 2B) \times C$$
>
> - A : 건강문제의 크기(10점 만점)
> - B : 건강문제의 심각도(10점 만점)
> - C : 보건사업의 효과성(10점 만점)

> **참고**
> 건강문제의 크기보다는 심각도, 심각도 보다는 보건사업의 효과가 우선순위에 결정적인 영향을 미친다. 효과없는 사업의 시행은 예산 낭비이므로 사업의 효과가 중시된다.

5) PEARL

(1) 선정된 건강문제가 반드시 해결가능한 문제는 아닐 수 있으므로 우선순위를 결정하는 방법과는 별개로 사업의 실행가능성을 평가한 것

(2) BPRS 계산 후 사업의 실행 가능성 여부를 판단하는 보조지표로 사용

(3) 평가항목
  ① 업무범위의 적절성(Propriety) : 해당 기관의 업무 범위에 해당하는가?
  ② 경제적 타당성(Economic Feasibility) : 경제적인 의미가 있는가?, 적은 비용으로 가능한가?
  ③ 지역사회나 대상자들의 사업에 대한 수용성(Acceptability) : 대상자들이 받아들일 수 있는가?
  ④ 자원의 이용가능성(Resources) : 사업에 투자할 재원, 자원이 있는가?
  ⑤ 적법성(Legality) : 법적으로 문제는 없는가?

(4) 각 항목에 0 또는 1을 부여, 어느 항목 하나라도 '0'이 나오면 사업을 진행할 수 없음

6) MAPP(Mobilizing for Action through Planning and Partnership) 모형

> **참고 보건프로그램 기획이란?**
> 요구파악, 우선순위 결정, 보건문제를 일으키는 원인 진단, 적절한 자원수집 및 배치, 목표달성의 장애요인을 극복할 수 있는 방안을 강구하는 모든 과정

(1) 보건사업기획모형 중 하나, 파트너십과 기획을 통한 건강증진전략을 의미

(2) MAPP 특징
  ① 지역사회중심의 접근법 사용
    지역사회의 보건현황을 파악해 보건문제에 대응하는 역량개발에 초점을 맞춤
  ② 전략적 기획 개념 활용
    자원확보, 요구와 자원의 매칭, 장기적 접근법 수립 등에 효과적

(3) MAPP 과정 기출 20

① 1단계 : 조직화와 파트너십(협력체계) 개발
② 2단계 : 비전 제시
③ 3단계 : 지역현황 분석(사정) – 지역사회 특성 및 강점, 보건의료체계, 건강수준, 변화가능성 사정
④ 4단계 : 전략적 이슈 확인 기출 22 – 진단 결과에 따라 지역사회보건의 우선순위 과제 선정
⑤ 5단계 : 목표와 전략 수립 – 우선순위 과제에 대한 구체적인 목적과 전략을 설정
⑥ 6단계 : 순환적 수행 – 보건사업·프로그램의 계획, 실시, 평가

7) 황금다이아몬드(Golden diamond) 모델 – 상대적 결정기준

(1) 보건지표의 상대적 크기와 변화의 경향(trend)을 이용해 사업의 우선순위를 결정하는 방식

(2) 해당 지역의 주요 건강 문제를 선정한 후

① 이들 건강문제의 이환률, 사망률, 변화의 경향을 더 넓은 범위의 집단과 비교
② '나쁨', '같음', '좋음'(증가, 변화 없음, 감소)으로 구분
③ 이를 황금 다이아몬드 상자에 표시

(3) 전체와 비교하여 해당 지역의 지표가 좋지 않고, 지난 5년간의 변화의 추세도 좋지 않은 경우를 1순위 사업으로 결정

(4) 다른 지역과 해당 지역을 비교하여 우선순위를 결정하는 방식이므로 형평성을 추구하는 데 적합한 방식

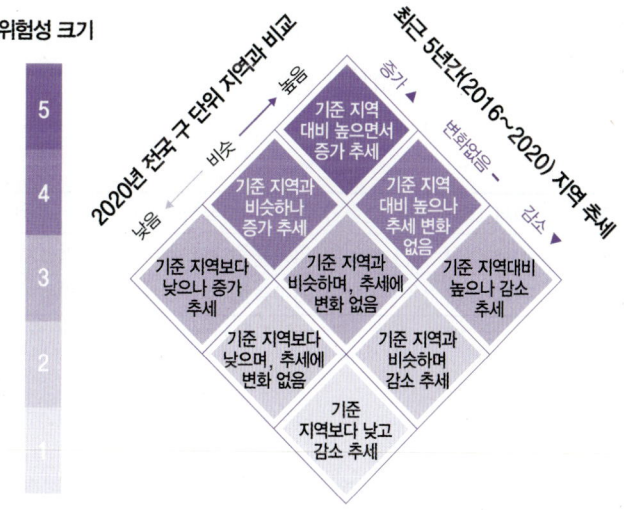

[황금다이아몬드 모델의 적용]

CHAPTER 03 지역사회 간호계획

간호사국가고시 대비

1 간호사업의 목표 설정하기

1) 목표의 분류

(1) 투입-산출 모형에 따른 분류

① 투입목표(input) : 사업에 투입하는 인력, 시간, 돈, 장비, 시설, 장소 등의 자원
   예 인력 : 금연교육을 위한 전문강사 2명을 확보한다.
② 산출목표(output) : 사업의 결과로 나타나는 결과물(활동, 이벤트, 서비스 생산물, 의도하는 사업량 등)
   예 금연교실을 운영한다. 금연 캠페인을 월 2회 실시한다.
③ 결과목표(outcome) : 활동의 결과로서 도달하게 될 목표치(사업의 결과로 나타나는 건강수준이나 건강결정요인의 변화) 기출 18
   예 청소년 흡연율을 10%에서 6%로 낮춘다.

(2) 인과관계에 따른 분류

① 과정목표 : 산출(활동)의 양적 수준과 투입 및 산출의 적절성
② 영향목표 : 건강결정요인과 기여요인의 변화
③ 결과목표 : 건강 수준의 변화
   예 뇌혈관질환 사망률 감소

과정목표	70세 이하 성인 고혈압 환자의 지속적 투약인구를 2년 이내에 20% 증가시킨다.
영향목표	70세 이하 성인 고혈압 유병률을 3년 내에 10% 감소시킨다.
결과목표	70세 이하 성인 뇌혈관 사망률을 5년 내에 10% 감소시킨다.

> 참고
> - 고혈압은 뇌혈관 질환의 건강 결정요인이므로 고혈압 유병률 변화는 영향목표이다. 사망률의 감소는 최종 건강 수준의 변화로 결과목표에 해당한다.
> - 영향목표는 보건사업의 결과 나타나는 지식, 행태, 환경, 정책 등의 변화이고, 사업의 결과 나타나는 최종적인 변화(사회, 경제, 환경, 건강수준)는 결과목표이다.

(3) 목표 달성 시간에 따른 분류

① 단기목표 : 2~3개월에서 2년 이내의 결과 변화에 대한 목표
② 중기목표 : 서비스 이용의 변화정도, 행동의 변화에 대한 목표

③ 장기목표 : 목표 달성에 5~10년이 소요되는 목표

> **참고**
> 투입–산출 모형에 따른 투입목표와 산출목표는 인과관계 모형의 과정목표에 해당한다. 결과목표를 보다 세분화한 것이 인과관계 모형의 영향목표와 결과목표이다.

2) 목표 설정 기준

(1) SMART 목표설정 원칙 [기출] 22, 25

① 구체적(Specific) [기출] 18
- 목표가 구체적이고 명확해야 함
- 목표 달성에 필요한 활동이 명확해지고, 집중력을 높일 수 있음

② 측정 가능(Measurable)
- 목표 달성 정도를 측정할 수 있어야 함
- 목표 달성 상황을 파악하고 조정할 수 있음

③ 적극성, 성취가능성(Attainable)
- 진취적이고 성취가능한 현실적인 목표여야 함
- 자신의 능력과 가능성을 고려하여 현실적이고 달성 가능한 목표를 설정

④ 연관성(Relevant)
- 개인의 건강문제, 개인의 가치관 등과 연관성이 있어야 함

⑤ 시간 제한(Time-bound)
- 목표 달성에 시간제한이 있어야 함
- 시간 제한을 두면 목표에 대한 명확한 기간이 설정되어, 목표 달성을 위한 계획 수립과 실행이 쉬워짐

3) 목표 기술시 고려할 사항 [기출] 15

(1) 관련성 : 해결해야 할 문제와의 관련성 확인
(2) 실현가능성 : 지역사회 자원의 활용가능성, 문제해결능력 여부 등을 확인
(3) 관찰가능성 : 성취 결과를 명확히 눈으로 확인, 관찰할 수 있는 것
(4) 측정가능성 : 성취 결과를 수량화할 수 있는 목표

4) 목표 기술 방법 [기출] 20

(1) 누가(who) : 사업의 대상
(2) 언제까지(when) : 기간이나 시기
(3) 어디서(where) : 시행 장소
(4) 무엇(what) : 변화 또는 달성해야 하는 상태나 조건
(5) 얼마나(how much) 또는 범위(extent) : 달성하려는 상태나 조건의 양

> 2025년 1월 1일부터 12월 31일까지 ○○지역 고등학생의 현재 흡연율을 15%에서 12%로 낮춘다.
>   언제   어디   누가   무엇   범위

2 간호방법 및 수단 선택

1) **지역사회 간호 방법 :** 직접간호, 보건교육, 관리활동
2) **지역사회 간호 수단 :** 건강관리실 활동, 가정방문, 자원 활용 및 의뢰 활동, 상담 등
3) **타당성 고려 :** 기술적 타당성, 경제적 타당성, 사회적 타당성(사업 대상자들이 받아들여 줄 것인지), 법률적 타당성, 정치적 타당성(각계 각층의 지지도)을 고려해야 함 [기출] 02, 03

3 간호사업의 수행 계획 수립하기 [기출] 08, 14

1) **수행 계획(집행 계획)** [기출] 21
   간호업무 활동을 누가, 언제, 어디서, 무엇을, 어떻게 할 것인지를 결정하는 것

2) **수행 계획 수립 시 고려사항** [기출] 17
   ① 장애요인을 해결하고 목표를 성취하기 위한 가장 적절한 방법 선택
   ② 자원과 대상자 요구의 균형
   ③ 간호방법과 수단 중에서 문제해결에 가장 좋은 행동방침 선택
   ④ 선택한 간호방법의 구체적인 활동 방법과 수단을 기술
   ⑤ 성공적인 목표 성취 방법의 하나는 간호계획을 대상자와 함께 세우는 것

4 간호사업의 평가 계획 수립하기 [기출] 11

1) 평가 계획은 사업을 시작하기 전에 계획 단계에서 수립해야 함

2) **평가계획의 구성요소**
   ① 평가자 : 누가 평가할 것인가
   ② 평가시기 : 언제 평가할 것인가
   ③ 평가도구 : 무엇을 가지고 평가할 것인가(평가도구의 조건 : 타당성, 신뢰성)
   ④ 평가범주 : 어느 부분까지 평가할 것인가

CHAPTER 04 지역사회 간호수행

1 수행단계에서 요구되는 활동

1) **직접간호**

2) **보건교육**

3) **보건관리** : 관리활동은 조정, 감시, 감독을 통해 이루어짐

   (1) **조정(coordinating)** : 보건요원 간 업무의 중복이나 결핍이 오지 않도록 업무를 분담, 결정사항에 대해 의사소통을 통한 조정의 시행을 의미

   (2) **감시(monitoring)** 기출 02, 16, 20

   ① 목적달성을 위해 사업이 계획대로 진행되고 있는지를 확인하는 것
   ② 감시 방법 : 계속적인 관찰, 기록의 검사, 물품 또는 자원의 점검, 요원 및 지역사회와의 토의 등

   (3) **감독(supervising)** 기출 06

   ① 특정한 업무나 활동을 수행하는 사람이나 팀에 대해 지시하고, 지원하며, 결과를 평가하는 과정
   ② 사업의 목적이 적절한지, 수행 정도에 영향을 주는 것은 무엇인지, 자원은 어느 정도 충족되었는지를 감독계획을 만들어 정기적으로 지역사회를 방문하여 확인하는 것
   ③ 사업 수행 중 발생한 문제와 개선점에 대한 토의, 필요시 조언을 수행하는 활동으로 감독자는 책임을 지고, 팀원들이 정해진 목표를 달성할 수 있도록 돕는 역할을 함

2 17가지 간호활동의 정의 기출 20

1) **감시(monitoring)** : 사업의 목적달성을 위해 계획대로 진행되는지 확인하는 것

   예 금연 프로그램 진행시 간호사가 정기적으로 주민들의 참여 현황과 진행 상황을 점검

2) **사례발견(case finding)** : 위험요인을 가진 개인이나 가족을 찾아내는 것

   예 가족 중 한 사람이 COPD(만성 폐쇄성 폐질환) 병력이 있다면, 이를 바탕으로 금연 지원이 필요하다는 것을 발견하는 것

3) **사례관리(case management)** : 대상자의 다양하고 복잡한 욕구를 해결하기 위한 대상자 중심의 접근 방법

   예 여러 가지 건강 문제가 있는 고령자에게 간호사가 개인 맞춤형 계획을 세워, 의료 서비스, 사회복지 서비스, 재활

치료 등을 통합하여 관리하며, 이 과정에서 간호사는 대상자의 필요에 맞춰 다양한 서비스를 조율하고 지원할 수 있음

4) **스크리닝(screening)** : 서비스의 대상과 조건을 미리 규정하여 조건에 부합하는 대상자가 해당 시설을 이용하는 경우 서비스를 받을 수 있게 하는 것(서비스 제공의 적합성을 결정)

5) **아웃리치(outreach)** 기출 24 : 지역사회 내 접근이 어려운 집단(취약계층, 고위험군 등)을 직접 찾아가 필요한 건강 서비스를 제공하는 활동(보건서비스의 능동적 제공)

   예 노숙인을 대상으로 한 이동형 정신건강 간호서비스, 독거노인을 대상으로 한 가정방문 예방접종 안내

6) **질병과 건강문제 조사** : 대상자가 가진 위험요소를 확인하고 위험을 차단하는 방법을 결정하는 것

7) **의뢰 및 추후관리**

8) **위임** : 법적 범위 내에서 간호사로서 역할을 담당하고, 할 수 없는 역할들에 대해서는 적합한 인력들에게 업무를 위임

9) **보건교육**

10) **상담**

11) **자문**

12) **협력** 기출 22 : 둘 이상의 사람 또는 조직이 건강을 보호하고 증진하기 위한 역량을 강화함으로써 공동 목표를 달성하도록 하는 것

13) **협약체결**

14) **지역사회 조직화** : 공동의 문제, 목표, 자원동원, 목표 도달을 위한 전략 개발 및 적용을 위해 지역사회 조직들이 하나의 조직을 형성

15) **옹호** : 개인, 가족, 체계, 지역사회 역량을 집중하고 개발하여 대상자들의 권익을 위해 행동하거나 탄원

16) **사회적 마케팅**

17) **정책 개발 및 집행**

CHAPTER 05 지역사회 간호평가

간호사국가고시 대비

1 평가의 개념

1) 설정된 목표와 지역사회의 건강 수준을 체계적인 방법으로 비교하는 활동
2) 사정단계에서부터 간호과정의 각 단계에 걸친 평가가 진행됨
3) 평가의 결과는 간호과정의 모든 단계에 회환(feedback)됨

2 평가의 유형별 분류

1) **평가 시기에 따른 평가**

   (1) **현황분석** : 사업 시작 전 지역사회의 건강문제를 분석하여 사업의 시행가능성을 검토하는 과정

   (2) **과정평가** : 사업의 수행상태를 파악하고, 개선방안을 검토하는 평가

   (3) **결과평가** : 사업의 개선사항과 지속여부 등을 결정하기 위한 평가

   > **참고**
   > 보건교육 시 대상자들의 교육에 대한 이해 정도를 파악하기 위한 진단 평가, 교수·학습활동이 진행되는 동안 교수법이나 내용 향상을 위해 실시하는 형성평가, 교육 종료 시 목표 도달 여부를 확인하는 총괄평가가 있다.

2) **투입-산출 모형(사업 과정)에 따른 평가의 구분**

   (1) **구조평가** 기출▶ 15, 19 : 사업의 시작 단계에서 투입되어지는 자원에 대한 적정성 평가(충분하고 적절한지)

   예) 투입된 인력, 시설과 장비, 예산 등

   (2) **과정평가** 기출▶ 12, 13, 15, 20, 21

   사업의 진행 단계에서 투입 자원이 계획대로 실행되어지고 있는지 평가

   예) 대상자의 프로그램 참여율과 출석률의 확인, 목표 대비 사업의 진행 정도, 프로그램의 만족도·흥미도, 교재 적절성, 대상자 적절성, 안내책자와 팜플렛의 질

   (3) **결과평가** 기출▶ 15, 17, 18, 22

   사업의 종료시 사업의 효과를 측정

   예) 금연 프로그램 종료 후 흡연율의 변화 평가, 금연 프로그램의 비용 효과성 분석

3) 체계모형에 따른 평가 기출 08

(1) 투입된 노력에 대한 평가 기출 14, 25
① 투입된 인력의 동원 횟수, 방문 횟수, 제공한 시간 등에 대한 평가
② 금연 프로그램에서 상담사가 주민들을 몇 번 방문했는지, 각 방문에 얼마나 많은 시간을 할애했는지를 평가

(2) 사업진행 평가(과정, 변환)
① 수행 계획을 기준으로 내용 및 일정에 맞게 수행되었는지를 평가
② 금연 교육 세미나가 계획된 일정에 맞추어 진행되었는지, 교육 내용이 사전에 설정한 계획에 부합했는지를 분석

(3) 목표의 달성정도(사업의 성취도) 평가 기출 16
① 설정된 목표가 제한된 기간 내에 어느 정도 도달했는가를 평가
② 금연 프로그램에서 설정한 목표, 예를 들어 1년 내 금연율 20% 증가가 실제로 얼마나 달성되었는지를 평가

(4) 사업효율성 평가(산출/투입) 기출 18, 23, 24
① 인적 자원·물적 자원 등을 비용으로 환산하여 그 사업의 단위 목표량에 대한 투입된 비용이 어느 정도인지 산출
② 금연 클리닉 운영에 투입된 비용(인건비, 시설비 등)과 그로 인해 달성한 금연자 수를 비교하여 효율성을 측정

(5) 사업적합성(적절성) 평가
① 사업이 지역사회의 요구에 적합했는지에 대한 평가
② 금연 프로그램이 지역 주민들의 흡연 문제와 건강 요구에 적합했는지를 주민 설문조사 등을 통해 평가

4) 평가 성과에 초점을 둔 평가

(1) 과정평가(Process evaluation) 기출 24
① '보건사업 프로그램이 어떻게 시행되었는가'를 평가
② 과정의 적절성, 난이성, 과정의 수, 과정의 진행 시간, 참석자의 수, 대상자의 참여율 등이 포함됨

(2) 영향평가(Impact evaluation)
① 프로그램 투입의 결과로 나타난 대상자의 지식, 태도, 기술, 행동, 실천 양상에 일어난 변화를 사정하기 위한 평가
② 사업의 종료 후 즉각적인 평가, 단기적으로 나타난 바람직한 변화를 평가
   예 절주에 대한 보건교육 프로그램 실시 후 대상자의 알코올 소비와 관련된 지식, 태도, 신념, 행동 등을 측정

(3) 성과평가(Outcome evaluation)

보건사업 후의 장기적 효과를 평가

예 절주에 대한 보건교육 프로그램 실시 후 음주로 인한 질병이환률, 사고발생률, 사망률이 얼마나 감소하였는지를 사정

3 평가의 절차 기출 23

계획 단계에서 수립된 평가 계획에 따른 단계적 진행

1) 평가 내용과 기준의 설정 기출 20

2) 평가자료 수집

3) 설정된 목표와 비교

4) 목표도달 정도의 판단과 분석

실제 도달한 목표 수준의 성취 정도를 파악, 성패에 대한 요인 분석

5) 재계획 수립

사업의 지속 여부 결정, 개선사항 반영, 재계획 수립

CHAPTER 06 지역사회 간호활동 및 수단

간호사국가고시 대비

1 지역사회 간호활동 기출 10, 11, 12, 15

1) **가정방문활동** : 실제 환경에서 직접 경험한 자료를 얻기 때문에 정확한 진단 가능

   (1) 목적

   잠재적으로 가진 장점과 제한점을 확인하여 가족 스스로 문제를 해결할 수 있는 능력의 증진

   (2) 방문의 원리 기출 13
   ① 업무계획에 따른 시행
   ② 방문 시 자신의 신분 알리기, 대상자의 사적 비밀 유지
   ③ 식사시간, 만성질환자의 휴식시간 피하기
   ④ 지역사회 자원의 적절한 이용, 다른 분야의 업무활동과 연계성 있는 활동
   ⑤ 근거중심의 전문적 간호서비스 제공
   ⑥ 하루에 여러 곳 방문 시 감염성 질환보다는 비감염성 질환, 만성질환보다는 급성질환이 우선
   ⑦ 대상자와 함께하는 계획과 평가
   ⑧ 가족 전체와 더불어 문제 있는 가족 구성원을 대상으로 자료 수집

   (3) 가정방문활동 과정
   ① 방문 전 활동
   • 기록부 또는 상담일지 확인, 자료 수집, 구체적인 간호계획 작성
   • 위치 확인, 방문 가능한 날짜·시간 조정
   • 방문가방 준비
   • 방문 행선지, 목적, 출발시간 및 돌아올 시간을 다른 보건요원들에게 보고 후 명확히 기재
   기출 12, 13
   ② 방문 중 활동
   • 신뢰관계 형성(이름과 소속 밝히기, 방문목적 설명하기) 기출 11
   • 신체적·환경적·사회적·경제적·교육적 측면의 문제를 포괄적으로 확인
   • 대상자와 함께 동원 가능한 자원을 사정한 후 간호계획에 활용
   • 정확하고 효과적인 방법으로 간호서비스 제공
   ③ 방문 후 활동
   • 대상자의 특징, 건강문제 및 앞으로의 계획 기록
   • 필요시 의뢰해야 할 기관에 연락 및 추후관리 대상자 카드 작성
   • 방문활동 평가 후 반영, 가정방문 결과 보고

(4) 가정방문활동의 장·단점

① 장점 기출 10
- 전체적인 상황 파악이 가능, 각 가족의 상황에 맞는 간호 제공 용이
- 거동이 불편한 대상자에게 서비스 제공의 기회
- 긴장감이 덜하고, 가정이라는 편안한 분위기
- 대상자에게 자신의 건강결정권과 건강통제력을 향상시킬 수 있는 계기

② 단점
- 간호사의 시간과 비용이 많이 듦
- 방문에 대한 대상자의 부담, 교육 및 상담 시 산만하거나 혼란스러운 분위기 가능
- 같은 문제를 가진 사람들과의 정보나눔의 기회 적음
- 건강관리실의 물품, 기구의 충분한 활용 불가

(5) 가정방문활동의 우선순위 기출 13, 21, 23

① 개인 < 집단
② 건강한 인구집단 < 취약한 인구집단
③ 만성질환 < 급성질환
④ 문제 있는 대상자 < 의심이 가는 대상자
⑤ 가정을 방문해야 하는 경우, 급성질환이더라도 그것이 감염성 질환인 경우에는 감염의 우려로 마지막에 방문
⑥ 낮은 생활수준, 낮은 교육수준 우선
⑦ 하루에 여러 곳을 방문해야 할 경우 비감염성 질환, 면역력이 낮은 집단 우선 방문

2) 건강관리실 운영

(1) 건강관리실의 형태

① 고정 건강관리실 : 보건소의 모자보건실, 영유아실, 가족계획실, 결핵실, 진료실, 예방접종실과 학교의 보건실, 산업장의 건강관리실 등
② 이동 건강관리실 : 배 또는 버스 등을 이용하여 간호서비스 제공

(2) 건강관리실 설치 장소

① 교통 편리
② 종교 및 정치와 관련이 없는 장소
③ 건강상담 및 건강검진 시 비밀 보장 가능 공간 마련
④ 대상자의 특성을 고려한 배치
- 결핵실 : 상담할 수 있는 조용하고 분리된 공간, 예방접종실·영유아실과 먼 곳에 위치
- 성병관리실 : 사람의 왕래가 적은 곳
- 산전관리실 : 계단 불편하므로 저층에 위치

⑤ 냉·난방과 환기장치 설치 및 화장실, 수도시설 이용가능한 곳

(3) 건강관리실 활동의 장·단점 기출 22

① 장점
- 간호사의 시간과 비용 절약
- 건강관리실의 다양한 물품과 기구의 사용
- 같은 문제를 가진 대상자들끼리 경험을 나눌 수 있는 기회
- 특별 상담 및 의뢰활동의 즉각적 실시 가능

② 단점
- 거동 불편한 대상자의 낮은 접근성
- 심리적 긴장으로 인한 솔직한 상담의 어려움
- 대상자와 가족에 대한 실제 현황 파악의 어려움, 상황에 맞는 간호제공의 한계

3) 상담활동 기출 13

(1) **상담의 목적** : 자신의 문제를 인식, 문제해결 방안을 스스로 찾아 완전한 기능을 발휘할 수 있도록 도움

(2) **상담의 과정**

① 초기단계 : 관계형성 하기, 경청
② 중간단계 : 자신의 문제와 직면하도록 하는 단계, 문제의 정확한 이해와 규명으로 상담의 목적과 행동방향 탐색
③ 종결단계 : 바람직한 방향으로 변화된 생각을 행동화하도록 지지와 격려

2 지역사회 의뢰 활동과 매체 활용

1) 의뢰 시 주의사항 기출 12, 15, 17, 19, 21, 24

(1) 의뢰 전 개인, 가족, 지역사회와 먼저 의논하기(의뢰 여부 결정은 반드시 대상자 본인)
(2) 가능한 간호사가 먼저 연락해 놓은 후 대상자의 직접 방문
(3) 대상자에게 의뢰하는 기관에 관한 설명, 필요한 정보 제공
(4) 의뢰는 가능한 개인을 대상으로 하며, 의뢰 직전에 대상자의 상태 다시 확인
(5) 의뢰하는 기관의 담당자와 사전 접촉, 의뢰하기 전 관련된 내용 알아두기

2) 매체의 종류

(1) 편지(우편)
- 방문 약속날짜를 어겼을 경우 다음 날짜를 알려주기 위해 주로 사용
- 단점 : 가정 상황의 관찰과 파악 불가능, 전달되지 않을 경우 확인 불가

(2) 전화
- 가장 빈번하고 광범위하게 사용되는 매체
- 단점 : 가정 상황에 대한 전체적인 파악 어려움, 휴대전화가 없는 경우 접촉 불가능

(3) 유인물
- 보건교육 방법 중 지속적 기억을 돕는 방법
- 단점 : 글을 알지 못하거나 읽지 않으면 효과 없음, 높은 제작비

(4) 벽보
- 주민의 왕래가 빈번한 곳에 게시
- 단점 : 내용이 복잡하거나 긴 경우 부적합

(5) 방송 기출 09, 16
- 긴급한 문제 발생 시 신속, 많은 대상자에게 정보전달 가능
- 단점 : 방송망 활용의 번거로움, 시간 지남에 따라 기억에서 사라짐

(6) 인터넷
- 대상자가 원하는 정보를 빠르게 탐색할 수 있으며 정보의 저장 · 관리 · 송신 · 수정이 편리
- 단점 : 사생활 보호, 기밀보호에 취약, 제작 기술과 활용 능력이 없으면 사용이 어려움

3 지역사회 주민의 참여 기출 19

1) 주민 참여의 개념
지역사회 집단 스스로 지역사회의 문제를 파악하고, 문제해결을 위한 목표를 설정하는 집단적 활동

2) 주민 참여 방법(주민의 주도 정도에 따른 단계) 기출 17, 21, 24, 25

(1) **동원단계** : 주민의 자발적 참여도가 낮은 형식적이고 강요된 참여, 지역 행사나 청소 활동에 주민들을 모집하는 경우에 해당 예 지역 행사나 청소 활동에 주민들을 모집하는 경우

(2) **협조단계** : 주민의 참여를 유도하나 보건사업의 계획과 조정과정이 제공자 측에 의해 독점되는 상태
예 주민들이 금연 구역에서 담배를 피우지 않겠다고 약속하거나, 다른 주민들에게 금연 구역을 안내하는 경우에 해당

(3) **협력단계** : 협조보다 강제성이 약화된 설득방식에 의한 주민참여가 강조되는 단계
예 보건간호사에 의해 사업이 제안되고, 이후 거주민이 자발적으로 사업에 참여할 주민을 모집하는 경우

(4) **개입단계**
① 주민측에서 개발사업 과정이 공개되기를 주장하고 의사결정에 개입
② 주민들이 지역 문제 해결을 위해 직접 회의를 열고 의견을 제시하는 경우
예 주민들이 금연 구역 확대에 대한 의견을 제시하거나, 금연 정책 개선을 위해 서명을 받는 경우

(5) **주도단계**
① 주민의 주도적 접근이 높은 형태
② 주민 스스로 자주적인 관리를 강조하며, 주민들이 지역 개발 계획을 직접 수립하고 실행하는 경우
예 주민들이 스스로 금연 클리닉을 설립하거나, 금연 축제를 주관하여 지역 사회를 대상으로 한 활동을 이끄는 경우

PART 3 지역사회 간호과정

01. 지역주민의 건강수준을 구체적으로 파악할 때 가장 적합한 자료로 알맞은 것은?

① 식습관
② 직업만족도
③ 영유아 사망률
④ 건강검진율
⑤ 질병이환상태

해설 질병이환상태 : 지역사회 건강상태 측정의 가장 정확한 지표, 급성 질환 발생률, 감염병 유무, 정신질환 및 장애인 수, 급·만성질환 유병률, 잠재적인 건강문제를 가진 사람 수 등

02. '분류된 자료를 차트, 표, 그림, 그래프, 지도 등으로 작성하여 나타내었다.' 이에 해당하는 자료분석 단계는?

① 범주화
② 비교 및 확인
③ 요약
④ 결론
⑤ 추론

해설 [수집된 자료의 분석 단계]

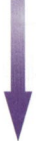

범주화	수집된 모든 정보를 특성별로 범주화하여 서로 관련성이 있는 것끼리 분류
요약	특성을 서술하거나 비율, 차트, 그래프, 표 등으로 나타내기
비교 및 확인	비교·확인을 통해 맞지 않거나, 부족하거나, 추가해야 할 자료를 확인
결론 및 추론	구체적인 문제가 무엇인지 요약하여 결론을 내리고 문제로 기술

03. MAPP(Mobilizing for Action through Planning and Partnership) 모형에 근거하여 지역사회를 사정한 후 우선순위과제를 선정하였다. 지역사회 간호사가 다음 단계에서 수행해야 할 활동은?

① 비전 설정
② 목표와 전략 수립
③ 지역사회 조직화
④ 우선순위 과제 선정
⑤ 보건사업 계획 및 수행

정답 01. ⑤ 02. ③ 03. ②

해설 [MAPP의 6단계]
- 1단계 : 조직화와 파트너십(협력체계) 개발
- 2단계 : 비전 제시
- 3단계 : 지역현황 분석(사정) – 건강수준, 지역사회 핵심주제와 강점, 지역보건체계, 변화의 역량을 사정
- 4단계 : 전략적 이슈 확인 – 진단 결과에 따라 우선순위 과제 선정
- 5단계 : 목표와 전략 수립 – 우선순위 과제에 대한 구체적인 목적과 전략을 설정
- 6단계 : 순환적 수행 – 보건사업·프로그램의 계획, 실시, 평가하는 과정의 순환

04. 지역사회 간호사의 지역사회활동 중 스크리닝에 해당하는 것은?

① 보건의료 서비스에 접근성이 낮은 인구 대상자를 찾아내어 정보를 제공한다.
② 법적 범위 내에서 간호사로서 역할을 담당하고, 할 수 없는 역할들에 대해서는 적합한 인력들에 업무를 위임한다.
③ 인식하지 못한 건강 위험요소, 무증상 질환이 있는 대상자를 구분한다.
④ 위험요인을 갖고 있는 개인이나 가족을 확인하여 필요한 자원을 연결한다.
⑤ 보건소와 병원을 연계하여 합병증 조기 검진 서비스를 제공한다.

해설 ① 아웃리치, ② 위임, ④ 사례발견, ⑤ 협력

05. 지역사회를 단시간에 진단하여 사업을 계획해야 할 때 가장 유용한 자료조사 방법은?

① 설문지 조사
② 차창 밖 조사
③ 참여관찰
④ 정보원 면담
⑤ 기존 자료조사

해설 [간접 자료수집(2차 자료수집)]
- 센서스, 생정통계, 공식적 통계자료, 의무기록 자료, 연구논문 등
- 일반적으로 1차 자료에 비해 시간과 비용이 적게 듦
- 생산된 자료가 시간적으로 오래 되었을 경우 사용이 곤란

06. 지역사회를 사정한 결과 다음과 같은 문제점을 진단하였다. 간호사가 우선적으로 해결해야 할 문제는 무엇인가?

① 청소년 집단에서 우울의 수준이 높게 나타났다.
② 만성질환을 앓고 있는 노인 인구의 수가 타지역과 비교해 압도적으로 많다.
③ 지역 내 유흥업소 중심으로 성병이 증가하고 있다.
④ 지역사회 상수원이 분변에 오염되었다.
⑤ 비만아의 비율이 늘고 있다.

04. ③ 05. ⑤ 06. ④

해설 분변에 오염된 상수원은 문제의 크기, 심각성, 건강문제를 유발할 가능성 등이 가장 큰 문제이므로 보기 중 가장 우선 해결이 되어야 함

07. 보건사업의 우선순위 결정 기준으로 보건소 등에서 널리 이용되는 방법인 BPRS를 이용했을 때 우선순위가 가장 높은 것은?

	문제의 크기 A	문제의 심각도 B	보건사업의 효과성 C
①	8	5	2
②	6	6	8
③	5	5	7
④	10	5	5
⑤	2	5	0

해설 [BPRS]

공식

$$BPRS = (A + 2B) \times C$$

- A : 건강문제의 크기(10점 만점)
- B : 건강문제의 심각도(10점 만점)
- C : 보건사업의 효과성(10점 만점)

① $(8+10) \times 2 = 36$
② $(6+12) \times 8 = 144$
③ $(5+10) \times 7 = 105$
④ $(10+10) \times 5 = 100$
⑤ $(2+10) \times 0 = 0$

08. 다음에서 설명하는 SWOT 분석의 요소는?

A보건소 사정 결과 타 지역에 비해 분만이 가능한 의료기관이 현저히 부족하고, 지방자치단체의 예산이 부족하다.

① 기회(opportunity)   ② 위협(threat)
③ 강점(strength)   ④ 약점(weakness)
⑤ 적응능력(adaptation)

정답 07. ② 08. ④

해설 [SWOT 분석을 통한 전략]

내부요인 외부요인	강점 strength • 보건의료인의 높은 역량 • 보건소 내부 인력간 높은 협력도	약점 weakness • 전문인력 부족 • 보조 프로그램 미비 • 보건기관의 시설, 장비 열악 • 지방자치단체의 예산 부족
기회 opportunity • 건강증진에 대한 높은 관심 • 보건복지부 건강증진정책 예산확대	SO전략 • 공격적 전략 • 강점을 살려 기회를 포착	WO전략 • 상황전환 전략 • 약점을 보완하여 기회를 포착
위협 threat • 신종 감염병 유행 • 지역간 보건의료 불균형 심화 • 보건기관에 대한 주민의 신뢰도 미흡	ST전략 • 다각적 전략 • 강점을 살려 위협을 회피	WT전략 • 방어적 전략 • 약점을 보완하여 위협을 회피

09. 지역사회 간호과정에서 목표를 다음과 같이 설정하였다. 빠진 항목은 무엇인가?

> ○○지역 ○○산업장 용접 근로자 중 작업 시 안면보호구 착용의 비율을 현행 50%에서 90% 이상으로 증가시킨다.

① 누가 ② 어디에서
③ 무엇을 ④ 범위
⑤ 언제까지

해설 [목표의 기술방법]
• 목표를 기술할 때는 무엇을, 언제까지, 어디서, 누가, 얼마나, 범위 등의 사항을 포함한 진술문으로 기술해야 함
• 해당 문장은 언제까지에 해당하는 기간이나 시기에 대한 서술이 빠져 있다.

10. 다음 중 지역사회 간호사업의 목표설정시 고려할 사항이 아닌 것은?

① 관련성 ② 관찰가능성
③ 포괄성 ④ 측정가능성
⑤ 실현가능성

해설 [목표 기술시 고려할 사항]
• 관련성 : 현재 지역사회가 갖고 있는 해결해야 할 문제와 관련있는 목표로 지역사회 정책과도 일치해야 한다.
• 실현가능성 : 지역사회 자원의 활용가능성, 문제해결능력 여부 등을 확인
• 관찰가능성 : 사업이나 일의 성취된 결과를 명확히 알 수 있는 목표
• 측정가능성 : 성취된 결과를 수량화할 수 있는 목표
  포괄적이 아닌 구체적인 기술이어야 함

09. ⑤ 10. ③

11. 금연에 관한 보건교육 중 과정평가로 옳은 것은?

① 금단증상에 대처하기 위한 보조수단인 금연껌을 200개 준비하였다.
② 프로그램의 대상이 되는 주민 중 70%가 참여하였다.
③ 보건교육을 위해 외부강사 2명을 초청하였다.
④ 금연 시도 후 기침, 코막힘, 피로, 숨찬 증상이 줄어들었다.
⑤ 금연교육에 참여한 근로자 중 금연을 결심한 비율이 50%로 나타났다.

해설 [투입-산출 모형(사업 과정)에 따른 평가]
- 구조평가 : 사업의 시작 단계에서 투입되어지는 자원에 대한 적정성 평가(충분하고 적절한지)
- 과정평가 : 사업의 진행 단계에서 투입 자원이 계획대로 실행되어지고 있는지 평가
- 결과평가 : 사업의 종료시 사업의 효과를 측정
  ①, ③ 구조평가, ④, ⑤ 결과평가

12. 지역사회 간호사가 사업평가시 가장 먼저 할 일은?

① 미래의 사업진행 방향을 결정한다.
② 평가를 위한 정보를 수집한다.
③ 목표도달 여부를 판단하여 원인을 분석한다.
④ 설정된 목표달성 정도를 확인한다.
⑤ 무엇을 평가하며 측정기준이 무엇인가를 확인한다.

해설 [평가절차]
- 평가범주 중 무엇을 어떤 기준으로 평가할 것인지 결정
- 평가 자료의 수집
- 설정 목표와 현재 달성된 상태를 비교
- 목표에 도달했는지 혹은 어느 정도 달성했는지 범위 판단과 그 원인 분석
- 재계획을 세워 미래 사업 방향을 설정

13. 지역사회 보건사업에서 투입된 노력을 비용으로 환산하여 어느 정도인지 산출한 후 얼마나 성취되었는지를 알아보는 평가의 범주는?

① 투입자원 평가   ② 사업진행 평가
③ 목표 달성정도 평가   ④ 사업효율성 평가
⑤ 사업적합성 평가

해설 [체계모형에 따른 평가범주]
- 투입자원 평가
  투입된 인력의 동원 횟수, 방문 횟수, 제공한 시간 등에 대한 평가
- 사업진행 평가(과정, 변환)
  수행 계획을 기준으로 내용 및 일정에 맞게 수행되었는지를 평가

정답 11. ②   12. ⑤   13. ④

- 목표의 달성정도(사업의 성취도) 평가
  설정된 목표가 제한된 기간 내에 어느 정도 도달했는가를 평가
- 사업 효율성 평가(산출/투입)
  인적 자원·물적 자원 등을 비용으로 환산하여 그 사업의 단위 목표량에 대한 투입된 비용이 어느 정도인지 산출
- 사업 적합성(적절성) 평가
  사업이 지역사회의 요구에 적합했는지에 대한 평가

14. 지역사회의 간호 대상자를 지역사회 내 의료기관 또는 관련 전문기관으로 의뢰를 할 때 주의점으로 옳지 않은 것은?

① 의뢰하기 전 대상자와 반드시 먼저 논의를 한다.
② 의뢰 전에 의뢰하는 기관이나 기관의 담당자를 먼저 접촉하여 관련 사실을 파악한다.
③ 기관의 위치, 담당자 이름, 만날 시간, 장소를 대상자에게 명확하게 알려준다.
④ 의뢰는 가능한 대상자가 가진 개인적 특성을 파악하여 진행한다.
⑤ 대상자의 회복 가능성을 지켜보며 최대한 의료기관으로의 이송을 늦춰야 한다.

[해설] [의뢰시 주의점]
대상자의 상태가 악화되거나, 해결가능 수준을 넘어선 경우 지역사회 내의 타 기관에 의뢰활동을 적극적으로 고려해야 한다.

15. 가정방문의 원리로 옳지 않은 것은?

① 대상자와 함께 계획하고 평가한다.
② 문제가 있는 대상자와 의심이 가는 대상자 중 문제가 있는 대상자를 우선 방문한다.
③ 미리 대상자를 선정하여 약속을 잡고 방문한다.
④ 여러 곳을 방문할 경우 비감염성질환 대상자부터 우선 방문한다.
⑤ 만성질환자 보다는 급성질환자의 집을 먼저 방문한다.

[해설] [가정방문활동의 우선순위]
- 개인보다는 집단을, 건강한 인구집단보다는 취약한 인구집단을 우선
- 일반적으로 감염성 질환을 우선으로 해야 하나, 하루에 여러 곳을 방문해야 할 경우에는 비감염성 질환, 면역력이 낮은 집단 대상자부터 우선 방문
- 급성질환과 만성질환일 때는 급성질환을 우선
- 문제가 있는 대상자와 의심이 가는 대상자 중 의심이 가는 대상자를 우선
- 대상자의 생활수준과 교육수준이 낮을수록 취약하므로 높은 우선순위

14. ⑤ 15. ②

16. 지역사회 간호활동의 하나인 가정방문을 나가기 전 활동으로 옳은 것은?

① 방문활동에서 확인된 사항을 기록으로 남긴다.
② 의뢰가 필요한 경우 해당 기관에 연락을 취한다.
③ 효과적인 방법으로 간호서비스를 제공한다.
④ 방문 대상자의 기록부나 상담일지를 확인한다.
⑤ 신체적, 환경적, 사회적, 경제적, 교육적 측면의 문제를 포괄적으로 확인한다.

해설 [가정방문 활동]
①, ② 방문 후 활동
③, ⑤ 방문 중 활동
가정방문을 나가기 전에 대상자와 가족을 원활하게 이해하고, 문제점을 미리 파악할 수 있도록 기록부나 상담일지를 확인하고, 자료를 수집하여 구체적인 간호계획을 세운다. → 방문 전 활동

17. 지역사회 간호의 수단인 매체의 활용에 대한 내용으로 옳지 않은 것은?

① 전화는 가장 빈번하게 사용되는 매체이며 시간과 비용면에서 경제적이다.
② 유인물은 보관이 용이해 언제든 볼 수 있고, 다른 매체보다 신뢰성이 높다.
③ 벽보는 제작에 특별한 기술이 요구되며 장기적으로 게시할 수 있는 장소와 시설이 필요하다.
④ 편지는 사생활보호, 기밀보호에 취약할 수 있고 활용능력이 없으면 사용에 지장을 받는다.
⑤ 방송은 많은 대상자에게 가장 빠르게 정보를 전달할 수 있다.

해설
• 편지 : 정한 약속 날짜를 어기거나 다음 날짜를 알려줄 때 사용한다.
• 인터넷 : 사생활보호, 기밀보호에 취약, 제작기술과 활용능력이 없으면 사용이 어려움

18. 다음에 해당하는 주민참여 단계는?

아파트 거주민이 모여 '금연 아파트 만들기'에 대한 회의 후 1/2 이상의 찬성을 얻어내어 구청에 금연 구역 지정을 신청하였다.

① 동원   ② 협조
③ 협력   ④ 개입
⑤ 주도

해설 [주민의 주도 정도에 따른 주민 참여 단계]
• 동원단계 : 형식적이고 강요된 참여
• 협조단계 : 주민의 참여를 유도하나 보건사업의 계획과 조정과정이 제공자 측에 의해 독점되는 상태
• 협력단계 : 협조보다 강제성이 약화된 설득방식에 의한 주민참여가 강조되는 단계
• 개입단계 : 주민측에서 개발사업 과정이 공개되기를 주장하고 의사결정에 개입
• 주도단계 : 주민의 주도적 접근이 높은 형태, 주민 스스로 자주적인 관리

정답 16. ④ 17. ④ 18. ⑤

건강증진과 보건교육

PART 4

CHAPTER 01. 건강증진 개념과 국민건강증진사업
CHAPTER 02. 건강증진 관련 이론
CHAPTER 03. 보건교육의 이해
CHAPTER 04. 보건교육과정

CHAPTER 01 건강증진 개념과 국민건강증진사업

간호사국가고시 대비

1 건강증진의 개념 기출 19

1) 건강증진의 정의

(1) WHO(1985) : 개인 또는 지역사회가 건강결정요인들에 대한 통제를 증가시킴으로써 스스로의 건강을 향상시키는 과정
(2) 광의의 건강증진 : 건강향상을 위해 사람들이 지니고 있는 건강 잠재력이 충분히 발휘될 수 있도록 연구·개발하고, 건강을 보호하기 위한 예방의학적·환경 보호적·행동과학 및 보건 교육적 수단을 강구하는 것
(3) 협의의 건강증진 : 비병원성기(질병 발생 이전, 병인·숙주·환경이 평형을 이루고 있는 시기)에 있는 개인의 신체적·정신적 안녕과 능력향상을 도모하려는 1차적 예방수단

2) 질병예방과 건강증진의 차이

구분	질병예방	건강증진
목표	임상적 증상의 예방	총체적 건강을 위한 생활환경 개선
개념	• 부정적·소극적 • 건강의 악화를 막으려는 노력	• 긍정적·적극적 • 건강을 지금보다 더 증진시키려는 노력
대상	위험요인 집단	전체 인구집단

적극적 예방	환경위생, 건강증진, 건강한 식습관, 운동 등
소극적 예방	예방접종, 안전관리, 약물예방 등

3) 건강증진의 역사적 배경 기출 14, 18

(1) 라론드 보고서(Lalonde Report)

① "치료 중심"의 의학적 모형 → "예방중심"의 총체적 모형으로 전환, 건강증진의 중요성 제시
② 건강 결정요인 : 개인의 생활양식(50%) > 유전적 요인(20%), 물리적 환경 요인(20%) > 보건의료서비스(8%) 기출 19

(2) 1978년 WHO 알마아타 회의

① '2000년까지 세계 모든 인류에게 건강을'
② 일차 보건의료의 중요성 제안

(3) 건강증진을 위한 국제 회의

년도	장소	내용
제1차 1986년 기출 14, 21	캐나다, 오타와	• 오타와 헌장 선포 • 건강증진의 개념을 명확히 함 • 건강 증진의 3대 원칙과 5대 활동영역을 수립

제2차
1988년
	호주,
	에들레이드
		• 오타와에서 제시한 5대 활동영역 중 '건강한 공공정책 수립'에 대한 집중 논의
		• 정부정책의 중요성 강조
		• 공공정책 중 4가지 핵심 분야
		  ① 여성보건 지원정책
		  ② 영양정책
		  ③ 알코올과 금연 정책
		  ④ 지원적 환경 정책

제3차 1991년	스웨덴, 선드볼	오타와에서 제시한 5대 활동영역 중 '지원적 환경조성'에 대한 집중 논의
제4차 1997년	인도네시아, 자카르타	• 건강증진은 가치있는 투자 • 건강증진을 보건사업의 중심으로 봄 • 공공 및 민간부문의 동반자 관계 강조
제5차 2000년	멕시코, 멕시코시티	계층간·지역간의 건강불균형 해소에 대한 집중 논의

제6차
2005년
	태국, 방콕	• 세계화 시대의 건강증진
		• 새롭게 직면하게 되는 건강결정요인과 건강과제를 파악하고, 새로운 건강증진전략과 서약을 제시
		• 건강증진을 위한 우선순위
		  ① 건강의 중요성 및 형평성
		  ② 건강을 위한 투자
		  ③ 건강 증진을 위한 역량 강화
		  ④ 규제 및 법규 제정
		  ⑤ 건강을 위한 파트너쉽 및 연대 구축

제7차 2009년	케냐, 나이로비	수행역량 격차 해소를 통한 건강증진과 개발
제8차 2013년	핀란드, 헬싱키	모든 정책에서 건강접근 방법의 시행을 강조(HiAP: health in all policies)
제9차 2016년	중국, 상하이	• 지속 가능한 개발목표를 달성하기 위한 보건영역의 역할에 대한 논의 • 모두를 위한 건강과 모든 것은 건강을 위해(Health for All and All for Health)

제10차
2021년
	스위스,
	제네바
		• 건강을 파괴하지 않으면서 현재와 미래 세대를 위해 공평한 건강 및 사회적 결과를 달성하기 위한 글로벌 약속의 필요성 강조
		• well-being societies(웰빙사회)를 위한 5가지 조치를 권장
		  ① 인간 개발에 기여하는 평등한 경제를 설계
		  ② 공익을 위한 공공 정책 수립
		  ③ 보편적 건강 보장 달성
		  ④ 피해 및 권한 박탈에 대응하고 이익을 강화하기 위한 디지털 혁신 처리
		  ⑤ 지구를 소중히 여기고 보존할 것

(4) 캐나다 오타와의 건강증진 국제회의 건강증진원칙의 5가지 활동요소

① 건강한 공공정책 수립(Build healthy public policy)
  예) 안전벨트 착용 의무화, 음주운전 기준 강화, 담뱃값 인상, Health Plan 2030 등
② 건강지향적 환경 구축(Create supportive environments) 기출 25
  예) 금연구역 설정, 도심 속 공원 만들기
③ 지역사회활동 강화(Strengthen community actions)
  구체적이고 효과적인 지역사회 활동을 통한 실천 예) 주민 참여 활동 체계 구축, 동아리 활동 강화
④ 개인적 기술 개발(Develop personal skills)
  자기건강 돌보기 육성, 전 생애주기의 각 단계를 준비, 위기에 대처할 수 있는 능력의 개발
  예) 스트레스 관리 교육, 금연교실 운영, 학교보건교육
⑤ 건강에 중점을 둔 의료서비스의 재설정(Reorient health services)
  보건의료서비스의 개혁, 치료를 넘어 건강증진을 위한 방향으로 전환

2 건강도시와 건강증진학교

1) 건강도시

(1) "모든 인류에게 건강을(Health For All)"이라는 WHO의 인류건강 실현목표 설정과 1980년대 등장한 신공중보건운동(new public health)의 시작을 기점으로 건강도시 개념이 대두됨
(2) WHO 건강도시의 정의 : 도시의 물리적, 사회적, 환경적 여건을 창의적이고 지속적으로 개발해 나아가는 가운데, 개인의 잠재능력을 최대한 발휘하며 지역사회의 참여 주체들이 상호협력하며 시민의 건강과 삶의 질을 향상하기 위하여 지속적으로 노력해 나가는 도시

2) 건강증진학교(Health Promoting School) 기출 23

(1) 세계보건기구에서는 1980년대 초부터 학교환경하에서 개인과 지역사회의 건강증진을 위한 총체적인 접근수단으로 건강증진학교의 개념을 개발함
(2) 건강증진학교의 의미 : 학교와 지역사회의 협력을 통해 체계적이고 포괄적인 접근으로 학교 구성원들의 신체적, 정신적, 사회적 건강을 증진시키는 학교
(3) 기존의 학교보건과 건강증진학교의 비교

구분	기존 학교보건	건강증진학교
건강의 개념	개인에 초점을 두고 질병 진단, 치료 강조	생활터 접근으로 학교에 소속된 모든 교수, 교직원, 학생에 초점을 두고 신체, 정신, 정서, 사회적 건강 강조
의사결정의 방법	교사의 일방적 지시	학생, 학부모, 지역사회의 민주적 참여
사업범위 및 방법	학교 내에 한정	학교와 지역사회로 확대
학교보건사업	문제해결 및 보건교육 중심	학교의 역량강화
사업내용	보건교육, 보건서비스 등에 치우친 부분적 사업 수행	전반적 교육, 환경, 안전, 서비스 등 포괄적 사업 수행

3 국민건강증진사업

1) 건강결정요인과 건강증진사업 기출 18

(1) 건강결정요인 : 건강에 직접적인 영향을 주는 요인

생물학적 요인, 건강행태, 지역사회 네트워크, 생활 및 작업환경, 보건의료자원과 이용, 사회적·물질적 환경, 건강관련 정책 등

(2) 건강수준은 의료적 요인보다 건강습관이나 환경요인에 더 큰 영향 받음

(3) 건강증진종합계획에서 변화시키고자 하는 대상 : 건강결정요인

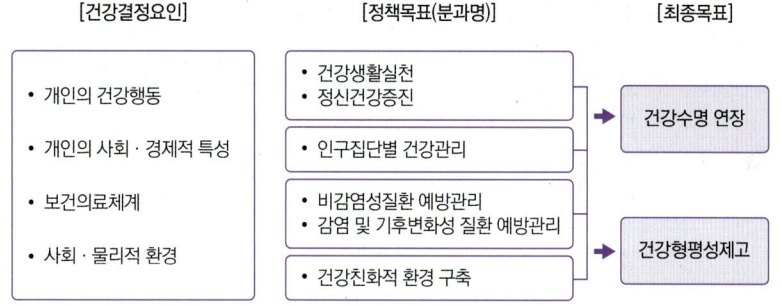

[HP2030의 6개 정책목표와 최종목표]

출처 : 관계부처합동(2021), 제5차 국민건강증진종합계획

> **참고 건강기여요인**
>
> 건강결정요인에 직접·간접적으로 영향을 미치는 요인
> 예 건강결정요인 : 비만, 고혈압, 가족력, 고지질 식사 등
>   건강기여요인 : 운동부족, 영양결핍, 수면부족, 스트레스 등

2) 국민건강증진종합계획

(1) 국민의 건강증진을 위해 5년마다 수립하는 정책

(2) 목표 기출 18

① 건강수명 : 평균 수명에서 질병·부상으로 인해 활동하지 못한 기간을 뺀 수명으로 2030년까지 73.3세 달성을 목표로 함

② 건강형평성 : 사회·경제적 위치(소득 간, 지역 간)에 따른 건강상의 차이를 감소시키는 것으로 소득 상위 20%와 소득 하위 20%의 건강수명 격차를 7.6세 이하로 낮추고, 건강수명 상위 20% 해당 지자체와 하위 20% 해당 지자체의 건강수명 격차를 2.9세로 낮추는 것을 목표로 함

3) 국민건강증진사업 추진경과

1995년 국민건강증진법 제정		
구분	시기	비전
HP2010	1차 계획(2002~2005)	75세의 건강장수 실현이 가능한 사회
	2차 계획(2006~2010)	온 국민이 함께 하는 건강세상
HP2020	3차 계획(2011~2015)	온 국민이 함께 만들고 누리는 건강세상
	4차 계획(2016~2020)	
HP2030	5차 계획(2021~2030)	모든 사람이 평생 건강을 누리는 사회

4) 제5차 국민건강증진종합계획(HP2030)

구분	5차 국민건강증진종합계획(HP2030)	
비전	모든 사람이 평생 건강을 누리는 사회	
목표	건강수명 연장, 건강형평성 제고	
기본원칙	① HiAP, ② 건강형평성, ③ 모든 생애과정, ④ 건강친화환경, ⑤ 누구나 참여, ⑥ 다부문 연계	
사업분야	총6분과	28개 중점과제
	Ⅰ. 건강생활 실천	1. 금연, 2. 절주, 3. 영양, 4. 신체활동, 5. 구강건강
	Ⅱ. 정신건강 관리	6. 자살예방, 7. 치매, 8. 중독, 9. 지역사회정신건강
	Ⅲ. 비감염성 질환 예방 관리	10. 암 11. 심뇌혈관질환 　① 심뇌혈관질환 　② 선행질환 12. 비만 13. 손상
	Ⅳ. 감염 및 기후변화성 질환 예방 관리	14. 감염병 예방 및 관리 　① 결핵, ② 에이즈 　③ 의료감염·항생제 내성 　④ 예방형태개선 15. 감염병위기대비대응 　① 검역/감시, ② 예방접종 16. 기후변화성 질환
	Ⅴ. 인구집단별 건강관리	17. 영유아　　18. 아동·청소년 19. 여성　　　20. 노인 21. 장애인　　22. 근로자 23. 군인
	Ⅵ. 건강친화적 환경 구축	24. 건강친화적법제도개선 25. 건강정보이해력 제고 26. 혁신적 정보기술의 적용 27. 재원마련 및 운용 28. 지역사회자원(인력, 시설) 확충 및 거버넌스 구축

5) 제5차 국민건강증진종합계획(HP2030) 대표지표

사업분야		대표지표
건강생활실천	금연	성인 남성 현재흡연율, 성인 여성 현재흡연율
	절주	성인 남성 고위험음주율, 성인 여성 고위험음주율
	영양	식품 안정성 확보 가구분율
	신체활동 [기출] 21	성인 남성 유산소 신체활동 실천율
		성인 여성 유산소 신체활동 실천율
	구강건강	영구치(12세) 우식 경험률
정신건강관리	자살예방	자살사망률
		남성 자살사망률
		여성 자살사망률
	치매	치매안심센터의 치매환자 등록 · 관리율
	중독	알코올 사용장애 정신건강 서비스 이용률
	지역사회 정신건강	정신건강 서비스이용률
비감염성질환 예방관리	암	성인 남성(20~74세) 암 발생률
		성인 여성(20~74세) 암 발생률
	심뇌혈관질환 [기출] 20	성인 남성 고혈압 유병률
		성인 여성 고혈압 유병률
		성인 남성 당뇨병 유병률
		성인 여성 당뇨병 유병률
		급성 심근경색증 환자의 발병 후 3시간 미만 응급실 도착 비율
	비만	성인남성 비만 유병률, 성인여성 비만 유병률
	손상	손상사망률
감염 및 기후변화성질환 예방관리	감염병 예방 및 관리	신고 결핵 신환자율
	감염병 위기 대비대응	MMR 완전접종률
	기후 변화성 질환	기후보건영향평가 평가체계 구축 및 운영
인구집단별 건강관리	영유아	영아사망률
	아동 · 청소년	고등학교 남학생 현재흡연율
		고등학교 여학생 현재흡연율
	여성	모성사망비
	노인	노인 남성의 주관적 건강인지율
		노인 여성의 주관적 건강인지율
	장애인	성인 장애인 건강검진 수검률
	근로자	연간 평균 노동시간
	군인	군 장병 흡연율
건강 친화적 환경 구축	건강정보 이해력 제고	성인 남성 적절한 건강정보이해능력 수준
		성인 여성 적절한 건강정보이해능력 수준

출처 : 관계부처합동(2021), 제5차 국민건강증진종합계획

CHAPTER 02 건강증진 관련 이론

> 간호사국가고시 대비

1 건강신념모형(HBM : Health Belief Model) 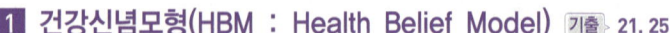 기출 21, 25

1) 건강신념모형(HBM) 개발 이유

1950년대 질병에 대한 양질의 예방 프로그램, 저렴한 검사의 제공에도 불구 대중의 참여 미비 → 사람들이 건강 관련 프로그램에 참여하지 않는 이유에 대한 의문 → 이들의 행태를 설명하기 위한 건강 행태 예측 모형 개발 → 예방적 행위를 하지 않는 사람들에게 질병 예방 행위를 실천할 수 있도록 중재를 제공

2) 건강신념모형의 이해

(1) 질병을 예방하고 건강을 얻고자 하는 행위에 대해 얼마만큼의 가치(Value)를 두는지와 특정행동이 특정결과를 가져올 것이라는 가능성에 대한 인식(expectancy)에 따라 건강행동 실천 유무를 예측할 수 있다는 개념

(2) 질병예방 행위를 하도록 중재를 제공하는 데 유용함

(3) 레빈(K. Lewin)의 장이론(field theory)에 근거하여 개발

장이론 : 인간 삶의 공간에는 긍정적, 중립적, 부정적 가치의 공간이 있고, 질병은 부정적 가치의 공간이므로 개인은 "질병을 피하려는 행위"를 한다는 이론

(4) 구성요소

① 개인의 지각 : 지각된 민감성, 지각된 심각성
② 수정변수 : 지각된 위험성, 행위촉진의 계기
③ 실천가능성 : 지각된 유익성, 지각된 장애성

(5) 초기 건강신념모형에는 자기효능감이 없었으나, 로젠스탁(Rossenstock, 1990)에 의해 건강신념모형에서 자기효능감 개념을 제시함

(6) 자기효능감

① 현 상황의 문제를 효율적으로 대처하기 위해 필요한 행동들을 자신이 수행할 수 있을 것이라는 기대
② 특정 행위 또는 과정의 행위를 실행할 수 있는 자신의 역량에 대한 주관적인 판단
③ 효능기대가 높으면, 더 노력, 더 지속적으로 행동을 수행함

3) 건강신념모형의 주요 개념

(1) 지각된 민감성(Perceived susceptibility)
질병에 걸릴 위험이 있다는 "가능성"에 대한 인지 정도
- 예 직접흡연 뿐 아니라 간접흡연도 위험하다는 생각을 가짐
  마스크를 안쓰면 코로나에 걸릴 것 같아 마스크 착용을 열심히 함

(2) 지각된 심각성(Perceived severity)
질병의 "심각성"을 인지하는 정도
- 예 기저질환이 있는 사람이 코로나에 걸릴 경우 생명이 위험할 수 있다는 것을 알게 됨

(3) 지각된 위험성
자신의 증상, 이웃의 발병에 대해 "질병을 인식"하는 정도

(4) 행위의 계기(Cue to action)
질병에 대한 지각된 위험성에 영향을 주는 요소
- 예 가족의 금연 독촉, 티비 시청 중 폐암 환자의 금연에 관한 홍보 광고를 보게 됨

(5) 지각된 유익성(Perceived benefits)
건강행위를 함으로써 오는 혜택과 유익에 대한 인지 정도
- 예 건강한 식이요법 후 불편한 신체 증상들이 사라짐을 경험

(6) 지각된 장애(Perceived barriers)
건강행위에 대한 부정적인 인지 정도
- 예 담배 금단현상으로 심한 불안과 우울을 겪음
  예방접종의 부작용을 알고난 후 접종을 주저함
  흡연자 동료(흡연자 동료 자체는 아직 질병에 걸리지 않았으므로 '지인의 질병'에 해당하지 않음. 흡연자 동료는 대상자에게 흡연하기를 권할 것이므로 높은 지각된 장애에 해당)

4) 건강신념모형에 대한 비판
(1) 행동변화를 위한 중재 측면에 대한 설명이 부족
(2) 건강증진에 대한 모형임에도 건강증진 측면 보다는 질병 측면(질병에 대한 민감성, 심각성, 위험성)을 강조하고 있음

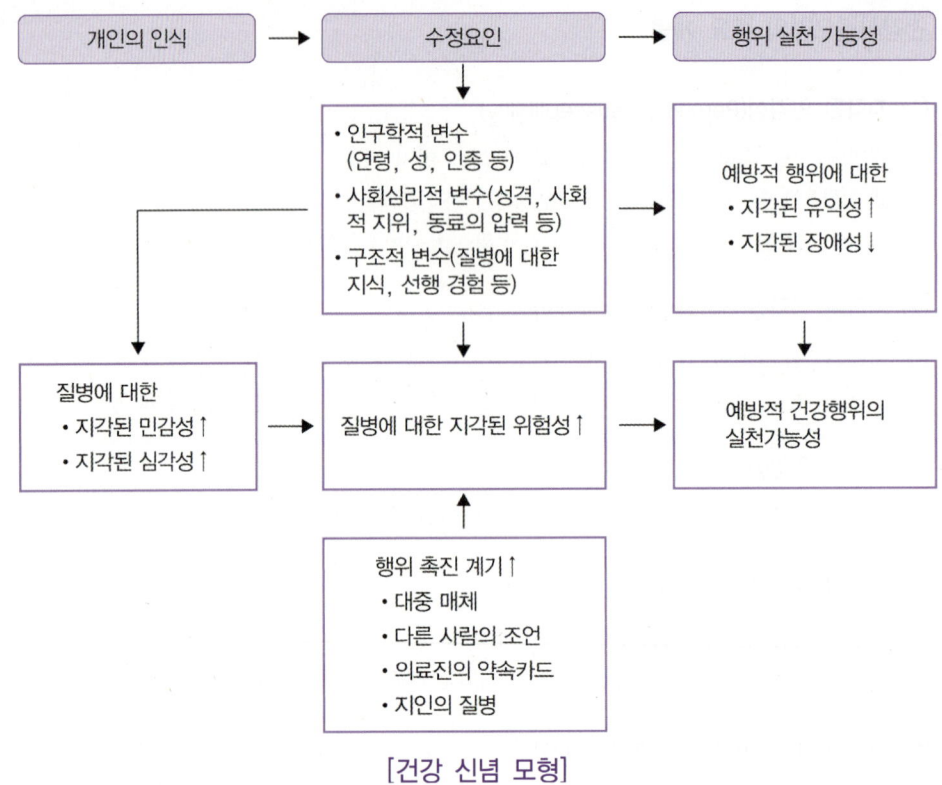

[건강 신념 모형]

2 건강증진모형(HPM : Health Promotion Model) 기출 13

1) 건강증진모형의 이해
(1) 건강증진에 인지지각요인이 미치는 영향을 강조
(2) 건강신념모형과의 비교
  ① 건강신념모형 : 질병 관련 행위를 주로 설명
    예) 혈압이 높은데 약 복용을 안하는 이유 또는 통풍인데 식이조절을 안하는 이유 등을 설명할 수 있음
  ② 건강증진모형 : 전반적인 건강증진 행위에 대한 설명(건강신념모형을 보완하기 위한 모형)

2) 건강증진모형의 주요 개념
"개인의 특성과 경험"들이 "행위별 인지와 정서"에 영향을 주어 "행위결과"가 나타난다.

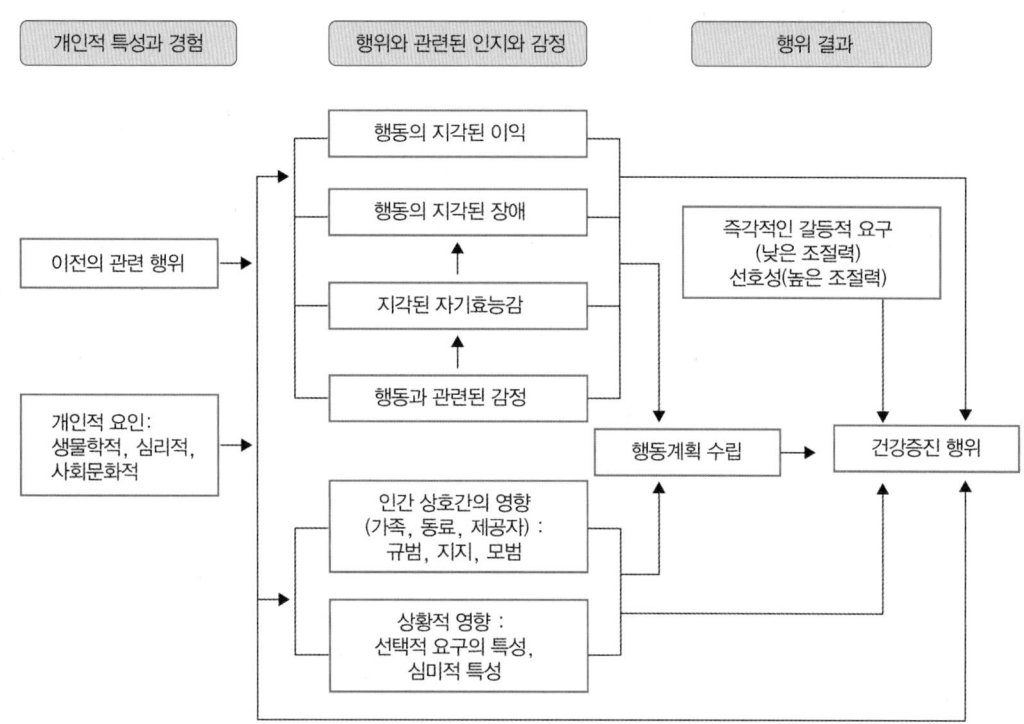

(1) 개인적 특성과 경험

① 이전의 관련 행위

- 간접적인 영향
- 현재와 비슷한 행위를 과거에 얼마나 자주 했는지를 의미하며, 이전 행위의 결과가 긍정적이면 그 행동을 다시 하게 됨
  예 허리 통증 → 운동 → 통증 사라짐을 과거에 경험 했다면 그 행위는 반복된다.

② 개인적 요인

- 직접적인 영향
- 생물학적 요인 : 연령, 성, 비만도, 사춘기 상태, 폐경 상태, 힘, 균형성 등
- 심리적 요인 : 자존감, 자기동기화, 개인능력, 지각된 건강상태, 건강의 정의 등
- 사회문화적 요인 : 종족, 보건교육, 사회·경제적 수준 등

(2) 행위와 관련된 인지와 감정 : 변화 가능 요인으로 간호중재의 대상이 되며 건강신념모형과의 가장 큰 차이를 보이는 부분임

① 활동에 대한 지각된 유익성

- 행위에 대한 긍정적 측면에 대한 인지
- 내적이익 : 피로 감소, 각성수준 증가
- 외적이익 : 경제적 보상, 사회적 상호작용 증가
  예 일주일간 담배를 안폈더니 두통 사라짐

② 활동에 대한 지각된 장애성
- 행위에 대한 부정적 측면에 대한 인지
  예) 금연 일주일간 금단증상으로 힘들어함

③ 지각된 자기효능감 : 확실하게 수행할 수 있을 거라는 성취에 대한 개인 능력을 판단하는 것

④ 활동과 관련된 정서(긍정적)
- 행위에 대하여 주관적으로 느끼는 것으로 긍정적인 정서는 행위를 촉진시킴
  예) 골프장은 환경을 파괴시킨다는 생각을 가지면 골프라는 운동을 거부하게 됨

⑤ 대인관계 영향(긍정적)
- 다른 사람의 태도와 신념, 행위 등에 영향을 받는 것
- 일차적인(직접적인) 인간 상호 간의 영향의 원천은 가족(부모, 형제), 또래집단, 보건의료제공자 등이며, 이차적인(간접적인) 인간 상호 간의 영향의 원천은 규범(의미 있는 타인의 기대), 사회적 지지(도구적·정서적 격려), 모델링(특정 행위에 참여하는 타인을 관찰하여 대리 학습함) 등으로 사회적 압력이나 행동계획 수립의 격려를 통해 직·간접적으로 행위에 영향을 받음

⑥ 상황적 영향
- 상황에 대한 개인의 지각과 인지, 상황이 자신과 자연스러워야 함
  예) 학교에서 건강 교육 프로그램이 활성화되면 학생들은 건강한 생활 습관을 더 잘 이해하고 실천할 가능성이 높아짐

(3) 행위결과

① 활동계획에의 몰입 : 개인이 얼마나 중요하다고 생각하느냐에 따라 몰입도가 달라짐

② 즉각적인 갈등적 요구(낮은 조절력)와 선호성(높은 조절력)
- 계획된 건강증진행위를 하는 데 방해되는 다른 행위
- 즉각적인 갈등적 요구 : 상대적으로 낮은 수준의 조절력을 가지는 선택 행위(일이나 가족을 돌보아야 하는 책임과 같은 외부적인 환경의 우연성 때문에 조절이 상대적으로 어려움, 이러한 요구에 부응하지 못할 때는 자신이나 의미 있는 타인에게 나쁜 영향을 미치게 됨)
  예) 운동을 하러 가는 길에 갑작스런 직장으로부터의 호출
- 즉각적인 갈등적 선호성 : 상대적으로 높은 수준의 조절력을 가지는 선택행위(스스로 조절이 가능)
  예) 운동보다 쇼핑하는 것을 더 선호하므로 운동을 가는 중에 쇼핑센터에서 시간을 보내게 됨

③ 건강증진행위 : 대상자가 건강에 도달할 수 있도록 함, 건강증진 모델의 목적지

3 PRECEDE-PROCEED 모형 기출 10, 12, 23

1) PRECEDE-PROCEED 모형의 이해
① 보건사업 기획모형의 하나로 보건교육이나 건강증진 프로그램 개발을 위해 사용됨
② 건강과 건강위험은 복합적 요인에 의해 결정되기 때문에 이들에 영향을 주기 위한 노력도 다차원적으로 접근되어야 함
③ 건강에 영향을 미치는 개인과 사회체계 등 다양한 요인을 포함하는 포괄적인 모형으로 건강에 대한 책임이 개인과 개인이 생활하는 환경적 조건에 있음을 부각시킴
④ 예를 들어, 2단계 역학적 진단 단계에서 심맥관계 질환의 유병률과 사망률이 높았다면, 이에 영향을 주는 행위를 확인하고, 이런 행위를 할 수 밖에 없는 환경요인이 무엇인지를 사정함
⑤ 진단을 위한 단계인 PRECEDE와 건강 증진을 위한 프로그램을 수행하고 평가하는 단계인 PROCEED의 두 가지 단계로 구성됨

2) 모형의 단계

(1) 1단계 : 사회적 진단(Social Assessment)
① 대상 인구집단의 삶의 질에 영향을 미치는 사회적 요인을 규명하는 단계(사회문제 파악)
② 객관적 사정 : 주택 밀도, 인구 밀도, 환경 지표, 생정기록 자료, 면담자료, 고령화 지수, 고용율, 실업률, 결근율, 범죄율 등
③ 주관적 사정 : 대상 인구집단의 적응, 삶의 만족도 등

(2) 2단계 : 역학·행위 및 환경적 진단(Epidemiological Assessment)
① 역학적 진단 : 보건통계자료를 이용해 삶의 질에 영향을 미치는 구체적인 건강문제를 찾아내어, 제한된 자원을 사용할 가치가 큰 건강문제를 규명하는 단계
  • 건강문제를 나타내는 지표 : 발생률, 사망률, 이환율, 장애율, 유병률, 빈도율, 평균수명, 불편감, 불만족 등
② 행위 및 환경적 진단 : 건강문제와 원인적으로 연결되어 있는 건강관련 행위요인과 환경요인을 규명
  • 건강관련 행위요인의 예 : 올바르지 않은 식습관, 운동부족, 흡연, 과음, 과도한 스트레스, 좌식 생활 등
  • 건강에 영향을 미치는 환경요인의 예 : 운동시설 유·무, 건강진단시설 유·무 및 접근성, 금연 구역 설정 등

(3) 3단계 : 교육 및 생태학적 진단(Educational and Ecological Assessment) 기출 17
① 2단계에서 규명된 건강행위에 영향을 미치는 수많은 요인들을 세 가지의 범주로 분류
② 이들의 상대적 중요도와 요구되는 자원의 이용가능성(변화가능성)에 따라 프로그램의 우선순위에 영향을 줌

성향요인 (소인요인)	• 변화하고자 하는 동기를 강화하거나 방해하는 요인 • 개인이나 집단의 행위 변화에 가장 관련있는 요인 예 건강습관에 대한 지식의 부족, 건강습관의 장점에 대한 인식부족, 자기효능감 부족, 신체 활동에 대한 거부감, 변화를 두려워하는 성향, 신념, 가치관 등
촉진요인 (가능요인)	바람직한 행동 및 환경변화를 촉진시키거나 저해할 수 있는 요인 예 건강관련 행위에 대한 개인의 기술, 시간, 경제적 문제, 공간부족, 접근성, 자원의 이용 가능성, 관련된 법과 정책의 부족 등
강화요인 기출 22	변화된 행동의 지속이나 중단에 영향을 주는 요인 예 변화로 발생된 보상, 처벌, 사회적 지지, 동료 집단의 영향 등

(4) 4단계 : 행정·정책적 사정 및 중재계획(Administrative and Policy Assessment, Intervention Alignment)

① 건강증진 프로그램에 이용 가능한 예산, 자원, 시간, 프로그램 수행시 극복해야 할 장애, 프로그램 지원 정책, 해당 프로그램과 조직의 목적 및 목표가 일치하는지를 사정하는 단계
② 성과 달성을 위한 중재전략을 구성하는 단계

(5) 5단계 : 수행

(6) 6단계 : 과정평가

계획에 따라 잘 수행되어지는지 평가

(7) 7단계 : 영향평가

단기적·즉각적인 효과에 대한 평가(지식, 태도, 실천양상에 일어난 변화)

(8) 8단계 : 결과평가

장기적 결과인 건강상태(건강지표의 변화)와 궁극적으로 삶의 질 변화를 평가

4 범이론적 모형(Transtheoretical Model, 변화단계이론) 기출 05, 14, 15, 17, 23, 25

건강 행위에 대한 행동 변화 단계를 설명하고, 개인별로 상이한 변화 단계에 따라 차별화된 보건교육(간호중재)제공의 필요성을 강조한 모형

1) 계획 전 단계(Pre-contemplation stage, 무관심 단계, 인식전 단계) 기출 22

(1) 6개월 이내에 행동 변화의 의지가 없는 단계, 자신의 문제를 인식하지 못하는 상태
(2) 목표 : 변화의 필요성에 대한 인식
(3) 중재 : 흡연의 유해성 정보 제공, 동기부여

2) 계획단계(contemplation stage, 관심단계, 인식단계)

(1) 특정 건강행동을 6개월 이내에 수행할 것을 고려하는 상태, 금연에 대한 필요성은 인지했지만 구체적인 실행 시작의 날짜는 정하지 않은 상태
(2) 목표 : 문제인식, 변화에 대한 자신감, 동기화 증진
(3) 중재 : 자신의 흡연 행위에 대한 관찰 및 인식

3) 준비단계(Preparation stage) 기출 20

(1) 1개월 이내에 건강행동에 대한 의도 있음, 실행 시작의 구체적 날짜를 제시함
(2) 목표 : 실행 계획에 대한 협상(단계별 목적 설정)
(3) 중재 : 구체적 도움 제공, 다양한 전략 정보 제공, 서약서 작성

4) 실행단계(Action stage, 행동단계)

(1) 금연 시작 후 6개월 이내
(2) 목표 : 계획의 확인과 이행
(3) 중재 : 금단증상 대처 전략 제공, 성과에 대한 보상

5) 유지단계(Maintenance stage)

(1) 금연 6개월 이상 지속한 상태
(2) 목표 : 퇴행 예방을 위한 문제해결
(3) 중재 : 유혹 대처법 교육, 심리적 지원

5 건강행태모형 분류

1) 개인 수준의 건강 행태 모형 : 개인의 심리 사회적 과정에 대한 이해, 그에 따른 교육과 행태 개선에 초점

　예 건강증진모형, 건강신념모형, 합리적 행위이론, 계획적 행위이론, 범이론적 모형, 인지조화론, 귀인이론, 지식·태도·실천 모형 등

2) 개인 간 수준의 건강 행태 모형 기출 24 : 주변의 환경, 사회적 인식, 환자와 의사 사이의 관계 개선 등을 통한 행태의 변화에 초점 예 사회인지 이론, 동기화 면담, 자기효능 이론

3) 집단 및 지역사회 수준의 건강 행태 모형 : 지역사회 확산을 통한 개선에 초점

　예 MATCH, PATCH, PRECEDE-PROCEED 모형, 의사소통 이론, 지역사회 조직화, 조직변화 이론, 혁신의 확산 모형 등

> **참고 다양한 건강행태 모형**
> ① **인지조화론** : 사람은 자신이 갖고 있는 지식·태도·행동이 조화를 이루고 있는 상태를 선호하며, 기존의 지식과 다른 새로운 지식을 습득하게 되면 기존의 조화를 이루고 있던 지식·태도·행동에 부조화가 생기고, 이 부조화를 해소하기 위해서 새로 습득한 지식에 걸맞은 태도와 행동을 하게 된다는 이론
> ② **지식·태도·실천 모형** : 습득된 지식이 실제 태도의 변화와 나아가 행동의 변화까지 이루어낸다는 개념의 모형
> ③ **동기화 면담** : 대상자가 자발적 행동 변화를 할 수 있도록 유도하는 상담기법
> ④ **자기효능 이론** : 사회인지 이론의 구성 개념 중 하나로 성공할 가능성이 있다고 생각하면 행동하게 된다는 이론(자기 효능을 추정할 때 온전히 개인적 영향을 반영하기 보다는 주변에서의 영향도 받기 때문에 개인 간 수준에 해당)
> ⑤ **의사소통 이론** : 건강분야의 의사소통은 개인간에도 이루어 지지만 여러 집단, 여러 수준의 의사 소통도 중요하기 때문에 집단 수준의 모형에 해당
> ⑥ **혁신의 확산 모형** : 사회 내에서 또는 한 사회에서 다른 사회로 건강 관련 행태, 새로운 아이디어, 제품, 사회적 지침이 전파된다는 모형

CHAPTER 03 보건교육의 이해

간호사국가고시 대비

1 보건교육

1) 보건교육의 정의 기출 02, 13
적정기능 수준의 건강을 유지하는 데 필요한 지식, 태도, 행위 등을 바람직한 방향으로 변화시켜 놓는 것

2) 보건교육의 일반적 원리 기출 12, 17
(1) 보건교육 요구사정 단계에서 보건교육자는 교육대상자와 함께 그가 속한 조직과 지역의 요구와 동기를 파악해야 함
(2) 지역사회 주민의 요구 또는 흥미에 따른 실시가 효과적
(3) 단편적 지식이나 기술이 아닌 일상생활에서 응용될 수 있어야 함
(4) 보건교육은 모든 연령층을 대상으로 하며 형제, 동료, 친구 사이에서도 이루어짐

2 보건교육 관련 이론

1) 행동주의 학습이론(자극 → 반응) 기출 18
(1) 개념 : '보상 및 처벌'의 유무에 따라 행동의 지속과 소멸이 나타남
(2) 기본원리
　① 반복적인 행동으로 강화가 이루어지며 강화를 통해 학습의 증진이 일어남
　② 보상, 칭찬, 처벌 등과 같은 강화에 의한 행동의 증가
　③ 반복적·즉각적·일관성 있는 강화가 효과적임, 불규칙적 강화는 행동을 오래 지속하게 함

2) 인지주의 학습이론(자극 → 인지(생각) → 반응)
(1) 개념 : 학습은 '내적 사고과정'의 변화, 받아들인 정보를 어떻게 지각·해석·저장하는가에 관심
(2) 기본원리
　① 개개인의 학습유형은 다양
　② 정보자료를 조직화할 때 학습을 증가시킴
　③ 모방은 하나의 학습방법임
　④ 신기함이나 새로움은 정보의 저장에 영향을 줌

3) 인본주의 학습이론 기출 14, 24

(1) **개념** : 학습은 개인이 주위 환경과의 '능동적인 상호작용'을 통하여 자아성장과 자아실현을 이루는 과정

(2) **기본원리**

① 학습자는 자발적, 교육자는 촉진자, 조력자, 격려자
② 학습자 중심의 학습이 이루어져야 효과적
③ 학습은 자기실현을 할 수 있도록 개인의 잠재력을 발달시키는 것

4) 구성주의 학습이론(자극 → 주관적 해석 → 반응) 기출 20

(1) **개념** : 학습은 개인적인 경험에 근거한 '주관적인 해석'을 내리는 능동적 과정

(2) **기본원리**

① 능동적으로 학습과정에 참여하여 자신의 경험의 의미를 구성할 때 학습이 일어남
② 교사는 실제와 같은 역동적인 상황이나 문제를 제시하고 다양한 관점을 개발할 수 있는 학습환경을 조성해야 함
③ 학습이 의미를 가지기 위해서는 학습한 지식이 실제로 사용될 수 있는 맥락과 함께 제공되어야 함

CHAPTER 04 보건교육과정

간호사국가고시 대비

> 보건교육 요구사정 → 보건교육 계획(학습주제 선정) → 학습목표 설정 → 학습내용 선정 → 보건교육 방법 선정 → 학습시간 배정 → 교육보조자료 및 매체 선정 → 평가계획 → 수행 → 평가 기출 11, 15, 17

📢 보건교육 과정의 첫 단계는 보건교육에 대한 요구를 사정하는 것이다.

1 보건교육 계획

1) 교육요구 사정

(1) Bradshaw 보건교육 요구의 4가지 유형 기출 12, 13, 15, 18

① 규범적 요구 : 보건의료 전문가가 특정 건강 문제에 대한 교육이 필요하다고 판단할 경우 기출 22
  예 보건의료 전문가가 지역 사회의 비만율이 높다는 데이터를 바탕으로, 아동 비만 예방을 위한 교육 프로그램이 필요하다고 판단한 경우

② 내면적 요구 : 학습자가 스스로의 필요를 인식하기 전 단계로, 교육의 필요성과 의문을 품고 있지만 아직 이를 구체화하지 못한 상태
  예 건강검진 결과에서 고혈압이 나타났지만, 그 원인이나 관리 방법에 대한 지식이 부족한 상태. 이들은 스스로 건강 문제를 인식하고 있으나, 구체적으로 어떤 교육이 필요한지 확신하지 못하고 있음

③ 외향적 요구 : 학습자가 자신의 필요를 명확하게 표현하거나 행동으로 나타내는 상태

④ 상대적 요구 : 다른 집단의 상황이나 성과와 비교하면서 느끼는 요구
  예 한 지역 사회에서 다른 지역의 심장 질환 예방 프로그램이 효과적이라는 소식을 듣고, 자신들 역시 심장 질환 발생률이 높다는 것을 인식하게 된 주민들이 그와 유사한 교육 프로그램이 필요하다고 느끼는 경우

(2) 학습자의 준비성 확인을 위한 4가지 검토사항 기출 01, 13, 15

① 신체적 준비 정도 : 기능정도, 건강상태, 연령, 과업의 복잡한 정도 등
② 정서적 준비 정도 : 불안 수준, 동기화 정도, 발달단계, 지지체계 등
③ 경험적 준비 정도 : 문화적 배경, 과거 대처기전, 지향점 등 기출 12
④ 지식적 준비 정도 : 현재 지식 정도, 학습장애, 학습유형 등

2) 학습목표 설정

(1) 블룸(Bloom)의 학습목표 영역의 분류 기출 13

학습의 목표를 3가지 영역으로 구분, 각 영역에서 학습자의 수준을 어디까지 끌어올릴지를 세분화함

① **지식 영역 – 인지적 영역(cognitive domain)**
지식의 증가와 이를 활용하는 능력

수준	내용
지식	정보를 회상해 내거나 기억하는 것이다. 예 대상자들은 흡연의 피해를 열거할 수 있다.
이해	학습자는 의사소통되고 있는 물질이나 아이디어를 다른 것과 관련시키지 않고도 무엇이 의사소통되고 있는지 알고 있다. 예 대상자들은 니코틴의 작용을 말할 수 있다.
적용	구체적이고 특수한 상황에 일반적인 아이디어나 규칙, 이론, 기술적인 원리 혹은 일반화된 방법의 추상성을 사용한다. 예 대상자들은 심장질환과 니코틴의 작용을 관련지어 말할 수 있다.
분석	의사소통을 조직적·효과적으로 분명히 하기 위해 표현된 아이디어의 위계와 관계가 분명해지도록 의사소통을 부분으로 나누는 것을 의미한다. 예 대상자들은 흡연으로 인한 증상과 자신에게서 나타나는 증상을 비교한다.
종합	부분이나 요소를 합하여 분명히 보이도록 완성된 구조로 구성하는 것이다. 예 대상자들은 금연방법을 참고하여 자신의 금연계획을 작성한다.
평가	주어진 목표에 대해 자료와 방법이 범주를 충족시키는 정도에 관해 질적·양적으로 판단한다. 예 대상자들은 자신들이 계획한 금연계획을 실천 가능성에 따라 평가한다.

② **태도 영역 – 정의적 영역(affective domain)** 기출 00, 08, 10
느낌이나 정서의 내면화가 깊어짐에 따라 대상자의 성격과 가치체계에 통합되어 가는 과정

수준	내용
감수(수용)	단순히 선호하는 자극에 주의를 기울인다. 예 대상자는 담배연기로 죽어가는 쥐를 들여다본다.
반응	현상에 대해 말로 표현한다. 예 대상자는 담배가 자신이나 가족에게 매우 해롭다고 말한다.
가치화	학습자가 스스로 가치를 부여하고 내면화한다. 예 대상자는 금연계획을 세우고 담배를 줄이며, 금연 스티커를 자신이 볼 수 있는 곳곳에 붙여놓는다.
내적일관성 (조직화)	여러 가치를 통합하여 일관성 있는 체계를 확립한다. 예 대상자는 흡연의 유혹을 피하기 위해 기상과 함께 조깅을 하고, 아침식사 후 커피 대신 과일을 먹는 등의 생활양식을 체계적으로 실행한다.
채택(성격화) 기출 22	새로운 가치를 생활 속으로 통합하여 효과적으로 행동하도록 한다. 예 대상자는 지역사회 금연운동에서 자원봉사자로 활동한다.

③ **기술 영역 – 심리운동적 영역(psychomotor domain)**
- 도구를 조작해서 수행해 낼 수 있는 능력을 측정
- 심리운동 영역의 학습은 관찰이 가능하기 때문에 학습목표의 확인과 측정이 쉬움
- 복잡성의 수준이 증가함에 따라 심리운동 영역의 수준도 증가

수준	내용
지각	감각기관을 통해 대상, 질 또는 관계를 알아가는 과정 예 대상자는 간호사의 장루간호를 관찰한다.
태세	특정활동이나 경험을 위한 준비 예 대상자는 장루간호 절차 중 일부를 자신이 해보겠다고 표현한다.
지시에 따른 반응	교육자의 안내 하에 학습자가 외형적인 행위를 하는 것 예 대상자는 간호사의 언어적 도움을 받아 장루를 세척한다.
기계화	학습된 반응이 습관화되어 학습자는 행동수행에 자신감이 있으며 상황에 따라 습관적으로 행동 예 대상자는 간호사의 도움없이 장루를 세척할 수 있다.

복합외적 반응	복합적이라고 여겨지는 운동 활동의 수행을 의미, 고도의 기술이 습득되고 최소한의 시간과 에너지로 활동을 수행 예 대상자는 혼자서 장루주머니가 세는 일 없이 완전하게 장루간호를 스스로 한다.	
적응	신체적 반응이 새로운 문제 상황에 대처하기 위해 운동 활동을 변경 예 대상자는 출장시에도 장루간호를 할 수 있다.	
창조	심리 영역에서 발달한 이해, 능력, 기술로 새로운 운동활동이나 자료를 다루는 방법을 창안한다. 예 대상자는 장루 주머니가 없을 때에도 다른 재료를 활용하여 장루간호를 한다.	

조유향 외, 지역사회간호학 총론, 현문사

(2) 학습목표 진술 시 고려할 사항 기출 02, 13, 20

① 구체적 용어로 일관성 있게 기술
② 과정기술이 아닌 최종 행위변화를 기술
③ 하나의 문장 안에 하나의 성과만 기술
④ 교육자가 아닌 학습자 위주로 기술

3) 학습내용 선정 기출 10, 11, 13

(1) 학습내용 선정기준 기출 07

① 타당성 : 건강 향상에 중요한 내용이어야 함
② 영속성 : 다양한 상황에 활용할 수 있어야 함
③ 넓이와 깊이의 균형 : 지나치게 광범위 또는 제한된 내용이 아니어야 함
④ 학습목표와의 관련성
⑤ 참신성 : 식상한 것이 아닌 새로운 것
⑥ 유용성 : 현재와 미래의 건강에 기여하는 내용
⑦ 사회적 현실에의 적절성 : 대상자의 현실에서 요구되는 내용

(2) 보건교육 진행방향 기출 10, 11, 13, 25

쉬운 것 → 어려운 것, 과거 → 최신 내용, 구체적 → 추상적, 단순 → 복잡, 친숙한 것 → 낯선 것

4) 교육 방법 및 매체 선정

✍ 매체 : 효과적인 교수활동을 위하여 교육자와 학습자 간에 사용되는 모든 교육자료

매체 종류	실물 기출 13	• 구체적 직접적 입체적인 학습 가능 • 피교육자의 흥미 유발 • 구입보관의 어려움, 시간·비용의 제한
	모형 기출 18	• 실제와 가까운 유사물 • 개념습득, 기술습득에 효과적 • 역동적 학습이 가능하나 학습자가 많을 때는 불가능
	대중매체 기출 12	• 다수의 사람에게 단시간에 교육시킬 수 있는 매체 • TV, 라디오, 신문 • 사회적 여론을 조성하는 힘이 강하지만, 일방적 정보 전달로 학습자 의견을 반영할 수 없음 • 정보에 대한 선택성이 높음

5) 수행계획

6) 평가계획

7) 보건교육 계획서 작성

2 보건교육 수행

1) 보건교육 단계
  (1) **도입** : 주의집중, 학습동기와 흥미유발, 학습목표 제시 기출 04, 06, 08, 10
  (2) **전개** : 핵심적인 학습내용 제시, 다양한 학습방법 및 매체 사용(전체 교육의 65~70% 차지) 기출 16
  (3) **종결** : 전체 내용 종합적 요약, 중요한 부분 반복, 질문, 토의, 정리, 전반적 학습 평가

2) 보건교육 방법의 종류
  (1) **개별교육** : 개인별 특성과 능력에 맞는 교육 가능, 많은 인원과 시간 소요

종류	면접	두 사람 사이에서 공공목적 도달을 위해 언어를 도구로 하여 기술적으로 진행되는 전문직업적인 대면관계에 활용
		• 장점 : 시간 장소에 구애받지 않고 자연스러운 유도 가능
		• 단점 : 집단 상호작용 불가능, 비경제적
	상담 기출 01	대상자와의 직접적인 대화를 통해 스스로 문제 해결 방안을 찾아 변화하도록 돕는 방법
		주의점 : 대상자의 부정적 감정 수용, 현재의 문제에만 초점 설득, 충고, 훈계는 피하기, 신뢰관계 형성

  (2) **집단교육**
  ① 강의 기출 14, 21

특징	• 교육 대상자가 교육 내용에 대해 기본 지식이 없을 때 • 대상자 수가 많아 다른 교육 방법을 적용하기 어려울 때
장점	• 단시간에 많은 양의 지식 전달이 가능 • 같은 시간 내에 다수의 대상에게 실시 가능 • 학습자의 교육에 대한 긴장감이 다른 교육방법 보다 적음
단점	• 많은 양의 지식을 전부 기억하기 어려움 • 교사의 일방적 지식 전달로 학습자는 수동적 • 학습자의 이해도를 교육자가 인지하기 어려움 • 학습자의 개인차를 고려하기 어려워 모든 대상자를 만족시킬 수 없음

② 토의

토의 종류		
	배심토의 (패널토의) 기출 21, 23	어떤 주제에 대해 상반된 견해를 가진 소수의 전문가들이 다수의 청중 앞에서 그룹토의 하는 방법 🖋 발표자는 전문가, 청중은 일반인 • 장점 : 제한된 시간 안에 다양한 의견을 들을 수 있음 　　　　문제를 다각도 측면에서 분석할 수 있음 　　　　타인의 의견을 듣고 비판하는 능력 배양 가능 • 단점 : 전문가 초청 비용 부담 　　　　자칫 일방적인 의견의 제시로 끝낼 수 있음
	심포지엄	일정한 주제로 2~5명의 연사가 10~15분간 발표를 한 후 발표된 내용을 중심으로 토의하여 문제 해결하는 방법 🖋 발표자와 청중 모두 전문가 • 장점 : 특정 주제에 대한 밀도있는 접근 가능 • 단점 : 발표내용 중복 가능
	분단토의 기출 02, 17	전체를 소그룹으로 나누어서 토의를 하게 하고, 다시 전체 회의에서 종합하는 방법 • 장점 : 참석 인원이 많아도 분단으로 나누므로 진행이 가능하며 전체의 의견 교환가능 • 단점 : 소란스러운 분위기 형성으로 진행이 어려울 가능성
	집단토론	• 참가자들이 특정 주제에 대하여 자유롭게 상호의견을 교환하고 결론을 내리는 방법 • 잘못된 결론이 내려진 경우에 사회자는 결론 수정이 가능 • 장점 : 능동적인 참여를 통해 상호 협동적 　　　　민주적 회의 능력을 배울 수 있는 기회 • 단점 : 많은 대상자가 참여할 수 없음, 소극적인 참여자 발생
	브레인스토밍 기출 18	구성원이 자유로운 분위기에서 다양한 아이디어를 제시하고, 가장 최상의 아이디어를 선택하는 방법 • 장점 : 아이디어의 생산 활발, 창조적 문제 해결의 자질 향상 • 단점 : 최종적 판단이나 답을 필요로 할 때는 적당하지 않음 　　　　운영이 원활하지 않으면 시간낭비가 될 수도 있음

③ 시범 기출 03, 04, 05, 10, 11, 13, 14, 15, 20, 23
- 말이나 토의로 불가능한 기술의 습득인 경우 실제 물건이나 자료를 가지고 실시해 보임으로써 따라하게 하는 방법
- 장점 : 흥미 유발, 이론과 실제의 적용, 학습목표 도달이 용이, 행동실천에 용이
- 단점 : 소수에게만 적용됨, 교육 준비에 많은 시간 소요

④ 역할극
학습자들이 직접 실제 상황중의 한 인물로 등장하여 그 상황을 이해·분석하며 문제해결 방안을 모색하는 방법

⑤ 프로젝트 방법 기출 19
- 대상자에게 학습목표를 제시하면 목표달성을 위해 대상자 스스로 계획, 자료를 수집, 수행하는 자기주도형 방법(지식, 태도, 기술 동시 학습 가능)

- 장점 : 능동적 참여, 협동심, 책임감, 문제발견 능력, 의사결정 능력 개발
- 단점 : 의존적, 수동적 학습에 익숙한 대상자에게는 목적 달성이 쉽지 않음

⑥ 모의실험(simulation) 기출 22
- 학습자에게 실제와 유사한 상황이나 중요한 요소만을 선별하여 제공해주는 것
- 재난상황에서의 대처법 훈련에 적용

⑦ 캠페인(campaign) 기출 13, 15
건강관리에 필요한 지식·기술의 향상을 위해 새로운 정보를 빠른 시일 내에 많은 사람들에게 반복적으로 전달하는 방법

⑧ 플립러닝(flipped learning) 기출 24
기존의 주입식 교육에서 벗어나 학습자가 사전에 학습내용을 익힌 후, 수업시간에 다른 학습자들과 협력적인 환경에서 토론·보충 및 심화학습을 하는 학생중심의 참여 수업 방식

3) 대상자별 수행 전략

(1) 영유아기, 학령기
① 아기의 발달수준과 건강상태를 파악해야 함
② 아동이 집중할 수 있는 교육방법 선택

(2) 청소년기 기출 21
① 청소년들만의 은어를 이해하고 존중해야 함
② 적절한 보상으로 학습 촉진, 또래의 인정을 받을 수 있는 접근 필요

(3) 성인기
① 기존에 가진 지식과 기술을 재편성하여 자기주도적 학습을 할 수 있게 돕고, 교육자는 촉진자 역할
② 학습자의 경험을 중시해주고, 교과 중심의 학습보다는 문제해결 중심의 학습이 유용

(4) 노년기 기출 22, 25
① 노화로 인한 신체적 변화를 인지, 감각운동 수준의 저하를 고려
② 어렵지 않은 내용, 충분한 시간, 반복 교육
③ 큰 글자, 복잡하지 않은 그림, 분명한 발음
④ 구체적 안내, 휴식시간 제공, 부담경감(잦은 질문은 부담)

3 보건교육 평가

1) 평가 단계

1단계	평가대상 및 기준설정	무엇을 평가할 것인지 목표달성 여부를 어떤 기준으로 평가할지 결정
2단계	관련 자료 수집	평가를 위한 관련 자료 수집
3단계	결과 해석	수집된 자료를 분석해 설정된 목표에의 도달 정도를 확인 후 원인 분석
4단계	재계획의 반영	원인 해결을 위한 방법을 다음 보건교육에 반영

2) 평가 유형

(1) 평가 시점에 따른 분류 기출 08, 14, 19, 20, 24

진단평가	교육 시작 전 대상자들의 교육에 대한 이해 정도를 파악 계획 수립 시 무엇을 교육할지를 알아보기 위해 실시
형성평가	교육이 진행되는 동안 학습의 진행 정도를 파악 교육방법 또는 내용을 향상시키기 위해 실시
총괄평가	일정한 교육이 끝난 후 목표도달 여부를 알아보는 평가

(2) 평가 성과에 따른 분류 기출 17

과정평가 (Process)	보건교육 프로그램이 계획한대로 시행되었는가를 평가
영향평가 (Impact)	• 프로그램을 투입한 결과로 단기적으로 나타난 바람직한 변화를 평가 • 목적 : 지식, 태도, 신념, 가치관, 기술, 행동의 변화를 사정 • 평가지표 : 위험요인의 감소, 효과적인 대처 • 즉각적 평가, 단기평가 예 금연 프로그램 제공 후 흡연에 대한 생각과 금연율을 평가
성과평가 (Outcome)	보건사업을 통해 나타난 장기적 효과의 평가 예 흡연으로 인한 폐암 발생률의 감소를 사정

3) 평가 도구의 종류

(1) 구두질문법
① 교육자가 말로 질문 후 대상자의 대답을 듣고 얼마나 이해했는지를 평가
② 대상자의 이해정도를 즉시 알 수 있음

(2) 질문지법
① 문제에 대해 작성된 일련의 질문을 서면화하여 피시험자에게 응답하게 하는 방법
② 지적 영역의 학습을 평가하는데 적합

(3) 관찰법
① 학습 활동을 관찰하여 학습의 변화량을 측정
② 대상자가 관찰되고 있음을 알지 못할 때 정확한 측정이 가능

(4) 자가보고법(자기감시법) 기출 21
① 개방식 질문지, 척도법 설문지, 진술식의 자가보고서
② 정의적 영역(태도, 가치, 흥미, 자존감 등)의 학습목표를 평가하는데 유용
③ 자가보고서이므로 외부의 관찰 자료와 다를 수 있음

PART 4 건강증진과 보건교육

간호사국가고시 대비

01. 우리나라 제5차 국민건강증진종합계획(Health Plan 2030)의 총괄목표에 해당하는 것은?

① 온 국민이 함께 만들고 누리는 건강세상
② 모든 사람이 평생건강을 누리는 사회
③ 75세의 건강장수 실현이 가능한 사회
④ 건강수명 연장과 건강 형평성 제고
⑤ 삶의 질 향상, 건강수명 연장

해설 [2021년 1월 : 제5차 국민건강증진종합계획(Health Plan 2030, 21~30) 발표]

구분	제4차 국민건강증진종합계획 (Health Plan 2020)	제5차 국민건강증진종합계획 (Health Plan 2030)
비전	온 국민이 함께 만들고 누리는 건강세상	모든 사람이 평생건강을 누리는 사회
총괄 목표	건강수명 연장과 건강 형평성 제고 (2020년까지 75세 목표)	건강수명 연장과 건강 형평성 제고 (2030년까지 73.3세 달성)

02. 제5차 국민건강증진 종합계획의 중점과제와 세부내용으로 옳게 연결되지 않은 것은?

① 건강생활 실천 – 금연
② 정신건강 관리 – 신체활동
③ 비감염성질환 예방관리 – 심뇌혈관질환
④ 감염 및 환경성질환 예방관리 – 감염병예방 및 관리
⑤ 건강친화적 환경 구축 – 건강친화적법 제도 개선

해설 [제5차 국민건강증진 종합계획의 중점과제와 세부내용]

건강생활 실천	• 금연　• 절주　• 영양　• 신체활동　• 구강건강
정신건강 관리	• 자살예방　• 치매　• 중독　• 지역사회 정신건강
비감염성질환 예방관리	• 암　• 심뇌혈관질환 • 비만　• 손상
감염 및 환경성질환 예방관리	• 감염병 예방 및 관리(결핵, 에이즈, 의료감염·항생제 내성, 예방행태 개선 등 포함) • 감염병 위기 대비 대응(검역/감시, 예방접종 포함) • 기후변화성 질환

01. ④　02. ②

인구집단별 건강관리	• 영유아 • 아동·청소년 • 여성 • 노인 • 장애인 • 근로자 • 군인
건강친화적 환경 구축	• 건강친화적법 제도 개선 • 건강정보이해력 제고 • 혁신적 정보 기술의 적용 • 재원마련 및 운용 • 지역사회자원(인력, 시설) 확충 및 거버넌스 구축

03. 다음은 어떤 학습의 원리를 적용한 것인가?

> 사내 금연 프로그램에 참여하는 임직원에게 장려금을 지급하여 참여를 유도하였다. 금연 성공시 축하금을 전달할 예정이다.

① 인지주의
② 행동주의
③ 인본주의
④ 구성주의
⑤ 초구성주의

해설 [행동주의 학습이론]
- 행동은 보상, 칭찬, 처벌 등과 같은 강화에 의해 증가, 반복은 학습을 증진시킴
- 자극 → 반응

04. 범이론적 모형에 따른 변화의 단계이다. 다음의 빈칸에 맞는 단어는 어느 것인가?

> • 계획 전 단계 : 무관심 – (C)
> • 계획단계 : 6개월 내에 행동변화의 의도 – 자가진단이 필요한 시기
> • (A) : 1개월 내에 행동변화의 의지 – 금연·절주 전략에 대한 정보 제공
> • 행동단계 : 금연·절주를 시작한지 (B) 이내 – 금단증상 대처전략 제공
> • 유지단계 : 금연·절주 후 6개월 이상 유지 – 유혹 대처법 교육

	A	B	C
①	의지단계	6개월	할 수 있다는 자신감을 준다.
②	준비단계	1개월	금단증상 대처전략 제공
③	준비단계	2개월	금연·절주에 대한 동기부여
④	의지단계	1개월	칭찬과 같은 긍정적 강화
⑤	준비단계	6개월	흡연의 해로움에 관한 보건교육

정답 03. ② 04. ⑤

🔍 해설 [범이론적 모형]

변화의 단계	특징	필요한 중재	비고
계획 전 단계	무관심 단계	흡연의 해로움에 대한 교육과 동기부여	인지적 과정
계획단계 (인식단계)	6개월 내에 행동변화의 의도 있음	금연의 이로움에 대한 교육	
준비단계	1개월 내에 행동변화의 의지 (구체적 날짜 제시)	구체적인 도움 제시	
행동단계	금연·절주를 시작한지 6개월 이내	금단증상 대처전략 제공	행동적 과정
유지단계	금연·절주 후 6개월 이상 유지 단계	유혹 대처법 교육	

05. 팬더(Pender)의 건강증진모형에서 잘 할 수 있다고 느낄수록 건강행위에 참여하게 되는 것을 무엇이라 하는가?

① 행동의 지각된 이익
② 인간 상호간의 영향
③ 상황적 영향
④ 지각된 자기효능감
⑤ 건강증진 행위

🔍 해설 [팬더의 건강증진모형, Health Promotion Model]
- 행동의 지각된 이익
  - 내적이익 : 피로감 감소, 각성 수준의 증가
  - 외적이익 : 경제적 보상, 사회적 상호작용 증가
- 인간 상호간의 영향 : 다른 사람의 태도, 신념, 행위를 인지하는 것
- 상황적 영향 : 상황에 대한 개인의 지각과 인지, 상황이 자신과 자연스러워야 함
- 지각된 자기효능감
  - 수행을 확실하게 성취할 수 있는 개인의 능력에 대한 판단
  - 잘 할 수 있다고 느낄수록 행위에 참여하게 됨
- 건강증진 행위 : 대상자가 건강에 도달할 수 있도록 함, 건강증진 모델의 목적지

06. 금연 프로그램 참여 대상자가 있다. 베이커의 건강신념모형의 '높은 행동의 계기'에 해당하는 것은?

① 스스로를 건강체질이라고 생각한다.
② 가래가 많지만 괜찮다고 생각한다.
③ 친구가 당뇨 합병증으로 시력을 잃었다는 소식을 들었다.
④ 금연 후 숨쉬기가 편안해졌다.
⑤ 금단 증상으로 힘들어 한다.

05. ④ 06. ③

해설 [베이커의 건강 신념 모형의 높은 행동의 계기]
- 행동의 계기가 많을수록 위협을 느끼게 되어 건강행동 수행가능성이 높아짐
- 건강 친화적 환경일수록 행동하게 됨
  - 예) 초등학교 친구가 당뇨 합병증으로 시력을 잃었다.
    연예인 ○○도 금연을 했다더라.

07. PRECEDE-PROCEED 모형 중 교육 및 생태학적 사정 단계에서 제시한 건강행위 결정에 영향을 주는 요인을 바르게 설명한 것은?

① 비용, 이용 가능한 교통수단 - 강화요인
② 가까운 곳에 이용 가능한 보건의료시설 - 성향요인
③ 지식, 태도 - 촉진요인
④ 친구 또는 동료의 영향 - 강화요인
⑤ 건강에 대한 신념과 자기 효능 - 강화요인

해설 [행위에 영향을 주는 요인]
- 성향요인(소인요인) : 행위를 초래하거나 행위의 근거가 되는 요인
- 촉진요인(가능요인) : 건강행위를 수행하는데 필요한 기술과 자원
- 강화요인 : 행위가 계속되거나 반복되도록 보상을 제공하는 행위와 관련된 요인
  ① 비용, 이용 가능한 교통수단 - 촉진요인
  ② 가까운 곳에 이용 가능한 보건의료시설 - 촉진요인
  ③ 지식, 태도 - 성향요인
  ⑤ 건강에 대한 신념과 자기 효능 - 성향요인

08. 다음 중 블룸(Bloom)의 정의적 영역의 학습목표 단계가 순차적으로 나열된 것은?

(ㄱ) 적절한 자녀수를 계획하는 것에 대한 책임 이해, 가치를 항상 받아들인다.
(ㄴ) 가족계획을 실천한다.
(ㄷ) 가족계획 프로그램에 관심을 보인다.
(ㄹ) 다양한 피임법의 장·단점을 토론한다.
(ㅁ) 사용할 방법을 선택한다.

① (ㄷ)-(ㄹ)-(ㅁ)-(ㄴ)-(ㄱ)
② (ㄷ)-(ㅁ)-(ㄹ)-(ㄴ)-(ㄱ)
③ (ㄱ)-(ㄷ)-(ㄹ)-(ㅁ)-(ㄴ)
④ (ㄷ)-(ㄹ)-(ㄱ)-(ㄴ)-(ㅁ)
⑤ (ㄷ)-(ㄹ)-(ㅁ)-(ㄱ)-(ㄴ)

해설 [블룸(Bloom)의 정의적 영역의 학습목표]
- 감수 : 학습자는 단순히 어떤 것에 의식적이거나, 선호하는 자극에 주의를 기울인다.
- 반응 : 학습자가 말로 표현하여 외부에서 알 수 있도록 반응을 보인다.
- 가치화 : 학습자가 자의적으로 헌신, 몰입하여 가치를 갖고 있음을 타인이 확인 가능하다.

정답 07. ④ 08. ⑤

- 조직화 : 복합적인 가치들을 적절히 분류하고 순서를 매겨 체계화한다.
- 성격화 : 일반화된 태세로 일관성 있게 효과적으로 행동한다.

09. 다음에 제시된 학습목표는 블룸의 학습목표 유형 중 어느 영역의 어느 수준을 말하는가?

> 1형 당뇨인 초등학생 대상자는 스스로 일정한 시간에 맞춰 인슐린 자가주사를 하는 것에 익숙하다.

① 정의적 영역 – 조직화
② 정의적 영역 – 인격화
③ 심리운동 영역 – 창조
④ 심리운동 영역 – 기계화
⑤ 인지적 영역 – 적용

해설 [블룸의 학습목표 중 심리운동 영역]
- 심리운동 영역의 학습은 관찰이 가능하기 때문에 학습목표의 확인과 측정이 쉬움
- 도구를 조작해서 수행해 낼 수 있는 능력을 측정
- 복잡성의 수준이 증가함에 따라 심리운동 영역의 수준도 증가

[단계]
- 지각 : 감각기관을 통해 대상, 질 또는 관계를 알아가는 과정
- 태세 : 특정활동이나 경험을 위한 준비
- 지시에 따른 반응 : 교육자의 안내 하에 학습자가 외형적인 행위를 하는 것
- 기계화 : 학습된 반응이 습관화되어 학습자는 행동수행에 자신감이 있으며 상황에 따라 습관적으로 행동
- 복합외적 반응 : 복합적이라고 여겨지는 운동 활동의 수행을 의미, 고도의 기술이 습득되고 최소한의 시간과 에너지로 활동을 수행
- 적응 : 신체적 반응이 새로운 문제 상황에 대처하기 위해 운동 활동을 변경
- 창조 : 심리 영역에서 발달한 이해, 능력, 기술로 새로운 운동활동이나 자료를 다루는 방법을 창안한다.

10. 노인집단을 대상으로 보건교육을 진행하려 한다. 노인의 특성을 고려한 효과적인 보건교육 전략에 해당하는 것은?

① 청력의 저하를 고려하여 높고 큰소리로 교육을 진행한다.
② 시각적 보조물은 튀지 않는 색을 사용한다.
③ 충분한 시간을 제공하고 교육자료는 간단한 것으로 준비한다.
④ 학습의 속도를 일률적으로 맞춘다.
⑤ 새로운 정보나 개념에 큰 흥미를 가지므로 충분한 양의 교육을 준비한다.

해설 [노인 보건교육시에 고려할 점]
① 노인의 청력 저하시 높은음의 소리를 인지하는데 어려움을 겪으므로 약간 낮고 큰 소리로 교육을 한다.
② 시각적 보조물을 사용할 때는 글씨의 크기를 크게 조절하고, 눈에 잘 들어오는 색을 이용한다.
④ 학습의 속도는 개별적인 반응속도에 맞추도록 배려한다.
⑤ 주의 집중 시간이 길지 않으므로 학습량을 한 번에 너무 많이 제시하지 않는다.

09. ④ 10. ③

11. 당뇨는 만성질환으로 식습관, 생활습관의 자기관리가 중요하다. 스스로 당뇨관리를 계획하고, 필요한 지식을 습득하고, 혈당체크 방법 등에 대한 포괄적인 능력을 획득하는데 적합한 교육방법은?

① 팀 프로젝트 ② 브레인스토밍
③ 심포지엄 ④ 집단토의
⑤ 시범

[해설] [팀 프로젝트]
- 교육자는 학습의 목표를 제시하고, 안내의 역할
- 제시된 목표를 달성하기 위해 학습자 스스로 자료 수집, 계획작성, 수행(학습자 중심의 자발적 활동)
- 능동적인 학습이 가능하나 스스로 문제접근 능력, 해결능력이 부족한 대상자, 의존적, 수동적 학습에 익숙한 대상자에게는 목적달성이 쉽지 않다.

12. 다음 중 패널토의에 관한 설명으로 바른 것은?

① 다른 분야의 전문가 4~7명이 서로 다른 의견을 교환한다.
② 일정한 주제로 2~5명의 연사가 10~15분간 발표를 한다.
③ 청중 참여가 활발하게 이루어진다.
④ 대상자들은 즉흥적이고 계속적으로 아이디어를 제시해야 하는 부담감이 있다.
⑤ 상호협동적, 민주적 회의 능력을 배양할 수 있다.

[해설] [패널토의]
- 어떤 주제에 대해 상반된 견해를 가진 소수의 전문가들이 다수의 청중 앞에서 그룹토의 하는 방법
- 청중과의 질의 응답 시간이 있기는 하지만 전문가들의 발표 후에 제한적으로 이루어짐, 청중은 비전문가
- ②,③ 심포지엄 : 청중을 공개 토론형식으로 참여시킴으로 활발한 청중의 참여가 이루어짐, 발표자와 청중 모두 전문가
- ④ 브레인스토밍, ⑤ 집단토론

13. 다음 중 보건간호사가 지역주민의 보건교육을 계획할 때 가장 우선적으로 해야 할 것은 무엇인가?

① 학습목표를 선정한다.
② 주민의 교육요구를 사정한다.
③ 보건교육에 필요한 장비를 갖추었는지 사정한다.
④ 교육장소를 알아본다.
⑤ 대상자의 신체적·정서적 준비도를 파악한다.

[해설] [보건교육 계획과정]
보건교육 요구사정 → 보건교육 계획(학습주제 선정) → 학습목표 설정 → 학습내용 선정 → 보건교육 방법 선정 → 학습시간 배정 → 교육보조자료 및 매체 선정 → 평가계획 → 수행 → 평가

정답 11. ① 12. ① 13. ②

14. B형 간염 예방접종을 맞기 위해 보건소를 방문한 주민에게 B형 간염의 전파경로와 예방법에 대한 교육을 시행했다. 보건교육 중 가장 마지막 단계에서 해야 할 일은?

① 어느 정도 이해했는지 질문을 통해 평가를 한다.
② 주민의 예방접종에 대한 지식 정도를 사정한다.
③ 어느 정도 수준까지 교육을 할 것인지 결정한다.
④ 무엇을 교육할지 결정한다.
⑤ 대상자와 관계 형성에 노력한다.

해설 [보건교육의 종결 단계]
- 학습한 내용을 종합하고 조직하고 결론짓는 총괄적인 단계
- 학습 내용에 대한 요약정리
- 연습을 통한 강화와 학습 과제에 대한 설명
- 보충 자료 제시
- 학습 전반에 대한 평가

15. 강의의 방법으로 보건교육을 하려 한다. 적절한 방법은?

① 강의의 장점을 살려 최대한 많은 지식을 전달한다.
② 교육자 수준에 맞는 용어를 사용한다.
③ 추상적인 교육을 한다.
④ 어려운 것 먼저 교육 후 쉬운 내용을 교육한다.
⑤ 중요한 점은 힘을 주어 말하고 반복한다.

해설 [강의 유의사항]
① 많은 양의 지식은 기억이 어려울 수 있으므로 대상자 수준에 맞는 적당한 양의 교육을 한다.
② 학습자 수준에 맞는 용어를 사용한다.
③ 구체적 용어로 사례를 들어 학습을 진행한다.
④ 교육 내용은 간단한 것부터 복잡한 내용으로 진행한다.

16. 다음 보건교육의 목표 중 일반적으로 좋은 목표가 갖추어야 할 기준에 적합한 목표는 무엇인가?

① 보건교육 후 참여자는 만족해한다.
② 참여자의 60%가 체중 감량에 성공한다.
③ 참여자는 교육의 필요성을 인식한다.
④ 체중과 심혈관 질환과의 관련성을 깨닫는다.
⑤ 참여자의 100%가 정상 혈압범위에 속할 것이다.

해설 ①, ③, ④는 결과를 관찰하거나 수량화하기 어렵다.
⑤는 실현가능성이 적다.

14. ① 15. ⑤ 16. ②

17. 한 초등학교에서 임산부 배려석에 대한 필요성을 인식시키고 실천을 유도하기 위한 방법으로, 7kg의 임부체험복을 입고 대중교통을 이용하는 활동을 실시하고자 한다. 이와 관련된 보건교육방법은?

① 시범
② 팀프로젝트
③ 견학
④ 면접
⑤ 역할극

해설 [역할극(role play)]
학습자들이 직접 실제 상황중의 한 인물로 등장하여 그 상황을 이해·분석하며 문제해결 방안을 모색하는 방법

장점	• 실제 활용이 가능한 기술습득이 용이하다. • 학습상황의 구체성 제공, 직접 참여함으로써 흥미와 동기유발이 용이하다. • 실제상황과 유사하며 교육목표도달이 용이하다. • 대상자들의 사회성이 개발된다. • 문제해결에 대한 대상자들의 이해능력 상승
단점	• 계획 및 준비시간이 요구된다. • 대상자 중 역할자 선택이 용이하지 않다. • 역할자나 환경이 사실과 다를 때 교육목표도달이 어려우며 시간만 낭비하게 된다.

18. 다음 중 보건교육에 사용할 교육매체를 선정할 때 고려할 사항이 아닌 것은?

① 대상자의 수용성
② 교육자의 흥미
③ 비용의 적절성
④ 조작의 간편성
⑤ 학습의 내용과 목표 달성 수준

해설 [교육매체 선정시 고려할 사항]
• 대상자에게 이해하기 쉽고 흥미를 줄 수 있어야 한다.
• 학습성취 수준에 적절한 매체여야 한다.
• 매체의 장단점 및 학습자의 특성을 고려한다.
• 추상적인 내용에 구체적인 의미를 더할 수 있는 매체를 선택한다.
• 경제성과 실제 상황에의 적용 가능성을 고려한다.
• 제작이 쉽고 조작이 편리해야 한다.
📢 교육자의 흥미보다는 학습자의 흥미를 고려해야 한다.

19. 보건교육 평가 도구의 조건 중 평가자의 객관성 부족으로 평가 결과가 사실과 다르게 나타나는 것을 최소화해야 한다는 조건에 해당하는 것은 무엇인가?

① 객관도
② 신뢰도
③ 타당도
④ 실용도
⑤ 일관도

정답 17. ⑤ 18. ② 19. ①

> **해설** [평가 도구가 갖추어야 할 조건]

타당도	평가도구가 원래 측정하고자 했던 것(목적, 내용)을 충실히 측정하고 있는지의 정도
신뢰도	평가의 결과로 나온 성적이 다음에 동일한 조건과 동일한 대상에 다시 적용해도 그 결과가 동일할 수 있는지의 여부
객관도	평가자의 객관성 부족으로 평가 결과가 사실과 다르게 나타나는 것을 최소화하는 것
실용도	평가방법을 얼마나 쉽게 평가자나 학습자에게 적용할 수 있는 지의 정도

20. 전 세계적으로 독력과 감염력이 매우 강한 호흡기 질환이 유행하고 있다. 질병 전파 예방을 위해 손씻기 및 마스크 쓰기, 사회적 거리두기 등에 관한 보건교육을 실시하고자 한다. 적절한 보건교육 방법은?

① 시범교육
② 강의
③ 브레인스토밍
④ 대중매체
⑤ 심포지엄

> **해설** [대중매체]
> TV나 라디오 등을 통한 대중매체는 단시간에 많은 사람들에게 사실을 전달할 수 있어 시급한 보건문제에 대한 보건교육에 적합하다.

20. ④

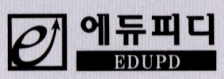

2권 지역사회·정신·간호관리
간호사국가고시

역학 및 질병관리

PART 5

CHAPTER 01. 역학의 이해
CHAPTER 02. 질병의 자연사와 예방수준
CHAPTER 03. 역학적 측정지표
CHAPTER 04. 건강검진의 진단검사
CHAPTER 05. 역학적 연구
CHAPTER 06. 인구현상의 이해
CHAPTER 07. 감염성 질환과 만성 질환 관리

CHAPTER 01 역학의 이해

간호사국가고시 대비

1 역학의 정의와 역할 기출 03

1) 정의
(1) 대상 : 인구집단(환자는 물론 지역사회의 모든 주민, 즉 건강인도 포함)
(2) 질병에 대한 빈도와 분포를 기술하고 결정요인을 연구
(3) 질병예방과 건강증진에 활용하는 학문

2) 역학의 역할
(1) 기술적 역할

질병의 빈도와 분포를 시간, 공간, 인적 특성에 따라 기술하여 질병의 특성을 파악

(2) 원인규명의 역할

감염병의 전파 방법과 질병의 원인을 파악하는 것은 질병예방 대책 수립의 기초가 됨

(3) 연구 전략 개발의 역할
(4) 유행성 질병 발생의 감시 역할 기출 19

질병·이상 상태의 발생 상황을 감시하여 유행성 질병의 발생을 예견하고 통제

(5) 보건사업 평가의 역할

기존 또는 새로운 질병의 예방법·치료법 평가, 새로운 보건사업의 효과나 효율성 평가

2 역학조사의 순서 기출 21

1) **1단계** – 유행 여부 판단과 크기 측정 : 환자 또는 의심되는 사례들의 발생 규모를 정확하게 파악하기
2) **2단계** – 유행 질환의 기술역학적 분석 : 유행의 시간적·공간적·인적 특성에 관한 기술
3) **3단계** – 유행 원인에 대한 가설 설정 : 기술역학적 분석으로 수집된 자료를 통해 가설을 설정
4) **4단계** – 분석역학적 연구를 통한 가설검증
5) **5단계** – 관리대책의 수립
6) **6단계** – 보고서 작성

3 원인적 연관성

위험요인에 대한 노출과 질병 발생 사이의 연관성 판단은 역학의 중요한 목적임

1) 브레드포드 힐의 인과 관계 판단 기준

(1) 요인에 대한 노출과 질병 발생과의 시간적 선후 관계
① 인과 관계 판단 기준 중 가장 중요한 절대적 변수(단일변수)
② 요인에 대한 노출은 항상 질병 발생에 앞서 있어야 하고, 노출과 질병 발생 간의 기간도 적절해야 함
③ 나머지 판단기준들은 시간적 선후관계를 뒷받침하는 요소들에 해당함

(2) 연관성의 강도
① 위험요인에의 노출이 비노출보다 질병발생률이 높다면 해당 위험요인은 질병의 원인일 가능성이 높아지고, 인과관계일 가능성이 큼(노출자와 비노출자의 비교)
② 상대위험비 또는 교차비를 통해 연관성의 강도를 나타냄

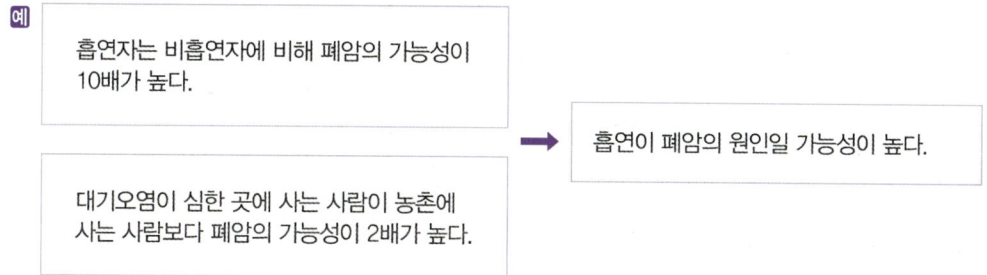

(3) 연관성의 일관성
① 관찰 대상 집단, 연구 방법, 연구 시점이 다를 때도 비슷한 정도로 두 변수간의 연관성이 존재하면 인과관계일 가능성이 높음
② 통계에서의 신뢰도와 유사한 개념

(4) 연관성의 특이성
① 어떤 요인이 다른 여러 질병과 동시에 연관성을 보이지 않고, 특정한 질병과만 연관성이 있는 경우 인과 관계일 가능성이 높음
② 한 질병과 관련한 요인들이 많을수록 관련성의 특이도가 감소해 인과관계일 가능성이 낮아짐
   예) 결핵균은 결핵을 일으킨다.

(5) 용량-반응 관계
요인에의 노출이 많아지거나 적어짐에 따라, 질병 발생의 위험도 또한 커지거나 작아지는 경우 인과 관계일 가능성이 높음(수량이나 정도의 차이를 비교)
   예) 매일 소주 1잔 마시는 사람보다 매일 소주 한 병 마시는 사람의 간암 발생이 10배 더 높다.

(6) 생물학적 설명 가능성

역학적으로 제시된 가설이 다른 분야의 지식(임상의학, 생리학, 미생물학)으로 설명이 가능하면 인과관계일 가능성이 높음

> 예 콜레라균의 존재를 알지 못한 상태에서 특정 지역의 오염된 물을 마신 사람들에게 콜레라의 증상이 나타났다는 것을 관찰했지만, 콜레라의 원인을 생물학적으로 설명할 수 없었다.

(7) 기존 학설과 일치

추정된 위험요인이 기존 지식이나 소견과 일치할수록 원인적 인과성이 있을 가능성이 높음

(8) 실험적 입증

실험을 통해 위험요인에 인위적으로 노출시킨 경우 질병 발생이 확인되거나 요인 제거로 질병 발생이 감소한다면 인과관계일 가능성이 높음

(9) 기존의 다른 인과 관계와의 유사성

> 예 임신 초기 임부의 풍진 감염이 태아에게 선천성 기형의 원인이 된다는 인과관계가 밝혀진 경우 → 유사한 종류의 또 다른 바이러스에 감염된 임산부의 태아에도 선천성 기형이 발생했다면 → 이 바이러스와 선천성 기형이 인과적 연관성을 가질 것이라는 추론이 가능하다.

4 질병 발생의 모형

1) 생태학적 모형(역학적 삼각형 모형) 기출 11

(1) 숙주(인간), 환경, 병원체의 상호작용에 의해 질병 발생

① 병인, 숙주, 환경 간의 평형 상태는 질병이 없는 상태
② 병원체 요인의 변화 : 병원체의 수, 발병력, 감염력이 높아지면 질병 발생
③ 숙주의 감수성 변화 : 개인이나 집단의 면역수준 감소 또는 감수성 증가로 질병 발생
④ 환경의 변화 : 숙주의 감수성을 높이는 쪽으로의 환경 변화
> 예 대기오염으로 인한 호흡기 질환 증가, 가뭄으로 인한 영양 불량
⑤ 환경의 변화 : 병원체에 유리한 방향으로 환경 변화
> 예 홍수로 인한 하수구 역류로 장티푸스, 콜레라균 증가

(2) 감염성 질환 설명에 적합

(3) 선천적·유전적 소인을 가진 질환, 병인이 분명하지 않은 비감염성 질환의 설명에 적절하지 않음

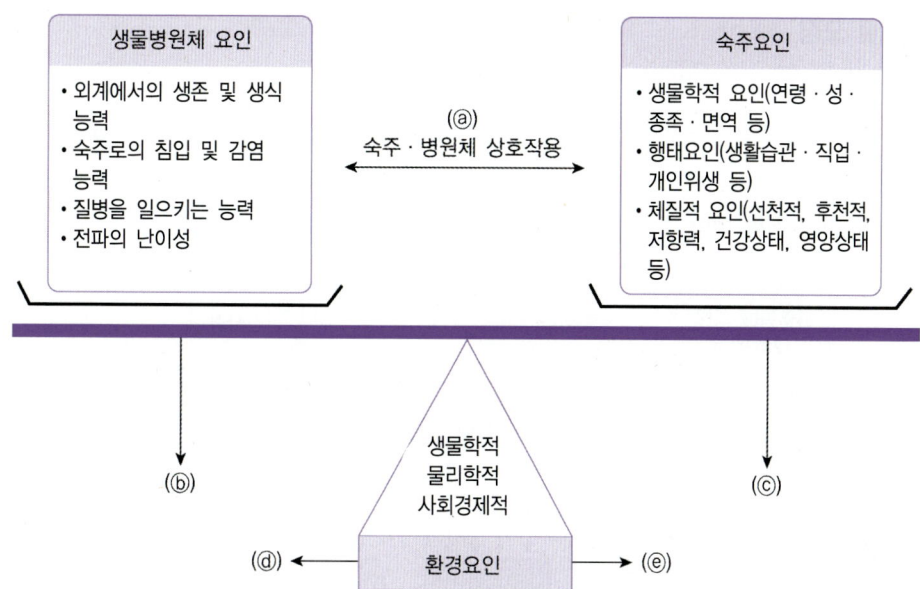

2) 수레바퀴 모형

(1) 중심에 유전적 소인을 가진 숙주, 그를 둘러싼 생물학적·물리적·사회경제적 환경과의 상호작용에 의한 질병 발생

(2) 질병의 종류에 따라 바퀴를 구성하는 각 부분의 크기 변화

(3) 다른 두 모형과는 달리 병원체 요인을 배제하여 질병의 발생을 설명

(4) 유전적 질환, 만성질환 설명에 적합

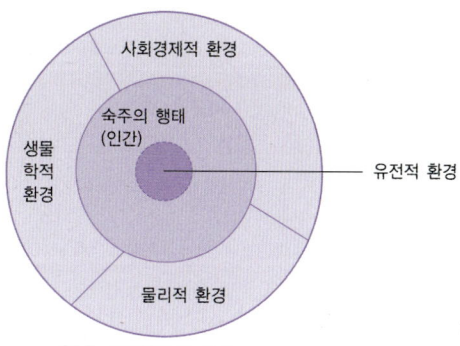

3) 거미줄 모형 기출 18

(1) 질병은 한 가지 원인이 아닌 여러 직·간접적인 요인들이 거미줄처럼 얽혀 발생
(2) 여러 가지 복잡한 원인들 중 몇 가지를 차단하거나 1차 원인과 가장 가까운 곳을 단절하여 예방 가능
(3) 비감염성 질환 예방 및 이해에 효과적

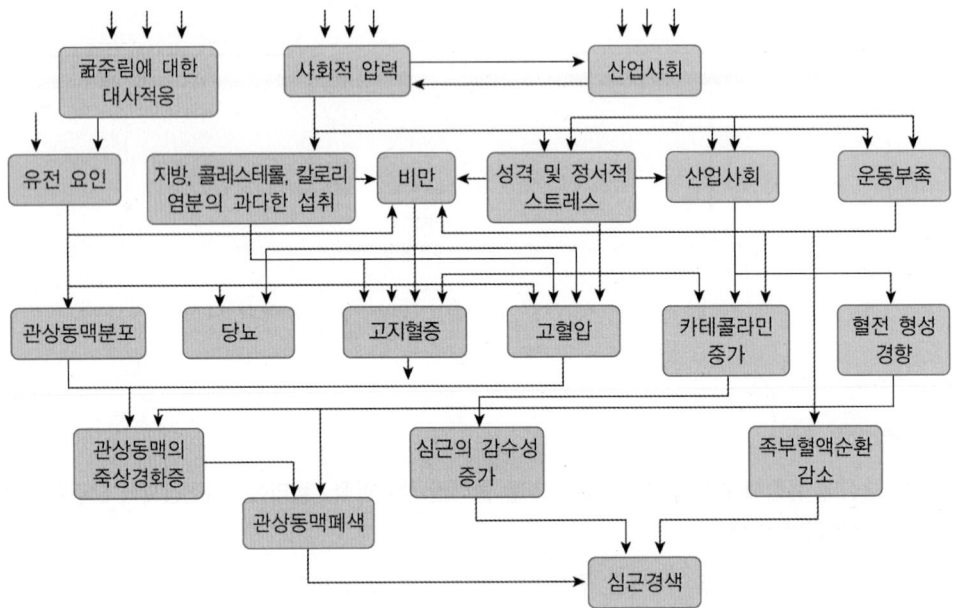

CHAPTER 02 질병의 자연사와 예방수준

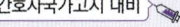
간호사국가고시 대비

1 질병의 자연사

1) 질병의 시작부터 소멸에 이르기까지 일련의 과정
2) 질병의 자연사 과정[(리벨(Leavell)과 클라크(Clark)]

단계			질병의 과정	예방조치
병원성 이전기	질병 전단계	비병원성기 (무병기)	병원체 · 숙주 · 환경의 균형 상태	• 적극적 예방 • 건강증진 • 보건교육, 생활양식 개선, 환경위생 등
		초기 병원성기 (전병기)	병인에 의한 자극 형성	• 소극적 예방 • 건강보호, 특수예방 • 예방접종, 사고 방지 대책, 질병예방을 위한 환경개선 등
병원성기	질병 잠복단계	불현성 감염기 (증병기)	감염이 되었으나 증상 없음	조기 발견, 조기 치료
	질병 발현단계	현성 질병기 (진병기)	임상증상 나타남	증상을 없애기 위한 적극적 치료
	회복단계	회복기 (정병기)	회복 또는 사망	재활, 사회복귀

2 감염병의 이해

1) 정의
  (1) **감염(Infection)** : 병원체가 숙주에 침입한 후 증식을 하여 세포와 조직에 병리적인 변화를 일으켜 증상과 증후를 나타내거나, 면역 반응을 야기하는 상태
  (2) **감염병(infectious disease)** : 병원체와 숙주 간 면역, 병리적인 과정을 거쳐 발생한 질병
  (3) **전염병(communicable disease)** : 감염병 중에서도 그 전염력이 강해서 소수의 병원체로도 쉽게 감염되고 많은 사람들에게 쉽게 옮아가는 질병 (감염병과 전염병을 동의어로도 사용)

2) 감염의 형태 기출 19

(1) **현성감염** : 임상적인 증상이 나타나는 감염상태로 증상의 중증도에 따라 경미한 증상, 중등도 증상, 심각한 증상, 사망으로 구분함

(2) **불현성감염** : 임상적인 증상과 증후가 없는 무증상 감염 상태를 말하며, 미생물학적인 방법이나 면역학적인 방법(세균배양, 혈액검사 등)을 통해 감염여부를 알 수 있음

(3) **잠재감염**
  ① 병원체가 숙주에 증상을 일으키지 않으면서 숙주 내에 지속적으로 존재하는 상태로 병원체와 숙주가 평형을 이루는 상태
  ② 면역억제제 투여나, 면역결핍증, 영양불량, 만성질환 등으로 저항력이 약해져 병원체와 숙주의 균형이 깨질 경우 증상과 증후가 나타남
    예 결핵, B형 바이러스 간염, 단순포진 등

3 감염성 질환의 발생 과정 기출 18

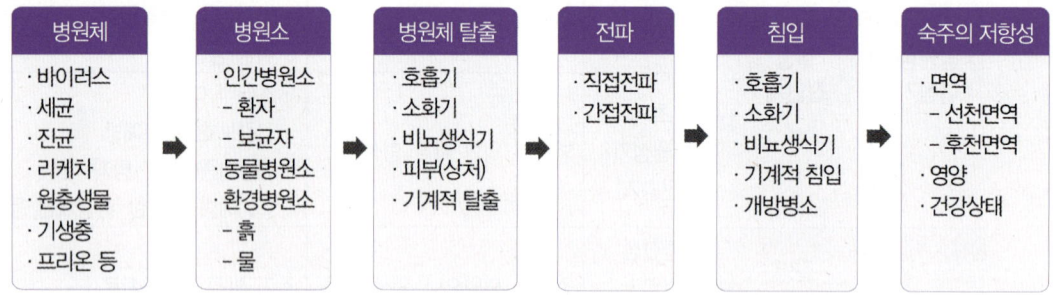

1) 병원체
숙주를 침범하여 병을 일으키는 원인이 되는 미생물

2) 병원소
병원체가 생활하고 증식하며, 생존을 계속해서 다른 숙주에게 전파될 수 있는 상태로써 저장되는 장소

(1) **인간병원소**
  ① 환자 : 명백하게 질병에 이환되어 자각, 타각적 임상증상이 있는 사람
  ② 보균자 : 증상이 없으면서 병원체를 보유하고 균을 배출하는 사람
    • 잠복기 보균자 : 잠복기간 중에 병원체를 배출하는 감염자
      예 호흡기 질환(디프테리아, 홍역, 백일해, 유행성이하선염, 성홍열)
    • 회복기 보균자 : 임상증상이 전부 소실되었는데도 병원체를 배출하는 자
      예 소화기 질환(장티푸스, 세균성 이질, 디프테리아)
    • 건강 보균자 : 감염에 의한 임상증상이 전혀 없고, 건강자와 다름없지만 병원체를 보유하는 보균자(병원체가 숙주로부터 배출되는 지속 기간에 따라 일시, 영구, 만성 보균자로 구분)
      예 폴리오, 디프테리아, 일본뇌염, B형간염

(2) 동물 병원소
인수공통감염병은 척추동물과 인간 사이에 상호 전파되는 병원체에 의해서 발생하는 질병

(3) 환경 병원소
토양, 먼지, 물, 식물 등

3) 병원소에서 병원체 탈출 [기출] 20, 21

(1) **호흡기계 탈출** : 주로 대화, 기침, 재채기로 전파
(2) **소화기계 탈출** : 분변이나 토물에 의해 체외로 배출되어 전파
(3) **비뇨생식기계 탈출** : 주로 소변이나 생식기 분비물을 통하여 탈출
(4) **개방병소 직접 탈출** : 신체 표면의 농양, 피부병 등의 상처 부위에서 병원체가 직접 탈출
(5) **기계적 탈출** : 모기, 이, 벼룩 등의 흡혈성 곤충에 의한 탈출, 주사기 통한 탈출

4) 전파

(1) 직접 전파
① 병원체가 운반체 없이 숙주에서 다른 숙주로 직접 전파되는 경우
② 직접 전파 성립 조건
- 높은 인구밀도
- 비위생적 위생상태, 부족한 영양상태
- 집단의 낮은 면역 수준

(2) 간접 전파
① 중간 매개체를 통한 전파
② 간접 전파 성립 조건
- 병원체를 옮기는 전파체가 있어야 함
- 병원체가 병원소 밖으로 탈출하여 일정기간 생존 가능해야 함

직접 전파	피부전파	성병, 피부병 등
	비말전파	홍역, 이하선염 등
	태반 통한 수직감염	풍진, 매독, B형간염, 에이즈
간접 전파	활성 매개체	기계적 전파 : 매개곤충이 단순히 기계적으로 병원체를 운반(예 파리, 바퀴벌레)
		생물학적 전파 : 병원체가 매개곤충 내에서 성장이나 증식을 한 후 전파 (예 일본뇌염, 황열, 뎅기열 등)
	비활성 매개체	개달물 : 의복, 장난감, 의료기구, 식기, 침구 등
		공동 전파체에 의한 전파 : 물, 공기, 식품, 우유, 토양

5) 새로운 숙주로 침입
침입 방식과 탈출 방식은 대체로 일치함

4 감수성과 면역 기출 16

1) 감수성
(1) 숙주에 침입한 병원체에 대항하여 감염이나 발병을 저지할 수 없는 상태
(2) 면역력이 높으면 감수성은 낮은 상태가 됨

2) 면역
(1) 선천면역

태어날 때부터 가진 자연면역으로 종족, 인종, 저항력의 개인차와 관계있는 면역

(2) 후천면역

질병에 이환된 후나 예방접종 등에 의해 후천적으로 형성되는 면역

① **능동면역** : 숙주 스스로 면역체를 만들어 내어 면역을 획득하는 것(효과는 다소 느리나 면역성이 강하고 오래 지속된다.)
- 자연능동면역 : 질환에 이환된 후 획득한 면역
- 인공능동면역 기출 19, 22 : 항원을 체내에 투입해 항체를 생성하는 예방접종

② **수동면역** : 이미 형성된 면역원을 체내에 주입하는 것(능동면역 보다 효력이 빨리 나타나서 빨리 사라지는 일시적 면역)
- 자연수동면역 기출 13 : 태반 또는 모유수유를 통한 면역
- 인공수동면역 기출 17 : 회복기 혈청, 면역 혈청, 감마글로불린, 항독소 등을 인체에 투입하는 것

선천면역	종간, 종족간, 개인간 면역의 차이			
후천면역	능동면역	자연능동면역		두창, 홍역, 수두 등
		인공능동면역	생균백신	MMR, 수두, sabin 백신, 결핵
			사균백신	장티푸스, 콜레라, salk 백신
			순화독소	파상풍, 디프테리아
	수동면역	자연수동면역		경태반 면역(홍역, 소아마비, 디프테리아 등)
		인공수동면역		B형 간염 면역 글로불린, 파상풍 항독소

> 참고 ✓
> - 생백신(활성화 백신) : 독성을 약화시켜 병원성을 약화시킨 것
> - 사백신(불활성화 백신) : 병원 미생물을 물리적 · 화학적 방법으로 죽인 것
> - 톡소이드(순화독소) : 세균의 외독소를 변질시켜 약하게 만든 것

3) 집단면역 기출 24
(1) 집단 내 감수성자 비율, 특정 감염병 전파에 대한 집단의 저항 수준을 나타냄
(2) 집단의 총인구 중 면역성을 갖고 있는 사람의 비
(3) 백신 접종 : 개인의 감염 예방과 동시에 공중보건 측면에서 집단면역을 높이는 효과

$$집단면역 수준(\%) = \frac{저항성(혹은 면역)이\ 있는\ 사람\ 수}{총\ 인구\ 수} \times 100$$

5 발병과 관계되는 생물 병원체의 특성

전체 감수성자(N) = 인구집단 전체 − 면역자			
	감염자(A+B+C+D+E)		
불현성 감염(A)	현성 감염(B+C+D+E)		
	경미한 증상(B)	중등도 증상(C)	심각한 증상(D)	사망(E)

전체 감수성자(N) = 인구집단 전체 − 면역자				
	감염자(A+B+C+D+E)			
불현성 감염(A)	현성 감염(B+C+D+E)			
	경미한 증상(B)	중등도 증상(C)	심각한 증상(D)	사망(E)

1) **감염력** : 병원체가 숙주 내에 침입 증식하여 숙주에 면역 반응을 일으키게 하는 능력

$$감염력 = \frac{A+B+C+D+E}{N} \times 100$$

2) **병원력** : 병원체가 감염된 숙주에게 현성 질병을 일으키는 능력

$$병원력 = \frac{B+C+D+E}{A+B+C+D+E} \times 100$$

3) **독력** : 현성 감염으로 인한 사망이나 후유증을 나타내는 정도

$$독력 = \frac{D+E}{B+C+D+E} \times 100$$

4) **치명률** : 일정 기간 동안의 현성감염자 중 그 질병에 의해 사망한 사람이 얼마나 되는지를 백분율로 나타낸 지표

$$치명률 = \frac{E}{B+C+D+E} \times 100$$

6 감염병 관리 원칙

1) 병원체와 병원소 관리
  (1) **병원소의 제거** : 가장 근본적인 방법, 동물 병원소는 제거하고, 사람 병원소는 신고 및 보고
  (2) **감염력의 감소** : 적절한 치료를 통한 감염력 감소

2) 전파과정의 관리
  (1) **건강격리(검역)**
    ① 감염병 유행지에서 들어오는 사람에 대해 병원체의 잠복기 동안 일정한 장소에 머물게 하여 질병 발생 여부를 감시하는 것
    ② 검역 감염병 및 최대잠복기
      ㉠ 콜레라 : 5일
      ㉡ 페스트 : 6일
      ㉢ 황열 : 6일
      ㉣ 중증 급성호흡기 증후군(SARS) : 10일
      ㉤ 동물인플루엔자 인체감염증 : 10일
      ㉥ 신종인플루엔자 : 검역전문위원회에서 정하는 최대 잠복기간
      ㉦ 중동 호흡기 증후군(MERS) : 14일
      ㉧ 에볼라 바이러스병 : 21일
      ㉨ 위의 감염병 외의 감염병으로서 외국에서 발생하여 국내로 들어올 우려가 있거나 우리나라에서 발생하여 외국으로 번질 우려가 있어 질병관리청장이 긴급 검역조치가 필요하다고 인정하여 고시하는 감염병 : 검역전문위원회에서 정하는 최대 잠복기간
        ✎ 환자에 대한 격리기간은 '감염력이 소실된 시점'까지로 하고, 감염병 의심자(접촉자)의 격리는 위험요인에 노출된 날부터 '최대잠복기가 끝나는 날'까지로 한다.
  (2) **환자격리** [기출] 22 : 감염병을 전파시킬 우려가 있는 감염자(환자, 보균자)를 전염력이 없어질 때까지 감수성자들로부터 떼어 놓는 것
  (3) **위생관리** [기출] 18
    ① 환경위생 : 소독, 매개곤충 관리, 하수 및 폐기물 처리, 물의 정화 등
    ② 식품위생 : 식품의 안전한 보존
    ③ 개인위생 : 손 씻기
    ④ 전파체 관리 [기출] 21 : 야외에서의 작업 후 옷을 털고 세탁, 기피제 처리 작업복 착용, 위해 해충 구제

3) 숙주관리
  (1) **환자 조기발견 및 조기치료** : 합병증을 막고 필요한 격리를 시행하여 전파를 막을 수 있음
  (2) **숙주 면역 증강** : 예방접종, 면역글로불린 투여, 적절한 영양과 운동 등

CHAPTER 03 역학적 측정지표

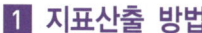

1 지표산출 방법

역학 연구에서 조사되는 집단의 질병 빈도가 얼마인지 비(ratio), 율(rate), 분율(propotion)로 나타낸다. 기출 16

비	• 한 측정값을 다른 측정값으로 나눈 지표 • 분자와 분모가 독립적 • 성비, 모성사망비, 사산비, 상대위험비, 교차비
율	• 특정시간 인구집단에서 새롭게 발생한 사건의 '빈도'를 표현 • 분자가 분모에 포함 • 분자와 분모는 동일한 기간안에 있어야 함 (분모는 어떤 사건을 같이 경험하는 집단) • 평균발생률, 발병률, 보통사망률
분율	• 전체를 1로 보았을 때 하나의 항목이 차지하는 값 • 치명률, 유병률, 누적 발생률, 민감도, 특이도
표준화율 기출 17	• 역학적 특성이 다른 두 집단의 보건지표를 비교할 때 역학적 특성이 결과에 영향을 줄 수 있으므로 이를 보정한 것 예 노인의 인구가 절대적으로 많은 지방 소도시의 조사망률과 젊은 근로자 수가 많은 도심 공단 지역의 조사망률을 단순 비교하기에는 무리가 있어 표준화 사망률을 구한다.

1) 주요 질병 통계 지표

(1) 발생률 기출 10, 15, 19

① 한 시점으로부터 다른 시점에 이르기까지 일정 기간 동안에 관찰된 인구로부터 어떤 질병이 많이 발생하는가를 측정
② 발생 원인 규명, 발생의 양상을 파악할 경우 이용
③ 분모는 감수성 있는 인구집단이어야 함 : 예방접종으로 인해 면역을 가진 사람 제외, 이미 질병에 이환된 사람 제외

$$발생률 = \frac{일정기간\ 해당\ 지역에서\ 발생한\ 환자\ 수}{전체\ 인구\ 수} \times 1,000$$

(2) 발병률 기출 13

① 발병률은 위험에 폭로된 집단내에서 한정된 기간에 새롭게 발병한 환자의 분율(%)

② 발병률은 일종의 발생률의 개념으로 발생률의 분모는 인구전체를 집단으로 하는 큰 범주라면, 발병률의 분모는 식중독이나 감염병 같이 감염에 폭로될 수 있는 제한된 인구를 분모로 함
③ 발병률은 질병발생의 속도를 알기 위해서라기 보다는 위험요인에 폭로된 사람들 중에서 과연 몇 명이 질병에 이환되었는가를 알고자 하는 것으로 분율(proportion)에 해당함

$$발병률 = \frac{그들 중 질병 발생자 수}{유행기간동안 질병발생 위험에 폭로된 인구 수} \times 100$$

(3) 이차발병률

① 발단환자(초발환자)를 가진 가구의 감수성 있는 가구원 중에서 이 병원체의 최장 잠복기 내에 발병하는 환자의 분율(%)
② 이차 발병률의 분모와 분자에서는 발단환자를 제외함

$$이차발병률 = \frac{최장 잠복기 내 새롭게 발생한 환자 수}{발단환자와 접촉한 감수성 있는 사람 수} \times 100$$

> 🚑 일정시간의 배안의 사람 300명 중 최초 환자 1명, 최장 잠복기 내에 30명 추가 환자 발생, 예방접종자는 10명인 경우
> • 일차 발병률 = $\frac{31}{300-10}$
> • 이차 발병률 = $\frac{30}{300-10-1}$

(4) 유병률 기출 09, 18, 25

① 어느 시점의 인구 집단에서 질병에 이환되어 있는 사람 수
② 유병률의 용도
- 병상 수, 전문의 수, 약품생산의 수요 추정, 정책 수립의 기초자료로 활용
- 특히 만성질환의 경우에 질병관리에 필요한 인력 및 자원소요의 추정에 유용
- 질병퇴치 프로그램이 제대로 수행되고 있는지를 평가
- 시점유병율에 대한 장기 추적으로 질병 발생 양상의 추이를 파악

$$유병률 = \frac{동일 시점 환자의 수}{특정시점 인구 수} \times 10^n$$

2) 질병 발생의 위험도

		질병 여부		합계
		질병 유	질병 무	
위험요인	노출	a	b	a+b
	비노출	c	d	c+d
합계		a+c	b+d	a+b+c+d

(1) 위험도

① 위험에 노출된 집단에서의 질병 발생 위험(R1)

$$R1 = \frac{a}{a+b}$$

② 위험에 노출되지 않은 경우 질병 발생 위험(R2)

$$R2 = \frac{c}{c+d}$$

(2) 상대위험비(비교위험도, RR ; Relative Risk) 기출 09, 14, 19

① 질병요인과 발생간의 연관성의 크기를 측정할 수 있는 지표
② 위험에 노출된 사람이 질병에 걸릴 위험도가 위험에 노출되지 않은 사람이 질병에 걸릴 위험도보다 몇 배가 되는지를 나타내는 것
③ 집단을 위험요인에의 노출과 비노출로 나누어 향후 변화를 알아보는 코호트 연구에서 상대위험비를 구할 수 있음

$$상대위험비(RR) = \frac{R1(폭로군에서의\ 질병발생)}{R2(비폭로군에서의\ 질병발생)} = \frac{\frac{a}{a+b}}{\frac{c}{c+d}} = \frac{a(c+d)}{c(a+b)}$$

(3) 교차비 기출 25

① 질병을 갖고 있는 사람과 갖고 있지 않는 사람간의 위험요인에 노출여부(폭로여부)에 대한 비(比)의 비(比)라고 함
② 환자-대조군 연구(희귀질환 연구)는 질병에 이환된 환자군과 질병이 없는 대조군을 선정하여 현재 질병이 있는 환자군이 과거에 어떤 위험요인에 노출되었는지를 조사하는 것으로 처음부터 집단을 환자와 대조군으로 나누었기 때문에 비교위험도의 의미가 적음 → 따라서 교차비를 통해 질병의 원인이라 생각되는 위험요인과 질병과의 관계를 검증함

$$\frac{환자집단에서의\ \frac{노출(a)}{비노출(c)}}{건강집단에서의\ \frac{노출(b)}{비노출(d)}} = \frac{ad}{bc} = 교차비$$

CHAPTER 04 건강검진의 진단검사

1 집단검진 도구의 평가

1) 집단검진의 조건 기출 16, 22

(1) 질병의 발생 및 자연사가 알려진 질병이어야 함
(2) 잠복기가 있는 질병이어야 함
(3) 병리 상태를 파악할 수 있는 검사법이 있어야 함
(4) 검진도구는 신뢰도, 타당도, 예측도가 높아야 함
(5) 검사 방법이 쉽고, 저렴하며 받아들여질 수 있는 방법이어야 함
(6) 조기 발견한 질병에 대해 효과적인 치료법이 있어야 함
(7) 선별해 내려는 질병은 중요하고, 국민건강에 차지하는 비중이 커야 함

2) 신뢰도 기출 23

(1) 측정 조건(진단의 시기, 측정도구, 진단하는 사람 등)에 따라 검사 결과가 얼마나 '일관되게' 나타나는지에 대한 능력
(2) 신뢰도를 높이는 방법 기출 16
  ① 측정 도구, 방법의 표준화
  ② 측정자 훈련
  ③ 측정자 수 줄이기
  ④ 측정 환경의 동일화
  ⑤ 반복 측정, 표본 수 늘리기

3) 타당도 기출 03, 04, 12, 17, 18, 21

검사법이 진단하고자 하는 질병의 유무를 얼마나 '정확하게' 판정하는지에 대한 능력

	질병 유	질병 무
양성(+)	a(진양성)	b(위양성)
음성(−)	c(위음성)	d(진음성)

(1) 민감도 기출 24

질병에 걸린 사람이 양성으로 나올 확률 $= \dfrac{a}{a+c} \times 100$

(2) **특이도** 기출 23

질병이 없는 사람이 음성으로 나올 확률 = $\dfrac{d}{b+d} \times 100$

(3) **예측도** 기출 25

① 양성예측도 : 검사 결과 양성인 사람이 실제로 환자일 가능성 = $\dfrac{a}{a+b} \times 100$

② 음성예측도 : 검사 결과 음성인 사람이 실제로 질병이 없을 가능성 = $\dfrac{d}{c+d} \times 100$

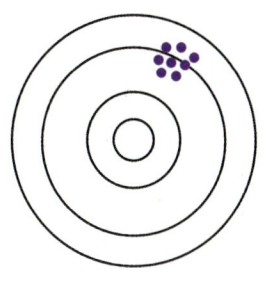
신뢰도가 높으나
타당도가 낮은 경우

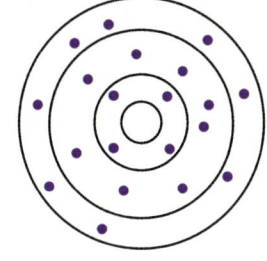
신뢰도와 타당도가
낮은 경우

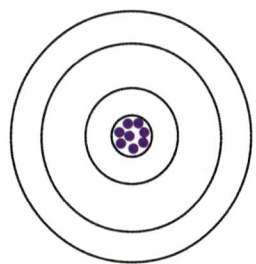
신뢰도와 타당도가
높은 경우

[신뢰도와 타당도의 관계]

> 타당도가 높으면 신뢰도가 높지만, 신뢰도가 높다고 타당도가 높은 것은 아니다.

CHAPTER 05 역학적 연구

역학적 연구에 사용되는 연구방법론은 관찰 연구와 실험 연구로 구분

연구 설계			근거 수준
관찰연구 (연구자의 인위적 조작이 없음)	기술역학 (가설 설정, 비교군 없음)	• 사례연구 • 사례군 연구 • 생태학적 연구	약 ↓ 강
	분석역학 (가설을 검증, 비교군 있음)	• 단면연구 • 환자-대조군 연구 • 코호트 연구	
실험연구 (연구자가 인위적으로 노출여부를 결정)	지역사회실험		
	임상실험		

1 관찰 연구

1) 기술역학

- 질병이나 건강에 관련된 사건의 발생과 분포를 찾고자 하거나 질병의 원인에 대한 기초 연구나 데이터가 없어 원인을 유추하기가 어려울 때에 시행되는 연구방법
- 있는 그대로의 상황을 기술하기 위해 관찰을 기록하는 연구방법

(1) 질병 발생의 현상과 현황을 기록할 때 포함되어야 할 내용

① 인구학적으로 누구에게 발생하였는가? (인적 특성)
② 언제 발생하였는가? (시간적 특성)
③ 어디서 발생하였는가? (지역적 특성)
④ 무엇이 발생하였는가? (질병의 종류)

(2) 기술역학의 3가지 변수

① 인적 변수(생물학적 변수)
  연령, 성별, 인종, 종교, 사회계층, 직업, 결혼상태, 사회경제적 수준 등
② 지역적 변수
  • 지방성(풍토성, endemic)
    일부 지역에 특수하게 발생하는 경우 예 낙동강 유역의 간디스토마

- 유행성(전국적, epidemic)
  한 국가에서 전반적으로 질병이 발생하는 양상 예 독감, 홍역
- 범유행성(범발적, 범세계적, pandemic)
  최소 두 국가 이상에 광범위하게 유행하는 질환 예 코로나, 사스
- 산발적 발생(sporadic)
  질병유행이 아니면서 시간이나 지역에 따라서도 어떠한 경향성에 대한 예측을 할 수 없을 때
  예 렙토스피라, 사상충증

③ 시간적 변수
- 추세변동(장기 변화) : 어떤 질병을 수십 년간 관찰하였을 때 증가 또는 감소의 경향을 보여주는 것
  예 장티푸스(30~40년 주기), 디프테리아(10~24년 주기), 인플루엔자(약 30년 주기) 등
- 주기변동(순환 변화) : 수년을 주기로 집단유행이 재현되는 현상(집단면역과 관련)
  예 유행성이하선염(3~4년 주기), 홍역(2~3년 주기), 백일해(2~4년 주기) 등
- 계절변동 : 계절에 따른 질병률·사망률의 변화가 매번 비슷한 양상을 보이는 것
  예 가을철 3대 풍토병(신증후군출혈열, 쯔쯔가무시, 렙토스피라증) 등
- 불시유행(불규칙 변화) : 외래 전염병의 국내 침입, 질병이 어떤 시간적 특징을 나타내지 않고 돌발적으로 발생
  예 SARS, MERS, 동물인플루엔자, 신종인플루엔자 등

(3) 사례, 사례군 연구
① 사례연구는 단일 환자의 특성에 대한 기술이고, 사례들의 공통점을 기술하여 수립하는 연구설계는 사례군 연구
② 비교군이 없기 때문에 노출요인과 질병발생 간 인과성을 밝힐 수는 없음

(4) 생태학적 연구(상관 연구)
① 다른 목적을 위해 생성된 기존 자료 중 질병에 대한 인구집단 통계자료와 해당 질병의 요인에 대한 인구집단 통계자료를 이용하여 상관분석을 시행
② 예 세계 여러나라의 폐암 사망률과 그 나라의 일인당 담배 소비량 간의 높은 상관성
(→ 이 자료만으로 담배가 폐암의 원인이라 말할 수는 없지만, 상관성을 가지고 있어 가설을 세울 수 있다.)

(5) 단면 연구 기출 23
① 질병과 특정 노출 요인에 대한 정보를 같은 시점, 짧은 기간 내에 얻는 연구 형태
② 기술을 통한 가설을 설정하는 기술역학이면서, 비교군을 가진 연구이므로 분석역학에도 해당
③ 유병률 산출이 주 목적
④ 면접, 전화, 전자우편 등의 방법으로 조사
  예 지역사회건강조사, 국민건강영양조사, 각 시도별 유병률

2) 분석 역학

(1) 환자-대조군 연구 기출 14, 22

① 질병에 이환된 환자군과 질병이 없는 대조군을 연구대상으로 하여 위험인자와 질병 간의 관계를 규명하는 연구 방법
② 처음부터 집단을 환자와 대조군으로 나누었기 때문에 비교위험도의 의미가 적음 → 따라서 교차비를 통해 원인되는 요인과 질병과의 관련성을 측정함
   예 현재 폐암을 가진 환자군과 폐암이 없는 건강한 대조군으로 집단을 구분하여 과거의 흡연 여부를 조사한다.

(2) 코호트 연구 기출 10, 11, 20

① 코호트 : 동일한 경험을 갖고 있는 그룹
② 집단 구분 : 위험요인에 노출이 되었는가 아닌가로 구분, 시간의 흐름에 따른 질병 발생률을 비교, 분석
   - 전향적 코호트 연구
     연구자가 노출자와 비노출자로 코호트를 구축한 후 추적관찰을 통해 질병 발생을 확인
     예 현재 흡연 집단과 비흡연 집단을 만들어 미래의 폐암 발생을 추적 조사한다.
   - 후향적 코호트 연구
     과거의 기록을 이용해 위험요인에의 노출여부로 집단을 구분하여 현재의 상태를 조사
     예 30년 전 건강기록 자료를 통해 흡연자와 비흡연자로 집단을 구분하여 그들의 현재 건강 상태를 추적하여 조사한다.

단면 연구 기출 23	• 질병과 특정 노출 요인에 대한 정보를 같은 시점, 짧은 기간 내에 얻는 연구 • 동시에 여러 종류의 질병과 요인과의 연관성 연구 • 유병률 산출이 주 목적 • 시간적 선후관계 불분명 　예 지역사회건강조사, 국민건강영양조사, 각 시도별 유병률 • 기술을 통한 가설을 설정하는 기술역학이면서, 비교군을 가진 연구이므로 분석역학에도 해당
환자-대조군 연구 기출 14, 22	• 질병에 이환된 환자군과 질병이 없는 대조군을 선정, 현재 질병이 있는 환자군이 과거에 어떤 요인에 노출되었는지를 조사 • 희귀한 질병 및 만성 퇴행성 질환 조사에 적절 • 인과관계를 명확히 확인할 수 없음 • 교차비를 통해 원인되는 요인과 질병과의 관계를 검증
코호트 연구 기출 10, 11, 19, 20, 24	• 질병의 원인과 관련되어 있다고 생각되는 요소를 가진 집단과 갖지 않은 집단을 장기간 관찰하여 질병 또는 사망의 발생률을 비교하는 연구 • 상대위험비, 질병 발생률을 알 수 있음 • 전향적 코호트 연구 : 연구자가 노출자와 비노출자로 코호트를 구축한 후 추적관찰을 통해 질병 발생을 확인 • 후향적 코호트 연구 : 과거의 기록을 이용해 위험요인에의 노출여부로 집단을 구분하여 현재의 상태를 조사

단면 연구에서 "질병과 관련 요인과의 선후관계를 규명하기 어렵다"의 의미
　예 항우울제를 복용하는 대상자 100명 중 70명이 성기능부전을 경험한다는 결과가 나왔다. 항우울제

복용과 성기능부전의 연관성을 알 수는 있으나, 항우울제로 인한 성기능부전인지 우울증상 자체로의 성기능부전인지 알 수는 없다.

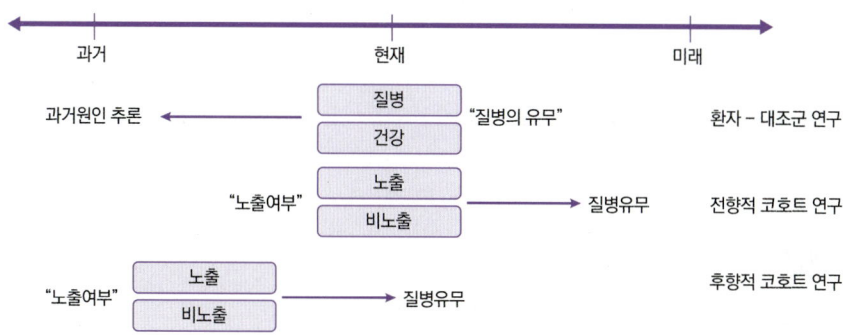

2 실험 연구

1) 실험 연구의 특징

(1) 실험군과 대조군에게 임의적인 조작을 가한 후 그것이 원인이 되어 어떤 반응이 나타나는지를 관찰하는 방법

(2) 요인노출과 기타 변수를 통제하기 때문에 질병 발생의 원인규명에 적합

(3) 역학조사 대상이 인구집단이므로 윤리적 문제 발생 가능성 있음

2) 실험 연구의 종류

(1) 임상실험
   ① 대상 : 입원환자를 대상
   ② 목적 : 새로운 치료 약물이나 처치방법의 효과 규명

(2) 지역사회 실험
   ① 대상 : 일정 지역사회를 대상
   ② 목적 : 보건 및 예방사업의 효과를 규명
      예 A 지역 정수장에 불소를 투입하여 타 지역과의 충치 발생을 비교한다.

3) 실험 연구의 장·단점

(1) 장점
   ① 인과관계를 가장 명확히 알 수 있음
   ② 시간의 속발성에 대한 판단이 가능

(2) 단점
   ① 윤리적 측면에서 실험이 불가능한 경우가 많음
   ② 실험 결과를 실제 적용하기에 한계

CHAPTER 06 인구현상의 이해

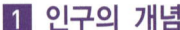

1 인구의 개념

1) 인구의 정의
인구란 어떤 특정 시간에 일정 지역에 거주하고 있는 사람의 집단을 의미

2) 인구의 종류

(1) 이론적 인구 : 인구 현상 및 인구와 관련된 이론을 분석하기 위해 설정된 인구
① 폐쇄인구 : 사회경제적인 요인으로 인한 인구이동이 전혀 없이 자연생물학적인 출생과 사망에 의해 변동되는 인구
② 안정인구 : 폐쇄인구에서 연령별, 성별 사망률과 출생률이 변하지 않고 오랫동안 고정되면서 일정한 자연 증가율을 보이는 인구(인구의 구조는 변하지 않으며 인구의 규모만 변함)
③ 준안정인구 : 안정인구에 준하는 인구로 폐쇄인구에서 연령별 출생률은 일정하게 유지되고, 사망률에만 다소 변화가 있는 인구
④ 정지인구 : 안정인구 중 출생률과 사망률이 같아서 자연인구증가율이 '0'인 인구

(2) 실제적 인구
인구집단을 시간과 지역 등의 속성으로 분류한 것으로, 교통문제, 도시계획 등 정책의 기초자료로 활용
① 현재 인구 : 인구조사 당시 해당 지역에 현존하는 인구
② 상주 인구 : 인구조사 시점에서 해당 지역에 거주하는 인구(일시적 현재자를 제외하고, 일시적 부재자를 포함한다)
③ 법적 인구 : 본적지 인구, 유권자 인구, 납세인구 등 어떤 법적 관계에 입각하여 특정한 인간집단을 특정지역에 귀속시킨 인구
④ 종업지 인구 : 어떤 일에 종사하는 장소에 결부시켜 분류한 인구

2 인구통계

1) 정태통계 : 전수조사에 의한 자료
(1) 인구의 크기, 구성 및 성격을 서술하는 통계
(2) 시점조사
(3) 종류 : 매 5년마다 인구주택총조사

2) **동태통계** : 신고에 의한 자료

(1) 일정 기간에 인구가 변동하는 상황을 나타내는 통계

(2) 기간조사

(3) 종류 : 출생률, 사망률, 전·출입률, 혼인·이혼률

3 인구구조

1) **성 구조** 기출 14, 16

   (1) 성비의 정의

   ① 일정지역 내 남녀별 구성비를 표시하는 방법
   ② 여자 100명에 대한 남자인구비

   $$성비 = \frac{남자 수}{여자 수} \times 100$$

   (2) 성비의 구분

   ① 1차 성비 : 태아의 성비(남 > 녀)
   ② 2차 성비 : 출생 시의 성비, 장래 인구를 추정하는 자료가 됨(남 > 녀)
   ③ 3차 성비 : 현재 인구의 성비(고령에서는 남 < 녀)

2) **부양비와 노령화지수**

   (1) 부양비

   ① 경제활동연령 인구에 대한 비경제활동 연령 인구의 비
   ② 총부양비가 높을수록 경제활동 연령인구가 부양해야 하는 경제적 부담 높음
   ③ 유년부양비 : 개발도상국이 높다, 노년부양비 : 선진국이 높다.

   - 총부양비 = $\dfrac{15세 미만 인구 + 65세 이상 인구}{15 \sim 64세 인구} \times 100$

   - 유년부양비 기출 14 = $\dfrac{15세 미만 인구}{15 \sim 64세 인구} \times 100$

   - 노년부양비 기출 01, 09, 17, 24 = $\dfrac{65세 이상 인구}{15 \sim 64세 인구} \times 100$

   (2) 노령화지수 기출 09, 13, 16, 19

   노인인구의 증가에 따른 노령화 정도를 나타내는 지표

   $$노령화지수 = \frac{65세 이상 인구(노년인구)}{0 \sim 14세 인구(유년인구)} \times 100$$

(3) 비례사망지수 기출 06, 17, 19, 22

비례사망지수가 클수록 건강수준이 높다고 판단

$$\text{비례사망지수} = \frac{\text{같은 기간 50세 이상 사망 수}}{\text{연간 총 사망 수}} \times 100$$

3) 인구 피라미드 유형

(1) 피라미드형 기출 06
① 다산다사, 고출생, 고사망 → 인구 지속적 증가
② 0~14세 인구가 65세(50세) 이상의 2배를 초과
③ 저개발국가형, 유년부양비의 증가 및 아동복지와 교육에 대한 정책 필요

(2) 종형
① 출생률·사망률이 모두 낮음 → 인구 정지
② 0~14세 인구가 65세(50세) 이상 인구의 2배
③ 선진국형, 노령화 현상으로 노인복지 문제가 대두되기 시작

(3) 항아리형 기출 10, 19
① 출생률이 사망률보다 매우 낮음 → 인구 감소
② 0~14세 인구가 65세(50세) 이상 인구의 2배에 미치지 못함
③ 유소년층의 비율이 낮아 국가경쟁력 약화 우려

(4) 호로형-농촌형, 유출형 기출 11
① 15~49세 인구가 전체 인구의 50% 미만
② 청장년층의 유출에 의한 출산력 저하로 유년층의 비율이 낮음

(5) 별형-도시형, 유입형 기출 20
① 15~49세 인구가 전체 인구의 50%를 넘음
② 출산연령에 해당하는 청·장년층의 높은 비율

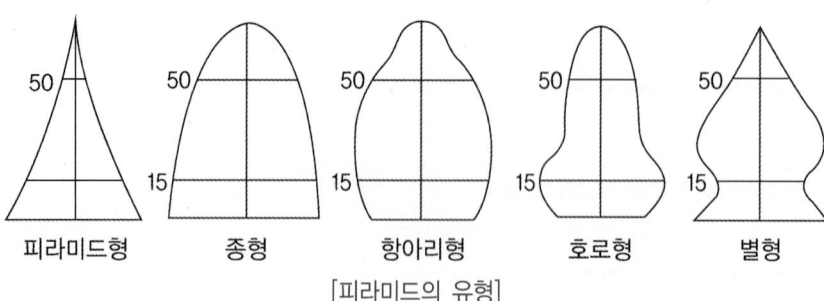

[피라미드의 유형]

4 인구이론과 인구정책

1) 인구이론

(1) 맬서스주의

① 인구의 증가는 기하급수적인 데 반해 식량의 증가는 못 미치고 있으며, 인구증가는 사회악이므로 인구증가를 억제해야 한다고 주장
② 도덕적 억제인 만혼과 금욕을 방법으로 제시
③ 이론의 한계 : 인구이론을 인구와 식량에만 국한, 만혼주의를 택함으로써 여러 가지 사회범죄, 사회악을 초래

(2) 신맬서스주의

① 맬서스의 인구론에 입각하여 인구 증가 억제를 위한 산아 제한의 필요성 인정
② 그 방법으로 만혼 반대, 피임에 의한 산아제한 주장

2) 인구정책 기출 16

현재의 인구현상이 그 사회의 존속과 발전에 적합하지 못할 경우에 인구와 관련된 대비책을 세우고 사업계획을 벌이는 정부의 노력과 수단

(1) 인구조정정책

출생, 사망, 인구 이동을 국가가 인위적으로 개입하여 인구 상태를 바람직한 방향으로 유도하는 정책
① 출산조절정책 : 가족계획 사업을 통해 인구를 통제 · 제한하는 정책
② 인구자질 향상정책 : 보건의료와 교육수준 등의 향상을 통해 인구의 질적 향상을 이루려는 정책
③ 인구분산정책 : 수도권 인구분산정책, 이민 장려 등 인구를 이동시키는 것

(2) 인구대응정책

인구와 관련된 문제를 해결하기 위해 식량, 주택, 교육, 고용, 소득, 자원개발, 사회복지 등에 대한 인구정책

CHAPTER 07 감염성 질환과 만성 질환 관리

간호사국가고시 대비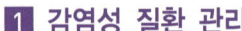

1 감염성 질환 관리

1) 법정 감염병 분류 기출 19, 21

구분	특성 종류	신고
제1급 감염병	• 생물테러 감염병 또는 치명률이 높거나 집단 발생의 우려가 커서 발생 또는 유행 즉시 신고 • 음압격리와 같은 높은 수준의 격리가 필요한 감염병	유행 즉시 신고
제2급 감염병	• 전파가능성을 고려하여 발생 또는 유행 시 24시간 이내에 신고 • 격리가 필요한 감염병 가. 결핵　　　　　　나. 수두　　　　　　다. 홍역 라. 콜레라　　　　　　마. 장티푸스　　　　바. 파라티푸스 사. 세균성이질　　　　아. 장출혈성대장균감염증　자. A형간염 차. 백일해　　　　　　카. 유행성이하선염　타. 풍진 파. 폴리오　　　　　　하. 수막구균 감염증 거. B형헤모필루스인플루엔자　너. 폐렴구균 감염증　더. 한센병 러. 성홍열　　　　　　머. VRSA 감염증　　버. CRE 감염증 서. E형간염	24시간 이내 신고
제3급 감염병	발생을 계속 감시할 필요가 있어 발생 또는 유행 시 24시간 이내에 신고하여야 하는 감염병 가. 파상풍　　　　　　나. B형간염　　　　　다. 일본뇌염 라. C형간염　　　　　마. 말라리아　　　　바. 레지오넬라증 사. 비브리오패혈증　　아. 발진티푸스　　　자. 발진열 차. 쯔쯔가무시증　　　카. 렙토스피라증　　타. 브루셀라증 파. 공수병　　　　　　하. 신증후군출혈열 거. 후천성면역결핍증(AIDS) 너. 크로이츠펠트-야콥병(CJD) 및 변종크로이츠펠트-야콥병(vCJD) 더. 황열　　　　　　러. 뎅기열　　　　　머. 큐열 버. 웨스트나일열　　　서. 라임병　　　　　어. 진드기매개뇌염 저. 유비저　　　　　　처. 치쿤구니야열 커. 중증 열성혈소판감소증후군(SFTS) 터. 지카바이러스 감염증 퍼. 매독　　　　　　허. 엠폭스(MPOX)	24시간 이내 신고

	제1급감염병부터 제3급감염병까지의 감염병 외에 유행 여부를 조사하기 위하여 표본감시 활동이 필요한 감염병		
제4급 감염병	가. 인플루엔자 다. 편충증 마. 간흡충증 사. 장흡충증 자. 임질 카. 연성하감 파. 첨규콘딜롬 거. 메티실린내성황색포도알균(MRSA) 감염증 너. 다제내성녹농균(MRPA) 감염증 더. 다제내성아시네토박터바우마니균(MRAB) 감염증 러. 장관감염증 버. 해외유입기생충감염증 어. 사람유두종바이러스 감염증	나. 회충증 라. 요충증 바. 폐흡충증 아. 수족구병 차. 클라미디아감염증 타. 성기단순포진 하. 반코마이신내성장알균(VRE) 감염증 머. 급성호흡기감염증 서. 엔테로바이러스감염증 저. 코로나바이러스감염증-19	7일 이내 신고

1급 법정 감염병 암기법 ✓

크	크리미안 콩고 출혈열	남	남아메리카 출혈열	페	페스트
리	리프트밸리열	신	신종감염병증후군	라	라싸열
스	SARS	두	두창		
마	마버그열	야	야토병		
스	MERS	동	동물 인플루엔자		
탄	탄저	보	보툴리눔독소증		
신	신종 인플루엔자	디	디프테리아		
에	에볼라 바이러스병	암기Tip 크리스마스 탄신에 남신두 야동보디? 페라			

2) 감염성 질병의 역학관계

질병 발생의 3요소	병인	환경	숙주	
전염병 유행 3요소	질병의 직접 원인(전염원)	병인과 숙주의 매개(전파경로)	감수성 있는 숙주	⇨ 환자 발생
전염병 관리 3원칙	전파예방(전파경로 차단)		면역증강(예방접종)	환자조치(환자치료)
전염병 예방 3원칙	병원소 제거, 전염력 감소	환경위생 (병원소 격리)	면역증강 (예방접종, 영양증진, 건강한 생활습관)	

3) 감염병 감시체계 구분

(1) 전수감시체계

감염병 발생시 의무적으로 지체없이 관할보건소에 신고

(2) 표본감시체계

감염병 중 감염병환자의 발생빈도가 높아 전수조사가 어렵고 중증도가 비교적 낮은 감염병의 발생에 대해 일정한 기준에 의해 참여하는 의료기관을 표본감시기관으로 지정하여 감시하는 것

(3) 수동감시체계

의료인이 환자를 발견하여 신고하고 보고하는 형태

(4) 능동감시체계

감시체계 운영자가 직접 나서 사례를 찾는 것(한정된 기간 동안에만 사용)

2 만성 질환 관리

1) 만성 질환의 이해

(1) 만성 질환의 개념

① 질병 발생 과정의 시간경과 특성에 따라 구분되는 급성 질환과 상반된 개념이며, 비전염성 질환을 의미
② 심혈관질환, 당뇨, 암, 만성호흡기질환, 고혈압, 고콜레스테롤증, 비만 등

2) 만성 질환의 특성 기출 16, 19, 21

(1) 증상의 호전과 악화를 반복하며 불가역적인 병리 변화를 동반
(2) 질병발생 시점 불분명, 긴 잠재기간
(3) 기능장애 동반
(4) 장기간(3개월 이상)에 걸친 치료와 검사 필요
(5) 개별적 다양성, 원인의 다양성
(6) 나이와 함께 유병률 증가
(7) 발병률보다 큰 유병률

3) 만성 질환의 증가원인

(1) 평균수명 증가
(2) 생활양식 변화
(3) 산업 기술 발달(공업화)
(4) 의학 발달

4) 만성 질환의 예방 기출 21

(1) 1차 예방 기출 17

① 건강증진, 질병의 위험요인 제거, 질병발생 예방
② 과체중, 혈압, 식이, 음주, 흡연, 운동부족 등 위험요인을 체계적으로 관리하기
③ 사업의 효과 측정 : 발생률 감소

(2) 2차 예방 기출 18

① 위험평가, 조기 진단
② 조기에 발견된 질병에 대한 적절한 조치
③ 사업의 효과 측정 : 유병률 감소

(3) 3차 예방 기출 11

① 효과적인 치료 및 재활교육
② 합병증이 발생하거나 후유증이 남는 것에 대한 예방, 합병증으로 인한 사망을 최소화하기 위한 적극적인 관리
③ 사업의 효과 측정 : 사망률 감소(사망의 감소로 유병률이 증가되는 결과를 가져올 수 있음)

만성질환의 예방 구분	내용
1차 예방	• 보건소의 지역주민을 위한 영양교육 • 폐암 고위험군(흡연자)을 대상으로 한 금연교육 • 대사증후군 발생 예방을 위한 운동 등 일반적 건강관리
2차 예방	• 심혈관질환 고위험군(고혈압, 고콜레스테롤혈증)의 영양상담 프로그램 • 임신성 당뇨 기왕력이 있는 여성들의 당뇨 교육 프로그램 • 초기에 발견된 대사증후군 관리를 위한 운동과 식이요법
3차 예방 기출 25, 23	• 심혈관계 수술환자의 심장 재활 • 당뇨병 환자에 대한 자가관리 심층교육 • 질병자 자조집단 모임 결성

3 암 관리 사업

암의 조기발견, 치료 유도, 암의 치료율을 높이고 암에 대한 포괄적인 관리를 통해 암환자의 삶의 질 향상과 암으로 인한 사망 감소를 목적으로 하는 국가 단위 사업

1) 2023년 사망원인 통계

오른쪽 표 참조

(단위 : 인구 10만 명당 명)

순위	사망원인	사망률	'22년 순위 대비
1	악성신생물(암)	166.7	-
2	심장 질환	64.8	-
3	폐렴	57.5	↑(+1)
4	뇌혈관 질환	47.3	↑(+1)
5	고의적 자해(자살)	27.3	↑(+1)
6	알츠하이머병	21.7	↑(+1)
7	당뇨병	21.6	↑(+1)
8	고혈압성 질환	15.6	↑(+1)
9	패혈증	15.3	↑(+2)
10	코로나19	14.6	↓(-7)

[우리나라 사망원인 순위 추이]

2) 악성신생물(암) 사망률 추이

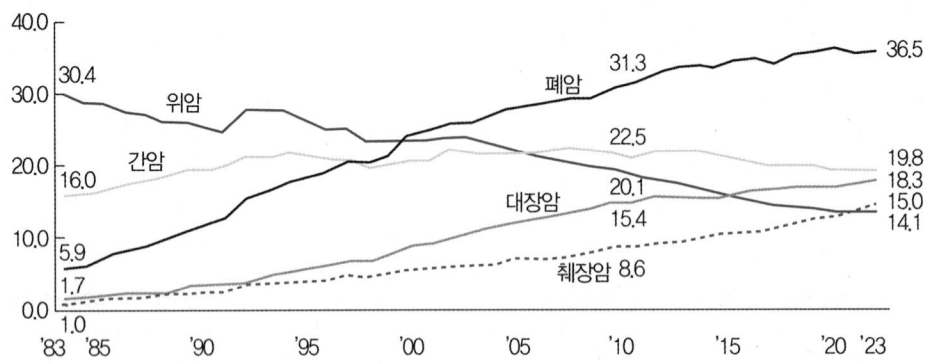

(단위 : 인구 10만 명당 명)

3) 6대 검진 권고 암

검진	검진대상/1차적으로 권고하는 검진 방법	검진주기
위암	• 40세 이상 남·녀 • 위내시경	2년
유방암	• 40세 이상 여성 • 유방촬영술	2년
자궁경부암	• 20세 이상 여성 • 자궁경부세포검사	2년
간암	• 40세 이상 남·녀 중 간암 발생 고위험군 • 간초음파, 혈청알파태아단백검사	6개월
대장암	• 50세 이상 남·녀 • 분변잠혈검사	1년
폐암	• 54세 이상 74세 이하의 남·녀 중 폐암 발생 고위험군 • 저선량 흉부 CT	2년

① 간암 발생 고위험군 : 간경변증, B형 간염 바이러스 항원 양성, C형 간염 항체 양성, B 또는 C형 간염바이러스에 의한 만성간질환자
② 폐암 발생 고위험군 : 평균 하루 1갑씩의 담배를 30년 이상 흡연한 현재 흡연자와 폐 암검진의 필요성이 높다고 보건복지부장관이 고시한 자

4) 현황과 향후 전망

(1) 인구의 고령화에 따른 암발생률 증가
(2) 주요 암 발생요인 : 흡연, 음주, 식생활(지방과다 섭취), 비만, 감염, 환경오염, 운동습관 등
(3) 위암 발생이(서구에 비해) 많은 이유 : 쌀밥 위주의 식사, 절인 음식, 소금의 과다 섭취 등과 연관
(4) 인구의 급격한 고령화에 따른 암환자 발생 및 사망 증가 예상

PART 5 역학 및 질병관리

01. 다음 중 집단면역에 관한 설명으로 옳은 것은?

① 인공수동면역을 통해 집단면역을 획득할 수 있다.
② 지역의 전체인구 중 감수성자의 수로 계산한다.
③ 집단면역이 형성되면 일정기간 동안 해당 질병의 유행이 일어나지 않는다.
④ 한 지역에 전염병이 창궐하면 그 지역의 집단면역이 낮아진다.
⑤ 질병자 중 면역이 있는 사람의 비율이다.

해설 ① 개인의 감염병 예방과 동시에 공중보건 측면에서 집단면역을 높이는 가장 효과적인 방법은 인공능동면역(예방접종)
②, ⑤ 지역의 전체 인구 중 면역자의 수로 계산
④ 한 지역에 전염병이 창궐하면 자연능동면역자가 많아지며 그 지역의 집단면역이 높아짐

02. 역학 연구에서 '요인에의 노출이 많아지거나 적어짐에 따라, 질병 발생의 위험도 또한 커지거나 작아진다.'는 원인적 연관성의 조건은?

① 연관성의 특이성
② 연관성의 일관성
③ 연관성의 강도
④ 용량-반응 관계
⑤ 시간적 선후 관계

해설 ① 연관성의 특이성 : 어떤 요인이 다른 질병과는 연관성을 보이지 않고 특정한 질병과만 연관성이 있는 경우
② 연관성의 일관성 : 집단, 연구방법, 연구시점이 다를 때도 비슷한 정도로 존재하면 높은 일관성
③ 연관성의 강도 : 연관성의 강도가 클수록 인과관계일 가능성 높음
⑤ 시간적 선후 관계 : 원인이라고 여겨지는 요인이 질병의 발생보다 선행되어야 함

01. ③ 02. ④

03. 생태학적으로 본 질병의 발생기전이다. (가), (나), (다), (라), (마)가 의미하는 것에 대한 설명으로 옳지 않은 것은?

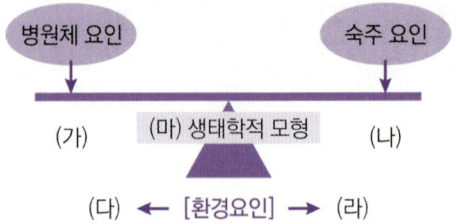

① (가)는 바이러스가 변이를 일으켜 감염력과 병원력이 증가한 상태이다.
② (나)는 숙주의 감수성이 낮아져 질병이 발생함을 의미한다.
③ (다)는 미세먼지와 황사가 심해져 호흡기 질환의 발생이 증가한다.
④ (라)는 홍수로 인해 하수구 역류로 장티푸스균이 상수를 오염시켰다.
⑤ (마)는 평형을 이루었을 때 건강을 의미한다.

> 해설 (가)는 병원성 요인의 감염력과 병원성이 증가하여 질병이 발생함을 의미
> (나)는 숙주의 감수성이 증가해서 질병이 발생함을 의미
> (다)는 환경이 숙주의 감수성을 증가시켜(= 숙주의 면역력을 감소시켜) 질병이 발생함을 의미
> (라)는 환경이 병원체에 유리한 방향(홍수, 지진, 화재)으로 변화하여 질병이 발생하는 상태
> (마)는 생태학적 모형에서 병인, 숙주, 환경 간의 평형 상태는 질병이 없는 상태를 의미

04. 질병 및 유행발생에 영향을 주는 요인들의 상호작용을 나타내는 역학 모형 중에 수레바퀴 모형에 해당하지 않는 것은?

① 인간과 환경의 상호작용에 의해 만성적 유전질환을 설명하는 모형이다.
② 병원체 요인을 배제하고 질병의 발생을 설명하였다.
③ 유전적 소인과 환경과의 상호작용에 의해서 질병이 발생한다.
④ 유전병은 유전적 요인이 큰 비중을 차지하고, 감염성 질환은 유전적 요인이 중요하지 않다.
⑤ 여러 복잡한 원인들 중 몇 가지를 차단하거나 1차 원인과 가장 가까운 곳을 단절하면 질병을 예방할 수 있다.

> 해설 ⑤는 거미줄 모형에 대한 내용
> • 거미줄 모형은 질병의 발생은 한 가지 원인에 의해 이루어질 수는 없으며 사람의 내부와 여러 환경이 서로 얽히고 연결되어 발생됨을 설명하는 모형
> • 질병의 원인이 많을수록 거미줄의 길이가 증가
> • 1차 원인과 멀어질수록 질병과의 연관성이 낮다.

정답 03. ② 04. ⑤

05. 다음에서 병원력과 치명률은 각각 얼마인가?

> · A지역의 감염병에 노출된 사람 수 = 250명
> · 감염자 수 = 200명
> · 현성감염자 수 = 100명
> · 사망자 수 = 10명

① 50, 5% ② 40, 10%
③ 50, 10% ④ 40, 5%
⑤ 8, 5%

해설 [병원력]
· 병원체가 감염된 숙주에게 현성 질병을 일으키는 능력

$$병원력 = \frac{발병자\ 수(현성\ 감염자\ 수)}{감염자\ 수} \times 100$$

= 100/200 × 100 = 50%

[치명률]
· 질환으로 인해 사망한 환자의 비율

$$치명률 = \frac{사망자\ 수}{발병자\ 수(현성\ 감염자\ 수)} \times 100$$

= 10/100 × 100 = 10%

06. 과음을 하는 집단에서의 간암 발생률이 30, 술을 마시지 않는 집단에서의 간암 발생률이 3이라고 하면 과음으로 인한 간암 발생의 상대 위험도는?

① 0.1 ② 15
③ 25 ④ 10
⑤ 30

해설 [상대위험도]
· 특정 위험에 노출된 집단에서의 질병 발생률과 노출되지 않은 집단에서의 질병 발생률을 비교하는 것
· 상대 위험비가 클수록 노출된 위험요인이 병인으로 작용할 가능성도 커짐
· 상대위험비(= 비교위험도) = 폭로군의 질병 발생률/비폭로군의 질병 발생률 = 30/3 = 10

05. ③ 06. ④

07. 40세 이상 여성에게 유방촬영술로 유방암을 진단할 때, 유방촬영술의 민감도는?

검사결과	유방암	정상	합계
양성(+)	20	80	100
음성(-)	10	90	100
합계	30	170	200

① 20/10
② 80/170
③ 20/30
④ 20/200
⑤ 80/100

해설 [민감도]
질환에 걸린 사람에게 검사를 통해 양성으로 진단하여 질병이 있다고 확진할 수 있는 확률을 의미

$$\frac{검사\ 양성\ 수}{총\ 환자\ 수} \times 100 \rightarrow \frac{검사\ 결과\ 양성\ 수\ 20명}{유방암\ 환자\ 수\ 총\ 30명} \times 100$$

08. 코로나 진단을 위해 비강을 통해 검체를 채취 후 음성으로 판정받은 사람이 실제로 코로나에 걸리지 않았을 확률을 의미하는 용어는?

① 양성예측도
② 음성예측도
③ 민감도
④ 특이도
⑤ 상대위험도

해설 [예측도]
• 양성 예측도 : 검사결과가 양성인 사람이 질병자로 확진을 받을 확률을 예측하는 것
  환자 수/총 검사 양성 수×100
• 음성 예측도 : 검사결과가 음성인 사람이 비질병자로 확진을 받을 확률을 예측하는 것
  환자 아닌 사람 수/총 검사 음성 수×100

09. 다음의 환자 대조군 연구에서 교차비로 옳은 것은?

	환자군	대조군	합계
흡연	90	30	120
비흡연	10	70	80
합계	100	100	200

① 15
② 18
③ 21
④ 25
⑤ 30

정답 07. ③ 08. ② 09. ③

> **해설** [교차비]
> 특정 질병이 있는 집단에서 위험요인에 노출된 사람과 그렇지 않은 사람의 비, 특정 질병이 없는 집단에서의 위험요인에 노출된 사람과 그렇지 않은 사람의 비를 구하고, 이들 두 비 간의 비를 구한 것
>
> $$\frac{\text{환자집단에서의 } \frac{\text{노출(a)}}{\text{비노출(c)}}}{\text{건강집단에서의 } \frac{\text{노출(b)}}{\text{비노출(d)}}} = \frac{ad}{bc} = \frac{90 \times 70}{30 \times 10} = 21 = \text{교차비}$$

10. 초등학교 학생 1,000명 중 전년도 A형간염을 진단받은 환자가 10명, 과거에 A형간염을 앓았던 학생은 100명, 예방접종을 맞은 학생은 500명이다. 전년도 A형간염 발생률은 얼마인가?

① 5
② 10
③ 20
④ 25
⑤ 30

> **해설** [발생률]
> 분모에는 대상 질병에 이미 이환된 사람, 예방접종 등으로 면역을 가진 사람은 제외
>
> $$\frac{\text{같은 기간 동안 위험에 노출된 인구 중 새로 발생한 환자 수}}{\text{일정기간 동안 발병 위험에 노출된 인구 수}} \times 1,000 = \frac{10}{(1,000 - 100 - 500)} \times 1,000 = 25$$

11. 어느 초등학교에서 설사 증상을 보이는 학생이 다수로 나타나 원인을 알아내기 위한 조사를 시작하였다. 이 때 조사의 첫 단계로 실시하기에 적당한 역학 연구 방법은 무엇인가?

① 환자-대조군 연구
② 단면 조사 연구
③ 기술 역학
④ 전향적 코호트 연구
⑤ 후향적 코호트 연구

> **해설** [기술 역학]
> 질병이나 건강에 관련된 사건의 발생과 분포를 찾고자 하거나 질병의 원인에 대한 기초 연구나 데이터가 없어 원인을 유추하기가 어려울 때 시행되는 연구방법

12. 현재 골다공증이 아닌 인구를 대상으로 운동을 하는 집단과 운동을 하지 않는 집단을 구분하여 골다공증 발생에 관한 연구를 하고자 할 때 활용할 수 있는 역학연구 방법은 다음 중 무엇인가?

① 코호트 연구
② 환자-대조군 연구
③ 단면 조사 연구
④ 실험 연구
⑤ 생태학적 연구

> **해설** [코호트 연구]
> - 연구 시작 시점에서 질병 발생의 원인이 된다고 생각하는 요인에 노출된 집단과 노출되지 않은 집단을 구분하고 일정 기간 동안 추적·관찰하는 방법
> - 현 시점을 기준으로 앞으로의 결과를 검토하는 것으로 전향성 연구임

13. 간접 전파에 대한 설명으로 옳지 않은 것은?

① 곤충에 의한 기계적 전파가 가능하다.
② 비활성 매개체와 활성 매개체가 있다.
③ 비말에 의한 전파가 해당된다.
④ 병원체가 병원소 밖에서 일정 기간 생존이 가능해야 한다.
⑤ 공동전파체에는 물, 공기, 우유, 식품, 토양 등이 있다.

> **해설** [간접전파]
>
> | 활성
매개체 | 기계적 전파 : 매개곤충이 단순히 기계적으로 병원체를 운반(파리, 바퀴벌레) |
> |---|---|
> | | 생물학적 전파 : 병원체가 매개곤충 내에서 성장이나 증식을 한 후 전파(일본뇌염, 황열, 뎅기열 등) |
> | 비활성
매개체 | 개달물 : 의복, 장난감, 의료기구, 식기, 침구 등 |
> | | 공동 전파체에 의한 전파 : 물, 공기, 식품, 우유, 토양 |
>
> - 비말 전파 : 기침. 대화, 재채기 시 비말로 인한 직접 접촉전파

14. 독감의 대유행을 예방하기 위해 인플루엔자 예방접종을 시행함과 동시에 전 국민에게 마스크 착용을 권고하였다. 감염성 질환의 전파 과정 중 어느 단계를 차단한 것인가?

① 병원체 탈출 차단, 병원소 제거
② 병원소 제거, 숙주의 면역력 증가
③ 숙주의 면역력 증가, 병원체의 침입 차단
④ 병원체의 침입 차단, 숙주의 감수성 향상
⑤ 보균자 격리, 숙주의 면역력 증가

> **해설** [감염성 질환의 전파 과정 차단]
> - 병원체 → 병원소 → 탈출 → 전파 → 침입 → 감수성 있는 숙주
> - 예방접종 : 숙주의 면역 증강을 통해 병원체에 저항하는 방어력을 높이는 방법
> - 전 국민 마스크 착용 : 병원체가 숙주에게 침입하는 것을 차단하는 방법
> - 환자 마스크 착용 : 병원체 탈출을 차단하는 방법

정답 13. ③ 14. ③

15. 보건수준을 파악할 수 있는 건강지표로 비례사망지수를 활용하고자 한다. 필요한 자료와 정확한 해석으로 옳지 않은 것은?

① 비례사망지수가 높으면 건강관리 서비스 수준이 높다.
② 1년 동안의 총 사망자 수
③ 비례사망지수가 높으면 노화에 따른 사망이 많다.
④ 비례사망지수가 높으면 감염성 질환 사망률이 높다.
⑤ 50세 이상의 사망자 수

해설 [비례사망지수]

$$\frac{\text{그 해 50세 이상의 사망자 수}}{\text{1년 동안의 총 사망자 수}} \times 100$$

- 비례사망지수가 높다. → 전체 사망 중 50세 이상 사망자가 많다. → 노화에 따른 사망이 많다.
- 즉, 비례사망지수가 높을수록 건강수준이 높은 것을 의미

16. 어느 지역의 인구 구성 형태가 0~14세 인구가 12명, 15~64세 인구가 100명, 65세 이상의 인구가 20명일 때, 이 지역의 노년부양비는 얼마인가?

① 14% ② 20%
③ 32% ④ 43%
⑤ 50%

해설 [노년부양비]

$$\text{노년부양비} = \frac{\text{65세 이상 인구}}{\text{15~64세 인구}} \times 100$$

17. 인구 피라미드의 형태를 바르게 연결한 것은?

① 별형 – 경제 인구가 전체 인구의 50%를 넘는다.
② 호로형 – 도시형 인구구조로 유입형이라고 한다.
③ 항아리형 – 인구 정지형으로 후진국형이다.
④ 종형 – 인구 증가형으로 출생률이 높다.
⑤ 피라미드형 – 노년 부양비의 증가로 노인 복지에 대한 요구가 크다.

해설 [인구 피라미드 유형]
- 별형 : 인구유입형으로 경제 인구가 전체 인구의 50%를 초과
- 호로형 : 생산연령 인구의 유출이 큰 농촌형 인구구조
- 항아리형 : 인구가 감소하는 인구유형으로 출생률이 사망률보다 낮아 노인복지문제가 나타남
- 종형 : 출생률, 사망률이 모두 낮고 인구는 정체
- 피라미드형 : 다산다사, 유년 부양비의 증가 및 아동 복지와 교육에 대한 정책 필요

15. ④ 16. ② 17. ①

18. 지역사회 고혈압 관리 사업을 실시할 때 1차 예방에 해당하는 것은?

① 고혈압 환자가 주기적으로 혈압을 측정
② 고혈압, 당뇨병 등록 관리 사업
③ 고혈압 약물에 대한 교육
④ 뇌졸중 환자의 재활
⑤ 지역 주민을 대상으로 저염식이 및 올바른 식습관 교육

해설 [질병의 예방]
- 고혈압 환자가 주기적으로 혈압을 측정(2차 예방)
- 고혈압, 당뇨병 등록 관리 사업(2차 예방)
- 고혈압 약물에 대한 교육(2차 예방)
- 뇌졸중 환자의 재활(3차 예방)

19. 어느 지역의 지난 1년간 남아 출생아수는 800명이고, 총 출생아수는 2,000명일 때, 이 지역의 2차 성비는?

① 85
② 66
③ 90
④ 100
⑤ 125

해설 [성비]
- 여자 100명을 기준으로 남자의 수를 표시
- 남아 800/여아 1,200×100 = 66.666666
- 이 지역의 성비는 여아 100을 기준으로 남아 66이다.
- 1차 성비 : 태내 성비, 2차 성비 : 출생 시 성비, 3차 성비 : 현재 성비

정답 18. ⑤ 19. ②

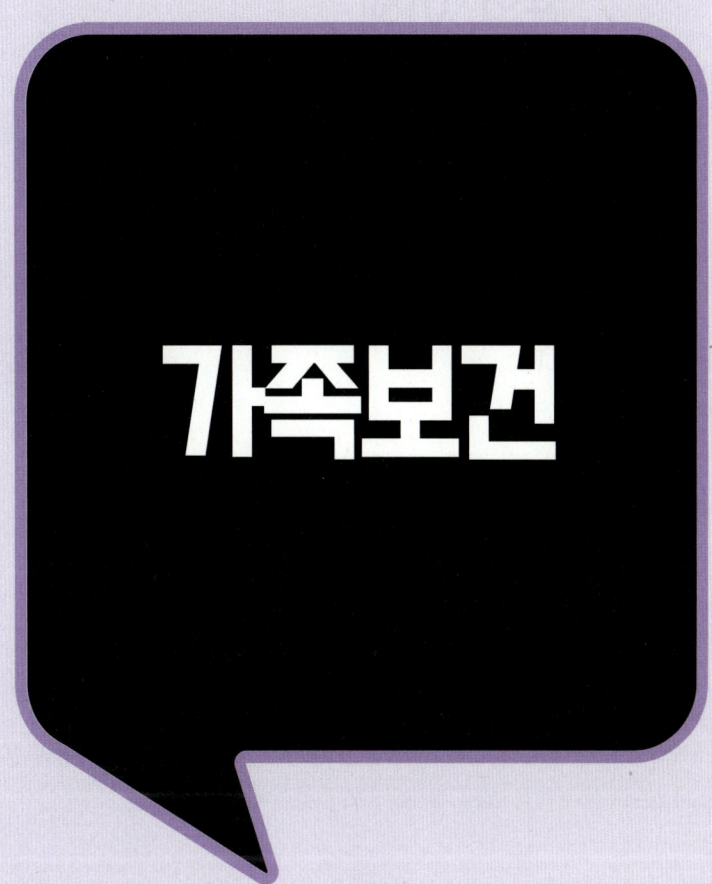

가족보건

PART 6

CHAPTER 01. 가족의 이해
CHAPTER 02. 가족간호
CHAPTER 03. 가족간호 과정
CHAPTER 04. 취약가족과 간호

CHAPTER 01 가족의 이해

간호사국가고시 대비

1 가족의 개념

1) 가족의 특징 기출 00, 04, 08, 12

(1) 일차적 집단
감정적 유대가 깊은 사람들의 연합, 구성원 간 상호작용, 강한 소속감과 일체감

(2) 공동사회집단
외부의 간섭이나 장애에도 분열되지 않는 강한 결합관계(반대 : 이익사회집단)

(3) 폐쇄적 집단
구성원이 되기 위한 자격의 획득·포기가 용이하지 않은 집단(반대 : 개방적 집단)

(4) 형식적 집단
객관적 조직과 특정한 관습적 절차 체계가 있고, 이로 인해 구성원의 행동이 통제됨
예 결혼식, 혼인신고 등 사회적·법적 절차에 의해 부부관계 성립

(5) 혈연집단

(6) 가족 고유의 생활방식, 스스로 성장·발달

> 참고
> • 가족은 형식적 집단이지만, 가족 관계는 형식과 틀에 얽매이지 않는 비형식적, 비제도적이다.
> • 가족은 폐쇄적 집단이지만, 외부환경과 상호작용하는 개방체계를 가진다.
> • 혈연으로 이루어지지 않은 가족도 있지만, 가족 외에 혈연을 기반으로 하는 집단은 없다.

2) 가족의 구조와 기능

(1) 가족구조의 변화 기출 15, 17

① 소가족화, 가족규모의 축소, 가족세대의 단순화, 핵가족의 증대
② 다양한 가족형태 : 독신 가족, 공동체 가족, 동성애 가족, 딩크족, 새싹 가족

(2) 가족기능의 변화 기출 08, 18, 20

구분	대내적 기능 / 대외적 기능	기능의 변화
성·애정기능	• 성적 욕구의 충족 • 성적 욕구의 통제	• 가정과 일터의 분리, 경제적 기능의 약화 • 자녀의 양육과 사회화 기능의 취약 (교육은 역할대행기관에서 행해짐) • 가족 유대감의 약화 • 부양 기능의 약화 • 가족 재생산 기능의 약화 • 정서적 기능의 약화
생식기능	• 자녀의 출산 • 종족 보존(사회구성원 제공)	
경제적 기능	• 생산과 소비, 경제적 협동과 자립 • 노동력의 제공 및 경제 질서의 유지	
사회화기능	• 자녀의 교육과 사회화 • 문화의 전달 및 사회적 역할과 지위 창출	
보호·휴식기능	• 신체적·정신적 보호, 지지 및 건강관리 • 사회의 안정화	

CHAPTER 02 가족간호

간호사국가고시 대비

1 가족 간호의 목적과 중요성

1) 목적 [기출] 16

개인을 포함한 가족이 직면한 건강 문제를 스스로 해결할 수 있는 자가건강관리 능력의 향상

2) 중요성 [기출] 08

(1) 가족 전체가 가족간호에 대한 의사결정권을 가짐
(2) 노인인구의 증가, 만성퇴행성 질환의 증가 → 장기간의 가정간호 필요
(3) 가족단위의 접근이 개인의 건강행위에 효율적인 영향력을 발휘한다는 인식 높아짐
(4) 가족의 건강문제는 상호 간 관련되어 집단 발병 및 예방이 가능

2 가족 간호이론

1) 가족체계이론 [기출] 16, 17, 25

(1) 개념
  ① 가족을 하나의 개방체계(외부 환경과 끊임없는 교류, 내부 스트레스에 반응한 계속적인 변화)로 이해함
  ② 가족은 구성물, 자원, 상호작용, 경계, 목표 등의 구성요소를 가짐
  ③ 가족은 구성원들의 상호작용으로 만들어진 개인적인 특성을 합한 것 이상의 집합체임
  ④ 가족체계의 일부분은 전체 체계에 영향을 줌
  ⑤ 가족체계는 항상성을 유지하려 함

(2) 장점 : 가족 내·외 상호작용의 이해에 적합
(3) 한계 : 추상적이며, 조직화하기에 어려움

2) 구조기능 이론 [기출] 12, 15

(1) 개념
  ① 가족이라는 체계가 사회 속에서 기능을 잘 발휘하는가에 관심

② 상호작용의 과정보다는 구조 자체와 상호작용의 결과가 중요
③ 안정된 경계선, 견고한 체계를 갖춘 가족을 건강한 가족으로 생각
④ 사정도구 : 가계도, 사회지지도

(2) **장점** : 가족 구성원간의 내적 관계뿐 아니라 가족과 더 큰 사회와의 관계를 중시

(3) **한계** : 가족의 성장, 변화, 불균형에 관심이 적음

3) 상징적 상호작용 이론 기출 11, 14

(1) **개념**
① 상호작용의 결과보다는 과정에 중점
② 가족구성원의 행위와 상징이 갖는 의미에 초점
③ 사정도구 : 가족밀착도

(2) **장점** : 가족의 내적역동 이해에 적합

(3) **한계** : 가족을 외부환경과 연관지어 개념화하지 않고 가족을 비교적 폐쇄적 단위로 생각

4) 가족발달 이론

(1) **개념**
① 가족의 건강을 생애주기별 발달과업 성취정도 중심으로 평가
② 개별 구성원이 아닌 사회체계의 한 단위인 가족 전체를 대상으로 접근

(2) **장점** : 성장발달 단계에 따른 예측 가능, 단시간에 많은 가족의 사정 가능

(3) **한계** : 핵가족이 아닌 다른 형태의 가족에 적용이 어려움

3 가족생활주기별 발달과업 : 듀발(E. Duvall) 기출 03, 13, 17

부부의 결혼을 시작으로 첫 자녀의 연령을 중심으로 8단계로 구분 기출 21

신혼기	결혼부터 첫 자녀 출생 전	• 결혼에의 적응 • 부부관계, 친족과의 관계형성, 자녀출생 대비
출산기 (양육기) 기출 14	첫 자녀의 출생~30개월	• 안정된 부부관계 유지 • 모자보건 서비스 요구의 증가 • 가족단위 유지, 부모의 역할기능, 책임에 대한 적응
학령전기 가족	첫 자녀가 30개월~6세	• 자녀들의 사회화 및 양육 • 자녀의 성장발달 촉진 • 자녀들의 경쟁 및 불균형된 자녀와의 관계 대처 • 부모역할로 인한 에너지 소모와 사생활 부족에의 적응
학령기 가족	첫 자녀가 6~13세	• 자녀의 사회화와 학업성취 증진 • 가족 내 규칙과 규범의 확립

10대 가족 (청소년기) 기출 18	첫 자녀가 13~19세	• 세대간의 충돌 대처 • 부모 자녀간 개방적 의사소통 유지 • 성숙한 청소년으로서의 책임감과 부모로부터 해방감의 균형 유지
진수기 가족 기출 08, 12	첫 자녀 결혼 ~막내 결혼 (자녀들이 집을 떠나는 시기)	• 성인이 된 자녀의 독립, 결혼 • 자녀 출가에 따른 부모역할 적응 • 부부관계 재조정 • 노부모 부양
중년기 가족	자녀들이 집을 떠난 후 은퇴할 때까지	• 부부관계 재확립 • 출가한 자녀 가족과의 유대관계 유지 • 여가활동 장려
노년기 가족 기출 10, 19	은퇴 후 사망	• 은퇴, 건강문제에 대처 • 사회적 지위와 수입 감소 적응 • 외로움, 죽음에 대비 • 권위의 이양 • 의존과 독립의 전환 기출 22

CHAPTER 03 가족간호 과정

1 가족간호 사정

1) 가족사정의 기본 원칙 기출 10, 11, 23
(1) 가족의 문제점과 함께 강점도 사정
(2) 문제있는 가족 구성원 뿐 아니라 가족 전체에 초점을 둔 사정
(3) 일반적인 고정관념을 배제한 다양한 인식으로의 접근 필요
(4) 가족이 사정에서부터 전 간호과정에 참여
(5) 한 사람에 의존한 단편적인 정보보다는 복합적인 정보수집과 통합적인 해석을 요함
(6) 1회 면담은 30분 이내, 충분한 시간을 할애한 지속적 면담으로 자료수집

2) 가족건강사정도구

(1) 가계도 기출 11, 16
　① 가족 전체의 구성과 구조를 한눈에 알 수 있음
　② 3세대 이상에 걸친 가족구성원에 관한 정보, 그들 간의 관계를 도표로 기록
　③ 작성 방법
　　• 가족구조의 도식화
　　　- 가장 먼저 부부 → 자녀 → 부부의 양가 부모와 형제자매
　　　- 자녀의 출생 순서는 왼쪽 → 오른쪽으로 수직선에 표현
　　• 이혼, 결혼, 죽음, 질병력, 나이 등 정보를 기록

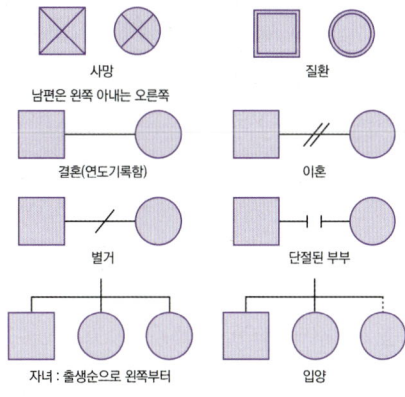

[가계도 상징기호]

(2) 가족밀착도 기출 15, 24
① 구성원 간의 밀착 관계와 상호 관계를 그림으로 도식화
② 작성 방법 : 남자 □, 여자 ○로 표시, 구성원간의 관계를 다양한 선으로 표현

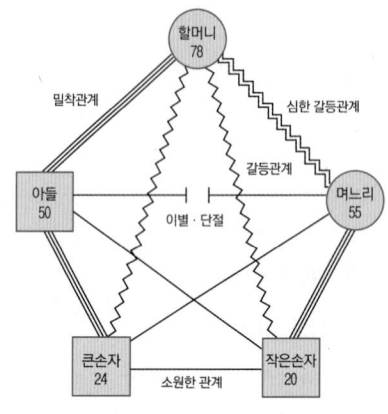

[가계밀착도의 예]

(3) 외부체계도 기출 12, 17, 22
① 지역사회 외부체계와 가족 구성원과의 다양한 상호작용을 한눈에 파악 가능
② 가족에게 유용한 체계와 스트레스, 갈등이 발생하는 외부체계를 파악할 수 있음
③ 작성 방법
   - 중심원 안에 가족구조
   - 중심원 밖으로 가족체계를 둘러싼 외부체계를 작은 원으로 배치
   - 중심원과 외부원 각각의 상호 관계를 상징기호를 이용하여 표시

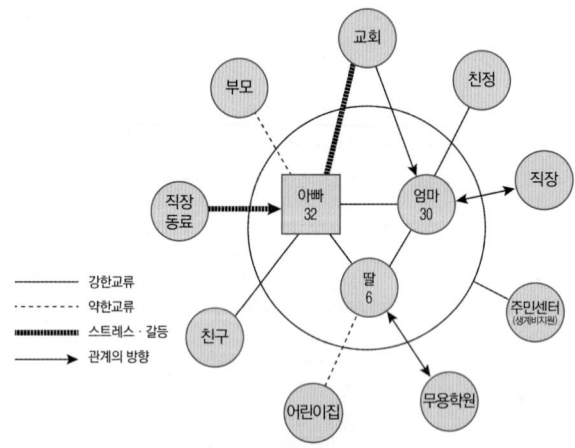

[외부체계도의 예]

(4) 사회지지도 기출 18, 21
① 가족 하위체계뿐 아니라 가족 외부체계와의 상호작용을 파악할 수 있는 다섯개의 원으로 구성됨
② 가장 안쪽 원에 우선적인 간호 중재가 이루어져야 할 가장 취약한 가족구성원을 선정
③ 두 번째 원(동거가족), 세 번째 원(따로 거주하는 직계가족, 친척), 네 번째 원(이웃, 친구, 직장 동료), 가장 바깥 원(지역사회 자원 : 사회기관, 공공기관, 학교)을 기록

④ 안쪽 구성원을 중심으로 하는 선을 그어 지지 정도를 표시

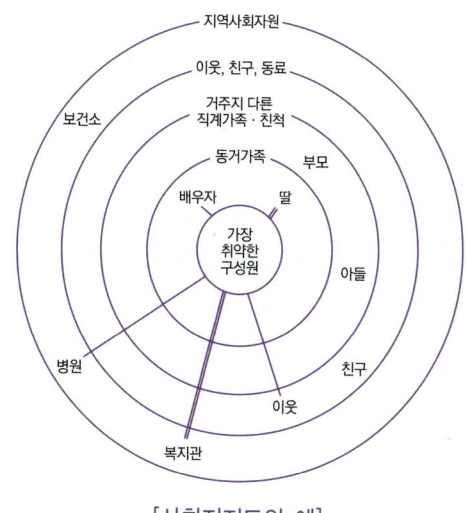

[사회지지도의 예]

(5) 가족연대기 기출 14, 19

가족의 역사 중 중요한 사건을 순서대로 열거, 사건과 개인 질환과의 관련성 파악에 사용

2 가족간호 진단

1) 개인과 가족의 건강문제를 확인하는 과정에 지역사회 간호사와 가족이 함께 참여
2) 우선순위 설정시 고려할 요소 기출 07
   (1) 잠재적인 건강문제를 포함하지만 현존문제에 우선
   (2) 근본적 문제, 가족의 높은 관심도, 높은 심각도
   (3) 가족 전체에 영향, 쉽게 수행할 수 있는 것
   (4) 문제해결 가능성이 높은 것

3 가족간호 계획 기출 09, 15

1) 가족의 참여 중요, 가족구성원이 의사결정의 주체 기출 14
2) 목표설정 : 구체적, 측정가능, 달성가능, 관련성, 기한설정
3) 방법과 수단 선택
4) 수행·평가계획 작성

4 가족간호 수행 기출 10, 11, 13

1) 가족의 강점을 활용
2) 개인이 아닌 가족의 문제로 접근
3) 간호활동이 지침이나 표준에 부합되는지 확인
4) 건강문제를 스스로 해결할 수 있도록 가족 참여 유도
5) 가족문제는 도미노 현상이 있으므로 도미노의 첫 단계를 파악하는 것 필요

5 가족간호 평가 기출 03

1) 계획 단계에서 작성한 평가계획을 토대로 가족과 간호사가 함께 평가 실시
2) **가족간호 종결 조건 :** 기존 문제의 해결, 새로운 문제 없음, 재발의 위험 없음, 가족이 최대기능 수준에 도달한 경우

CHAPTER 04 취약가족과 간호

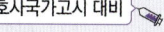

1 취약가족의 정의와 문제점

1) 취약가족
  (1) 위험요인이 개인, 가족, 지역사회에 작용하여 바람직하지 못한 결과를 좀 더 많이 경험하는 가족
  (2) 실제적인 위험이 현존하는 가족이 가장 우선시 됨

2) 취약가족의 공통적 문제
  (1) 재정적 어려움
  (2) 잦은 역할 변화로 자녀 훈육에 어려움
  (3) 가장 취약한 구성원에게 관심이 집중되어 다른 구성원들의 신체적·정서적 욕구가 무시되는 경향
  (4) 1명 이상의 구성원이 없거나 분리된 구조적인 문제
  (5) 위험상황의 장기화로 여러 스트레스가 동반되어 복합적인 위기를 경험

3) 위기의 종류 기출 16
  (1) **상황적 위기** : 개인이나 개인이 속한 집단의 평형상태가 외적 사건에 의해 깨졌을 때 발생(예측 불가)
      예 암 진단, 교통사고, 해고, 파산 등
  (2) **성숙위기** : 성장발달과정 중 발달과업을 이루지 못했을 때 경험하는 위기(예측 가능)
      예 결혼, 출산, 정년퇴직, 군입대 등

2 취약가족의 종류와 유형

1) 취약가족의 종류
  (1) **구조적 취약 가족** : 가족 구성원이 결손된 가족
      예 한부모 가족, 이혼 가족, 단독 가구, 새싹 가족, 조손 가족
  (2) **기능적 취약 가족** : 경제적 결핍, 만성질환, 장애 등이 있는 가족
      예 저소득층 가족, 실업 가족, 취업모 가족, 만성질환자 가족, 장애인 가족
  (3) **가족 내 상호작용 취약 가족** : 가족 내 상호작용의 단절로 인한 탈선, 비행, 약물중독 등에 의한 취약 가족 예 학대부모 가족, 비행청소년 가족, 알코올중독 가족

(4) 발달단계 취약 가족 : 생애주기 발달단계에 맞지 않는 가족

　예 미혼부모 가족, 미숙아 가족

2) 취약가족의 유형

(1) 저소득 가족
① 높은 질병 이환률과 사망률, 낮은 의료요구 충족률로 건강상태 유지 어려움
② 의료이용의 기회가 적어 건강 관리를 받지 못하고 이로 인한 불건강으로 다시 빈곤해지는 악순환 반복

(2) 만성질환자 가족
① 가족들은 환자 돌보기, 직장일, 가사일을 동시에 수행하며 역할갈등을 경험
② 환자 간호에 가족 구성원의 부담 분담 필요
③ 가족 전체의 일상 재조정 필요
④ 권력과 역할 관계의 재조정 : 위기상황에서 오는 불균형의 문제를 권력과 역할의 재조정을 통해 균형 상태로 맞춰야 함

(3) 폭력가족(학대가족)
① 아동학대, 노인학대, 부부학대
② 가정폭력에 대한 사회인식의 전환 필요(신고의식)

(4) 문제청소년 가족
① 인터넷 중독 청소년의 가족, 10대 미혼모의 가족, 비행청소년의 가족
② 청소년 미혼모 가족이 현실을 받아들여 건강하고 안전한 양육을 할 수 있도록 격려
③ 청소년기는 즉흥적, 충동적이므로 인내심과 자립심을 갖도록 하는 교육 필요

(5) 해체가족
① 가족이 구조적·기능적으로 붕괴되어 물질적·정신적 안정과 가족의 기본적 기능이 상실된 가족을 의미
② 이혼 상담, 아동 상담, 부모교육 프로그램, 모자복지시설과 연계 등의 중재 필요

3) 다문화가족

(1) 다문화가족의 범주

결혼이민자가족, 외국인 근로자가족, 북한이탈주민가족, 외국인 근로자나 외국인 유학생과 같은 1인 외국인가족(반드시 가족이 아닌 한 명이어도 다문화 가족 범주에 넣는다.)

(2) 다문화가족의 문제점
① 언어소통의 문제 : 가장 큰 영향 기출 16
② 문화적 어려움 : 편견과 차별, 불공평한 대우, 낯선 환경에서의 적응, 정체성의 혼란
③ 가족갈등 : 성격 차이, 생활방식의 차이

(3) 문화 사정 기출 24

① 가이거와 다비드하이저(Giger와 Davidhizer)의 문화사정 모델
- 의미 : 문화적 변수가 무엇이고, 그 변수가 건강과 질병행위에 미치는 영향을 평가하는 사정 도구
- 간호사는 대상자 중심의 간호를 제공하는 데 문화가 영향을 미칠 수 있다는 것을 알아야 함
- 문화간호를 수행하는 간호사는 자신의 편견에서 벗어난 문화적으로 다양한 접근 필요
- 간호계획 시 문화적 차이와 전통적 치료행위 존중
- 전통적 방법이 신체에 해를 주지 않는 한 허용

② 문화간호 수행을 위해 고려해야 할 6가지 문화사정 도구

생물학적 차이	• 맞춤형 건강 관리를 계획할 수 있음 • 당신 가족에게 유전적으로 취약한 특별한 질병이 있는가? • 가족이 좋아하는 음식이나 전통 음식은?
환경통제 기출 22	• 환자의 사회적 지원 체계를 이해하고, 전통적인 치료법이나 민간요법을 선호하는 지를 이해하여 이를 존중하며 치료 계획을 세울 수 있음 • 당신이나 주위에 가까운 사람들이 당신이 아플 때 사용하는 민간요법이 있는가? • 당신의 집에 방문객은 얼마나 자주 오는가? • 갑자기 방문객이 왔을 때 수용할 수 있는가? • '건강' 또는 '불건강'을 어떻게 정의하는가?
시간	• 시간을 어떻게 인식하는지를 이해하여 일정 조정에 도움을 받을 수 있음 • 약속 시간이 정해지면 언제 도착하려 하는가? • 오후 2시에 약속을 했을 때, 몇 시에 도착하는 것이 괜찮은가?
사회조직	• 환자의 가족 구조와 역할을 이해하여, 치료 계획에 가족의 지원을 포함할 수 있음 • 가족 내에서 당신은 무슨 역할을 하는가? • 당신을 즐겁게 하는 활동들은 무엇인가? • 취미가 무엇인가, 또는 시간이 있을 때 무엇을 하는가? • 어릴 때 당신에게 가장 영향을 미친 것은 혹은 사람은? • 일하는 것은 당신에게 어떤 무리가 있는가? • 당신의 과거, 현재, 미래 직업을 얘기해보세요. • 당신의 정치적 견해는?
공간	• 환자가 개인 공간을 얼마나 중요하게 생각하는지를 파악하여 의사소통 방식을 조정할 수 있음 • 다른 사람과 이야기 하거나 가까이 서 있을 때 친밀감과 편안함 정도 • 낯선 사람이 당신을 접촉했을 때, 당신은 어떻게 반응하고 느끼는가? • 사랑하는 사람과 접촉한다면, 당신은 어떻게 반응하고 느끼는가? • 지금 우리 사이의 거리는 편안한가?
의사소통	• 환자의 의사소통 방식과 선호를 이해하여, 효과적인 정보 전달을 위한 방법을 모색할 수 있음 • 가족과 논의해야 할 중요한 일이 있을 때 어떤 방법으로 접근하는가? • 친구, 가족이나 아는 사람과 이야기 하기를 좋아하는가? • 비언어적 의사소통 사용, 침묵사용, 터치의 정도

(4) 간호중재 기출 17

① 언어적응 : 다문화가족 지원센터, 지역문화 복지센터 등과 연계 기출 21
② 문화적응 : 고유문화에 대한 이해·수용, 새로운 한국 문화를 받아들일 수 있도록 도움 제공(효과적인 관행은 격려, 역기능적 관행은 자제)
③ 결혼적응 및 자녀 양육 기출 19
  - 적응을 위해 가족구성원의 적극적인 참여 유도
  - 출신국과 한국의 음식 문화에 대한 사정
  - 기호음식의 확인, 건강문제를 일으킬 우려가 있는지, 이점이 있다면 식이 인정
  - 자녀양육 등 가족 돌봄 기반 마련

(5) 제4차 다문화가족정책 기본계획(2023~2027)

① 「다문화가족지원법」에 따라 국가와 지방자치단체는 다문화가족 구성원이 안정적인 가족생활을 영위하고 경제·사회·문화 등 각 분야에서 사회구성원으로서의 역할과 책임을 다할 수 있도록 필요한 제도와 여건을 조성하고 이를 위한 시책을 수립·시행하여야 함
② 추진배경
  - 다문화 가구원 수의 증가 추세
  - 학령기 자녀의 학교생활부적응 및 동일 연령대 전체 국민 대비 학력격차 등 어려움 심화
  - 장기 거주 결혼이민자 증가, 다문화 한부모가족 및 본국귀환다문화가족 등 다문화가족의 가구유형의 다변화
  - 국민의 낮은 다문화 수용성
③ 비전 : 다문화가족과 함께 성장하는 조화로운 사회
④ 목표 : 다문화 아동·청소년의 동등한 출발선 보장, 다문화가족의 안정적 생활환경 조성

대과제	중과제
다문화 아동·청소년 성장단계별 맞춤형 지원	① 영유아 자녀양육 지원 ② 학령기 다문화 아동 학습역량 제고 ③ 다문화 청소년 진로개발 지원 ④ 다문화 아동·청소년의 정서안정 기반 조성
결혼이민자 정착주기별 지원	① 건전한 국제결혼 환경 조성 ② 다문화가족 가구상황별 맞춤형 지원 ③ 결혼이민자 경제활동 참여 확대 ④ 가정폭력 예방 및 피해자 보호
상호존중에 기반한 다문화 수용성 제고 기출 25	① 다문화 이해교육 확대 ② 다양성 존중 인식 확산 ③ 다문화가족 사회참여 활성화
다문화가족정책 추진기반 강화	① 다문화가족정책 환류 시스템 구축·운영 ② 다문화가족 지원 서비스 접근성 제고 ③ 다문화가족정책 협력체계 강화

PART 6 가족보건

01. 다음 중 다른 사회 집단과 구별되는 가족의 특징이 아닌 것은?

① 가족은 일차적 집단이다.
② 가족은 개방적 집단이다.
③ 가족은 혈연 집단이다.
④ 가족은 형식적인 집단이다.
⑤ 가족은 공동사회 집단이다.

[해설] [가족의 특징]
② 폐쇄적 집단 : 집단 구성원이 되기 위한 자격을 획득하거나 포기하는 것이 용이하지 않음
(가족은 외부환경과 상호작용을 하기 때문에 체계의 속성은 개방체계이다.)
④ 형식적인 집단 : 결혼식과 혼인신고라는 사회적, 법적 절차에 의해 부부관계가 성립
(가족은 형식적, 제도적 집단이나, 가족간 관계는 비형식적, 비제도적이다.)

02. 아동학대행위가 일어나고 있는 가족을 사정하기 위해 적절한 가족건강사정도구는?

① 가족구조도
② 외부체계도
③ 사회지지도
④ 가족연대기
⑤ 가족밀착도

[해설] [가족밀착도]
아동학대 행위는 구조자체만으로는 사정하기에 한계가 있음, 개인의 행위는 상호작용을 통해 형성되기 때문에 가족 구성원간의 상호작용을 볼 수 있는 가족밀착도를 이용해 사정하는 것이 유용

03. 가족구성원과 외부 환경과의 상호작용을 한눈에 파악 가능하도록 그림으로 나타낸 것으로 가족의 에너지 흐름을 관찰할 수 있는 것은?

① 외부체계도
② 가족밀착도
③ 가계도
④ 가족연대기
⑤ 사회지지도

01. ② 02. ⑤ 03. ①

해설 [가족사정도구 : 외부체계도]
가족 구성원 중 외부 기관과 접촉하는 사람이 누구인지, 지지체계가 어떠한지, 가족체계를 유지하는데 필요한 에너지의 결핍 등을 그림으로 표현

04. 제4차 다문화가족정책 기본계획에 따라 상호 존중에 기반한 다문화 수용성을 높이기 위한 정책 과제는?

① 영유아 자녀양육 지원
② 다문화 청소년 진로개발 지원
③ 가정폭력 예방 및 피해자 보호
④ 다문화가족 지원 서비스 접근성 제고
⑤ 다문화가족 사회참여 활성화

해설 ①, ② 다문화 아동청소년 성장단계별 맞춤형 지원
③ 결혼 이민자 정착주기별 지원
④ 다문화가족 정책 추진기반 강화

05. 노령인구의 증가로 노년기 적응문제가 중요해지고 있다. 이 시기의 발달과업은?

① 부모역할로 인한 에너지 소모와 사생활 부족에의 적응
② 권위의 이양
③ 가족원들의 갈등적 발달과업을 일치시킴
④ 자녀 출가에 따른 부모역할 적응
⑤ 노부모 부양

해설 [듀발의 발달단계 : 노년기 가족]
• 은퇴 적응
• 노년, 외로움, 죽음에 대비
• 사회적 지위와 수입 감소 적응
• 권위의 이양
• 건강문제에의 적응
• 배우자 죽음에 적응
① 학령전기 가족, ③ 10대 가족(청소년기), ④ 진수기 가족, ⑤ 진수기 가족

정답 04. ⑤ 05. ②

06. 위기에 처한 가족을 돕는 방법으로 지역사회 간호사의 역할 중 적절하지 않은 것은?

① 가족의 강점을 찾아 활용하도록 돕는다.
② 가족을 문제 상황에 직면하도록 이끈다.
③ 수집된 정보는 비밀을 보장한다.
④ 가족의 심리상태를 배려하며 접근한다.
⑤ 가족을 보호하기 위해 간호사가 우선적으로 문제를 해결한다.

해설 [가족간호 수행]
- 가족의 강점 활용
- 문제 상황을 회피하지 않도록 도움
- 수집된 사생활과 제공된 간호서비스에 대한 비밀 보장
- 가족을 배려하여 접근
- 가족 스스로가 문제를 해결하지 못할 경우 지역사회 간호사의 도움이나 가족 이외의 자원을 동원할 수 있음

07. 취약가족이 가지는 문제를 해결하기 위해 간호접근을 할 때 간호 계획단계에 포함되어야 할 내용은?

① 외부환경과 가족과의 상호작용을 조사한다.
② 자료를 통합한 결론으로 문제를 도출한다.
③ 과거 대처기전을 확인한다.
④ 가족의 강점을 확인해 활용한다.
⑤ 취약가족의 유형에 따른 선택적 대처방법을 고려한다.

해설 ①, ③ 사정단계, ② 진단단계, ④ 수행단계
[가족간호 계획의 과정]
장·단기 목표설정 → 간호방법 및 수단의 선택 → 수행계획 → 평가계획

08. 다문화가족 간호 수행하기 전 의사소통방식을 조정하기 위해 할 수 있는 질문은?

① 지금 우리 사이의 거리는 편안한가?
② 일하는 것은 당신에게 어떤 무리가 있는가?
③ 가족과 논의해야 할 중요한 일이 있을 때 어떤 방법으로 접근하는가?
④ 약속 시간이 정해지면 언제 도착하려 하는가?
⑤ 갑자기 방문객이 왔을 때 수용할 수 있는가?

해설 ① 공간, ② 사회조직, ④ 시간, ⑤ 환경통제

06. ⑤ 07. ⑤ 08. ③

온라인 교육의 명품브랜드 www.edupd.com

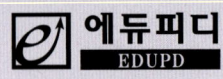

2권 지역사회 · 정신 · 간호관리
간호사국가고시

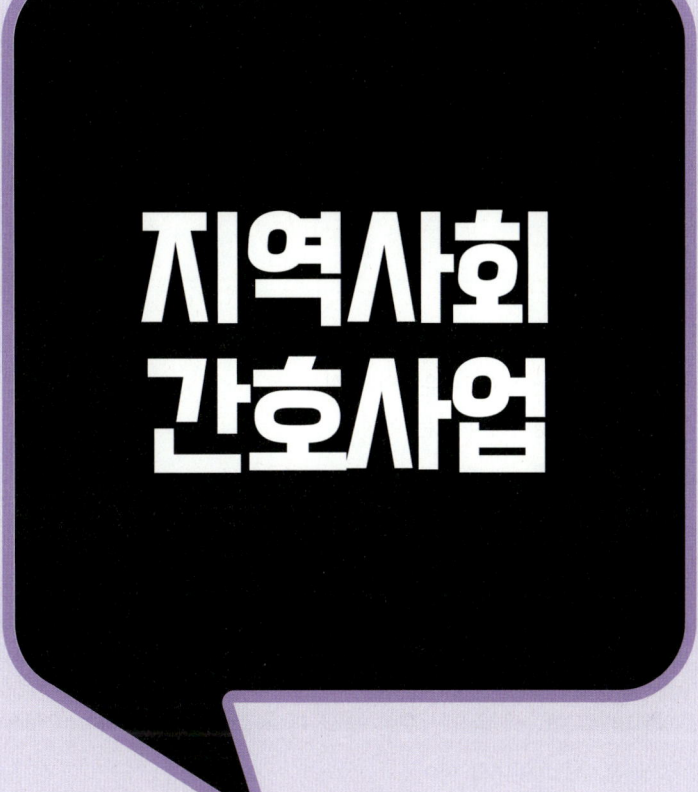

지역사회 간호사업

PART 7

CHAPTER 01. 모자보건사업
CHAPTER 02. 노인보건사업
CHAPTER 03. 가정간호사업
CHAPTER 04. 방문건강관리사업
CHAPTER 05. 재활간호사업
CHAPTER 06. 사례관리
CHAPTER 07. 정신보건사업

CHAPTER 01 모자보건사업

1 모자보건의 개념

1) 대상

(1) 모성 보건 범위

① 협의 : 임신, 분만, 산욕기, 수유기의 여성
② 광의 : 초경에서 폐경까지의 모든 여성

(2) 영유아 보건 범위

① 협의 : 생후부터 미취학 아동까지
② 광의 : 출생에서 사춘기에 이르는 남녀

2) 주요 용어

(1) **초생아** : 출생 후 1주 미만의 아이
(2) **미숙아** : 임신 37주 미만의 출생아 또는 출생 시 체중이 2,500g 미만인 영유아
(3) **신생아** : 출생 후 28일 이내의 아이
(4) **영아** : 출생 후 1년 미만의 아이
(5) **영유아** : 출생 후 6년 미만의 아이
(6) **모성** : 임산부와 가임기 여성
(7) **임산부** : 임신 중이거나 분만 후 6개월 미만인 여성

3) 모자보건의 중요성 [기출] 03, 07

(1) 넓은 대상층 : 전체 인구의 50~70% 차지
(2) 적은 비용으로 건강증진에 기여
(3) 모성과 아동의 건강은 다음 세대의 인구자질에 영향
(4) 지속적 건강관리와 질병예방사업에의 큰 효과
(5) 임산부와 영·유아는 질병에 쉽게 이환되고 이환 시에 후유증도 큼

4) 모자보건사업의 추진방향

(1) 난임부부의 시술비 지원 제도 개편
(2) 임신·출산에 대한 사회적 지원강화
(3) 산후조리원 안전 및 품질관리 강화

2 모자보건사업의 지표 기출 13, 25

1) 영아와 모성의 사망지표

(1) 영아 사망률 기출 12, 17

경제·사회·환경적 특성에 민감하게 반응하기 때문에 국가나 지역사회의 보건수준을 나타내는 대표적인 지표

$$\text{영아 사망률} = \frac{\text{출생 후 1년 미만의 영아 사망 수}}{\text{연간 총 출생 수}} \times 1{,}000$$

(2) 주산기 사망률

$$\text{주산기 사망률} = \frac{\text{같은 해 임신 28주 이후 사산 수 + 생후 1주 이내의 신생아 사망 수}}{\text{1년 간 총 출산아 수(특정연도 출생아 수 + 주산기 태아 사망 수)}} \times 1{,}000$$

(3) 모성 사망비

$$\text{모성 사망비} = \frac{\text{모성 사망 수(같은 연도의 임신, 분만, 산욕 합병증으로 사망한 모성 수)}}{\text{연간 출생아 수}} \times 100{,}000$$

(4) 모성 사망률

$$\text{모성 사망률} = \frac{\text{모성 사망 수(같은 연도의 임신, 분만, 산욕 합병증으로 사망한 모성 수)}}{\text{가임기 여성 수}} \times 100{,}000$$

(5) 신생아 사망률

영아사망률이 경제·사회·환경적 특성을 반영한다면 신생아 사망은 유전적, 선천적인 영향을 크게 받는다.

$$\text{신생아 사망률} = \frac{\text{출생 후 28일 이내의 신생아 사망 수}}{\text{연간 출생 수}} \times 1{,}000$$

(6) 사산율

$$\text{사산율} = \frac{\text{임신 28주 이후의 사산아 수}}{\text{특정연도 출산아 수(출생 + 사산아)}} \times 1{,}000$$

(7) 알파 인덱스 기출 13, 19

① α-Index가 1에 근접할수록 그 지역의 건강수준이 높은 것을 의미
② α-Index 값이 클수록 신생아기 이후의 영아 사망률이 높기 때문에 영아 사망에 대한 예방대책 필요

$$\alpha\text{-Index} = \frac{\text{같은 연도의 영아 사망 수}}{\text{어떤 연도의 신생아 사망 수}}$$

2) 인구 재생산 수준에 관한 지표

(1) 조출생률

$$조출생률 = \frac{같은\ 연도의\ 총\ 출생아\ 수}{연\ 중앙인구} \times 1,000$$

> **참고**
> - 출생 : 사산을 포함하지 않는 정상 출생
> - 출산 : 출생과 사산을 포함
> - 사산 : 모체 밖으로 나오기 전의 사망

(2) 일반 출산률 기출 04

$$일반\ 출산율 = \frac{같은\ 연도의\ 총\ 출생아\ 수}{15\sim49세의\ 가임연령\ 인구} \times 1,000$$

(3) 합계출산율 기출 15, 16

- 한 여성이 가임기간 동안 평균 몇 명의 자녀를 낳는가를 나타내는 지표
- 국가별 출산력 수준을 나타내는 대표지표

> **참고 대체출산율** 기출 22
> - 한 국가의 인구가 감소하지 않고 유지하는데 필요한 수준의 출산
> - 우리나라의 대체출산율 : 일반적으로 2.1명
> - 대체출산율의 지속적 낮음 → 인구감소의 결과로 이어짐
> - 2024년 기준 합계출산율은 0.75명으로 대체출산율에 미치지 못하고 있음

(4) 재생산율 기출 18

한 여성이 일생 동안 몇 명의 여아를 낳는가를 나타내는 지표

$$재생산율 = 합계출산율 \times \frac{여아\ 출생아\ 수}{총\ 출생아\ 수}$$

(5) 순재생산율

일생 동안 낳은 여아의 수 가운데 출산 가능 연령에 도달한 생존 여아의 수

3 모성보건사업

1) 혼전관리

임신, 출산, 육아 등의 종합정보를 제공, 유전상담 및 의료정보 제공, 영양상태 지도, 성상담 및 교육, 부모의 책임과 역할에 대한 교육 및 상담, 예방접종(간염, 풍진 등) 등을 실시

2) 산전관리

(1) 목적
① 임부와 태아의 건강상태를 주기적으로 진단하고 건강관리를 하는 것
② 모성사망, 사산, 주산기 사망률, 저체중아 또는 미숙아 출산율, 선천성 기형아 출산율 감소

(2) 내용
① 임산부의 등록·관리 기출 03, 05
- 모자보건수첩 발급 : 임신기, 출산기, 영유아기에 필수적인 건강관리 교육·정보를 제공
- 출산 후 7일 이내 선천성 대사이상 검사 실시의 필요성과 무료 검사정보 제공

② 임산부의 정기 건강검진
- 임신 7개월까지 : 4주에 한 번
- 임신 8~9개월 : 2주에 한 번
- 임신 10개월 : 매주 한 번

③ 고위험 모성보건 대상 특별 관리
- 20세 미만과 35세 이상의 임산부
- 조산, 사산, 거대아 출산경력 임산부
- 유전적 소인이 있는 임산부
- 산전검사 이상 소견이 있는 임산부
- 심한 빈혈증, 영양실조, 비만증이 있는 임산부
- 고혈압 등 순환기계 및 신진대사에 이상이 있는 임산부

④ 임산부 철분제, 엽산제 지원
- 철분제 : 임신 16주 이상 등록 임산부(분만 전까지 5개월분 무료 지원)
- 엽산제 : 임신 전·후 3개월까지 지원(엽산 부족 시 신경관 결손으로 유산·사산·기형아 출산 가능성)

3) 산후관리

(1) **산욕기** : 임신과 분만으로 인한 신체의 이상 상태가 정상으로 돌아가는 회복기(분만 후 6~8주 정도의 기간)

(2) **모유수유**

4 영유아 보건사업

1) 건강진단 실시기준(모자보건법)

영유아	미숙아
• 신생아 : 수시 • 출생 후 1년 이내 : 매달 1회 • 출생 후 1년 초과 5년 이내 : 매 6월 1회	• 분만 의료기관 퇴원 후 7일 이내 : 1회 • 1차 건강진단 시 건강에 이상이 있는 경우 : 최소 1주 2회 • 건강에 이상 없는 경우 : 영·유아 기준에 따름

2) 예방접종

(1) 예방접종 금기대상 기출 15

① 급성 열성질환
② 최근 질환을 앓았던 일이 있거나 현재 앓고 있는 경우
③ 면역억제제 치료를 받고 있는 경우
④ 습진 등 피부병이 있는 경우
⑤ 홍역, 수두, 볼거리 감염 후 1개월 이상 경과하지 않은 경우
⑥ 예방접종 후 과민반응이 있었던 경우

(2) 예방접종 전·후 주의 사항 기출 15

접종 전 주의	• 전날 목욕을 시키고 청결한 옷을 입히고 온다. • 체온 측정 후 고열시 접종을 미룬다. • 어린이의 건강상태를 잘 아는 보호자가 동반한다. • 건강 상태가 좋은 오전에 접종한다. • 예방접종을 하지 않는 어린이는 데려가지 않는다.
접종 후 주의	• 접종 후 20~30분간 접종기관에 머문 후 귀가 • 귀가 후 3시간 관찰 • 접종 당일 과격한 운동 삼가 • 접종 당일 목욕 삼가 • 아이는 똑바로 눕혀 재운다.

3) 안전사고 예방

4) 영양관리

5) 보건소 영·유아실 관리 기출 08

(1) 건강진단 : 모자보건수첩 지참
(2) 미숙아와 선천성 이상아 등록관리
(3) 선천성 대사이상 검사 및 환아관리 : 생후 48시간 이후부터 7일 이내에 검사 기출 16

6) 선천성 난청 검사 및 보청기 지원

난청의 조기발견으로 재활치료 및 인공와우이식 등을 연계

7) 미숙아 및 선천성 이상아 등록관리 및 의료비 지원사업

정부 전액 지원 무료 6종 선천성대사이상검사 : 페닐케톤뇨증, 갑상선기능저하증, 호모시스틴뇨증, 단풍당뇨증, 갈락토스혈증, 선천성부신과형성증

8) 취학 전 아동 실명예방 사업

저시력 아동 시각 홍보 및 교육·재활, 개안 수술비 지원 등

9) 저소득층 기저귀·조제분유 지원

CHAPTER 02 노인보건사업

1 노인 인구

1) 노인인구의 변화 기출 12

(1) 우리나라의 2024년 65세 이상 주민등록 인구는 1천24만4천550명으로, 전체 주민등록 인구(5천122만1천286명) 중 65세 이상이 차지하는 비율이 20%를 넘어서며 초고령 사회에 진입함
(2) 노인인구비
  ① 고령화사회(aging society) : 총인구 대비 65세 이상 인구 비율이 7% 이상
  ② 고령사회(aged society) : 총인구 대비 65세 이상 인구 비율이 14% 이상
  ③ 초고령사회(super-aged society) : 총인구 대비 65세 이상 인구 비율이 20% 이상

2) 노인부양 형태의 변화

(1) 부모를 부양하는 가족의 비율이 낮아지고, 노인부양에 대한 국가적 책임은 증가
(2) 독거노인이나 1인 가구가 증가

3) 신체적 특성 및 질환 기출 10, 13

(1) 여러 질병을 동시에 가지고 있음
(2) 만성퇴행성 질환으로 경과가 길고 재발이 빈번하며, 합병증이 발생하기 쉬움
(3) 질환으로 인한 일상생활 수행능력의 저하 및 약에 대한 반응성이 떨어짐
(4) 고관절 골절, 골다공증, 신체적 활동과 운동능력 저하로 인한 낙상위험
(5) 소화기계, 호흡기계, 심혈관계의 기능 저하, 피부노화 및 건조, 상처회복 지연
(6) 통증의 역치 증가 및 수면시간 감소, 기억력 감퇴, 체온 저하

2 노인복지서비스

1) 노인복지시설 기출 10, 14, 16

구분	종류	구분	종류
노인주거 복지시설	양로시설 노인공동생활가정 노인복지주택	재가노인 복지시설	방문요양서비스 주·야간 보호서비스 단기보호서비스 방문목욕서비스 방문간호서비스
노인의료 복지시설	노인요양시설 노인요양 공동생활가정	노인보호 전문기관	중앙노인보호전문기관 및 지방 노인보호전문기관
노인여가 복지시설	노인복지관 경로당 노인교실	노인일자리 지원기관	노인인력개발기관, 노인일자리지원기관, 노인취업알선기관
학대피해노인 전용쉼터	노인학대로 인하여 피해를 입은 노인을 일정기간 보호하고 심신 치유 프로그램을 제공		

> **참고**
> 노인의료 복지시설에 요양병원은 해당하지 않는다. 요양병원은 등급을 받지 않더라도 요양을 필요로 하는 자라면 누구나 입원이 가능한 의료기관이다.(노인요양시설 → 노인장기요양보험 적용, 요양병원 → 의료보험 적용)

2) 소득지원 기출 07

(1) **연금제도** : 공적 연금은 근로자가 일을 하면서 납입한 보험료를 일정한 시기에 지급한다.(특수직 연금, 국민연금)

(2) **공공부조** : 생활보호, 기초연금

(3) **고용촉진 및 생업지원** : 「고령자고용촉진법」, 「노인복지법」에 의한 고용지원

3) 의료보장 기출 08

(1) **건강보험** : 사회보험

(2) **의료급여** : 보험료를 납부할 수 없는 저소득층을 대상으로 한 공공부조 기출 13

(3) **노인장기요양보험** : 사회보험

(4) **노인건강지원사업** : 건강진단, 실명예방사업, 치매관리사업, 치매안심센터운영 등

(5) **치매종합관리대책**

① 치매국가책임제
- 추진배경 : 치매환자와 가족의 경제·심리적 부담완화를 위한 국가와 사회의 책임성 강화
- 추진현황 : 맞춤형 사례관리, 장기요양 서비스 확대, 의료지원 강화, 치매 친화적 환경조성 등

② 중앙치매센터 지정(분당서울대병원), 광역치매센터(시·도), 치매상담센터(시·군·구 보건소 설치) 운영 등

3 노인장기요양보험제도 기출 12, 16, 19, 20

1) 정의
(1) 고령이나 노인성 질병 등의 사유로 일상생활을 혼자서 수행하기 어려운 노인 등에게 신체활동 또는 가사활동 지원 등의 장기요양급여를 사회적 연대 원리에 따라 제공하는 사회보험
(2) 2007년 4월 「노인장기요양보험법」 제정, 2008년 7월 노인장기요양보험제도 시행

2) 대상자 및 등급판정기준
(1) 65세 이상의 노인 또는 65세 미만이지만 노인성 질병을 가진 자
(2) 6개월 이상의 기간 동안 일상생활(ADL)을 혼자서 수행하기 어렵다고 인정되는 경우 정도에 따라 등급 판정

등급			점수
1등급	일상생활에서 다른 사람의 도움이 필요한 자	전적으로	95점 이상
2등급		상당 부분	75점 이상 95점 미만
3등급		부분적으로	60점 이상 75점 미만
4등급		일정부분	51점 이상 60점 미만
5등급	노인성 치매환자		45점 이상 51점 미만
인지지원등급	신체기능과 상관없이 치매진단 받은 노인		45점 미만

> 참고 ✓ 일상생활수행능력은 노인의 건강 상태를 나타내는 중요한 기준이다.

3) 노인장기요양보험 이용 절차 기출 15

장기요양인정 신청 및 의사소견서 제출	국민건강보험공단
↓	
방문조사	공단소속직원 직접방문
↓	
장기요양인정 및 등급판정	등급판정위원회
↓	
장기요양인정서·표준장기요양 이용계획서 송부	국민건강보험공단
↓	
장기요양급여 이용계약 및 장기요양급여 제공	장기요양기관

4) 장기요양급여의 종류

(1) 재가급여

① 방문요양 : 장기요양요원(요양보호사, 사회복지사)이 수급자의 가정 등을 방문하여 신체활동 및 가사활동 등을 지원 기출 19
② 방문목욕 : 장기요양요원(요양보호사)이 목욕설비를 갖춘 장비를 이용하여 수급자의 가정 등을 방문하여 목욕을 제공
③ 방문간호 : 간호사 등이 의사, 한의사 또는 치과의사의 방문간호지시서에 따라 간호, 진료의 보조, 요양에 관한 상담, 구강위생 등 제공
④ 주·야간보호 : 수급자를 하루 중 일정한 시간 동안 장기요양기관에 보호하여 신체활동 지원 및 심신기능의 유지·향상을 위한 교육·훈련 등 제공
⑤ 단기보호 : 수급자를 일정 기간(1회 9일 이내, 연간 4회) 동안 장기요양기관에 보호하여 신체활동 지원 및 심신기능의 유지·향상을 위한 교육·훈련 등 제공
⑥ 기타 재가급여 : 필요한 용구 제공, 가정방문을 통한 재활에 관한 지원 등 제공

(2) 시설급여

장기요양기관에 장기간 입소한 수급자에게 신체활동 지원 및 심신기능의 유지·향상을 위한 교육·훈련 등을 제공하는 장기요양급여

(3) 특별현금급여

① 가족요양비 : 가족으로부터 방문요양에 상당한 장기요양급여를 받은 때 지급되는 현금급여(도서·벽지 등 장기요양기관이 현저히 부족한 지역, 천재지변, 수급자의 신체·정신·성격상의 사유)
② 특례요양비 : 수급자가 장기요양기관이 아닌 노인요양시설 등의 기관 또는 시설에서 재가 또는 시설급여에 상당한 장기요양급여를 받은 경우 수급자에게 지급되는 현금급여
③ 요양병원간병비 : 수급자가 요양병원에 입원한 때 지급되는 현금급여

5) 노인장기요양보험과 국민건강보험의 비교

구분	노인장기요양보험	국민건강보험
보험료 납부	전 국민	
수급자	65세 이상 노인 또는 65세 미만 노인성 질환자	전 국민
이용절차	요양등급판정을 받은 후 장기요양기관에 장기요양인정서와 개인별장기요양이용계획서를 제시	건강보험증 지참 후 의료기관 방문
본인일부부담	• 시설급여의 20%, 재가급여의 15%를 본인이 부담 • 국민기초생활수급권자는 무료 • 60% 또는 40% 경감받는자	• 입원시 진료비 총액의 20%를 본인이 부담 • 외래의 경우 요양기관의 종별에 따라 30~60% 차등하여 본인이 부담
관리·운영	국민건강보험공단	

> 참고
> • 노인장기요양보험 가입자와 국민건강보험의 가입자는 동일하다.
> • 장기요양 보험료는 건강보험료와 통합 고지, 징수 후 각각의 보험료는 독립회계로 관리한다.

CHAPTER 03 가정간호사업

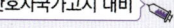

1 가정간호의 이해

1) 정의 [기출] 05

개인·가족에게 건강상의 문제 발생시, 신청 또는 병원의 의뢰에 따라 요구가 있는 가정으로 가정전문간호사가 방문하여 제공하는 포괄적인 건강관리서비스

2) 필요성 [기출] 05, 07, 10, 11, 13

(1) 인구구조와 간호요구의 변화
① 평균수명 연장 → 만성 퇴행성 질환 증가, 장기입원환자 증가
② 가족구조의 변화 → 전통적 가정간호의 어려움
③ 신체 뿐 아니라 정서·정신적 간호요구 증가

(2) 자가관리에 대한 관심과 책임 증가

(3) 보건의료전달체계의 역의뢰 미흡
1, 2차 의료기관으로 역의뢰 미흡, 조기퇴원 후 치료의 연계를 위한 가정간호사업 필요

(4) 국민의료비 부담 증가
가정간호 전환으로 인한 입원환자의 조기 퇴원은 병상가동률을 높이고, 국민 의료비를 절감시키는 효과를 가져옴

3) 문제점

(1) 주기적 모니터링의 어려움, 응급상황 대처능력 부족
(2) 늦은 진단검사 및 치료조치, 입원 지연 [기출] 06, 13, 21

구분	가정간호		
법적 근거	「의료법」	운영주체	의료기관
이용절차	진료담당 의사가 환자와 협의 후 의뢰(가정간호의뢰서)	제공인력	가정전문간호사

대상자 등록기준	• 의료기관에 입원한 후 조기퇴원 환자
	• 외래 및 응급실 환자 중 다음에 해당하는 환자
	  - 수술 후 조기퇴원 환자 - 만성질환자(고혈압·당뇨·암 등)
	  - 만성폐쇄성 호흡기 질환자 - 산모 및 신생아
	  - 뇌혈관질환자
	  - 기타 의사나 한의사가 필요하다고 인정하는 환자		

서비스 내용	• (진료담당 의사의)진단과 처방에 따른 업무
	  – 치료적 간호 : 비위관 교환, 유치도뇨관 교환, 기관지관 교환 및 관리, 산소요법, 욕창치료, 단순 상처치료, 염증성 처치, 봉합사 제거, 방광 세척 등 건강보험진료수가 항목에 포함되는 서비스로 의사의 처방이 필요
	  – 검체 수집·운반, 투약·주사
	• 가정전문간호사의 독자적 판단하에 가능한 업무
	  – 기본간호 : 간호사정 및 간호진단 외에 온·냉 요법, 체위 변경 등
	  – 교육·훈련, 상담, 의뢰

가정간호 비용	• 비용 = 기본방문료(본인부담 20%) + 처치료(진료행위별 수가에 따른 비용, 본인부담율 20%)
	  – 80%는 건강보험 재정에서 부담
	  – 동일한 질병에서 처치 내용이 다를 경우 간호 수가가 다를 수 있음 기출 11

CHAPTER 04. 방문건강관리사업

1 방문건강관리사업의 이해 기출 13, 15

1) **방문건강관리사업** : 건강위험요인과 건강문제가 있는 취약계층에게 간호사, 신체활동전문인력 등 전문인력이 직접 찾아가 건강정보 제공, 건강관리 서비스 제공, 지역사회 자원연계를 통해 자가 관리 능력을 개선하여 건강 수준을 향상시켜 주는 포괄적인 건강관리사업

2) **필요성**
   (1) 취약계층을 위한 보건의료 이용의 형평성 제고
   (2) 고령사회의 도래에 따른 대응
   (3) 건강생활실천 유도 등 적극적인 만성질환 예방 및 관리활동 필요
   (4) **국민의료비 절감** : 만성질환 건강관리를 강화하여 불필요한 의료기관 이용 억제, 2차 합병증 예방하여 의료비 절감 유도
   (5) **노인장기요양보험제도 도입** : 노인장기요양보험의 등급 외 판정을 받은 대상자가 장기요양상태로 되는 것을 조기 방지, 예방을 위한 관리 프로그램 제공

3) **방문건강관리 서비스 내용**
   (1) 건강문제 스크리닝, 건강행태 및 건강위험요인 파악
   (2) 건강관리 모니터링, 정보제공, 상담 및 교육
   (3) 만성질환관리 및 합병증 예방
   (4) 재가암환자 건강관리
   (5) 노인허약 예방 및 관리
   (6) 독거노인 건강관리 프로그램 운영
   (7) 경로당 중심 노인집단 건강관리 프로그램 운영
   (8) 치매예방 및 근력강화를 위한 가정 및 집단시설 신체활동 프로그램 운영

4) 장점과 문제점

(1) 장점
① 방문을 통한 가족 전체에 대한 사정이 가능 기출 11
② 개별적 교육과 간호 제공
③ 문제를 가진 고립 대상자에게 접근하여 도움 제공

(2) 문제점
① 정부의 정책지원의 일관성 부족
② 사업담당 전문인력의 부족
③ 상태 악화시 의료기관으로의 조기 의뢰 미흡

✎ 이해를 위한 간단 비교

구분	가정간호	방문건강관리	방문간호
법적근거	의료법	지역보건법	노인장기 요양보험법
운영주체	의료기관	보건기관(보건소, 보건지소)	장기요양 기관
제공장소 기출 14	가정	가정	가정
제공인력	가정전문간호사	다직종 참여(간호사, 의사, 물리치료사, 사회복지사 등)	간호사, 간호조무사, 치과위생사
대상자 기출 12	병원 조기퇴원환자	독거노인, 장애인 등 의료취약계층	65세 이상자, 노인성질환을 가진 자
이용절차	가정간호의뢰서	관할 보건소에서 대상자 등록 후 서비스 제공 및 관리	방문간호지시서
비용부담	본인부담, 보험료, 조세	무료, 조세	본인부담, 보험료, 조세

5) 대상자 군 분류 기준

집중 관리군	
대상자 특성	건강위험요인 및 건강문제가 있고 증상조절이 안 되는 경우
관리횟수	3개월 이내 8회 이상 건강관리 서비스 제공
정기 관리군	
대상자 특성	건강위험요인 및 건강문제가 있고 증상이 있으나 조절이 되는 경우
관리횟수	3개월마다 1회 이상 건강관리 서비스 제공
자기역량지원군	
대상자 특성	건강위험요인 및 건강문제가 있으나 증상이 없는 경우
관리횟수	6개월마다 1회 이상 건강관리 서비스 제공

CHAPTER 05 재활간호사업

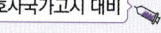

1 지역사회 통합건강증진사업

1) 정의

지자체가 지역사회 주민을 대상으로 지역사회 특성과 주민의 요구가 반영된 프로그램 및 서비스 등을 기획·추진하는 사업

2) 사업 영역

- 음주폐해예방(절주)
- 신체활동
- 영양
- 비만예방관리
- 구강보건
- 심뇌혈관질환 예방관리
- 한의약건강증진
- 아토피·천식 예방관리
- 여성·어린이 특화
- 지역사회 중심 재활
- 금연
- 방문건강관리
- 치매관리

2 재활간호의 이해

1) 재활의 의미

질병이나 외상으로 장애를 가진 사람이 정상에 가깝게 자급자족, 기능을 되찾도록 회복시키는 과정으로 사회인으로의 복귀를 의미

2) 재활간호의 목표 기출 15, 17

(1) 궁극적 목적 : 장애인의 사회통합

(2) 변화된 삶을 인정, 적응하여 수용할 만한 삶의 질 성취

(3) 잠재적 기능의 극대화로 장애 내에서 최고의 심신 상태를 유지하도록 돕는 것

3) 지역사회 재활간호의 필요성 기출 06

(1) 재가장애인이 가지는 재활욕구의 70%는 욕창관리, 대·소변관리, 간단한 재활치료 등의 문제로 일차보건의료에서 해결 가능

(2) 장애인 수에 비해 부족한 재활서비스기관

(3) 저소득층이 많은 장애인에게 시설중심의 재활 비용의 부담 감소를 위함

(4) 시설중심의 재활은 장애인의 사회적 고립 초래

3 우리나라 지역사회 중심의 재활사업 [기출] 08

1) 보건소 중심의 재활간호사업
우리나라는 보건소를 중심으로 하는 지역사회 중심의 재활사업이며, 지역사회간호사가 중추적 역할을 함

2) 지역사회 중심 재활사업의 기본 방향 [기출] 12

(1) **사회통합을 위한 장애인 건강보건관리**
지속적 건강보건관리를 적용하여 장애의 최소화, 일상생활 촉진, 자립능력 증진

(2) **지역사회 역량강화**
지역사회 장애인의 건강관리 및 건강사업 관련기관 간 연계관계를 구축함으로써 지역사회 내 재활서비스 제공 역량강화

(3) **통합적 네트워크 구축**
지역사회의 자발적인 참여와 유기적인 연계를 위한 지역사회재활 협의체(회)를 운영하여 다양한 자원을 통한 포괄적인 재활 서비스 제공

(4) **지역 특성별 모형 개발**
지역별 특성에 맞춘 재활 프로그램 수립

3) 재활 서비스의 대상

(1) **시설중심 재활의 대상** : 장애인생활시설에 수용되어 있는 시설장애인

(2) **지역사회 중심 재활간호사업 대상**
① 사례관리가 필요한 중증의 법적 등록 장애인
② 의료기관에서 퇴원하며 의뢰·연계된 관할 지역 내 거주 예비 장애인

4) 서비스 주요내용

(1) **장애인 건강보건관리 사업** : 지역사회 조기적응 프로그램, 재활 프로그램, 퇴원관리, 상담활동, 사회참여 프로그램, 교육 및 2차 장애관리 등

(2) **지역자원 연계 사업** : 지역사회재활협의체(회) 및 사례관리, 지역장애인보건의료센터 연계, 통합건강증진사업 연계 등

(3) **지원 사업** : 장애인 운전 지원, 가옥 내 편의시설 지원, 보조기기 지원, 건강검진 지원 등

(4) **홍보** : 사업홍보, 장애체험 등

5) 지역 내 기타 기관과의 연계
다양하고 전문적인 지역자원을 확보, '지역사회재활 협의체(회)'를 구성하여 정기적인 협력 회의 개최

(1) **행정기관** : 장애등록 및 장애인 복지관련 행정지원 의뢰

(2) **의료기관** : 전문 재활치료, 장애평가 및 재활훈련 의뢰

(3) **복지기관** : 사회재활 프로그램, 후원 및 가정봉사 의뢰

(4) **교육기관** : 장애아동 조기발견, 장애아동 교육

CHAPTER 06 사례관리

1) **정의**
    (1) 복합적인 욕구가 있으나 스스로 해결 방법을 찾기 어려운 대상자에게
    (2) 지속적이고 다양한 서비스를 통합적으로 연계·제공하여 문제해결과 주체적인 사회적응을 지원

2) **사례관리의 목적**
    (1) **서비스의 지속성** : 대상자의 요구에 대한 지속적 사정, 지속적 서비스 제공
    (2) **서비스의 접근성** : 지역사회에 흩어진 다양한 서비스에 접근이 쉽도록 장해물 확인 및 제거
    (3) **서비스의 책임성** : 복잡한 서비스 전달체계에서 대상자에게 필요한 서비스를 제공하려는 책임
    (4) **서비스의 효율성** : 서비스의 중복과 누락 방지를 위한 서비스 제공과정 조정
    (5) **서비스의 포괄성** : 대상자의 다양한 요구에 반응하는 것

3) **사례관리의 원칙** 기출 18, 19, 25
    (1) **대상자 중심**
        대상자의 요구와 의견 반영이 중요
    (2) **개별 맞춤형 서비스(개별성)** 기출 22 : 개인의 상황적 특성에 맞는 개별적, 차별적인 서비스의 제공
    (3) **서비스의 포괄성과 연속성**
    (4) **역량 강화** : 대상자의 문제해결 능력을 강화

4) **사례관리자의 역할** 기출 20
    (1) **옹호자 및 교육자** : 대상자에게 필요한 서비스에 대한 교육 제공
    (2) **임상간호조정자 및 촉진자** : 대상자 건강을 위한 다양한 간호의 제공, 촉진, 조정
    (3) **지속적인 관리자** : 대상자에게 필요한 간호의 적정수준을 지속적으로 유지
    (4) **재정관리자** : 서비스 제공과 관련된 자원의 관리
    (5) **결과관리자** : 사례관리의 목적 성취를 위한 중재제공과 지속적 관찰
    (6) **정신·사회적 관리자** : 개인, 가족, 환경을 포함한 대상자의 정신·사회적 요구 관리
    (7) **연구개발자** : 간호중재의 변화를 위한 연구 및 개발

5) 사례관리 과정

(1) **사례발견** : 다양한 방법을 통해 대상자 발굴, 사정을 위한 자료 수집

(2) **사정** : 대상자와 가족의 상황과 기능 상태에 대한 심층적·실제적인 자료를 얻는 과정

(3) **계획** : 대상자의 요구를 근거로 한 목적과 목표 결정, 우선순위 설정, 서비스의 계획, 자원을 배치하는 단계

(4) **조정** : 목표 달성을 위한 수행과정에서 필요한 자원을 조직, 확보, 변환, 통합하는 과정

(5) **감시** : 계획의 효과적 수행을 위한 지속적인 과정

(6) **평가**

CHAPTER 07 정신보건사업

간호사국가고시 대비

1 지역사회 정신건강사업의 이해 기출 07, 11

1) 정신건강사업 개념 및 정의

(1) 기본개념

'지역사회 내에서 발생하는 정신건강문제를 지역사회 내의 자원을 활용하여 해결하자'

(2) 정의

지역주민 전체를 대상으로 하여 치료보다는 예방과 포괄적인 정신건강증진을 위한 일련의 활동을 모두 포함

2) 정신건강사업의 변화

	과거	현재 변화
정책 대상	정신질환자 + 고위험군	전 국민 대상
지원 내용	정신과적 치료	예방, 조기발견, 사회복귀, 재활에 초점
정책 주체	• (공공) 부처·지자체 분절적 대응 • (민간) 정신의료기관	• (공공) 범정부적 대응 • (민간) 정신의료기관 + 지역사회

3) 지역사회 정신건강간호사의 역할(예방 개념) 기출 03, 16

(1) 일차 예방

① 목적 : 지역사회 정신건강 증진, 새로운 정신장애 발생 감소
② 역할 : 성숙위기에 대처할 수 있도록 상담, 교육 제공
  상황위기에 처한 대상자에게 지지와 격려

(2) 이차 예방

① 목적 : 조기발견, 신속한 치료를 통한 정신장애의 기간 감소, 유병률 감소
② 역할 : 응급전화, 위기중재, 치료

(3) 삼차 예방

① 목적 : 정신적 잔여 결함과 사회적 장애 감소
② 역할 : 일상기능 회복으로 빠른 시간 내에 사회에 적응할 수 있도록 도움
  재발 방지를 위한 연속적 간호 제공

2 우리나라 정신건강사업

1) 제2차 정신건강복지 기본계획(2021~2025)

비전	마음이 건강한 사회, 함께 사는 나라

정책 목표	1. 코로나19 심리방역을 통한 대국민 회복탄력성 증진 2. 전 국민이 언제든 필요한 정신건강서비스를 이용할 수 있는 환경 조성 3. 정신질환자의 중증도와 경과에 따른 맞춤형 치료환경 제공 4. 정신질환자가 차별 경험 없이 지역사회 내 자립할 수 있도록 지원 5. 약물 중독, 이용 장애 등에 대한 선제적 관리체계 마련 6. 자살 충동, 자살 수단, 재시도 등 자살로부터 안전한 사회 구현

⇧

추진전략	핵심과제
전 국민 정신건강증진	• 적극적 정신건강증진 분위기 조성 • 대상자별 예방 접근성 제고 • 트라우마 극복을 위한 대응역량 강화
정신의료 서비스 / 인프라 선진화	• 정신질환 조기인지 및 개입 강화 • 지역 기반 정신 응급 대응체계 구축 • 치료 친화적 환경 조성 • 집중 치료 및 지속 지원 등 치료 효과성 제고
지역사회 기반 정신질환자의 사회통합 추진	• 지역사회 기반 재활 프로그램 및 인프라 개선 • 지역사회 내 자립 지원 • 정신질환자 권익 신장 및 인권 강화
중독 및 디지털기기 이용 장애 대응 강화	• 알코올 중독자 치료 및 재활서비스 강화 • 마약 등 약물중독 관리체계 구축 • 디지털기기 등 이용 장애 대응 강화
자살로부터 안전한 사회 구현	• 자살 고위험군 발굴과 위험요인 관리 • 고위험군 지원 및 사후관리 • 서비스 지원체계 개선
정신건강정책 발전을 위한 기반 구축	• 정책 추진 거버넌스 강화 • 정신건강관리 전문인력 양성 • 공공자원 역량 강화 • 통계 생산체계 정비 및 고도화 • 정신건강분야 전략적 R&D 투자 강화

2) 지역사회정신건강기관 및 시설

(1) 기초정신건강복지센터 기출 07

① 중증정신질환관리 : 조기개입, 개별적·포괄적 서비스 제공, 위기개입 서비스 제공
② 자살예방 : 생명존중 문화 조성, 고위험군 조기발견 및 치료연계
③ 정신건강증진 : 인식개선 사업, 고위험군 조기발견 및 치료연계 사업
④ 아동·청소년 정신건강증진 : 조기발견, 치료·상담 연계, 고위험군 관리
⑤ 재난 정신건강 지원 : 재난 발생 시 지역사회 또는 국가적 차원의 지원
⑥ 보건복지통합전달체계 구축 사업 : 지역사회 정신건강복지서비스와 복지서비스 간 연계

(2) 중독관리통합지원센터

통합적 중독관리 체계 구축을 통한 중독자 조기발견, 상담, 치료, 재활, 사회복귀 지원

(3) 정신재활시설

병원 또는 시설에서 치료·요양 후 사회복귀촉진을 위한 훈련 실시

(4) 정신요양시설

만성 정신질환자 요양·보호

(5) 정신의료기관

PART 7 지역사회간호사업

01. 모자보건 사업이 중요한 이유는 무엇인가?

① 모자보건 대상 인구는 전체 인구의 30%가 안 된다.
② 다음 세대의 인구자질과는 직접적 연관성이 없다.
③ 영유아는 자연수동면역으로 인해 질병에 잘 안 걸린다.
④ 인구의 다수를 차지하므로 사업에 드는 비용이 많이 든다.
⑤ 예방사업으로 얻는 효과가 크다.

해설 [모자보건의 중요성]
① 모자보건 대상 인구는 전체 인구의 대다수를 차지
② 다음 세대의 인구자질에 영향을 줌
③ 임산부와 영유아는 질병에 쉽게 이환되며 후유증도 큼
④ 모자보건 사업은 적은 비용으로도 효과가 큼

02. 지역사회 영아사망률과 모성사망률을 감소시키기 위한 가장 우선적인 방법은 무엇인가?

① 병원에서의 분만 유도
② 지속적 산전관리
③ 균형있는 영양섭취
④ 병원시설 확충
⑤ 임부의 마음 안정

해설 [산전관리]
임부와 태아의 건강상태에 대한 주기적인 관찰과 관리를 통해 사산률, 주산기 사망률, 저체중아, 미숙아 출산률 등을 감소시킬 수 있음

03. 보건소에 내원한 임신 25주 대상자는 머리가 아프고, 다리가 붓고, 체중이 증가하는 것 같다고 말한다. 혈압을 측정한 결과 150/90이다. 이 대상자를 위해 사정해야 할 내용으로 적절하지 않은 것은?

① 임신전 고혈압의 유무를 알아본다.
② 임신전 신장질환을 앓은 경험이 있는지 알아본다.
③ 소변검사를 한다.
④ 최근 체중변화의 추이를 살펴본다.
⑤ 혈액검사

정답   01. ⑤   02. ②   03. ⑤

> **해설** [임신중독증]
> - 3대 증상 : 부종, 고혈압, 단백뇨
> - 체중과 혈압 측정, 소변검사 실시

04. 어느 지역의 영아사망률이 20년 전 4.5에서 현재 2.0으로 감소하였다. 이 결과를 통해 추측 가능한 것은?

① 그 지역의 평균수명이 증가하였다.
② 그 지역의 보건수준의 향상을 의미한다.
③ 그 지역의 유소년 부양비가 감소하였다.
④ 1~4세의 인구 증가를 의미한다.
⑤ 그 지역 유전성 질환의 발생이 감소하였다.

> **해설** [영아 사망률]
> 영아 사망률 감소는 해당 지역의 보건수준 향상을 의미
> ⑤ 영아 안에 신생아가 포함되기는 하지만, 영아의 사망은 경제상태, 교육정도, 환경위생 상태 등에 영향을 받고, 신생아의 사망은 유전적 또는 선천적 원인에 영향을 더 받는다고 할 수 있다.

05. 가정간호사업의 필요성에 대한 이유로 옳지 않은 것은?

① 병원과 간호사의 요구
② 퇴원 후 재가 환자 관리 체계의 부족
③ 핵가족으로의 가족구조 변화
④ 평균수명 연장, 만성질환자 노인 증가
⑤ 만성퇴행성 질환자의 증가로 장기치료에 대한 부담 증가

> **해설** [가정간호사업의 필요성]
>
> | 사회 · 경제적 변화 측면 | |
> |---|---|
> | 가족제도의 변화 | 핵가족으로의 가족구조 변화 |
> | 인구구조의 변화 | 노인인구 증가로 대상자 증가 |
> | 간호요구의 변화 | 사회 · 문화적 수준이 높아짐에 따라 신체적 · 정서적 · 정신적 안위를 제공하는 가정에서의 간호를 요구 |
> | 보건의료환경 측면 | |
> | 국민의료비 상승 | 장기입원의 경우보다 낮은 의료비로 간호를 제공 받을 수 있어 국민의료비가 절감 |
> | 건강보험 재정 | 국민의료 요구 증대, 병원 이용률 증가로 건강보험의 재정 부담 |
> | 의료자원의 적정화 | 의료시설과 인력의 불균형적 분포, 대형병원 중심의 환자 집중현상의 문제 해결 |
> | 국민의 건강 측면 | |
> | 질병 양상의 변화 | 완치가 어려운 만성퇴행성 질환자의 증가로 장기치료에 따른 부담 |
> | 정신질환자의 증가 | 대상자의 증가로 정신보건 서비스가 부족한 실정 |

04. ② 05. ①

06. 보건소 방문간호요원이 가정방문을 하려 한다. 가족을 사정할 때 기본원칙으로 옳은 것은?

① 가족 중 가장 취약한 대상자에게 초점을 맞춘다.
② 신속한 사정을 위해 단순 자료부터 수집한다.
③ 가족의 문제점 뿐 아니라 강점도 사정한다.
④ 사정자료는 곧 진단과 같다.
⑤ 간호의 과정에 객관성을 유지하기 위해 가족의 참여는 최소화한다.

해설 [가족사정의 기본원칙]
　① 가족 전체에 초점을 맞춤(문제 하나하나보다 전체적으로 접근)
　② 복합적인 자료 수집(단면적 정보보다 복합적 정보 수집 후 정확한 해석, 판단)
　④ 사정된 자료 자체는 가족의 문제나 원인이 아님. 즉 사정자료는 진단이 아님
　⑤ 가족이 사정부터 전 간호과정에 함께 참여하여 진단과 중재방법을 결정

07. 지역보건법에 의한 방문건강관리 대상자 중 우선순위가 가장 높은 대상자는?

① 장루 수술을 받고 조기퇴원 후 가정에서 회복 중인 환자
② 65세 치매 노인으로 일상생활 수행능력이 낮은 대상자
③ 결핵을 진단받은 노인
④ 기초생활 수급자로 파킨슨병을 앓고 있는 노인
⑤ 미인가 시설 거주주민

해설 [사업의 대상자 비교]

	운영주체	
가정간호	운영주체	의료기관
	대상자	• 조기퇴원 후 지속적 관리가 필요한 환자 • 의사나 한의사가 의료기관 외의 장소에서 계속적인 치료와 관리가 필요하다고 판단하여, 가정전문간호사에게 치료나 관리를 의뢰한 대상자
방문건강관리	운영주체	보건기관
	대상자	독거노인, 노인부부, 장애인 등 의료취약계층, 기초생활 수급자 중 건강위험군, 질환군이 1순위
방문간호	운영주체	장기요양기관
	대상자	• 65세 이상 일상생활이 혼자서 어려운 자, 65세 미만 노인성 질환을 이유로 일상생활이 혼자서 어려운 자 • 요양등급을 받은 자

08. 「지역보건법」에 의한 방문건강관리사업의 비용부담으로 옳은 것은?

① 기본방문료가 있다.
② 교통비는 대상자 본인이 부담한다.
③ 행위별 수가를 적용한다.
④ 의료급여 수급자는 1/2 경감한다.
⑤ 무료

정답　06. ③　07. ④　08. ⑤

해설 [방문건강관리사업 비교]

운영주체	비용부담
가정간호(의료기관)	• 비용 = 기본방문료(본인부담 20%) + 처치료(진료행위별 수가에 따른 비용, 본인부담율 20%) 　- 80%는 건강보험 재정에서 부담 　- 동일한 질병에서 처치 내용이 다를 경우 간호 수가가 다를 수 있음
방문건강관리(보건기관)	무료
방문간호(장기요양기관)	• 시설급여 본인 부담 20%, 재가급여 본인 부담 15% • 국민기초생활수급권자는 무료

09. 지역사회 정신보건 사업의 일차·이차·삼차 예방사업 중 급성으로 발생한 무능력의 기간을 단축시켜 정신장애의 유병률을 감소시키는데 목표를 두는 예방단계에 해당하는 활동은?

① 이혼이나 실직 등 상황위기를 경험하는 것을 돕는다.
② 퇴원을 준비하는 대상자를 직업재활훈련에 참여시켰다.
③ 정신과적 응급진료, 응급상담서비스를 실시한다.
④ 스트레스에 대한 예방법을 교육한다.
⑤ 대중매체를 통해 환경관리, 건강식습관, 여가활용에 대해 교육을 한다.

해설 급성으로 발생한 무능력의 기간을 단축시켜 정신장애의 유병률을 감소시키는데 목표를 두는 단계는 이차예방 단계임
① 일차예방 : 성숙위기에 대처할 수 있도록 미리 상담·교육을 통해 도움, 상황위기에 처한 대상자를 지지·격려
② 삼차예방
③ 이차예방
④ 일차예방
⑤ 일차예방

10. 치매를 앓고 있는 아내를 둔 김씨는 10년째 아내를 혼자서 돌보느라 힘들다고 말한다. 경제적 어려움은 없으나 자녀들과는 왕래가 적은 편이고, 요양보호사의 방문이나 외부 기관의 도움을 받는 것을 아내가 완강하게 거부하고 있다. 김씨 가족에게 현재 가장 우선적인 간호중재 전략은?

① 김씨의 환자 간호에 대한 부담을 다른 가족과 함께 나눌 수 있도록 돕는다.
② 치매증상 완화를 위한 약물의 증량을 고려한다.
③ 보건기관으로의 접근성을 향상시킨다.
④ 치매 증상에 관한 정보를 제공하여 환자를 더욱 이해하도록 한다.
⑤ 김씨와 같은 상황의 자조모임에 참석하도록 한다.

해설 만성질환자를 둔 가족은 많은 부담을 경험하며, 영구적인 가족기능의 변화나 상실을 초래하는 경우가 많다. 따라서 가족들이 질병상태에 대하여 의미부여를 하는 방법이나 부담감을 함께 나눔으로써 성숙해나가는 과정으로 대처하는 전략이 필요하다.

11. 어느 지역의 보건수준을 측정한 α-index 값 중 가장 보건수준이 높은 것은?

① 0.1
② 0.9
③ 1.2
④ 4.3
⑤ 10.8

> **해설** [알파인덱스(α-index)]
> • 지수가 1에 가까울수록 영아 사망의 대부분이 신생아 사망으로 그 지역의 건강 수준이 높은 것을 의미
> • 지수가 1보다 클수록 신생아기 이후의 영아 사망이 크기 때문에 영아사망 원인에 대한 예방대책이 수립되어야 한다.
>
> $$\alpha\text{-index} = \frac{\text{특정 연도의 영아 사망 수}}{\text{특정 연도의 신생아 사망 수}}$$
>
> • α-index 값이 1보다 작을 수는 없다.

12. 노인장기요양보험법에서 다음의 대상자에게 적용 가능한 설명으로 옳은 것은?

> 고혈압과 우울증약을 복용하며 뇌경색증 진단을 받은 63세 김○○씨는 옆에서 돌볼 자녀가 없어 누군가의 도움이 필요한 상황이다. 국민건강보험공단에 장기요양등급을 신청하여 주간보호센터와의 연계를 고려하고 있다.

① 뇌경색증 진단서를 국민건강보험공단에 제출하면 서류심사 후 등급을 받을 수 있다.
② 등급받은 대상자가 받을 수 있는 서비스에는 재가급여, 시설급여, 특별현금급여가 있다.
③ 대상자는 65세 이상이 아니므로 장기요양 대상자가 될 수 없다.
④ 장기요양보험사업은 보건복지부가 관리·운영을 담당한다.
⑤ 대상자 등급 판정시 무료로 장기요양급여를 받을 수 있다.

> **해설** ① 장기요양인정신청서를 국민건강보험공단에 제출하여 등급심사 후 등급을 받음
> ③ 노인성 질환을 가진 65세 미만인 자 또한 장기요양 대상자가 될 수 있음
> ④ 장기요양보험사업은 국민건강보험공단이 관리·운영함
> ⑤ 노인장기요양보험의 재원 : 장기요양보험료 + 국가 및 지방자치단체 부담 + 이용자 본인부담

13. 다음 중 보건간호사가 관내 거주하는 노인 대상자의 건강상태를 사정하고자 한다. 이 때 노인의 건강상태를 가장 의미있게 나타내는 것은 무엇인가?

① 평균수명, 건강수명
② 노인의 의료기관 이용률
③ ADL, IADL
④ 유병률, 사망률
⑤ 노인의 취업상태

> **해설** [노인대상자 사정]
> • 노인 대상자는 질환의 여부가 중요한 것이 아니라, 질병으로 인한 일상생활이 어느 정도 혼자서 수행가능한가로 사정하는 것이 의미있다.

정답 11. ③ 12. ② 13. ③

- 노인이 필요로 하는 외부의 도움정도는 질병보다 기능수준에 달려있다.
- ADL 일상생활 수행능력 : 식사하기, 앉기, 걷기, 목욕하기, 옷 갈아입기 등
- IADL 수단적 일상생활 수행능력 : 도구를 이용하는 능력으로 전화걸기, 버스타기, 일상용품 구입하기, 가벼운 집안일 등

14. 노인복지시설에 해당하지 않은 것은?

① 노인일자리지원기관
② 양로시설
③ 단기보호서비스
④ 노인복지관
⑤ 요양병원

해설 ⑤ 요양병원은 의료법상 의료기관이다.

15. 생애주기별 건강증진 사업 중 다음 보건사업의 대상으로 적절한 것은?

• 운동, 영양, 절주, 금연, 구강, ADL 향상 • 예방접종	• 약물 오남용 예방교육 • 관절염 관리

① 영아기 보건사업
② 유아기 보건사업
③ 청소년 보건사업
④ 성인 보건사업
⑤ 노인 보건사업

해설 [1차 예방을 위한 생애 주기별 건강 증진사업 내용]

영·유아 보건사업	• 건강생활 실천(영양 지도, 건강상담, 운동, 구강) • 예방접종 • 사고 예방 • 성장 발달 검사
학교 (청소년) 보건사업	• 건강생활 실천(영양지도, 운동, 흡연 예방, 음주 예방, 건강 상담) • 성교육 및 상담 • 약물 오남용 예방 • 시력관리 • 보건교육 및 상담
성인 보건사업	• 건강생활 실천(운동, 영양, 금연, 금주, 구강, 약물 남용, 스트레스) • 사고예방 • 산전·산후 관리, 수유교육 • 가족계획 • 실금예방, 골다공증 예방 • 갱년기 증상 관리, 만성 질환 관리
노인 보건사업	• 건강생활 실천(운동, 영양, 절주, 금연, 구강, ADL 향상) • 우울증 예방, 약물 오남용 예방교육, 예방접종 • 관절염 관리

14. ⑤   15. ⑤

16. 지역사회 정신건강복지센터의 서비스로 옳지 않은 것은?

① 알코올 문제가 있는 아버지를 둔 자녀에게 정신건강조기검진을 실시한다.
② 만성 정신질환자에게 적극적인 치료를 한다.
③ 지역 내 노인을 대상으로 치매선별검사와 상담을 한다.
④ 정신질환이 없는 일반 성인에게 스트레스관리 교육을 한다.
⑤ 지역재활프로그램을 실시한다.

> **해설** 적극적 치료는 약물치료, 상담치료, 인지치료 그 외의 치료를 받는 것으로 정신의료기관 및 다른 정신건강증진시설로 연계를 해야 한다.

17. 재활간호사업의 궁극적 목적은?

① 최상의 의료서비스를 제공한다.　② 장애인의 사회통합이다.
③ 장애 수준의 최소화　　　　　　　④ 최대한 외부 지원을 받도록 돕는다.
⑤ 장애인의 재활의욕 고취

> **해설** [재활간호]
> • 재활에 있어 장애인 본인이나 가족 및 지역주민의 자발적 참여가 필요하다.
> • 대상자의 잠재적 기능을 극대화하여 수용할 만한 삶의 질을 성취하도록 하는 것이 목표이다.
> • 궁극적 목적 : 장애인의 기능적 회복과 최대의 독립성으로 장애인의 사회통합이다.

18. 사례관리를 할 때 '대상자마다 처한 환경과 건강 문제가 다르기 때문에 대상자의 요구를 정확히 파악하여 서비스를 제공해야 한다.'는 원칙은?

① 개별성　　　　　　② 포괄성
③ 대상자 중심　　　　④ 역량 강화
⑤ 접근성

> **해설** [사례관리의 원칙]
> ② 포괄성 : 대상자의 다양한 요구에 반응하는 것
> ③ 대상자 중심 : 대상자의 요구와 의견 반영이 중요
> ④ 역량 강화 : 대상자의 문제해결 능력을 강화
> ⑤ 접근성 : 지역사회에 흩어진 다양한 서비스에 접근이 쉽도록 장해물 확인 및 제거

정답 16. ② 17. ② 18. ①

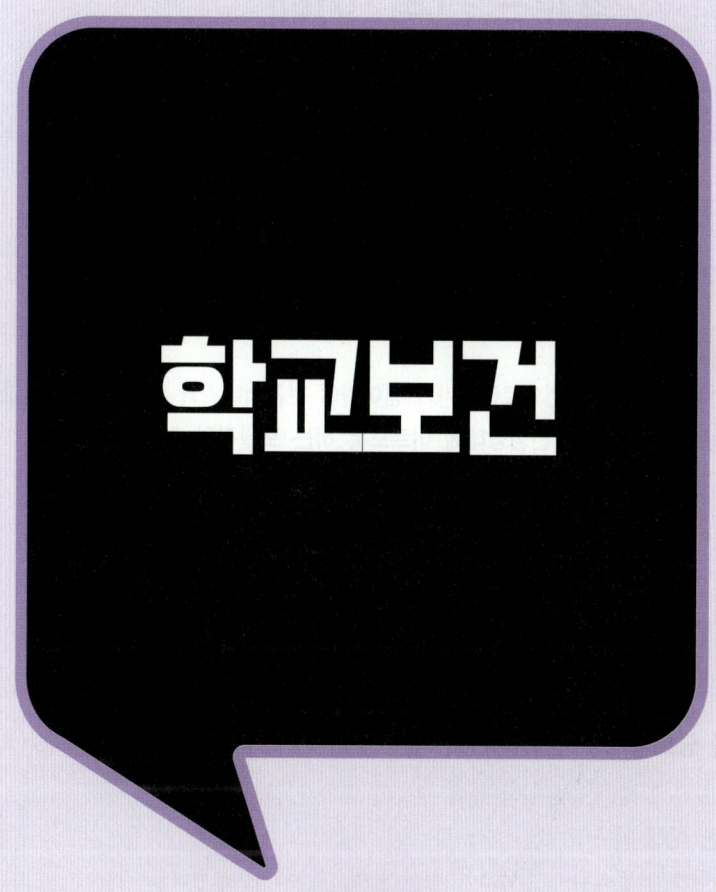

학교보건

PART 8

CHAPTER 01. 학교보건의 이해
CHAPTER 02. 학생건강관리
CHAPTER 03. 학교환경관리

CHAPTER 01 학교보건의 이해

1 학교보건의 개념

1) 학교보건의 정의
(1) 학생, 가족, 교직원, 보건의료전문가가 참여하여 보건서비스와 환경관리, 보건교육을 제공, 자기건강관리능력을 향상시켜 안녕상태에 이르도록 하는 포괄적인 건강사업
(2) 대상
  ① 학교인구 : 학생과 교직원
  ② 학교보건 대상 : 학교인구를 포함한 학부모, 가족 및 학교가 속해있는 지역사회 주민을 포함
(3) 1967년 「학교보건법」 제정
  2002년 양호교사 명칭이 '보건교사'로 변경

2) 학교보건의 중요성 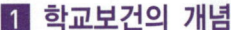 01, 02, 10, 15
(1) 학생의 교육에 대한 수용성이 높아 교육의 효과가 큼
(2) 광범위한 대상 인구
(3) 고정된 장소에 밀집되어 집단교육 실시 용이, 체계화된 보건교육 가능
(4) 학생은 보건교육의 대상으로 가장 능률적이고, 가족·지역사회까지 파급효과 일어남
(5) 학교는 지역사회의 중심, 교직원은 지역사회 내 지도자 위치에 있기에 지역사회에 미치는 영향이 큼
(6) 질병을 조기 발견하여 장애를 예방하고 적은 경비로 큰 성과를 거둘 수 있음

3) 학교보건사업의 변천
(1) **감염병 관리기**
(2) **신체검사기** : 학생 건강관리의 적극적 실시를 위해
(3) **포괄적 건강관리기** : 신체적·정신적·사회적 건강관리를 함께 추구
(4) **보건교육 중심기** : 건강관리 능력의 향상을 위해 학교교육 과정 속에서 보건교육 중심으로 이루어지는 시기

4) 학교간호진단의 우선순위 결정시 고려사항 기출 15
(1) 문제의 크기와 심각성
(2) 영향의 범위에 따라 감염성질환 > 만성질환
(3) 학생의 관심도

(4) 저학년 > 고학년
(5) 해결을 위한 자원동원 가능성
(6) 문제해결의 가능성
(7) 교사의 준비도

2 학교보건인력

1) **보건교사 직무** 기출 00, 06, 07, 08, 10, 13, 14, 15, 17, 24

   (1) 학교보건계획 수립
   (2) 학교 환경위생의 유지·관리 및 개선에 관한 사항
   (3) 학생과 교직원에 대한 건강진단의 준비, 실시에 관한 협조
   (4) 각종 질병의 예방처치 및 보건지도
   (5) 학생과 교직원의 건강관찰, 학교의사의 건강상담, 건강평가 등의 실시에 관한 협조
   (6) 신체가 허약한 학생에 대한 보건지도
   (7) 보건지도를 위한 학생가정 방문
   (8) 교사의 보건교육 협조와 필요시의 보건교육
   (9) 보건실의 시설·설비 및 약품 등의 관리
   (10) 보건교육자료의 수집·관리
   (11) 학생건강기록부의 관리
   (12) 다음의 의료행위(간호사 면허를 가진 사람만 해당)
      ① 외상 등 흔히 볼 수 있는 환자의 치료
      ② 응급을 요하는 자에 대한 응급처치
      ③ 부상과 질병의 악화를 방지하기 위한 처치
      ④ 건강진단결과 발견된 질병자의 요양지도 및 관리
      ⑤ ①부터 ④까지의 의료행위에 따르는 의약품 투여
   (13) 그 밖에 학교의 보건관리

   🎉 보건교사는 '2017 학교보건법' 개정으로 인해 다음의 업무가 가능해졌다.

학교의 장은 다음을 제공하게 할 수 있다.		
학부모의 동의	동의와 자문을 받아 →	• 보건교사 또는 순회 보건교사 제1형 당뇨로 인한 저혈당쇼크 또는 아나필락시스 쇼크로 인한 생명이 위급한 학생에게 투약행위 등 응급처치 제공 가능
전문의약품을 처방한 의사의 자문		

2) 학교의사 직무

(1) 학교보건계획의 수립에 관한 자문
(2) 학교 환경위생의 유지·관리 및 개선에 관한 자문
(3) 학생과 교직원의 건강진단과 건강평가
(4) 각종 질병의 예방처치 및 보건지도
(5) 학생과 교직원의 건강상담
(6) 그 밖에 학교보건관리에 관한 지도

3) 학교약사 직무

(1) 학교보건계획의 수립에 관한 자문
(2) 학교환경위생의 유지관리 및 개선에 관한 자문
(3) 학교에서 사용하는 의약품과 독극물의 관리에 관한 자문
(4) 학교에서 사용하는 의약품 및 독극물의 실험·검사
(5) 그 밖에 학교보건관리에 관한 지도

4) 학교보건법에 의한 교육관리자

(1) **학교장의 직무** : 행정적인 총 책임자 [기출] 01, 10

① 환경위생 및 식품위생 유지 관리
② 학생과 교직원에 대한 건강검사(책임)
③ 감염병 우려 또는 발생 시 등교중지, 휴교조치 취할 수 있음 [기출] 11, 13, 17
④ 학생의 보건 및 안전관리, 교직원의 보건관리
⑤ 예방접종 완료 여부의 검사 : 초등학교, 중학교 입학한 날부터 90일 이내에 완료여부 검사 후 교육정보시스템에 기록
⑥ 치료 및 예방조치
⑦ 감염병 발생 시 현황 등을 즉시 보건소에 신고, 교육청에 보고

> **참고**
> 건강검사 실시의 책임은 학교장, 건강진단·건강평가·건강상담은 학교의사, 건강진단 실시에 관한 협조는 보건교사의 직무이다.

(2) **학교 설립자, 경영자**

학교보건 시설의 구비 및 설치 의무

(3) **시·도교육감, 시·군교육장**

교육환경보호구역 설정

(4) **시·도지사**

교육환경보호구역에서의 금지행위 및 시설의 방지조치 및 철거명령

(5) **교육부장관**

감염병예방대책 마련, 감염병대응매뉴얼 작성·배포

CHAPTER 02 학생건강관리

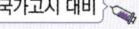

1 학생건강관리

1) 학생건강검사 종류 기출 12, 13

(1) 건강검사
① 건강검사의 구분 : 신체의 발달상황, 건강조사, 건강검진, 신체의 능력, 정신건강상태검사
② 학교의 장은 건강검사에 필요한 소요예산을 포함한 구체적인 건강검사 실시계획을 매년 3월 31일까지 수립
③ 건강검사를 할 때에 질병의 유무 등을 조사하거나 검사하기 위해 건강검진 실시 기관에 의뢰하여 건강검사를 시행

(2) 건강검사 결과 기록·관리
① 건강검사 결과 작성·관리 : 학교의 장이 학생건강기록부에 기록해야 함
② 고등학교의 장은 소속 학생이 고등학교를 졸업할 때 학생건강기록부를 해당 학생에게 교부해야 함
③ 학생이 중학교 또는 고등학교에 진학하지 않았거나 휴학 또는 퇴학 등으로 고등학교를 졸업하지 못한 경우 최종적으로 재적한 날부터 5년간 보존해야 함

2 학생건강검사의 내용 기출 19

건강검사	대상학년	실시기관	비고
신체의 발달상황	초 1, 4/ 중 1/ 고1	검진기관	키, 몸무게, 비만도 측정
	초 2, 3, 5, 6/ 중 2, 3/ 고 2, 3	학교	
건강조사	초 1, 4/ 중 1/ 고 1	검진기관	병력, 식생활, 건강생활 행태 등에 대해 실시
	초 2, 3, 5, 6/ 중 2, 3/ 고 2, 3	학교	
건강검진	초 1, 4/ 중 1/ 고 1(종합건강검진)	검진기관	병원방문검진
	초 2, 3, 5, 6(구강검진)	치과병·의원, 보건소 등	병원방문 및 출장검진 가능
신체의 능력	초 5, 6/ 중 1, 2, 3/ 고 1, 2, 3	학교	체력요소 평가
정신건강상태검사	초 1,4/ 중1/ 고1	학교	정신상태, 사회성 및 정신건강 조사

(1) 신체의 발달상황
   ① 키와 몸무게를 측정하여 비만도를 산출
   ② 키 검사 방법
      a. 검사대상자의 자세
         • 신발을 벗은 상태에서 발꿈치를 붙일 것
         • 등·엉덩이 및 발꿈치를 측정대에 붙일 것
         • 똑바로 서서 두 팔을 몸 옆에 자연스럽게 붙일 것
         • 눈과 귀는 수평인 상태를 유지할 것
      b. 검사자는 검사대상자의 발바닥부터 머리끝까지의 높이를 측정
   ③ 몸무게 검사 방법 : 옷을 입고 측정한 경우 옷의 무게를 뺄 것

(2) 건강조사
   ① 조사항목 : 예방접종·병력, 식생활·비만, 위생관리, 신체활동, 학교생활·가정생활, 텔레비전·인터넷·음란물의 이용, 안전의식, 학교폭력, 흡연·음주·약물의 사용, 성 의식, 사회성·정신건강, 건강상담
   ② 조사방법 : 시·도교육감은 조사항목 및 내용을 포함한 구조화된 설문지를 마련하고, 학교의 장을 통하여 조사할 수 있도록 해야함

(3) 정신건강 상태 검사
   ① 조사방법 : 설문조사
   ② 학교의 장은 정신건강 상태 검사를 실시하는 경우 검사와 관련한 구체적인 내용을 학부모에게 미리 알려야 함

(4) 신체능력검사
   ① 신체능력검사의 구분
      a. 필수평가 : 체력요소를 평가하여 신체의 능력등급을 판정
         심폐지구력(왕복오래달리기, 오래달리기·걷기, 스텝검사), 유연성(앉아 윗몸 앞으로 굽히기, 종합유연성 검사), 근력·근지구력(팔굽혀펴기(남), 무릎대고 팔굽혀펴기(여), 윗몸말아올리기, 악력), 순발력(50미터달리기, 제자리 멀리뛰기), 비만(체질량지수)
      b. 선택평가 : 신체활동에 대한 인식정도 등 필수평가에 대한 심층평가
   ② 학교의 장은 신체능력검사를 실시해야 하며, 심장질환 등으로 인한 신체허약자와 지체부자유자는 그 대상에서 제외할 수 있음

(5) 건강검진 기출 12, 13, 19
   ① 목적 : 질병예방, 질병 또는 신체적 이상 발견시 적절한 조치·지도·건강상담 등의 대책을 강구하기 위함
   ② 건강검진 항목 : 척추, 눈(시력측정, 안질환), 귀(청력, 귓병), 콧병, 목병, 피부병, 구강, 병리검사(소변, 혈액, 결핵, 혈압), 허리둘레, 그 밖의 사항

[학년별 건강검진 내용]

건강검진	초1	초4	중1	고1
공통 항목		척추, 눈, 귀, 콧병, 목병, 피부병, 구강, 병리검사		
추가 항목	–	[비만학생 대상] 병리검사 중 혈당, 총콜레스테롤, 고밀도지단백(HDL) 콜레스테롤, 중성지방, 저밀도지단백(LDL), 콜레스테롤 및 간 세포 효소(AST · ALT), 허리둘레		
	–	–	결핵검사	결핵검사, 고1여학생 : 혈색소

3 응급 건강문제와 응급처치 기출 15, 16

1) 응급상황시 보건교사의 역할

(1) 신속하고 침착한 대처, 사고원인, 환자상태 파악, 생명을 위협하는 위급상황은 즉시 사정 후 해결

(2) 가까운 의료기관으로 이송

(3) 이송 중 환자를 살펴 가능한 손상 발견

2) 위급이나 위독한 경우의 병원후송 체계

(1) **보건교사** : 응급처치 후 119 연락, 다른 후송방법 등 모색

(2) **담임교사** : 부모에게 연락

(3) **병원후송** : 보건교사와 담임교사

CHAPTER 03 학교환경관리

1 교육환경보호구역

1) 교육환경보호구역 설정
(1) 학생의 보건, 위생, 안전, 학습과 교육환경 보호를 위해 교육감이 교육환경보호구역을 설정·고시 기출 06
(2) **절대보호구역** : 학교출입문으로부터 직선거리로 50m까지인 지역 기출 14
(3) **상대보호구역** : 학교경계등으로부터 직선거리로 200m까지인 지역 중 절대보호구역을 제외한 지역

2) 교육환경보호구역 관리
(1) 보호구역 내 학교의 장이 관리
(2) 학교 간에 보호구역이 서로 중복되는 경우
  ① 상급학교 : 하급학교 → 하급학교가 관리
  ② 상급학교 : 하급학교(유치원인 경우) → 상급학교가 관리
  ③ 같은 급의 학교 간 보호구역 중복의 경우 → 학생 수가 많은 학교가 관리
  ④ 절대보호구역과 상대보호구역이 서로 중복되는 경우 → 절대보호구역이 설정된 학교가 관리

[교내 환경위생 관리]

구분	내용	표준
교실환경	환기	• 환기용 창 등을 수시 개방, 기계 환기설비 수시 가동 • 1인당 환기량이 시간당 $21.6m^3$ 이상
	채광(자연조명)	• 천공광에 의한 옥외 수평조도와 실내 조도와의 비가 평균 5% 이상으로 하되, 최소 2% 미만이 되지 않도록 할 것 • 최대 조도와 최소 조도의 비율이 10대 1을 넘지 않게 할 것 • 교실 바깥의 반사물로부터 눈부심이 발생되지 않게 할 것
	조도(인공조명) 기출 13	• 교실의 조도는 책상면을 기준으로 300럭스 이상이 되도록 할 것 • 최대조도와 최소조도의 비율이 3 : 1을 넘지 않게 할 것 • 인공조명에 의한 눈부심이 발생되지 않게 할 것
	실내온도 및 습도 기출 13	• 실내온도 : 18℃ 이상~28℃ 이하 • 난방온도 : 18℃ 이상~20℃ 이하 • 냉방온도 : 26℃ 이상~28℃ 이하로 할 것 • 비교습도 : 30% 이상~80% 이하로 할 것
	이산화탄소 기출 12	1,000ppm 이하(0.1%)
시설 안전관리	소음	교사 내의 소음은 55dB(A) 이하로 할 것
	책상과 의자	• 책상 높이 : 앉은 키의 1/3 + 의자높이 • 의자 높이 : 무릎 길이 − 1.5cm

PART 8 학교보건

01. 「학교보건법」에 의해 학교보건계획 수립의무가 있는 학교보건인력은 누구인가?

① 보건교사
② 학교의사
③ 학교장
④ 교육감
⑤ 담임교사

해설 [학교보건계획]
- 보건교사 : 학교보건계획 수립
- 학교의사 : 학교보건계획 수립에 관한 자문

02. 다음의 지역에 청소년 유해시설이 설치될 것이라는 민원이 들어왔다. (가) 지역에 대한 관리를 해야 하는 사람은?

> (가) 지역은 A학교 경계로부터 150~250m 사이에 위치해 있고, B학교의 출입문으로부터 30~40m 사이에 위치한 곳이다.

① A학교장
② B학교장
③ 시·군·구청장
④ 교육감
⑤ B학교 보건교사

해설 [교육환경보호구역]
- 교육감 : 학교환경보호구역을 설정·고시
  - 절대보호구역 : 학교 출입문으로부터 직선거리로 50m까지인 지역
  - 상대보호구역 : 학교경계등으로부터 직선거리로 200m까지인 지역 중 절대보호구역을 제외한 지역
- 학교장 : 보호구역의 관리의무
- 상·하급학교 간에 보호구역이 서로 중복되는 경우에는 하급학교가 관리(다만, 하급학교가 유치원인 경우에는 그 상급학교로 한다.)
- 같은 급의 학교 간에 보호구역이 서로 중복될 경우에는 학생 수가 많은 학교가 관리
- 상대보호구역과 절대보호구역이 중복되는 경우 절대보호구역인 학교에서 관리

01. ① 02. ②

03. 학교보건의 중요성에 대한 설명으로 옳지 않은 것은?

① 지역사회 및 가족에게 직접적 교육의 효과를 가진다.
② 학교는 보건사업의 제공이 용이하다.
③ 학교는 지역사회의 중심체로서의 역할을 한다.
④ 학교인구는 그 지역사회 총 인구의 1/4 정도가 되는 많은 인구수를 차지하고 있다.
⑤ 학생은 배우려는 의욕이 강하기 때문에 보건교육의 효과가 빨리 나타난다.

해설 [학교보건의 중요성 및 필요성]
학생을 통해 가족과 지역사회로까지 건강지식이나 정보를 전달할 수 있다.(간접적 보건교육의 효과가 나타난다.)

04. 학교보건법에 규정되어 있는 보건 교사의 직무가 아닌 것은?

① 학생건강기록부 관리
② 학생과 교직원의 건강상담
③ 보건실의 시설·설비 및 약품 등의 관리
④ 학교보건계획의 수립
⑤ 응급을 요하는 자에 대한 응급처치

해설 [보건 교사의 직무와 학교의사 직무의 비교]

보건 교사의 직무	학교의사 직무
학교보건계획의 수립	학교보건계획의 수립에 관한 자문
학교 환경위생의 유지·관리 및 개선에 관한 사항	학교 환경위생의 유지·관리 및 개선에 관한 자문
학생과 교직원에 대한 건강진단의 준비와 실시에 관한 협조	학생과 교직원의 건강진단과 건강평가
각종 질병의 예방처치 및 보건지도	각종 질병의 예방처치 및 보건지도
학생과 교직원의 건강관찰과 학교의사의 건강상담, 건강평가 등의 실시에 관한 협조	학생과 교직원의 건강상담

05. 초등학교에서 결핵환자가 다수 발생 시 학교장은 어느 곳에 신고해야 하는가?

① 보건복지부장관 ② 질병관리청장
③ 시·군·구청장 ④ 보건소장
⑤ 교육청

해설 [학교장의 의무]
학교에서 감염병 발생 시 학교장은 즉시 감독청(교육청)에 보고하여야 하고, 보건소에 신고해야 한다.

정답 03. ① 04. ② 05. ④

06. 학교 내 환경위생에 대한 기준으로 적절하지 않은 것은?

① 자연조명의 최대조도와 최소조도의 비율이 10 : 1을 넘지 아니하도록 할 것
② 교실조도는 책상면을 기준으로 300Lux 이상
③ 실내온도는 18℃~28℃
④ 비교습도는 30% 이상~80% 이하
⑤ 소음은 25dB 이하

해설 [교사 안에서의 환경위생 기준]

채광 (자연조명)	최대조도와 최소조도의 비율이 10 : 1을 넘지 아니하도록 할 것
조도 (인공조명)	• 교실의 조명도는 책상면을 기준으로 300Lux 이상이 되도록 할 것 • 최대조도와 최소조도의 비율이 3 : 1을 넘지 아니하도록 할 것
실내온도 및 습도	• 실내온도는 18℃ 이상 28℃ 이하로 하되, 난방온도는 18℃ 이상 20℃ 이하, 냉방 온도는 26℃ 이상 28℃ 이하로 할 것 • 비교습도는 30% 이상 80% 이하로 할 것
소음의 기준	교사 내의 소음은 55dB(A) 이하로 할 것

07. 교내에서 실시하는 학생 신체발달상황 검사에 대한 내용으로 적절한 것은?

① 초1 · 4학년, 중1, 고1 학생을 대상으로 한다.
② 검사자에게 측정방법을 정확하게 교육한다.
③ 문진 · 설문 조사표로 실시한다.
④ 매년 측정기구나 방법을 다양하게 하여 측정의 신뢰도를 높인다.
⑤ 학생 스스로가 결과를 기록하도록 한다.

해설 ① 초1,4/중1/고1은 검진기관에서, 초2,3,5,6/중2,3/고2,3은 교내에서 실시한다.
③ 병력, 식생활, 건강생활 행태 등에 대한 건강조사는 문진표로 조사한다. 신체발달상황에 대한 검사는 키와 몸무게를 측정한다.
④ 측정기구는 해마다 같은 것을 사용하여 연도별 비교의 신뢰도를 높인다.
⑤ 측정기록을 학생이 하면 실제와 다르게 기록할 가능성이 높아진다.(건강검사 결과는 건강기록부에 학급 담임교사가 입력하고 보건교사는 철저히 관리하도록 한다.)

06. ⑤ 07. ②

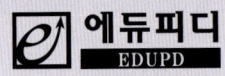

2권 지역사회·정신·간호관리
간호사국가고시

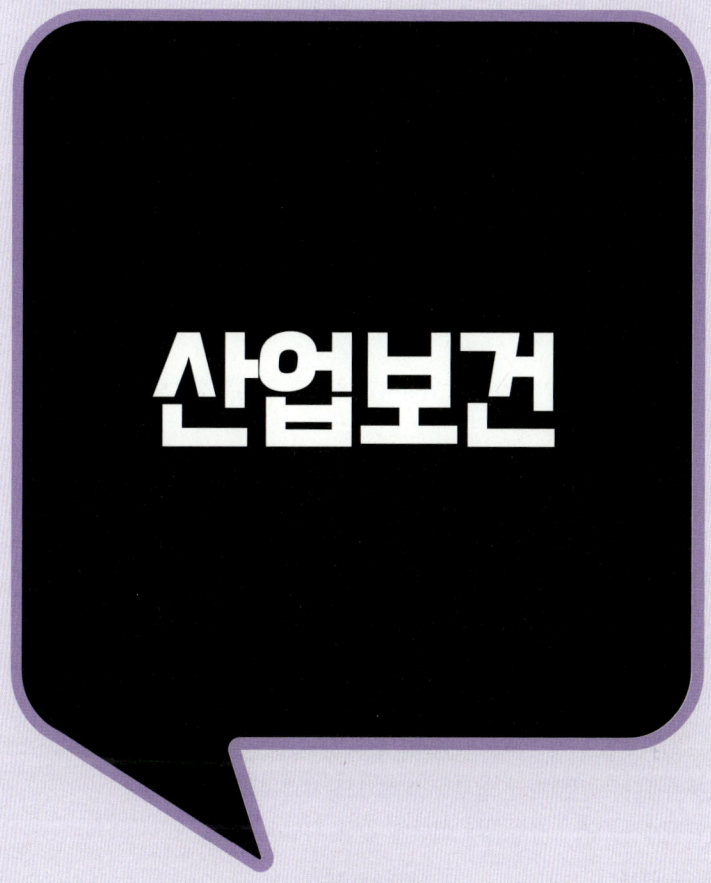

산업보건

PART 9

CHAPTER 01. 산업보건의 이해
CHAPTER 02. 근로자 건강관리
CHAPTER 03. 작업환경관리
CHAPTER 04. 산업재해

CHAPTER 01 산업보건의 이해

간호사국가고시 대비

1 산업보건의 개념

1) 산업보건의 정의 기출 03
근로자의 건강을 보호, 유지, 증진하기 위하여 근로자를 작업환경으로부터 보호하고, 동시에 작업환경을 건전하게 관리하는 과학적 분야

2) 산업간호의 정의
산업장에서 근로자와 그 단체의 건강을 유지, 증진, 회복시키기 위해 간호업무와 공중보건사업을 적용하는 과학적 실천

3) 산업보건 행정체계 및 역사

(1) 공공조직 기출 15
① 고용노동부 : 노동에 관한 전반적인 업무를 관장
② 근로복지공단 : 근로자의 업무상 재해 보상에 관한 업무를 총괄
③ 산업안전보건공단 : 산업재해 예방에 관한 사업을 수행

(2) 산업보건의 역사
① 1981년 : 「산업안전보건법」 제정, 산업간호사는 보건관리자인 의사의 지도·감독을 받아 보건관리자 업무를 보조하도록 규정
② 1990년 : 「산업안전보건법」 개정, 건강관리보건담당자인 간호사가 보건관리자로 승격
③ 2003년 : 산업전문간호사제도 도입, 전문직으로서의 역할 강조

4) 사업장 보건 관리자
사업주는 사업장에 보건에 관한 기술적인 사항에 관하여 사업주 또는 안전보건관리책임자를 보좌하고 관리감독자에게 지도·조언하는 업무를 수행하는 보건관리자를 두어야 함

(1) 보건관리자 자격
① 산업보건지도사 자격을 가진 사람
② 「의료법」에 따른 의사
③ 「의료법」에 따른 간호사
④ 「국가기술자격법」에 따른 산업위생관리산업기사, 대기환경산업기사 이상의 자격을 취득
⑤ 「국가기술자격법」에 따른 인간공학기사 이상의 자격을 취득
⑥ 「고등교육법」에 따른 전문대학 이상의 학교에서 산업보건 또는 산업위생 분야의 학위를 취득한 사람

(2) 보건관리자의 업무 기출 11, 14, 16

보건관리자 구분	업무	
공통 업무	• 보건과 관련된 보호구 구입 시 적격품 선정 • 산업재해에 관한 통계의 유지·관리·분석 • 위험성평가 • 물질안전보건자료의 게시 또는 비치 • 보건교육계획의 수립 및 보건교육 실시 • 전체 환기장치 및 국소 배기장치 등에 관한 설비의 점검과 작업방법의 공학적 개선 • 산업재해 발생의 원인 조사·분석 및 재발 방지 • 법에 따른 명령으로 정한 보건에 관한 사항의 이행	에 관한 보좌 및 지도·조언
	• 산업안전보건위원회 또는 노사협의체에서 심의·의결한 업무와 안전보건관리규정 및 취업규칙에서 정한 업무 • 사업장 순회점검, 지도 및 조치 건의 • 업무 수행 내용의 기록·유지 • 그 밖에 작업관리 및 작업환경관리에 관한 사항	
보건관리자가 의사인 경우의 업무	• 근로자의 건강보호 조치 - 건강진단 결과 검토, 결과에 따른 작업 배치, 작업 전환, 근로시간의 단축 등 • 근로자의 건강장해의 원인 조사와 재발 방지를 위한 의학적 조치 • 그 밖에 근로자의 건강 유지 및 증진을 위하여 필요한 의학적 조치에 관하여 고용노동부장관이 정하는 사항	
보건관리자가 의사, 간호사인 경우의 업무 기출 25	• 의료행위 - 자주 발생하는 가벼운 부상에 대한 치료 - 응급처치가 필요한 사람에 대한 처치 - 부상·질병의 악화를 방지하기 위한 처치 - 건강진단 결과 발견된 질병자의 요양 지도 및 관리 - 의료행위에 따르는 의약품의 투여	

```
                    사업주
              안전보건관리 총괄책임자 기출 16
         지도          보좌 ⇧ 건의           건강
산업안전보건위원회  ⇦     보건관리자      ⇨    건강관리실 운영
         조언          참석 ⇩ 조언           관리
                    관리감독자
```

[사업장 보건관리체계의 구성]

CHAPTER 02 근로자 건강관리

1 근로자 건강진단

1) 목적
(1) 근로자의 일에 대한 적합성 확인
(2) 일이 근로자의 건강에 불리한 영향을 미치는지 여부 발견
(3) 직업성 질환과 일반질환의 조기발견

2) 근로자 건강진단의 종류

(1) 일반건강진단 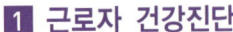 10, 13
① 일정한 주기로 모든 근로자에게 사업주의 비용부담으로 실시하는 건강진단
② 사무직 근로자 : 2년 1회 이상, 기타 근로자 1년 1회 이상
③ 목적 : 질병 조기발견, 적절한 치료와 사후관리를 통한 근로자 건강의 유지·보호

(2) 배치 전 건강진단 기출 14, 19
① 법정 유해인자에 노출될 수 있는 부서로 신규 근로자를 배치하기 전 사업주가 실시
② 목적
• 직업성 질환 예방을 위해 유해인자에 노출되는 근로자의 기초건강자료 확보
• 배치 예정 업무에 대한 근로자의 적합성 평가

(3) 특수 건강진단
① 유해인자에 노출되는 업무에 종사하는 근로자 대상으로 사업주가 비용 부담하여 실시
② 시기 : 유해인자에 따라 6개월(화학물질 취급자), 1년(석면·면분진 등 그 외), 2년(소음 및 분진) 주기로 실시
③ 목적 : 유해한 작업환경에서 종사하는 근로자의 건강유지·보호

(4) 수시 건강진단
① 유해인자에 의한 직업성 천식, 직업성 피부염, 기타 건강장해를 의심할 수 있는 증상을 보이거나 의학적 소견이 있는 근로자에 실시
② 시기 : 특수건강진단의 실시 여부와 관계없이 필요시(보건관리자의 건의 또는 근로자의 요청) 실시

(5) 임시 건강진단 [기출] 18

① 지방고용노동관서장의 명령으로 사업주가 비용 부담하여 실시
② 목적 : 유해인자에 의한 중독, 질병의 이환 여부, 질병의 발생원인 등 확인으로 긴급한 건강보호 조치를 강구하기 위함
③ 시기
   - 동일부서, 동일 유해인자에 노출되는 근로자에게 유사한 질병의 자각 및 타각 증상 발생시
   - 직업병 유소견자가 발생하거나 여러 명이 발생할 우려가 있는 경우

구분	시기	대상
일반 건강진단 [기출] 13	사무직 2년 1회, 비사무직 1년 1회	모든 근로자
배치전 건강진단 [기출] 14, 19	유해인자노출업무 신규 배치 전	신규가입자, 작업전환자
특수 건강진단	각 유해 인자 종류에 따른 시기 (유해 인자별로 다름)	유해 작업장 종사자
수시 건강진단	증상, 소견이 있어 건강진단의 필요성 건의 시	직업성 천식, 직업성 피부염, 기타 건강장해를 의심할 수 있는 증상을 보이거나 의학적 소견이 있는 근로자
임시 건강진단 [기출] 19	지방노동관서장의 명령에 따라	동일부서, 동일 유해인자에 노출되는 근로자(유사한 질병의 자각 및 타각 증상 발생한 근로자)

3) 건강진단 결과관리

(1) 건강관리 구분 [기출] 10, 14, 19

건강진단 실시결과에 대해 근로자 본인의 건강을 유지하고 보호하기 위한 사후관리 조치 결정에 참고하기 위해 결과구분 필요

건강관리 구분			
A 건강자			건강관리상 사후관리가 필요 없는 자
C 요관찰자	C1	직업병	직업성 질병으로 진전될 우려가 있어 추적 관찰이 필요한 자
	C2	일반질병	일반 질병으로 진전될 우려가 있어 추적 관찰이 필요한 자
	CN	야간작업	질병으로 진전될 우려가 있어 야간작업 시 추적 관찰이 필요한 자
D 유소견자	D1	직업병	직업성 질병의 소견을 보여 사후관리가 필요한 자
	D2	일반질병	일반 질병의 소견을 보여 사후관리가 필요한 자
	DN	야간작업	질병의 소견을 보여 야간작업 시 사후관리가 필요한 자
R 제2차 건강진단 대상자			건강진단 1차검사에서 건강수준의 평가가 곤란하거나 질환이 의심되는 자

(2) 건강진단 사후관리

① 사업주는 건강진단 결과표에 따라 근로자 건강의 보호·유지를 위해 반드시 사후관리조치를 수행해야 함
② **사후관리조치 내용** : 작업장소 변경, 작업 전환, 근로시간 단축, 야간근로(오후 10시부터 다음 날 오전 6시까지 사이의 근로)의 제한, 작업환경측정 또는 시설·설비의 설치·개선 등의 조치

CHAPTER 03 작업환경관리

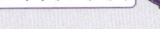

1 작업환경의 기본원리

1) 대치 기출 11, 15, 18

(1) 의미
① 작업환경 대책의 근본적, 기본적, 효과적인 방법 기출 01, 02
② 덜 유해하거나 덜 위험한 물질을 대신 사용하는 것

(2) 대치의 분류
① 물질의 변경 : 유사한 화학구조를 갖고 있는 다른 물질로 변경하는 것으로 가장 흔히 사용하는 방법
  예 벤젠 → 톨루엔, 석면 → 유리섬유, 야광시계 자판을 라듐 → 인
② 시설의 변경 : 사용하고 있는 위험시설이나 기구를 바꾸는 것
  예 가연성물질 보관을 플라스틱 → 철제통, Neoprene 장갑(염화탄화수소가 묻으면 사용 못함) → 폴리비닐알코올 장갑으로 대체
③ 공정의 변경 : 유해한 과정을 안전하고 효율적인 공정과정으로 변경
  예 페인트 작업시 분무식 → 전기흡착식, 금속 접합시 용접 → 볼트·너트 사용

2) 격리 기출 20

(1) 물체, 거리, 시간과 같은 장벽(barrier)을 통해 작업자와 유해인자를 분리하는 것
(2) 개인보호구 착용도 넓은 의미의 격리에 포함되기도 함
  예 오염물질이 있는 내부의 상태를 확인하기 위한 CCTV 설치, 소음원에 대한 방음 처리, 원격조정 방식, 안전통로 확보, 방사성 동위원소를 취급할 때의 격리와 밀폐

3) 환기

(1) 오염된 공기를 외부로 배출하고, 신선한 공기를 공급하여 유해물질을 희석하는 방식
(2) 전체환기 : 작업장의 유해물질 희석을 위해 사용
(3) 국소배기 : 오염물질이 근로자에게 영향을 주기 전에 포착하여 외부로 배출

4) 개인보호구 착용

(1) 작업방법과 환경의 개선 등 근본적인 안전대책을 강구해야 하지만, 이들 대책이 불충분할 경우를 대비해 보조수단(가장 최후의 수단)으로 개인보호구를 착용

(2) 동일한 근무여건과 시간에 노출된 경우 개인보호구의 착용 여부가 직업병 발생에 영향을 줌

(3) 근로자의 보호구 착용률을 높이기 위해 가장 먼저 할 일 : 보호구 미착용의 이유 파악 기출 22

(4) 호흡용 보호구, 차음 보호구, 피부 보호구, 안면 보호구

5) 교육

2 유해환경과 직업병

1) 유해물질 허용기준

(1) 시간 가중 평균노출기준(TWA : TLV-Time Weighted Average) 기출 12

① 주당 40시간 하루 8시간 작업 동안에 폭로된 평균농도의 상한치
② 이 수준에는 대부분의 작업자가 매일 노출되어도 건강상 영향이 없을 것으로 여겨지는 수치

(2) 단시간 노출기준(STEL : TLV-Short Term Exposure Limit)

① 근로자가 자극, 만성 또는 불가역적 조직 장해, 사고 유발, 응급대처능력 저하 및 작업능률 저하를 초래할 정도의 마취를 일으키지 않고, 단시간(15분)동안 노출될 수 있는 농도
② 1회 노출 지속시간이 15분 미만이어야 하고, 이러한 상태가 1일 4회 이하로 발생하여야 하며, 각 노출의 간격은 60분 이상이어야 함
③ 유해 작용이 주로 만성이고 고농도에서 급성중독을 일으키는 물질에 적용

(3) 최고노출기준(TLV-Ceiling)

① 1일 작업시간 동안 잠깐이라도 노출되어서는 안 되는 기준, 최고수준의 농도, 천정치
② 8시간 작업 후 16시간의 휴식을 취하는 작업조건과 자극성 가스나 독작용이 빠른 물질에 적용

2) 직업병의 정의 및 특징

(1) 정의 : 어떤 특정한 직업에 종사함으로써 근로조건이 원인이 되어 일어나는 질환

(2) 특징

① 열악한 작업환경에 장기간 노출 후 발생
② 폭로시간과 첫 증상이 나타나기까지의 긴 시간적 차이
③ 일반질병과의 구분 어려움
④ 인체에 영향이 확인되지 않은 신물질이 있음
⑤ 조기발견이 어려우나 예방은 가능

3) 직업병의 종류

(1) 이상 기압에 의한 직업병 기출 12, 16

① 잠함병 : 고압에 의한 장애
- 원인 : 고압에서 급격히 감압하는 과정에서 질소가 체외로 배출되지 못하고 기포상태로 혈관이나 조직에 남아 혈액순환을 저해하거나 조직손상을 일으킴
- 증상 : 피부 소양감, 사지 관절통, 척추마비, 내이장애, 혈액순환·호흡기 장애

- 위험 작업 : 잠수작업, 터널공사
- 예방 : 서서히 감압, 감압 후 산소 공급, 감압 후 가벼운 운동으로 순환 촉진

② 고산병 : 저압에 의한 장애
- 원인 : 등반 시 기온과 기압 하강, 공기중 산소분압 감소
- 증상 : 두통, 구토, 맥박·호흡·심박출량 증가, 혈색소량 증가

(2) 소음에 의한 직업병 - 직업성 난청 [기출] 11

① 소음성 난청의 특징
- 증상 : 이명(첫증상), 두통, 현기증 등
- 대부분 양측성으로 나타남
- 농(profound hearing loss)을 일으키지 않음
- 기도청력치와 골도청력치가 모두 감소하는 감각신경성 난청
- 청력손실은 고주파음(3,000~6,000Hz)에서 시작되며 진행시 주변의 주파수 영역으로 파급되는 특징이 있으며, 4,000Hz에서 청력 손실이 심해지는 C-5dip 현상이 나타남

② 대책 [기출] 15
- 소음의 사정 후 소음 발생원에 대한 위생공학적인 관리
- 방음벽의 설치 및 작업자의 귀마개 착용, 120dB일 때 귀덮개와 귀마개 동시 사용

③ 소음의 노출 기준 [기출] 24
- 소음작업 : 1일 8시간 작업을 기준으로 85데시벨 이상의 소음이 발생하는 작업

소음강도	90dB	95dB	100dB	105dB	110dB	115dB
1일 노출시간	8시간	4시간	2시간	1시간	$\frac{1}{2}$시간	$\frac{1}{4}$시간

(3) 진동에 의한 직업병 - 레이노드 현상(Raynaud's phenomenon)

① 원인 : 기계·기구의 사용으로 강한 흔들림과 추위 노출
② 증상 : 손가락의 감각마비, 간헐적인 창백, 청색증, 통증, 저림, 냉감
③ 대책 : 원인 제거, 진동과 추위에 노출 자제, 충격 방지 장갑 착용

(4) 이상기온에 의한 직업병

① 열중증(고열장애) [기출] 03, 13

구분	원인	증상	응급치료
열경련 (Heat Cramps)	지나친 발한으로 인한 체내 수분 및 염분의 손실 또는 수분만 보충하여 생기는 염분 부족	맥박상승, 현기증, 이명, 두통, 구토, 수의근에 1~3분간의 반복적이고 격렬한 통증이 있는 경련, 정상체온 또는 약간의 체온 상승	서늘한 곳으로 옮기기, 생리식염수 IV, 소금물 경구 투여

열피로 (Heat Exhaustion, 열허탈, 열탈진)	고온환경에 장시간 노출되어 다량의 땀을 흘린 후 염분과 수분 보충이 이루어지지 않아 발생, 심박출량 부족으로 인한 순환부전, 말초혈관 순환부전으로 인한 혈관신경의 부조절	심한 갈증, 기력상실, 두통, 현기증, 차고 습한 피부, 정상체온 또는 중등도의 체온 상승(38℃ 정도), 이명, 빠르고 약한 맥박, 심박출량 감소	포도당 및 생리식염수 IV, 필요시 강심제 사용, 필요시 따뜻한 차·커피 제공
열쇠약 (Heat Prostration)	고열에 의한 만성적인 체력소모	전신권태, 식욕부진, 위장장애, 불면, 빈혈, 정상 체온	비타민 B_1 투여, 충분한 휴식과 영양 공급
열사병 (Heat Stroke) 기출 23	고온·다습한 환경에서 심한 육체 노동을 하거나 태양 복사열을 머리에 직접적으로 받는 경우, 체열의 축적으로 뇌 혈류의 온도가 올라가면서 뇌세포 손상, 중추성 체온 조절의 기능장애	두통, 이명, 의식혼미, 구토, 40℃ 이상의 급격한 체온 상승(심부체온의 증가), 땀 분비 없음, 동공반응 소실 등	체온의 급격한 냉각(39℃까지)을 위해 옷을 벗기고 찬물로 몸 닦기, 생리식염수 IV, 의식이 있다면 찬 음료 제공

구분	열경련	열피로	열사병
의식	정상	정상	심각한 장애
체온	정상	40℃ 미만	40℃ 이상
피부온도	정상	저온	고온
발한	(+)	(+)	(−)

② 저온에 의한 장애
- 전신 저체온증 : 장시간 한랭한 장소에 노출로 몸의 심부온도가 35℃ 이하인 상태 급격한 혈관확장과 체열상실로 인해 중증전신 냉각상태가 됨
- 동상 : 빙점 이하의 온도에서 실제로 표재성 조직이 동결하여 세포구조에 기계적 손상이 일어난 상태
- 참호족 : 한랭에 계속된 폭로와 동시에 지속적으로 습기나 물에 잠길 때 주로 발생

(5) 분진에 의한 직업병 – 진폐증

① 정의 : 분진을 흡입함으로써 발생되는 폐조직의 병리적 변화(폐 세포의 염증과 섬유화)
② 종류
- 규폐증 : 규사·규산이 포함된 분진 흡입, 폐결핵 가능성 증가
- 석면폐증 : 석면섬유의 흡입, 폐암 발생 증가
- 유기먼지에 의한 진폐증 : 면 가루, 담뱃잎 가루, 곡물 가루, 사탕수수 등
③ 증상
- 결절 형성이 심하지 않으면 자각증상이 없는 것이 일반적
- 호흡곤란, 기침, 흉통, 다량의 객담과 배출 곤란, 고혈압
④ 예방 : 금연, 방진마스크 착용, 분진에의 노출 중단, 정기적 건강검진, 배기장치 설치, 습식작업

> **참고 ✓ 호흡보호구** 기출 22
> ① 송기마스크 : 마스크 안으로 신선한 공기를 주입, 마스크 안을 양압으로 만들어 외부로 공기를 내보냄으로써 유해물질의 유입을 차단, 주로 가스나 증기흡입 방지
> ② 방진마스크 : 유해물질을 흡착하여 인체에 대한 침입을 막기 위한 마스크

(6) 중금속에 의한 직업병

① 중금속의 특성
- 생체 내 흡수시 분해 어려움
- 배출이 느리고 장기 또는 뼈에 축적
- 비필수 중금속인 납, 수은, 카드뮴, 크롬, 베릴륨 등은 낮은 농도에서도 건강장애 유발

② 중독의 종류

중금속 종류	특징 및 증상
납 기출 04, 16, 21, 22	• 4대 중독 증상 : 빈혈, 호염기성 과립적혈구 증가, 치은염(암자색), 소변에 코프로포피린 검출 • 제련소, 페인트, 인쇄소, 납 용접작업을 통한 호흡기 흡수가 대부분 • 호흡기, 위장관계, 피부로도 침입
수은	• 3대 중독 증상 : 구내염, 근육경련, 정신신경증상(불면, 우울, 불안, 흥분) • 만성 중독시 뇌조직 침범(시야협착, 청력, 언어장애, 보행장애) • 급성중독 시 수은과 단백질을 결합시켜 침전시키기 위해 우유와 달걀흰자를 먹임 • 미나-마타
카드뮴 기출 06, 09	• 3대 중독 증상 : 폐기종, 단백뇨, 신장기능 장애 • 만성시 뼈의 통증, 골연화증, 골다공증 등 골격계 장애 • 이타이-이타이
크롬 기출 25	• 급성시 심한 신장장애(요독증으로 사망 가능) • 만성시 코, 폐, 위 점막 병변(비중격 천공) • 섭취시 응급조치로 우유와 환원제로 비타민 C를 먹임 • 노출되는 피부에 보호용 크림, 바셀린 도포
일반적 예방 대책	• 허용기준 감시　　　　• 정기적 보건교육 • 개인보호구 착용 및 관리　• 작업환경 개선 • 국소배기장치 설치　　• 건강진단 실시

(7) 유기용제 중독

① 유기용제 특성
- 실온에서 액체, 휘발성
- 호흡기와 피부로 흡수, 흡수 후 중추신경 침범
- 한 번에 대량 흡입 시 마취작용, 소량 장기간 흡입 시 만성중독 유발

② 벤젠 : 조혈기능장애, 백혈병, 빈혈, 발암 기출 23

③ 중독시 응급처치 기출 02, 10, 13
- 근로자를 작업장소로부터 분리
- 용제 묻은 옷 제거

- 인공호흡 및 산소공급
- 의식확인 후 따뜻한 물·커피 제공

(8) VDT 증후군(영상표시단말기 증후군) 기출> 03, 08, 10, 12

① 원인 : 장시간 컴퓨터 사용, 잘못된 자세, 부적절한 작업환경
② 증상 : 경견완 증후군(목, 어깨, 팔, 손가락 등에 통증), 정신신경장애, 안정피로, 전자기파의 영향으로 두통·시각장애, 피부 소양감
③ 대상 작업 : 컴퓨터 사용 사무직 종사자, 모니터 화면을 통한 감시작업자, 캐시어를 이용하는 계산업무자 등
④ 예방 : 작업환경·기기조건 변경, 작업 시간·공간 조절, 보호구 착용(시력보호용 블루라이트 차단 안경), 휴식

CHAPTER 04 산업재해

간호사국가고시 대비

1 산업재해의 이해

1) 정의

산업피로	정신적·육체적·신경적인 노동부하에 반응하는 가역적인 생체반응이며 질병이 아닌 건강상에 문제가 생길 수 있음을 알리는 경고
산업재해	노동과정 중 작업환경 또는 작업행동 등에서 발생하는 근로자의 신체적·정신적 피해, 원하지도 않고 계획하지도 않은 사건으로 인한 인명손상

2) 산업재해 단계이론 : 하인리히의 도미노 이론(Domino theory)

(1) 사고가 발생하기 이전의 보다 근본적인 요인을 강조하고, 재해발생의 과정을 5개의 요인으로 분류

(2) 산업재해의 직접적인 주요원인은 '불안전한 행동'(인적원인)에 의한 것이 전체의 88%, '불안전한 상태'(물적원인)가 10%, 나머지 2%는 불가항력적인 원인에 의한 것으로, 1요인과 2요인에 비해 제거가 용이한 3요인을 적극적으로 관리한다면 연쇄반응의 고리를 끊어 재해를 예방할 수 있다고 봄

① 1요인 : 인간의 유전적 내력, 사회적으로 바람직하지 못한 현상(간접원인)
② 2요인 : 1요인에 의해 생기는 인간의 결함(간접원인)
③ 3요인 : 2요인에 따른 불안전한 행동 및 기계적·물리적 위험(직접원인)
④ 4요인 : 1요인, 2요인, 3요인이 연쇄적으로 반응하여 사고 발생
⑤ 5요인 : 사고로 인한 인적, 물적, 재해 초래

3) 산업재해 지표 [기출] 06, 14, 18

(1) 도수율(빈도율)

① 연 100만 작업시간당 재해발생건수
② 재해발생상황의 파악을 위한 표준적 지표
③ 도수율 = $\dfrac{\text{재해건수}}{\text{연근로시간수}} \times 1{,}000{,}000$

(2) 건수율(천인률, 발생률)

① 근로자 1,000명당 재해발생건수
② 발생상황의 총괄적 파악에 적합
③ 건수율 = $\dfrac{\text{재해건수}}{\text{평균실근로자수}} \times 1{,}000$

(3) 강도율
① 연 1,000 작업시간당 작업손실일수
② 재해의 강도와 손상의 정도를 나타냄(재해로 인한 실질적 손해를 나타냄)
③ 강도율 = $\dfrac{손실작업일수}{연근로시간수} \times 1,000$

(4) 평균작업손실일수(중독률)
① 재해건수당 평균작업손실 규모를 나타내는 지표
② 평균작업손실일수 = $\dfrac{손실작업일수}{재해건수}$

PART 9 산업보건

01. 고온의 작업장에서 다음과 같은 증상을 보이는 근로자를 발견했다. 응급처치로 적절하지 않은 것은?

- 땀이 전혀 나지 않는다.
- 체온이 43℃이다.
- 피부가 건조하다.
- 동공반응 소실

① 호흡곤란이 있다면 산소공급
② 얼음물에 담근다.
③ 조이는 옷을 벗긴 후 신진대사제를 투여한다.
④ 몸통에서 사지를 향한 강한 마사지를 해준다.
⑤ 의식이 없다면 구강으로 물을 주지 않는다.

해설 [열사병]

증상	40℃ 이상 고열 발생, 땀이 전혀 나지 않는다. 두통, 이명, 복시, 동공반응소실, 혼수, 사망가능성
처치	• 체온하강이 우선 • 조이는 옷을 벗긴다. • 호흡곤란이 있다면 산소공급 • 얼음물에 담근다. • 몸통에서 사지를 향한 강한 마사지 • 항신진대사제

02. 다음 글에 해당하는 산업장의 유해인자는?

만성중독 시 적혈구 감소, 백혈구 감소 등 범혈구 감소증을 보인다. 골수의 조혈기능 장애를 초래하여 재생불량성빈혈로까지 진행된다.

① 톨루엔   ③ 크롬
② 납   ④ 벤젠
⑤ 메탄올

해설 벤젠은 유기용제의 하나로 조혈장애, 백혈병, 재생불량성 빈혈, 피부에 접촉하면 홍반, 괴사, 피부 알레르기 등을 유발함

정답 01. ③ 02. ④

03. 똑같은 근무시간 동안 강하고 뜨거운 열에 노출된 용접작업자들이 있다. 근로자들이 직업성 백내장에 걸릴 확률이 다르다고 할 때 그 이유는 무엇인가?

① 유전적 소인
② 개인의 질병
③ 작업의 강도
④ 보호구 착용의 유무
⑤ 휴식의 유무

해설 [보호구 착용]
- 같은 근무조건에서 같은 종류의 유해인자에 노출되더라도 보호구 착용의 유무에 따라 직업병에 이환될 가능성이 달라진다.
- 용접은 강하고 뜨거운 열에 의해 직업성 백내장이 생길 수 있으므로 용접안경을 착용하는 것이 좋다.

04. 카드뮴 중독으로 인한 일본의 환경오염 문제를 사회적으로 크게 부각시킨 것으로 옳은 것은?

① 미나 마타
② 이타이 이타이
③ 가네미 사건
④ 욧카이치 천식
⑤ 후쿠시마 사건

해설 [이타이 이타이]

발생요인	카드뮴 중독
증상	급성 : 구토, 설사, 급성 위장염, 복통, 신장기능장애
	만성 : 신장기능장애로 단백뇨, 뼈의 통증, 골연화증, 골다공증, 보행장애, 폐기종

05. 20년간 용접공으로 근무한 김씨에게서 다음과 같은 증상들이 나타났다. 어떤 중금속의 중독으로 볼 수 있는가?

- 잇몸 치아 주위의 검푸른 착색
- 빈혈
- 소변에 코프로포피린 증가
- 체중감소
- 피부 창백
- 권태

① 수은
② 카드뮴
③ 납
④ 비소
⑤ 크롬

해설 [납 중독]
- 발생 작업 : 제련소, 페인트, 인쇄소, 용접
- 주 증상 : 빈혈로 인한 피부 창백, 구강 치은부에 암자색의 착색, 빈혈, 소변 중 코프로포피린 증가, 염기성 과립 적혈구 증가(미성숙 적혈구↑ → 정상적혈구↓)
- 예방관리 : 개인보호구 착용, 작업장 바닥에 물 뿌림, 대치, 밀폐, 배기장치 설치

06. 일반 질환 및 직업성 질환자를 조기에 발견하기 위해 근로자 건강진단을 실시한다. 다음은 어느 건강진단에 대한 내용인가?

> 건강에 유해한 물질에 노출되어 장시간 근로를 해야하는 근로자를 대상으로 한다. 사업주가 비용을 부담하고, 유해 물질의 종류에 따라 주기적으로 실시한다.

① 일반 건강진단 ② 특수 건강진단
③ 수시 건강진단 ④ 배치 전 건강진단
⑤ 임시 건강진단

해설 [근로자 건강진단]

일반 건강진단	배치 후 근로자의 건강상태를 주기적으로 파악하여 위험요인이 될 수 있는 건강장해를 조기에 발견하기 위해 실시
특수 건강진단	유해인자에 노출되는 업무에 종사하는 근로자를 대상으로 실시하는 건강진단
배치전 건강진단	특수건강진단 대상 업무에 종사할 근로자의 배치예정 업무에 대한 적합성 평가를 위해 실시
수시 건강진단	특수건강진단 대상 업무에 따른 유해인자로 인한 것이라고 의심되는 건강장해 증상을 보이거나 의학적 소견이 있는 근로자 중 보건관리자 등이 사업주에게 건강진단을 건의 시 실시
임시 건강진단	지방고용노동관서장의 명령으로 실시하는 건강진단

07. 분진이 발생되는 작업장이 확인되었다. 근로자의 건강관리를 위해 사업주가 다음 중 가장 먼저 해야 할 것은?

① 환기를 시킨다.
② 분진 발생 감소를 위해 공정과정을 변경한다.
③ 원격조정을 통해 작업하도록 시설을 갖춘다.
④ 분진 차단 마스크를 사용하도록 한다.
⑤ 진폐증에 대한 보건교육을 실시한다.

해설 [작업환경관리의 원칙] → 대치가 가장 우선

대치	• 가장 기본적·근본적인 개선방법 • 시설, 공정변경, 물질변경을 통해 위험한 것을 덜 위험한 것으로 바꾸는 과정
격리	작업자와 유해인자 사이에 장벽이 놓여 있는 것
환기	유해 물질을 빨아 들여 밖으로 배출시키거나 희석시킴
개인보호구 착용	다른 작업 유해요인을 제거하지 못하는 경우 최후의 수단으로써 선택
교육 및 훈련	위생 보호구의 역할과 효과 및 사용 방법에 관한 교육

정답 06. ② 07. ②

08. 산업재해 지표 중 재해에 의한 실질적 손해의 정도를 알 수 있는 지표는 무엇인가?

① 강도율　　　　　　② 도수율
③ 건수율　　　　　　④ 사고율
⑤ 재해율

해설 [강도율]
- 강도율 = 손실 작업일수 / 연 근로시간 수 × 1,000
- 재해의 심각도가 커질수록 작업중단 또는 결근으로 인해 손실 작업일수가 증가한다. 따라서 강도율은 재해로 인한 실질적인 손해를 알 수 있는 지표이다.

09. 착암기 또는 드릴 등 진동의 공구를 장시간 사용하는 근로자에게 가장 유발되기 쉬운 직업병은?

① VDT 증후군　　　　② 경견완 증후군
③ 레이노드 현상　　　④ 직업성 난청
⑤ 노이로제

해설 [레이노드 현상]
- 원인 : 국소적으로 손과 발 등 특정 부위에 전달되는 진동이 원인
- 증상 : 진동, 추위, 스트레스에 노출된 손가락의 감각마비, 간헐적인 국소 경련, 창백, 청색증, 통증, 저림, 냉감이 나타나는 것
- 예방 : 추위, 진동, 스트레스 피하기, 방진장갑 착용

10. 직업병의 특징에 대해 옳게 설명한 것은?

① 주기적인 일반 건강검진을 통해 확진한다.
② 만성적인 경과를 거치므로 예방이 불가능하다.
③ 검진을 통한 일반 질병과의 구분이 어렵지 않다.
④ 같은 유해 환경에 노출되면 같은 경과를 거친다.
⑤ 만성적인 경과를 거치므로 조기 발견이 어렵다.

해설 [직업병]
① 직업병은 특수 건강검진을 통해 확진한다.
② 오랜 시일이 지난 후에 환경개선에 의한 예방효과가 나타난다.(예방이 쉽지는 않으나 불가능한 것은 아니다)
③ 직업성 질환과 일반 질환의 구분이 쉽지 않다.
④ 같은 유해 작업장에서 근무를 하여도 개인의 특성이나 개인보호구의 착용 유·무 등에 따라 결과가 달라질 수 있다.

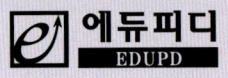

2권 지역사회·정신·간호관리
간호사국가고시

안전과 환경관리

PART 10

CHAPTER 01. 환경보건의 이해
CHAPTER 02. 대기와 건강
CHAPTER 03. 물과 건강
CHAPTER 04. 식품과 건강
CHAPTER 05. 폐기물과 건강
CHAPTER 06. 재난과 건강

CHAPTER 01 환경보건의 이해

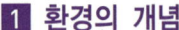

1 환경의 개념

1) 환경

(1) 환경의 정의
건강수준에 영향을 주는 절대적인 요소로서 인간을 둘러싸고 있으면서 직·간접적으로 영향을 주는 자연적 조건이나 사회적 상황을 의미

(2) 환경의 영역

자연환경	물리·화학적 환경	기후, 공기, 물, 토양, 광선, 소리 등
	생물학적 환경	미생물, 동물, 식물, 곤충 등
사회적 환경	인위적 환경	의복, 식품, 주택, 위생시설, 산업시설 등
	문화적 환경	정치, 경제, 종교, 교육, 법, 관습 등

(3) 환경위생의 정의
인간의 신체 발육, 건강 및 생존에 유해한 영향을 미치거나 미칠 가능성이 있는 인간의 물질적 생활환경에 있어서의 모든 요소를 통제하는 것

2) 국제환경협약

주제	년도	협약	내용
인간환경보호, 지속가능 발전	1972년	스톡홀름 회의 (유엔인간환경회의)	• 세계 최초의 정부 차원 국제 환경회의 • '인간환경 선언' 선포, '하나뿐인 지구' 보전
오존층 파괴	1985년	비엔나 협약	오존층 보호를 위해 당사국에게 적절한 조치를 취할 의무를 부과
	1987년	몬트리올 의정서	오존층을 파괴시키는 염화불화탄소(CFCs, 프레온)와 할론 등 96종의 물질을 규제 대상 물질로 규정
지구온난화방지	1992년	리우회의	지구온난화의 국제적 공동대응을 위한 기후변화협약 채택
	1997년	교토의정서	온실가스 배출량 감축목표 설정
	2015년	파리협정	지구 평균 기온 상승폭을 산업화 이전 대비 2℃보다 훨씬 적게 제한, 1.5℃까지 제한하기로 제안
멸종위기생물	1992년	생물 다양성 협약	유엔환경개발회의(리우회의)에서 채택

해양오염	1972년	런던협약	방사성폐기물 등 해양투기로 인한 해양오염 방지
유해폐기물	1989년	바젤협약 기출 12	유해 폐기물의 국가간 교역 규제
습지보호	1971년	람사르협약	습지보호 및 지속가능한 이용에 관한 국제 조약
사막화방지	1994년	사막화방지협약	사막화 방지를 통한 지구환경 보호

2 환경영향평가제도 기출 08, 21

1) 환경영향평가의 정의
사업에 대한 계획을 수립·시행할 때에 해당 사업이 환경에 미치는 영향을 미리 조사, 예측, 평가, 검토하여 해로운 영향을 줄일 수 있는 방안을 강구하기 위한 계획과정의 일환

2) 환경영향평가의 목적
환경에의 영향을 종합적으로 검토하여 환경피해를 사전에 예방할 수 있도록 하기 위함

3) 환경영향평가제도의 효과
(1) 환경의 보존과 개발의 조화
(2) 환경오염의 예방적 기능 담당
(3) 환경영향평가서 작성 과정에 지역 주민의 참여로 정보 제공의 기능
(4) 환경보전에 대한 사회적인 관심 유도

CHAPTER 02 대기와 건강

간호사국가고시 대비

1 기후와 온열조건

1) **기후의 개념**
   (1) 어떤 장소에서 매년 반복되는 정상상태에 있는 대기현상의 종합적인 상태
   (2) 기후의 3요소 : 기온, 기습, 기류
   (3) 기후인자 : 기후요소에 영향을 미쳐 기후에 변화를 일으키는 인자
      예 고도, 위도, 해류, 수륙분포, 지형 등

2) **온열조건** : 온열요소에 의해 이루어진 종합적인 상태

3) **온열요소** 기출 14 : 인간의 체온조절에 영향을 주는 요소
   (1) 기온
      ① 실외 기온 : 인간의 호흡선 위치인 지상에서 1.5m의 대기 온도
      ② 생활에 적합한 표준온도 : 18 ± 2℃, 병실의 최적온도 : 21 ± 2℃
   (2) 기습
      ① 공기 중에 포함된 수증기의 양
         • 절대습도 : 현재 공기 $1m^3$ 중에 함유된 수증기량
         • 포화습도 : $1m^3$가 함유할 수 있는 최대의 수증기의 양
         • 상대습도(비교습도) : 절대습도/포화습도 × 100
      ② 공기의 건·습 정도를 가장 잘 표시하는 것은 상대습도
      ③ 기온이 높을수록 포화습도는 커지며 상대습도는 낮아짐
      ④ 표준습도의 범위 : 40~70%, 쾌적습도 : 60~65%
   (3) 기류
      ① 기류 발생요인 : 기압의 차이(실외), 온도의 차이(실내)
      ② 쾌적 기류의 범위 : 1m/sec 전·후(실외), 0.2~0.3m/sec(실내)
      ③ 불감기류
         • 0.5m/sec 이하의 감각할 수 없는 기류
         • 실내와 의복 내에 항상 존재하며 인체의 신진대사를 촉진시킴

(4) 복사열

① 적외선에 의한 태양열, 난로 등 발열체로부터의 열
② 복사열의 영향 : 발열체부터 거리의 제곱에 비례하여 감소

4) 온열지수 [기출] 14 : 온열요소를 이용해 실생활에 적용하기 위해 만들어진 지수

(1) 감각온도
① 실제 인체에 주는 온감
② 100%인 포화습도, 무풍 상태에서 동일한 온감을 주는 기온(℉)을 의미

(2) 쾌감대
① 옷을 입은 안정상태에서 가장 쾌적하게 느끼는 기후 범위
② 작업량, 개인차, 습도, 의복의 착용 등에 따른 차이 발생
③ 보통 착의 시 쾌감온도는 17~18℃, 쾌감습도는 60~65%
④ 여름철 쾌감대 : 18~26℃, 겨울철 쾌감대 : 15.6~23.3℃

(3) 최적온도
① 체온조절에 가장 적절한 온도(= 지적온도)
② 주관적 최적온도 : 감각적으로 가장 쾌적한 온도
③ 생산적 최적온도 : 작업생산능률을 최고로 올릴 수 있는 온도
④ 생리적 최적온도 : 최소한의 에너지 소모로 최대의 생리적 활동을 발휘하는 온도

(4) 불쾌지수
① 인간이 느끼는 불쾌감을 나타내는 지수
② 기온과 기습의 영향만을 고려하여 실내에서만 적용 가능
- DI ≥ 70 : 약 10% 사람이 불쾌감 느낌
- DI ≥ 75 : 약 50% 이상의 사람이 불쾌감 느낌
- DI ≥ 80 : 거의 모든 사람이 불쾌감 느낌
- DI ≥ 85 : 모든 사람이 견딜 수 없을 정도의 불쾌감을 느끼는 상태

2 공기의 조성과 자정작용

1) 공기의 조성 [기출] 15

(1) 질소
① 공기 중 약 78%를 차지
② 정상기압에서는 인체에 영향 없음
③ 고기압 상태에서 정상기압으로 급격한 감압 시
→ 흡수 및 배출되지 못한 질소 가스가 기포를 형성
→ 모세혈관에 혈전현상을 일으켜 잠함병 유발

(2) 산소
① 흡입된 산소는 Hb(헤모글로빈)과 결합, HbO_2 형태로 세포조직으로 운반
- 14% 이하 : 저산소증(hypoxia)
- 10% 이하 : 호흡 곤란
- 7% 이하 : 질식사
- 고농도 시(21% 이상) : 산소 중독(oxygen poisoning)

(3) 이산화탄소 기출 04, 12, 15
① 무색, 무취, 무미의 비독성 가스
② 실내 공기오염의 지표(대기오염의 지표 아님)
③ 군집독의 원인이 됨
- 군집독 : 막힌 실내에 다수인이 밀집되어 이산화탄소의 농도는 높아지고, 산소의 농도는 낮아져 생기는 두통, 현기증, 오심 등의 증상
- 군집독 예방 및 해결 : 충분한 환기
④ 위생학적 허용기준(서한도) : 0.1%(=1,000ppm)

2) 공기의 자정작용 기출 08

(1) 세정작용 : 강우, 강설 등

(2) 탄소 동화작용 : 식물의 CO_2와 O_2의 교환작용

(3) 살균작용 : 자외선

(4) 침강작용 : 중력

(5) 산화작용 : 산소(O_2), 오존(O_3), 과산화수소(H_2O_2)에 의한 작용

(6) 희석작용

3 대기오염물질의 분류

1) 생성과정에 따른 분류

(1) 1차 오염물질

공장의 굴뚝, 자동차의 배기관 등 오염원에서 직접 배출된 물질
예 일산화탄소, 황산화물, 질소산화물, 분진, 탄화수소 등

(2) 2차 오염물질 기출 18

1차 오염물질이 대기 중에서 자외선에 의한 변화에 의해 생성된 물질(광화학 반응)
예 스모그, 케톤, PAN, 오존, 알데히드, 과산화수소 등

2) 오염 성분에 따른 분류

(1) 가스상 물질

① 일산화탄소(CO)
- 불충분한 산소 공급 상태에서 불완전 연소 시 생성
- 무색, 무취, 무미, 피부에 자극성 없음, 맹독성
- 헤모글로빈과의 결합 능력 : 산소보다 200~300배 강함 → COHb 형성
- 중독증상 : 산소 결핍으로 두통, 현기증, 호흡곤란, 보행장애, 의식상실, 사망 등
- 중독시 : 가장 먼저 신선한 공기 제공

② 아황산가스(SO_2) 기출 10
- 공기 중에서 쉽게 황산가스(SO_3)로 산화하고 수분과 함께 황산(H_2SO_4)으로 변화
- 산성비(Acid Rain)의 원인
- 산성비의 영향 : 건축물 부식, 식물 피해, 하천 호수의 산성화를 일으킴

③ 오존 기출 18
- 1차 대기오염물질인 질소산화물, 탄화수소가 강한 태양광선과 광화학 반응을 일으켜 생성되는 2차 대기오염물질
- 무색, 무미의 기체로서 인체에 해로움
- 오존 경보단계

구분	발령 기준	주민행동요령
주의보	오존농도 0.12ppm 이상	실외활동 및 자동차 사용의 자제 요청 등
경보	오존농도 0.3ppm 이상	실외활동 제한 요청, 자동차 운행제한 및 사업장의 연료사용량 감축 권고 등
중대경보	오존농도 0.5ppm 이상	실외활동 금지요청, 자동차의 운행금지 및 사업장의 조업시간 단축명령 등

④ 질소산화물
⑤ 탄화수소

(2) 입자상 물질

연무(mist), 연기(smoke), 먼지(dust), 검댕, 스모그(smog, 대기 중 광화학반응에 의해 생성된 가스의 응축과정에서 생성)

4 대기오염의 영향

1) 기온역전 기출 14

(1) 기온역전의 정의

상부의 기온이 하부 기온보다 높아지면서 공기의 수직 확산이 일어나지 않는 현상, 역전층에서 대기는 고도로 안정화되어 대기오염 증가

(2) 기온역전의 종류

① 복사성 역전 : 지표의 온도가 낮아진 경우 상승할 따뜻한 공기가 없어 발생(추운 겨울 땅이 얼음으로 덮혀 있을 때 상층부보다 지표의 기온이 낮아진 경우 발생)
② 침강성 역전 : 고기압 중심부에서 맑은 날 공기가 침강하여 압축을 받아 따뜻한 공기층을 형성 (1,000m 내외의 고도에서 기온의 상승 현상 발생)

(3) 기온역전으로 인한 사건 [기출] 00, 06

① 런던 스모그 사건
② LA 스모그 사건

항목	런던 스모그	LA 스모그
발생 시의 온도	-1~4℃	24~32℃
기온역전의 종류	복사성 역전	침강성 역전
풍속	무풍	5m/sec 이하
가장 발생하기 쉬운 달	12월, 1월	8월, 9월
주된 성분	SO_x, CO, 입자상 물질	O_3, NO_2, CO, 유기물
최다 발생시간	이른 아침	낮
인체에 대한 영향	기침, 가래, 호흡기계 질환	눈의 자극

2) 미세먼지

(1) 미세먼지(PM-10) : 입자 크기 10㎛(미크론) 이하
   초미세먼지(PM-2.5) : 입자 크기 2.5㎛ 이하인 먼지

(2) 초미세먼지가 인체에 미치는 영향

   기도에서 걸러지지 않고 폐포 깊숙이 침투, 폐를 통해 혈액 속으로 들어가 순환, 조직에 노화, 염증 일으킴

(3) 미세먼지 경보 발령기준

대상 물질	경보 단계	발령기준
미세먼지 (PM-10)	주의보	PM-10 시간당 평균농도가 150㎍/㎥ 이상 2시간 이상 지속인 때
	경보	PM-10 시간당 평균농도가 300㎍/㎥ 이상 2시간 이상 지속인 때
초미세먼지 (PM-2.5)	주의보	PM-2.5 시간당 평균농도가 75㎍/㎥ 이상 2시간 이상 지속인 때
	경보	PM-2.5 시간당 평균농도가 150㎍/㎥ 이상 2시간 이상 지속인 때

3) 지구온난화

(1) 대기의 탄산가스가 지표로부터 적외선을 흡수하여 열의 방출을 막음으로 지구의 기온이 상승

(2) 기여물질(지구온난화 기여도 순위) [기출] 24

   이산화탄소(CO_2) > 메탄(CH_4) > 염화불화탄소(CFCs) > 아산화질소(N_2O) > 수소불화탄소(HFCs), 과불화탄소(PFCs), 육불화황(SF_6), 오존(O_3)

4) 열섬현상 기출 17

(1) 도심지역의 기온이 주변 지역보다 약 5℃ 정도 높아지는 현상

(2) 도심의 따뜻한 공기 상승 → 도심 주변 상공의 찬 공기에 눌려 움직이기 어려움 → 대기 오염물질이 도심 상공에 체류 → 오염농도 높아짐

5) 오존층 파괴

(1) **오존층** : 성층권에 존재하며 유해한 자외선 차단 역할

(2) **오존층 파괴 요인** : 프레온가스(CFCs), 이산화탄소(CO_2), 메탄가스(CH_4), 산화질소(N_2O) 등

6) 엘리뇨와 라니냐

(1) **엘리뇨** : 남아메리카 페루지역(동태평양) 바다의 수온이 평년보다 0.5℃ 이상 높게, 6개월 이상 지속되는 현상

(2) **라니냐** : 엘리뇨의 반대로 동풍인 적도 무역풍이 강해지면서 해수 온도가 0.5℃ 이상 낮아지는 현상

7) 산성비

공장이나 자동차 배기가스에서 배출된 황산화물과 질소산화물이 수증기에 녹아 공기 중의 산소와 결합한 pH 5.6 이하의 빗물

5 실내공기 오염물질

1) 포름알데히드

(1) 휘발성유기화합물(VOCs)중 하나로 새집 증후군을 일으키는 대표적인 실내 오염물질

(2) 자극성, 가연성, 폭발의 위험성을 가진 무색의 기체로 눈과 코의 자극, 어지러움, 피부질환 등을 유발 : 호흡기 독성이 가장 크며 정서적 불안정, 기억력 상실, 정신집중 곤란 등을 유발하기도 함

2) 라돈 기출 25

(1) 라돈은 지구 어디에나 존재하는 물질로 자연에 존재하는 라돈은 인체에 미치는 영향이 크지 않으나, 건물 균열, 배수관·오수관의 연결부위, 전기·가스·상하수도 주변의 틈을 통해 실내로 유입되는 인공적인 라돈이 문제가 됨

(2) 무색, 무취, 무미의 자연방사성 기체로 공기보다 약 8배 이상 무겁기 때문에 환기가 어려운 지하실에 축적되기 쉬움

3) 석면

(1) 내화성, 내마모성, 내약품성이 우수해 건축용 자재, 절연재나 방열재, 가정용품, 피복의 소재 등으로 사용되어 옴

(2) 2009년부터 0.1% 이상 석면이 함유된 모든 제품을 대상으로 제조·수입·사용이 전면 금지됨

CHAPTER 03 물과 건강

간호사국가고시 대비

1 물의 자정작용

1) 정의
오염된 물이 자연 스스로의 작용으로 다시 깨끗한 상태로 되돌아가는 현상

(1) **물리적 작용** : 희석, 확산, 침전

(2) **화학적 작용** : 산화, 자외선 살균 등

(3) **생물학적 작용** : 미생물에 의한 유기물의 분해

2) 자정작용이 일어나는 환경

(1) 호기성 세균에 의해 유기물이 잘 분해되는 곳

(2) 수중식물이 많아 산소 공급이 잘 되는 곳

(3) 빠른 유속과 큰 낙차로 인해 용존산소가 증가하고, 희석이 빠른 곳

2 상수의 인공정화

1) 침전 기출 13

(1) **보통침전** : 유속을 늦춰 색도, 탁도, 세균수를 감소시키는 것, 주로 완속여과 시 사용

(2) **약품침전** : 황산알루미늄을 사용해 부유물을 응집시켜 침전시키는 과정, 주로 급속여과 시 사용

2) 폭기

(1) 물에 산소를 공급하여 산화작용과 호기성 세균에 의한 소화작용을 촉진

(2) CO_2(이산화탄소), CH_4(메탄), H_2S(황화수소), NH_3(암모니아)를 제거, CO_2 감소로 O_2 증가하며 pH 올라감

3) 여과

(1) **완속여과법** 기출 17

여과지(모래층) 표면에 생기는 생물막(여과막)을 이용해 미생물(세균)과 유기물 등을 산화 분해시켜 제거하는 방법(표면 여과작용)

(2) 급속여과법

약품침전을 마친 침전수를 공극(비어있는 틈)이 큰 모래여과지를 통과시켜 정화하는 방법(내부 여과작용)

구분	완속여과법	급속여과법
침전법	보통침전법 후	약품침전법 후
청소방법	상부 사면 교체	역류세척
면적	넓은 면적 필요	좁은 면적 필요
비용	높은 건설비, 낮은 유지비	높은 유지비, 낮은 건설비
세균제거율	98~99%	95~98%

4) 소독

(1) 소독 방법

① 가열 처리법 : 100℃의 끓는 물에서 15~20분 간 가열, 가장 안전한 소독법
② 자외선 소독법 : 약한 투과력으로 표면만 소독되는 단점, 비싼 가격
③ 오존 소독법 : 강한 살균, 발암물질 미생성, 고도 기술 필요, 비싼 가격
④ 염소 소독법 : 가장 많이 사용

(2) 염소소독 기출 11

① 장·단점
- 장점 : 강한 소독력, 강한 잔류효과, 간편한 조작, 경제적
- 단점 : 강한 냄새, THM(총트리할로메탄) 발암물질 발생, 금속부식

② $Cl_2 + H_2O \rightarrow HCl + HOCl$(차아염소산)
- 유리잔류염소
  - 수중에 HOCl, OCl⁻ 형태로 존재하는 염소, 강한 살균력과 냄새
  - 수도꼭지 기준 0.1ppm 유지하도록 규정(병원미생물에 오염시 0.4ppm 이상 유지)
- 결합잔류염소
  - 염소가 암모니아 또는 질소화합물과 반응하여 존재하는 형태, 약한 살균력, 잔류효과 증대
  - 수도꼭지 기준 0.4ppm 유지하도록 규정

③ 부활현상(after growth) : 염소소독 후 일정 시간이 지나 소독력이 감소했을 때 세균이 증가하는 현상

3 먹는 물 수질기준

1) 정수장 수질검사 주기

(1) **매일검사(6항목)** : 냄새, 맛, 색도, 탁도, 수소이온 농도, 잔류염소
(2) **매주검사** : 일반세균, 총대장균군, 대장균 또는 분원성 대장균군, 암모니아성 질소, 질산성 질소, 과망간산칼륨 소비량, 증발잔류물

2) 먹는 물 수질기준

구분	항목 및 기준	구분	항목 및 기준
미생물 기출 13	• 일반세균 : 1mL 중 100CFU 이하 • 총대장균군 : 100mL에서 검출되지 않을 것 • 대장균 · 분원성대장균군 : 100mL에서 검출되지 않을 것	소독제 및 소독부산물질	• 잔류염소 : 4.0mg/L 이하 • 총트리할로메탄 : 0.1mg/L 이하
유해영향 무기물질	• 불소 : 1.5mg/L 이하 • 암모니아성 질소 : 0.5mg/L 이하 • 질산성 질소 : 10mg/L 이하	심미적 영향물질 기출 13	• 색도 : 5도 • 수소이온농도 : pH 5.8~8.5 • 소독으로 인한 냄새와 맛 이외의 냄새와 맛이 있어서는 안됨
유해영향 유기물질	• 페놀 : 0.005mg/L 이하 • 벤젠 : 0.01mg/L 이하 • 톨루엔 : 0.7mg/L 이하		

4 주요 수질검사 항목

1) **용존산소(DO : Dissolved Oxygen)** 기출 09, 19

    (1) 물속에 용해되어 있는 산소량, 높을수록 깨끗한 물

    (2) 기압↑, 유속↑, 온도↓, 염분↓ → DO↑

    (3) 어류 생존 조건 : DO 5ppm 이상

2) **생화학적 산소요구량(BOD : Biochemical Oxygen Demand)** 기출 00, 23

    (1) 물속의 유기물질이 호기성 미생물에 의해 생화학적으로 분해되는 데 필요한 산소의 양

    (2) BOD↑ → 오염도가 높음, DO↑ → BOD↓

3) **화학적 산소요구량(COD : Chemical Oxygen Demand)**

    (1) 물속의 유기물질과 산화성 무기물질을 산화제(과망간산칼륨$KMnO_4$)를 이용해 화학적으로 산화시킬 때 필요한 산소의 양

    (2) COD↑ → 오염도가 높음, DO↑ → COD↓, COD↑ → BOD↑

4) **질소** 기출 20

    (1) 주로 하수, 공장 폐수, 분뇨 등의 혼입으로 나타남

    > 분해 과정 : 단백질 → 아미노산 → 암모니아성 질소 → 아질산성 질소 → 질산성 질소

    (2) 암모니아성 질소 : 하수의 유기물 분해 시 생성(유기물에의 오염이 최근임을 의미)

    (3) 질산성 질소 : 여러 질소화합물이 산화되어 생긴 최종 생성체(질산성 질소의 검출은 유기물에의 오염이 최근이 아니라는 것 의미)

5) 일반 세균 수

   (1) 1mL 중 100CFU 이하여야 할 것

   (2) 생물학적으로 분해가능한 유기물질의 농도를 알 수 있는 지표

6) 대장균군

   (1) 100mL에서 검출되지 않을 것

   (2) 분변성 오염의 지표로 사용

7) 수소이온 농도

   (1) 가장 적합한 농도 : pH 5.8~8.5

   (2) 산성, 알칼리 물질 유입시 쉽게 변화하므로 오염 여부 판단 지표로 사용됨

5 수질오염 현상

1) 부영양화

   (1) 생활하수, 가축 배설물, 공장폐수 등이 하천에 한꺼번에 많이 유입 → 호기물, 무기물이 증식하게 되는 현상

   (2) 영양염류(질소N, 인P, 칼륨K 등)의 증가로 물의 가치 상실

   (3) DO↓, BOD↑, COD↑

2) 적조와 녹조 기출 02

   (1) 부영양화(식물성 플랑크톤의 이상증식) → 적조현상 유발(해수의 색이 붉음)

   (2) 부영양화(녹조류 등이 다량 번식) → 녹조현상 유발(호수의 색이 녹색)

   (3) 플랑크톤이 독성의 점액을 배출해 어류의 아가미를 막아 폐사를 유발

3) 건강에 미치는 피해

   (1) 간접적 문제 : 수은 – 미나마타병, 카드뮴 – 이타이 이타이병

   (2) 직접적 문제 : 수인성 질환, 기생충 질환의 감염원

6 하수처리과정

1) 예비처리
물리적 처리, 스크린 → 침사 → 침전

2) 본처리

(1) 혐기적 처리(혐기성 균에 의한 부패작용) → CH_4 발생
① 부패조 : 하수 중에 가벼운 것이 떠올라 공기를 차단 → 부패조 내에 산소 결핍 → 혐기성균에 의한 분해, 가스 발생으로 악취
② 임호프 탱크 기출 02 : 부패조 결점을 보완, 침전실과 침사실을 상하 2개의 방으로 분리하여 냄새의 역류를 방지

(2) 호기적 처리(호기성균에 의한 산화작용) → CO_2 발생
① 활성오니법
- 도시하수처리
- 호기성 세균을 활용하고, 활성오니를 하수량의 25%를 가하여 유기물을 산화시킴
- 하수 중 부패성 유기물(BOD) 성분 제거

② 살수여상법
- 산업폐수처리
- 침전 유출수(1차 침전지를 거친 폐수)를 미생물 점막으로 덮힌 쇄석이나 기타 매개층 등 여재 위에 뿌림 → 미생물 점막과 폐수 중의 유기물을 접촉시키는 처리법

3) 오니 처리
오니 : 호기성 세균의 작용에 의해 정화되어 하수에서 분리된 고형성분

CHAPTER 04 식품과 건강

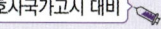

1 식품 위생

1) 식품위생의 범위
(1) **식품위생** : 식품, 식품첨가물, 기구 또는 용기, 포장을 대상으로 하는 음식에 관한 위생
(2) **식품** : 모든 음식물(의약으로 섭취하는 것은 제외)

2) HACCP(식품위해요소 중점 관리기준)
(1) **정의**
식품의 원료, 제조, 가공 및 유통의 모든 과정에서 위해요소가 식품에 혼합되거나 오염되는 것을 미연에 방지하고자 각 과정을 중점적으로 관리하는 기준

(2) **위해요소 분석**(HA : Hazard Analysis)
식품안전에 영향을 줄 위해요소와 이를 유발할 조건이 존재하는지 여부를 판별하기 위하여 필요한 정보를 수집하고 평가하는 일련의 과정

(3) **중점관리기준**(CCP : Critical Control Point)
HACCP을 적용하여 식품의 위해요소를 방지·제거하거나 안전성을 확보할 수 있는 단계 및 공정을 의미

2 식품에 의한 건강 장애

1) 식중독의 정의
식품이나 물을 매개로 하여 발생하는 급성위장염 및 신경장애 등의 중독 증상을 총칭

2) 식중독의 분류 기출 05, 12, 15, 18

식중독의 종류		원인균 및 물질
세균성 식중독	감염형	살모넬라, 장염비브리오균, 병원성대장균, 장구균, 여시니아
	독소형	황색포도상구균, 보툴리눔, 웰치균
바이러스성 식중독		노로바이러스, 로타바이러스
자연독 식중독	동물성	복어, 조개
	식물성	감자, 버섯
	곰팡이	아프라톡신
화학적 식중독		식품첨가물, 잔류농약, 유해성 금속화합물

✏️ 세균성 식중독은 2차 감염이 거의 없지만, 바이러스성 식중독은 대부분 2차 감염으로 발생한다.

	감염형	독소형
정의	세균이 체내에서 대량으로 증식하여 소화기에 작용해서 일어나는 식중독	세균이 증가할 때 발생하는 체외독소가 소화기에 작용하여 일어나는 식중독
독소	균체 내 독소	균체 외 독소
잠복기	길다.	짧다.
균의 생사와 발병	균이 사멸하면 식중독은 발생하지 않음	생균이 전혀 없어도 발생할 수 있음
가열에 의한 예방 가능성	예방 가능	예방이 안되는 경우 많음

참고

독소형 식중독은 세균 자체가 증상을 일으키기보다는 세균에서 나오는 독소가 원인이 되어 증상이 나타난다. 따라서 포도상구균 식중독은 음식의 가열로 예방할 수 없다.

가열 ⇩ 원인균 : 포도상구균 ⇩ 사멸	포도상구균 식중독	가열 ⇩ 독소 : 장독소(enterotoxin) ⇩ 사멸하지 않음

3) 감염형 식중독(세균성)

	살모넬라 식중독	장구균 식중독	장염비브리오 식중독	병원성대장균 식중독
잠복기	평균 24시간	4~5시간	평균 12시간	1~3일
증상	복통, 설사, 구토, 급격한 고열	설사, 복통, 구토, 발열	설사, 복통, 구토, 발열	심한 설사(장액성, 농), 발열, 두통, 복통
원인식품	육류, 유제품, 알	치즈, 소시지, 햄, 두부	해산물, 회, 소금 절임식품	대변에 의해 1·2차적으로 오염된 식품
특징	고열↑, 치명률↓ 60℃, 20분 가열하여 균 사멸	대체로 경증 분변오염 방지	여름철 집중 발생 호염균 60℃, 2분 가열로 예방	2차감염이 있음 분변오염 방지

4) 독소형 식중독(세균성)

	포도상구균 식중독	보툴리누스 식중독
잠복기	평균 3시간	평균 24시간
증상	• 복통, 구토, 설사 등 • 열이 없거나 높지 않음	신경성 증상(연하곤란, 언어장애, 시력저하, 복시, 동공확대), 호흡곤란
원인식품	가공식품(아이스크림, 케이크 등), 유제품, 김밥	소시지, 통조림, 밀봉식품
특징 및 예방	• 세균성 식중독 중 잠복기 가장 짧음 • 세균은 열에 약하지만, 독소는 열에 강함 • 가열로 예방 안됨 • 독소 : 장독소(enterotoxin) • 화농성 질환자의 음식 취급 금지 • 5℃ 이하로 식품 보관	• 혐기균 • 독소 : 신경독소(neurotoxin) • 높은 치명률 • 독소는 고온에서 15분 간 가열시 사멸

5) 자연독에 의한 식중독

(1) 동물성 자연독 기출 18

① 복어중독(tetraodotoxin)
- 잠복기 : 섭취 30분 후 발생
- 증상 : 소화장애(×), 고열(×), 지각이상(입술, 혀끝), 운동장애, 언어장애, 혈압저하, 호흡곤란, 사망
- 특징 : 높은 사망률, 복어조리 전문가에 의한 조리, 열에 강한 독소(210℃ 이상으로 30분 간 가열)

② 홍합중독(mytilotoxin)
③ 조개, 굴중독(venerupin)

(2) 식물성 자연독

① 버섯중독(muscarine) ② 감자중독(Solanine)
③ 맥각중독(ergotoxin) ④ 청매중독(amygdaline)

3 식품의 보존법

1) 물리적 보존법

(1) 냉동 · 냉장법

① 냉장은 0~5℃의 범위로 식품을 보존하는 것이고 냉동은 0℃ 이하로 보존하는 방법
② 미생물의 증식 억제, 변질 지연, 자기소화 지연, 미생물 멸균(×)

(2) 가열법

① 온도별 살균법 : 80℃에서 30분 이상 가열하면 아포를 제외한 대부분의 균 사멸
② 저온 단시간 살균법 : 60~65℃ 30분 간 가열(영양손실 적음)
③ 고온 단시간 살균법 : 70~75℃ 15초 간 살균
④ 초고온 순간 살균법 : 130~150℃ 2~3초 간 살균

- (3) **건조법** : 수분이 15% 이하이면 세균의 발육이 억제
- (4) **밀봉법** : 물질의 이동이 없도록 봉하는 방법
- (5) **통조림법** : 캔 안의 가스를 제거 후 밀봉하여 가열처리, 장기간 보존 가능

2) 화학적 보존법

- (1) **절임법**
    - ① 염장법 : 10%의 소금을 뿌려 저장, 미생물의 발육 억제
    - ② 당장법 : 40~50% 농도의 설탕에 저장
    - ③ 산저장법 : pH가 낮은 초산을 이용, 미생물의 발육을 억제(피클)
- (2) **훈연법** : 벚나무, 참나무 등을 불완전 연소시켜 나오는 연기를 어류, 육류의 조직에 침투시켜 건조, 살균, 식품의 저장성과 풍미 증가
- (3) **가스 저장법** : CO_2, N_2 가스를 주입, 호기성 부패균의 번식을 억제(과일, 채소 저장)
- (4) **방부제** : 미생물 증식 억제

CHAPTER 05 폐기물과 건강

1 폐기물의 정의

1) **정의** : 쓰레기, 연소재, 오니, 폐유, 폐산, 폐알칼리 및 동물의 사체 등으로서 사람의 생활이나 산업 활동에 필요하지 않게 된 물질
2) **분류** : 생활 폐기물 + 사업장 폐기물(지정 폐기물 + 의료 폐기물)

2 폐기물 처리방법

1) **파쇄** : 폐기물의 크기를 원래 형태보다 작게 함으로써 폐기물을 균일한 형태로 만드는 방법(예 유리)
2) **압축** : 폐기물의 밀도를 증가시켜 효율적으로 저장, 운반될 수 있도록 처리하는 방법(예 음료 캔)
3) **열처리**
   (1) 고온에서 폐기물을 가스상, 액상, 고체상 물질로 전환하는 방법
   (2) 폐기물의 부피 감소, 에너지 회수 가능
4) **고화처리** : 고체형태로 고정시키는 물질과 혼합하여 고체구조 내에 폐기물을 물리적으로 고정시키고 화학적으로 안정화하는 처리방법(중금속 처리)
5) **퇴비법** : 유기물을 퇴적하여 호기성 미생물에 의해 산화·발효시키는 방법
6) **소각법**
   (1) 매립장의 확보와 재이용이 어려운 경우 및 폐기물 발생량이 많아질 때 적용
   (2) 가장 위생적, 폐열 재이용 가능의 장점
   (3) 대기오염의 문제 발생, 건설비와 운영비가 비싼 단점
7) **매립법**
   (1) 쓰레기를 투입하고 압축한 후 흙으로 덮는 방법
   (2) 시설투자 비용 및 운영 비용이 저렴, 침출수의 관리가 필요, 매립지 선정의 어려움
   (3) 매립 후에는 최소 10년이 지나야 주택지로 사용 가능

CHAPTER 06 재난과 건강

간호사국가고시 대비

1 재난의 이해

1) 재난과 재해

(1) **재난** : 갑작스럽게 발생하여 지역사회의 기본조직과 정상기능을 와해시키는 큰 규모의 사건, 영향을 받은 지역사회는 외부의 도움 없이 극복할 수 없는 상태

(2) **재해** : 재난으로 인해 발생하는 피해

2) 재난의 분류 기출 16

(1) **자연재난** : 자연현상으로 인하여 발생하는 재해

예 태풍, 홍수, 호우, 강풍, 풍랑, 해일, 대설, 낙뢰, 가뭄, 지진, 황사, 적조 등

(2) **사회재난** 기출 17

① 인적재난
   화재, 붕괴, 폭발, 교통사고, 화생방사고, 환경오염사고, 그 밖에 이와 유사한 사고로 대통령이 정하는 규모 이상의 피해
② 사회적 재난
   - 에너지, 통신, 교통, 금융, 의료, 수도 등 국가기반체계의 마비
   - 전염병 확산으로 인한 피해, 미세먼지 등으로 인한 피해

3) 재난의 법적 수습체계(재난 및 안전관리기본법)

(1) **재난사태 선포** : 행정안전부장관
(2) **특별재난지역 선포** : 대통령
(3) **국가 및 지방자치단체가 행하는 재난 및 안전관리 업무의 총괄·조정** : 행정안전부장관

4) 재난관리 4단계

과정			관리활동
재난 발생 전	1단계	예방과 완화 기출 21, 25	• 위험성 분석 및 위험 지도 작성 • 재난 예방 및 장기계획 수립 • 재난 발생 시 대책 수립 • 재난 발생 시 지휘체계구축, 홍보 및 예방 활동

	2단계	준비(대비)계획 기출 23	• 재난대비훈련 실시 • 재난안전통신망 구축 운영, 비상경보체계 구축 • 재난분야 위기관리 메뉴얼 작성 운영 • 구호물자 확보 및 비축
재난 발생 후	3단계	대응 기출 19	• 재난대응 적용, 재해진압, 구조 구난 • 응급의료체계 운영, 대책본부 가동 • 환자 수용, 간호, 보호 및 후송 • 부상자 중증도 분류
	4단계	복구 기출 19, 20	• 긴급지원 물품 제공 및 보상 협의 • 잔해물 제거, 감염 예방, 이재민 지원 • 임시 거주지 마련, 시설 복구 • 심리상담 및 전문치료 의뢰

5) 중증도 분류 – 응급환자 구분

분류	분류 색	중증도
긴급	적색 기출 22	• 생존율을 높이기 위해 즉각적인 치료가 필요한 환자 • 쇼크, 흉부 상처, 내출혈, 의식 손실이 진행되고 있는 두부 외상, 피부 표면의 20~50%에 달하는 화상 등
응급	노란색	• 생존에 영향을 주지 않는 범위에서 치료가 지연되어도 안전한 환자(최대 2시간까지 견딜 수 있는 상태) • 다발성 골절, 개방성 골절, 척수 손상, 큰 부위 열상, 피부 표면의 10~20%에 달하는 화상, 당뇨성 혼수, 인슐린 쇼크, 간질적 발작과 같은 의료적 응급 등
비응급	녹색 기출 24	• 치료가 필요한 손상이 있으나 치료여부와 상관없이 생존이 예상되는 환자 • 현장에서 처치 후 귀가할 수 있는 상태 • 폐쇄성 골절, 약한 화상, 작은 열상, 좌상, 타박상 등
사망예상	검정색	생존해 있으나 사용가능한 자원으로는 생존시키기가 거의 불가능하다고 판단되는 환자
사망		자발호흡의 증거가 전혀 없는 사망자

2 재난간호

1) 지역사회간호사의 재난예방 업무

(1) 일차예방
① 재난이 일어나기 전에 예방
② 예방접종 실시, 유해요소 · 취약성 · 요구도 평가에서 확인된 위험으로부터의 보호, 지역사회 교육 등

(2) 이차예방
① 재난 발생 시 재난의 피해 최소화
② 피해자 구출, 희생자 분류, 응급의료 서비스 제공, 감염성 질환 통제, 파괴된 지역 사정, 단기 상담 및 중재 제공 등

(3) 삼차예방

① 지역의 남아 있는 기능을 최대화하여 이전 수준으로 복원시키는 것
② 장기 상담, 신체적·정신적 재활, 보건서비스 재확립, 시설 및 체계 복구 등

2) 재난 간호시 윤리적 고려사항

(1) **대상자의 사생활 보호 및 비밀 준수**

(2) **대상자 자율권 존중** : 재난 상황에서 피해자들에 대한 강제적 예방접종 또는 격리 시 자율권 침해 발생, 법이 정한 절차에 따른 정당성을 확보해야 함

(3) **희소자원 분배**

(4) **의료인으로서의 책임과 사명**

PART 10 안전과 환경관리

간호사국가고시 대비

01. 다음과 관련된 국제환경협약은 무엇인가?

> 오존층은 성층권에 존재하며 인체 및 생태계에 유해한 태양광선 중 자외선을 차단하는 역할을 한다. 오존층이 파괴되면 자외선으로 인한 피부암, 백내장 발생이 증가한다. 오존층 파괴의 주원인 물질인 프레온가스의 사용을 규제해야 한다.

① 바젤협약
② 교토 의정서
③ 몬트리올 의정서
④ 파리협정
⑤ 런던협약

해설 [국제환경협약]

바젤협약(1989)	유해 폐기물의 수출입과 처리를 규제하는 목적
교토 의정서(1997)	지구온난화를 일으키는 이산화탄소와 그 외의 가스 배출을 억제하기 위한 협약
몬트리올 의정서(1987)	오존층 파괴 주원인인 염화불화탄소 CFC(프레온가스)의 생산과 사용을 규제하는 목적
파리협정(2015)	지구평균기온의 상승폭을 제한하려는 노력
런던협약(1972)	방사성폐기물 등 해양투기로 인한 해양오염 방지

02. 어느 도심 지역에 150층 높이의 초고층 빌딩을 건설하고자 한다. 건설사업 등 개발사업으로 인해 주위 환경에 어떠한 영향을 미치는지를 사업 시행 전 미리 조사하는 것을 무엇이라고 하는가?

① 건강영향평가
② 환경개선사업
③ 개발영향평가
④ 환경영향평가
⑤ 환경보존평가

해설 [환경영향평가]
- 사업에 대한 계획을 수립·시행할 때에 해당 사업이 환경, 교통, 재해 및 인구에 미칠 영향을 미리 평가하고 검토하는 것
- 평가 결과 환경에 해로운 영향을 피하거나 줄일 수 있는 방안을 강구하기 위해 수행

01. ③ 02. ④

03. 다음 중 공기의 자정작용과 거리가 먼 것은?

① 희석
② 침강
③ 자외선에 의한 살균
④ 탄소 동화작용
⑤ 광화학 반응

해설 [광화학 반응]
1차 대기오염물질이 자외선에 의한 촉매반응으로 2차 대기오염물질로 변하는 현상

04. 지구온난화의 주원인이며 실내 공기오염의 정도를 알 수 있는 지표는?

① 오존
② 아황산가스
③ 일산화탄소
④ 메탄가스
⑤ 이산화탄소

해설 [이산화탄소]
- 무색, 무취, 무미의 무독성 가스
- 실내에 다수인이 밀집해 있을 때 농도가 증가하므로 실내 공기오염의 지표
- 인체에 미치는 영향 : 대기 중의 CO_2 농도가 7% 이상이면 호흡 곤란, 10% 이상이면 질식
- 서한량 : 0.1% = 1,000ppm
  (서한량 : 실내공기의 오탁이나 환기를 결정하는 척도로 어떤 경우에도 넘어서는 안 되는 경계량)
- 온실효과의 주원인이 되는 가스로는 이산화탄소, 메탄, 아산화질소, 염화불화탄소, 오존 등이 있다.

05. 다음의 중독에 가장 우선적으로 해야 할 처치는 무엇인가?

- 무색, 무취의 맹독성 기체이다.
- 헤모글로빈과의 친화력이 산소보다 200~300배 강하다.
- 물질이 불완전 연소할 때 발생한다.
- 중독시 호흡곤란, 가슴답답, 현기증, 오심, 두통 등의 증상을 보이며 최대허용량을 넘어서면 사망할 수 있다.

① 산소를 공급한다.
② 시원한 장소로 옮기고 조이는 옷을 벗긴다.
③ 중독 장소에서 벗어나 환기를 한다.
④ 소금물을 먹도록 한다.
⑤ 머리를 낮추어 준다.

해설 [일산화탄소(CO)]
- 즉각적인 중재로는 중독의 장소에서 벗어나 환기를 시키는 것이 우선이다.
- 의료기관 이송시 고압산소 탱크를 사용하여 문제를 해결한다.

정답 03. ⑤ 04. ⑤ 05. ③

06. 미세먼지 경보가 발생되었을 때 어린이집이나 노인복지관에서 가장 우선적으로 취해야 할 대응은 무엇인가?

① 수분섭취　　　　　　　　　② 마스크 착용
③ 실내 공기청정기 작동　　　　④ 환기
⑤ 외부활동 금지

해설 [미세먼지]
- 미세먼지 예보에 따라 고농도로 발생 시에는 창문을 닫아야 한다.(외부공기 유입차단)
- 외출을 금하거나 실외활동을 제한하고, 환자를 파악해 특별관리를 해야 한다.
- 부득이한 외출 시에는 마스크를 착용토록 한다.

07. 무색, 무취, 무미의 자연방사성 기체로 건물 균열, 배수관·오수관의 연결부위, 전기·가스·상하수도 주변의 틈을 통해 실내로 유입되어 농도가 높아질 경우 폐암을 일으킬 수 있는 실내공기 오염물질은?

① 라돈　　　　　　　　　　　　② 곰팡이
③ 석면　　　　　　　　　　　　④ 이산화탄소
⑤ 포름알데히드

해설 라돈은 지구 어디에나 존재하는 물질로 자연에 존재하는 라돈은 인체에 미치는 영향이 크지 않지만, 공기보다 약 8배 이상 무겁기 때문에 환기가 어려운 지하실에 축척되기 쉬우며, 높은 농도에 노출시 폐암을 일으킬 수 있음

08. 오후 4시 쯤 복통을 호소하며 의료기관을 방문한 대상자를 사정하였다. 열은 없으며, 오심, 복통과 함께 한차례의 설사를 하였고, 4시간 전쯤 유통기한이 지난 케이크를 먹었다고 한다. 의심할 수 있는 식중독은?

① 포도상구균 식중독　　　　　② 비브리오 식중독
③ 살모넬라 식중독　　　　　　④ 장구균 식중독
⑤ 보툴리누스 식중독

해설 [포도상구균 식중독]

원인균	포도상구균이 내는 장독소(entero toxin) : 균은 열에 약하지만, 독소는 가열해도 사라지지 않는다.
잠복기	평균 3시간
증상	구역, 구토, 설사. 열이 없거나 높지 않음
원인식품	가공식품(아이스크림, 케이크), 유제품
예방	화농, 편도선염을 가진 사람의 음식 취급 주의, 철저한 위생, 5℃ 이하로 식품 보관

06. ⑤　07. ①　08. ①

09. 생물화학적으로 분해되지 않는 공장폐수의 오염도 변화를 알아보기 위해 시행하는 수질오염 검사는?

① 화학적 산소요구량(COD)
② 생물화학적 산소요구량(BOD)
③ 용존산소량(DO)
④ 수소이온농도(pH)
⑤ 질산성질소(NO_3^-)

🔎해설 [화학적 산소요구량]
- 수중에 함유되어 있는 유기물질을 강력한 산화제로 산화시킬 때 소모되는 산소량
- COD값이 클수록 수질 오염도가 높다.
- 보통 공장폐수의 오염도를 알고자 할 때 COD를 측정한다.
- 우리나라는 과망간산칼륨과 같은 강한 산화제를 사용한다.

10. 대장균이 음식물이나 음료수에 검출되어서는 안 되는 이유는?

① 보건지표가 되기 때문이다.
② 음용수에 검출시 사망률이 올라가기 때문이다.
③ 병원균의 지표가 되기 때문이다.
④ 분변오염의 지표가 되기 때문이다.
⑤ 장내세균으로 호흡기 질환의 직접적 원인이다.

🔎해설 [대장균 검사의 의의]
- 대장균은 분변오염의 지표
- 저항성이 다른 병원균과 비슷하거나 강해서 다른 미생물의 오염을 추정 가능하게 한다.
- 장내세균 오염으로 수인성 전염병의 직접적 지표이다.
- 우리나라 음용수 수질기준에 100cc 중 단 한 마리도 검출되어서는 안된다.

11. 다음은 폐기물 처리 방법 중 무엇에 대한 설명인가?

- 폐기물 처리 방법 중 가장 위생적인 방법이다.
- 병원성 폐기물 처리에 적합하다.
- 대기오염물질, 환경호르몬의 문제가 발생한다.

① 매립법
② 퇴비법
③ 해양투기법
④ 소각법
⑤ 재활용

🔎해설 [폐기물처리 소각법의 단점]
- 혐오시설로 인식되어 소각장소 선정이 어렵다.
- 공기를 오염시킬 수 있다.
- 관리, 시설유지비가 많이 든다.
- 환경호르몬(다이옥신)이 배출된다.

정답 09. ① 10. ④ 11. ④

12. 재난 관련 위험을 예방하거나 최소화하기 위해 해야 할 예방적 활동은?

① 환자 중증도 분류 ② 위험 지도 작성
③ 이재민 지원 ④ 응급의료체계 운영
⑤ 긴급지원 물품 제공 및 보상 협의

해설 ① 대응, ③ 복구, ④ 대응, ⑤ 복구

13. 대형 재난이 발생한 후 재난관리 과정의 4단계에 해당하는 재해 복구단계에서 수행해야 할 간호는?

① 구호물품 준비 ② 심리상담 및 전문치료 의뢰
③ 재난관리를 위한 장기계획의 수립 ④ 재난 수색과 구조
⑤ 피해상황 파악 및 응급 복구

해설 ① 대비와 계획, ③ 완화와 예방, ④ 대응, ⑤ 대응

14. 다음 중 지역사회 재난 예방을 위한 2차 예방으로 옳은 것은?

① 재난이 일어나기 전에 예방방법을 강구한다.
② 재난 발생 시 재난의 피해를 최소화한다.
③ 시설 및 체계를 복구시킨다.
④ 잠재적인 재난의 위험을 파악한다.
⑤ 수립된 계획의 반복적 연습

해설 [재난 예방]
① 1차 예방, ③ 3차 예방, ④ 1차 예방, ⑤ 1차 예방

15. 재난 현장에서 중증도분류(triage)를 할 때 '치료가 필요한 손상이 있으나 치료여부와 상관없이 생존이 예상되는 환자'에게 부착해야 하는 인식표의 색깔은?

① 녹색 ② 적색
③ 흑색 ④ 노란색
⑤ 회색

해설 [응급환자 구분]
- 긴급(적색) : 생존율을 높이기 위해 즉각적인 치료가 필요한 환자
- 응급(노란색) : 생존에 영향을 주지 않는 범위에서 치료가 지연되어도 안전한 환자
- 비응급(녹색) : 치료가 필요한 손상이 있으나 치료여부와 상관없이 생존이 예상되는 환자
- 사망(검정색) : 자발호흡의 증거가 전혀 없는 사망자

12. ② 13. ② 14. ② 15. ①

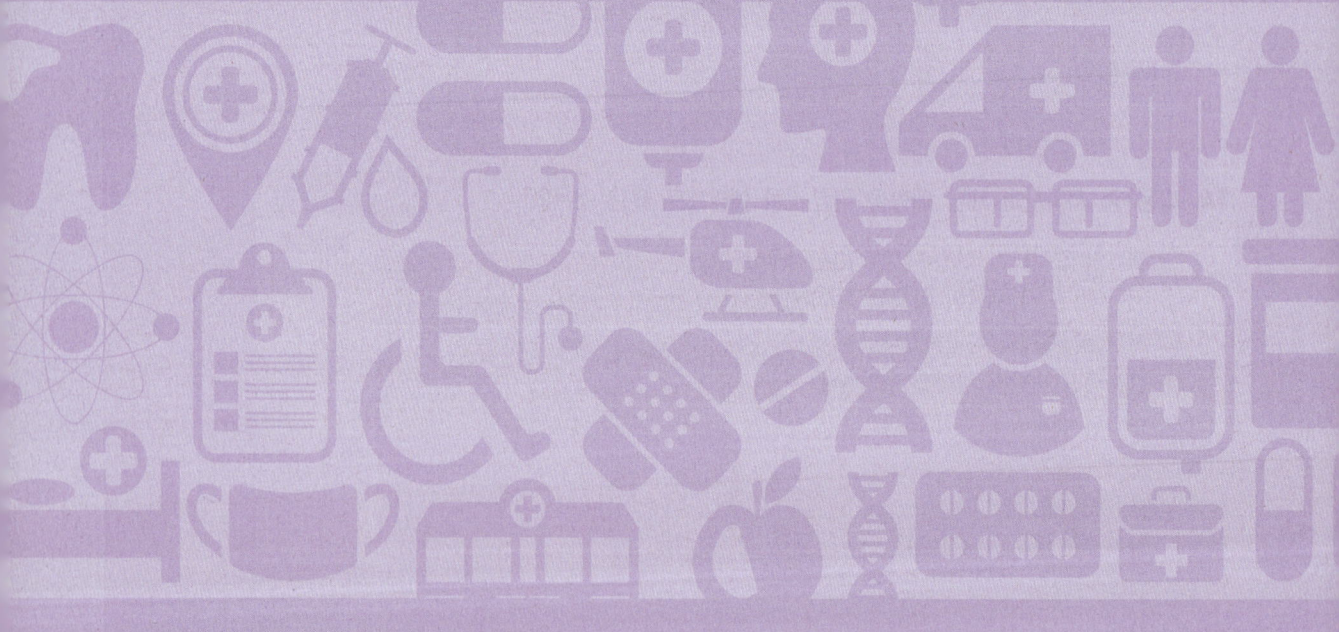

2권 지역사회 · 정신 · 간호관리
간호사국가고시

2권 지역사회·정신·간호관리
간호사 국가고시

정신간호학

2 과목

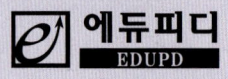

2권 지역사회·정신·간호관리
간호사국가고시

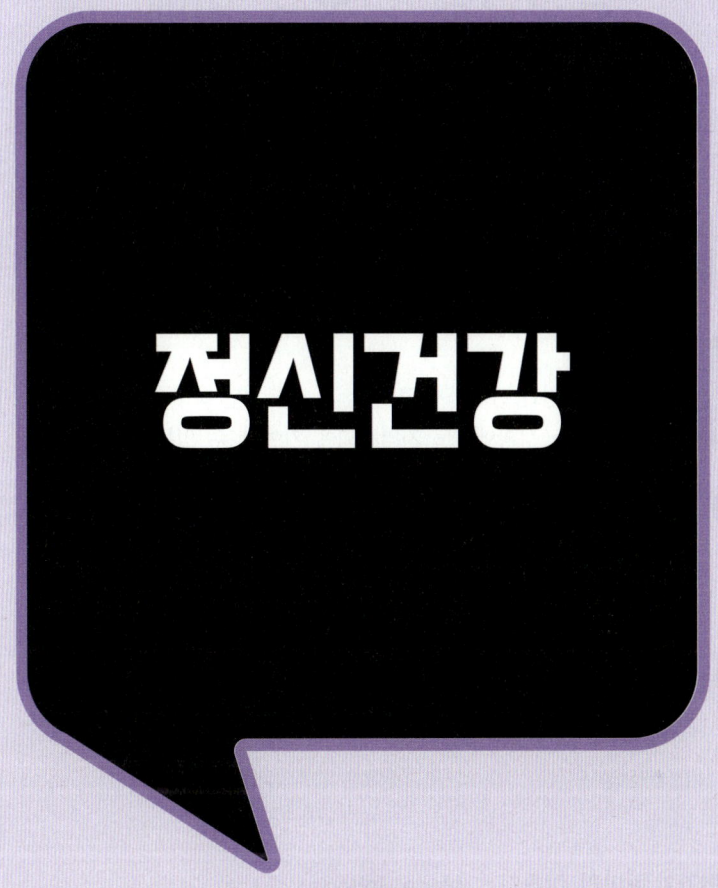

정신건강

PART 1

CHAPTER 01. 정신건강 간호의 이해
CHAPTER 02. 인간의 이해

CHAPTER 01 정신건강 간호의 이해

1 정신건강과 정신질환

1) 정신건강의 정의
사고, 감정, 행동이 서로 밀접한 관계를 갖고, 자신의 기본적인 욕구를 해결하며, 자기가 처한 환경에 잘 적응하여 일상적인 스트레스 상황에서도 지역사회에 기여할 수 있는 안녕 상태

2) 정신질환의 정의
인간의 사고, 느낌, 기분, 다른 사람과 관련된 능력 및 일상 기능에 영향을 미치는 의학적 상태로 뇌 및 신경전달물질의 기능장애

3) 정신건강과 정신질환의 연속성

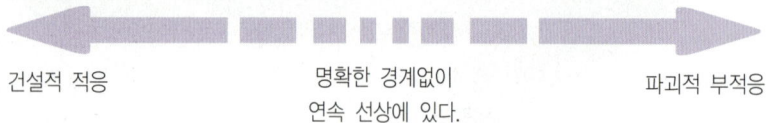

건설적 적응   명확한 경계없이 연속 선상에 있다.   파괴적 부적응

4) 정신건강 평가기준(마리 야호다 : Marie Jahoda) 기출 07
정신건강 평가기준은 정신질환 평가기준보다 분명하지는 않지만, 마리 야호다의 기준이 가장 많이 활용되고 있다.

(1) 자신에 대한 긍정적 태도
자신에 대해 인식하고 수용, 현실에의 객관성 유지, 정체감, 소속감, 안정감

(2) 성장, 발달, 자아실현
본인의 잠재력 개발 및 실현, 새로운 성장, 발달, 도전하는 자아

(3) 통합력
자신이 표현하는 것과 내적으로 억압되어진 것의 균형, 내·외적 갈등과 충동, 기분과 정서조절 사이의 균형

(4) 자율성
자신의 의사결정, 행동·사고·감정에 스스로 책임을 지는 것

(5) 현실지각
현실과 이상에 대한 구별

(6) 환경에 대한 지배

스트레스에 대해 압도되지 않는 효율적인 대처 및 인간관계의 원만함 유지

5) 정신건강에 영향을 주는 요인 기출 14

(1) 유전적·생물학적 요인 : 유전적, 선천적, 중추 신경계의 이상, 신경 전달물질의 이상, 대사 장애 등
(2) 심리적 요인 : 가족의 정신 역동적 문제, 정서적 발달 수준 등
(3) 환경 및 스트레스 요인 : 사회적 지지 부족, 사회적 상실감, 가족 해체, 사회적 갈등 등
(4) 사회·문화적 요인 : 개인의 사회·문화적인 배경, 사회적 풍습, 관행, 인종, 주거환경 등

6) 정신질환에 대해 잘못 인식되고 있는 사회적 통념 기출 12, 14, 17

(1) 정신질환은 드문 병이다.

누구나 앓을 수 있는 흔한 질병

(2) 정신질환 약물은 중독이 심하다.

약물의 부작용은 간혹 발생할 수 있으나 일시적이며 인체에 무해

(3) 유전병이다.

유전적인 경향이 있지만 선천적인 요인과 촉진적인 요인이 더해지면서 발생하는 경우가 대부분임

(4) 마음의 충격이나 스트레스 때문에 발생한다.

촉진요인·간접적인 유발요인으로 직접적 발병요인이 아님

(5) 불치병이다.

치료시 증상호전으로 정상생활 가능

(6) 정신질환자는 정신이 분열되고 항상 제정신이 아니다.

대부분 자신의 평소 성격을 그대로 지니고 있음, 일부 이상한 생각과 감정, 외부 자극의 왜곡된 해석을 하기도 하는 것임

(7) 정신질환자는 회복되어도 사회적으로 위험하다.

불안·위축되어 있으며 수동적임, 위험한 행동을 보이는 경우는 드묾, 증상 조절시 사회적 기능 수행 가능

2 정신건강 간호의 이론적 모형

1) 정신건강 간호의 목적

(1) 대인관계의 유지 및 증진
(2) 심리, 정서, 정신, 사회적 기능 유지 및 증진
(3) 치료적 환경의 유지 및 관리
(4) 자존심 강화 유지 및 증진
(5) 심리·사회적 독립성 증진

2) 정신건강 간호의 이론적 모형 기출 02, 05, 07, 12, 13

(1) 정신분석모형(Freud) 기출 19

> • 성인에서 나타나는 이상행동의 원인을 발달단계에서 찾음
> • 발달단계와 관련된 성취과업과 연관된 갈등이 불안을 유발

① 이상행동 견해 : 리비도(정신에너지)를 불안 해소에 과다 사용 시 신경증 증상 발생
② 중재 및 치료 : 자유연상(떠오르는 생각을 의식적 점검없이 그대로 언어화), 꿈 분석(정신내적 갈등을 상징적으로 나타냄), 저항(무의식적 회피), 전이현상 분석
③ 대상자와 치료자의 역할 : 대상자는 적극적인 참여, 치료자는 대상자의 표현을 도움

(2) 대인관계모형(Sullivan, Peplau) 기출 14, 17

> 인간의 성격은 타인과의 상호작용에서 결정 됨

① 이상행동 견해 : 자아개념 형성에 어머니가 가장 중요하며, 부정적 자아개념의 형성이 불안의 원인, 거절에 대한 두려움
② 중재 및 치료 : 치료자와의 건강한 관계를 경험하며, 대인관계 안정감, 신뢰관계 형성
③ 대상자와 치료자의 역할 : 대상자는 상호관계의 참여자, 치료자는 무비판적 수용자로서 동반자 역할

(3) 사회적 모형 기출 16, 25

> 개인을 넘어 사회적 환경이 인간 삶에 영향을 줌

① 이상행동 견해 : 문화적 기출 22, 사회적, 환경적 요소가 스트레스와 불안을 발생시킴(빈곤, 가정불화, 교육부족 등)
② 중재 및 치료 : 긍정적인 사회적 변화, 위기중재, 대상자가 사회적 체계를 관리할 수 있도록 도움
③ 대상자와 치료자의 역할 : 대상자는 소비자로서 사회자원 이용, 치료자는 가능한 자원과 사회체계 탐색(치료자는 사무실 안 뿐 아니라 지역사회 내에서 활동하며 대상자에 대한 이해를 높임, 전문가 또는 비전문가 모두 치료자가 될 수 있음)

(4) 실존 모형 기출 20

> 지금, 여기(here-now)에서 대상자의 있는 그대로의 경험을 다룸(과거보다는 현재에 초점)

① 이상행동 견해 : 개인이 자신 또는 환경으로부터 멀어졌을 때 느끼는 소외감이 원인(자신에게서 소외된 사람 → 무력감, 비애, 고독감 경험, 자기 인식과 자기 인정의 결여 발생)
② 중재 및 치료 : 치료과정을 '만남'(실존 이해)에 초점을 두고, 자신의 과거 수용, 현재 인식, 미래를 기대할 수 있도록 함(자기 존재에 대한 진정한 인식 찾기)
③ 대상자와 치료자의 역할 : 대상자는 유의미한 경험을 하며 치료자에게 너무 의존하지 않도록 격려, 치료자는 안내자 역할

(5) 행동 모형

> • 내적 정신과정이 아닌 관찰 가능한 외적 행동을 강조
> • 행동이 변하면 인지와 정서적 변화가 동반 됨

① **이상행동 견해** : 불안을 감소하기 위한 바람직하지 않은 습관이 원인, 학습을 통한 수정 가능
② **중재 및 치료** : 인지행동치료, 자기주장 훈련, 혐오요법, 토큰강화
③ **대상자와 치료자의 역할** : 대상자는 학습자, 치료자는 교사의 역할(증상이 사라지면 치료 완료)

(6) 의사소통모형

> 인간의 모든 행동은 다른 사람과 의사를 교류하는 것

① **이상행동 견해** : 언어 및 비언어적 메시지가 명확하게 전달되지 않아 발생한 불안과 좌절이 원인
② **중재 및 치료** : 의사소통의 형태 사정, 문제 진단 후 대상자의 잘못된 의사소통 형태의 인식을 도움
③ **대상자와 치료자의 역할** : 대상자는 적극적 참여, 치료자는 효율적 의사소통을 강화하고 언어적·비언어적 의사소통의 일치를 강조

(7) 간호모형

> 서로 연관성 있는 인간, 건강, 환경, 간호를 중심개념으로 대상자를 통합된 존재로 이해

① **이상행동 견해** : 일탈행동을 정신장애의 표현일 뿐 아니라, 자기방어가 목적인 대처행위로 봄, 건강문제에 대한 실제적, 잠재적, 부적응적 반응
② **중재 및 치료** : 과학적 문제해결 방법을 간호에 적용하는 간호과정을 통해 대상자와 상호작용, 대상자의 강점 활용
③ **대상자와 치료자의 역할** : 대상자는 능동적 참여자, 치료자는 대상자와 신뢰성 있는 인간관계 형성, 다른 전문가와 함께 교육 및 치료 시행

(8) 의학모형

> • 전통적인 의사-환자 관계에 기초하여 정신적 문제 다룸
> • 정신병리가 중추신경계의 이상으로 인한 생리적 상태에서 비롯된 것으로 가정

① **이상행동 견해** : 생리·유전·환경·사회적 요소의 결함이 원인
② **중재 및 치료** : 진단에 중점을 두고, 진단에 기초하여 후속적 치료 제공(예 약물치료, 광선치료, 전기경련치료 등)
③ **대상자와 치료자의 역할** : 대상자는 자신이 환자라는 것을 인정, 치료자는 질병의 진단, 치료방법 결정

CHAPTER 1 정신건강 간호의 이해

01. 정신건강에 관한 설명으로 옳은 것은?

① 개인이 속한 사회의 문화적인 배경과 사회 관습에 의해 영향을 받는다.
② 인지하는 심각성과 불안의 강도가 높을수록 건강에 가깝다.
③ 정신건강과 정신질환은 명확하게 구분된다.
④ 정신건강은 신체적인 문제와는 관련이 없다.
⑤ 정신질환은 유전성 질환이다.

해설 ②,③ 인지하는 심각성과 불안의 강도가 높을수록 연속선상에서 질환에 가까워짐
④ 정신건강에 영향을 미치는 신체적 요인 : 영양 상태, 과거 상해, 중추신경계 이상, 신경전달물질의 이상, 대사장애 등
⑤ 유전적인 경향이 있지만 선천적인 요인과 촉진적인 요인이 더해지면서 발생하는 경우가 대부분임

02. 정신건강간호의 이론적 모형 중 실존 모형에 따라 이상행동 대상자에게 치료적 접근을 할 때 간호사가 중요시 해야 하는 것은?

① 건강문제에 대한 부적응적 반응
② 대상자의 비정상적 행동 습관
③ 대인관계 안정감
④ 대상자에게 현재 일어나는 경험
⑤ 대상자의 환경

해설 ① 간호 모형, ② 행동 모형, ③ 대인관계 모형, ④ 실존 모형, ⑤ 사회적 모형

03. 다음의 치료적 접근을 통해 이상행동을 치료할 수 있다고 보는 정신건강간호의 이론적 모형은?

• 자기주장 훈련   • 혐오요법   • 토큰강화   • 상호억제기법

① 사회적 모형
② 대인관계 모형
③ 행동 모형
④ 실존 모형
⑤ 간호 모형

해설 [행동 모형]
이상행동 견해 : 불안을 감소하기 위한 바람직하지 못한 습관의 강화, 모든 행동은 학습의 결과, 수정될 수 있는 습관적 반응

정답 01. ① 02. ④ 03. ③

CHAPTER 02 인간의 이해

1 정신·역동적 이해 : 의식구조, 성격구조, 방어기제

1) 정신·역동의 의미
(1) 성격구조, 중요한 심리적 갈등, 건강한 적응능력 등을 이해하는 것
(2) 비합리적·충동적 욕구와 이성적인 통제기능 간의 대립적인 갈등을 설명한 것
(3) 개인의 각 발달단계에서의 갈등이 그 사람의 성장과 발달에 어떤 영향을 주었는지 살펴보는 것

2) 본능과 정신에너지
(1) 본능
  ① 삶의 본능
   • 성, 배고픔, 자기보호 등 생존에 관한 본능
   • 리비도 : 성적 본능에 의해 발생하는 에너지
  ② 죽음의 본능
   공격적 본능으로 자기 주장, 야심, 경쟁심, 성공 욕구, 전쟁, 자기파괴 또는 자살로 나타남

(2) 정신에너지 기출 14
  ① 정신기능을 하기 위해 필요한 힘(추진력)
  ② 정신에너지는 이드 → 자아 → 초자아 형태로 전환됨
  ③ 이드(충동)와 초자아(이상)간의 평형을 유지하도록 분포되어 있음

3) 의식구조

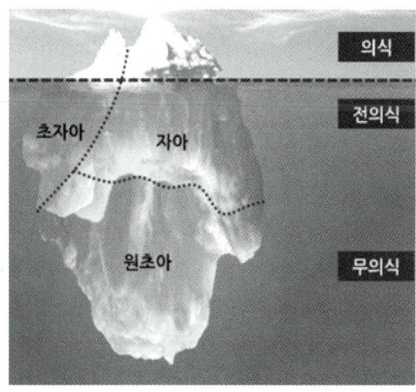

(1) 프로이드는 인간의 의식 수준을 빙산에 비유
   ① 수면 위에 떠 있는 부분 : 의식
   ② 파도에 의해 수면 위로 나타나기도 하고 잠기기도 하는 부분 : 전의식
   ③ 수면 아래 잠겨있는 부분 : 무의식

(2) 의식 수준의 구분
   ① 의식
      • 현재를 지각하는 부분
      • 구성 : 자아, 초자아 일부분
      • 논리적, 합리적 행동을 조장
   ② 전의식 [기출] 13
      • 주의를 집중하면 의식될 수 있음(반 기억 상태)
      • 구성 : 초자아와 자아로 구성(주로 자아)
      • 수용하기 힘든 무의식적 기억이 의식화되지 않게 도움
      • 필요 없는 사실들이 의식에 남아 부담되는 것을 방지
   ③ 무의식
      • 비논리적, 본능적, 모순된 사고나 느낌, 시간개념 없음
      • 인간의 경험, 기억, 감정이 저장되어 있음
      • 구성 : 이드와 자아, 초자아
      • 인간의 행동에 강력한 영향을 미치지만 의도적인 회상은 불가능
      • 꿈, 실언, 신경증상, 최면 등을 통해 억압된 충동과 경험이 표출되기도 함
      • 대부분의 방어기제는 무의식에서 나옴

> **참고** 무의식이 의식화되기 위해서는 전의식을 거치고, 전의식에 도달한 내용이 의식에 도달하려면 강렬한 정신에너지가 필요하다.

4) 성격구조
  (1) 프로이드는 눈에 보이지 않는 인간의 마음과 행동을 이해하기 위해 성격의 구조를 나누어 설명함
  (2) 3가지 구조 간의 복합적인 상호작용으로 개인의 행동이 결정됨
  (3) 성격의 구성
    ① 원초아(id)
      • 타고난 충동으로 구성
      • 성적 욕구인 리비도(libido)가 중심, 쾌락, 공격, 자기보존 본능의 1차 사고과정
      • 비논리적, 비도덕적, 대부분 무의식의 영역
    ② 자아(Ego) [기출] 10, 12
      • 현실적, 논리적, 합리적
      • 욕구지연의 2차적 사고과정
      • 성격의 집행부 : 현실에 접촉하여 성격을 지배하고 통제함
      • 의식의 대부분을 차지

③ 초자아(Superego) 기출 08, 11
- 생후 1세 전후 자아로부터 분화, 5~6세 발달, 9~11세 완성
- 사회에서 요구되는 도덕들로 구성, 부모에게서 받은 도덕 교육을 토대로 형성된 도덕 관념으로 구성 기출 16
- 도덕성, 완전성 추구
- 성격의 사법부 : 선악을 구분하는 개인의 양심, 쾌락의 통제
- 의식, 전의식, 무의식에 모두 작용하나 대부분 무의식 영역에 존재

> 참고
> - 초자아가 이드의 충동을 심하게 억제 : 죄의식, 불안, 신경증적 성격
> - 초자아가 이드의 충동을 조절하지 못하면 : 반사회적 성격 형성 기출 14

5) 방어기전 기출 01, 02, 03, 04, 05, 06, 07, 08, 09, 10, 11, 13, 14, 15, 16, 17, 18, 19

(1) 방어기전의 의미

극도의 불안을 일으킬 수 있는 감정과 기억에 대한 고통스러운 인식에서 자아를 보호하기 위한 수단으로 작용

(2) 불안의 의미

이드의 지나친 요구와 초자아의 지나친 억제를 중재할 때 자아가 느끼는 위협 신호

(3) 방어기전의 특징

① 억제를 제외한 방어기전은 모두 무의식적임
② 병적인 부분 있지만 적응력도 있음
③ 정신적 증후군의 특징이기는 하지만 가역적임

(4) 방어기전의 종류

① 건강한 방어기전

이타주의	다른 사람들의 요구를 충족시켜 자신의 갈등과 스트레스 요인을 해결하는 것 예 학교폭력으로 아들을 잃은 아버지가 청소년폭력예방재단을 설립해 청소년폭력예방에 힘쓰는 경우
승화	의식적으로 허용하기 힘들거나 사회적으로 용인되지 않는 충동이나 행위를 수용 가능한 활동으로 방향을 바꿈 예 공격적 충동을 가진 십대 소년이 격투기 종목에서 우수한 성적을 보이는 경우
유머	불쾌한 감정을 느끼지 않게 하면서 자신의 생각이나 감정을 우스꽝스럽게 표현하는 것 예 구멍난 양말을 보며 "제 발가락이 당신에게 인사하고 싶어 하네요"라고 하는 경우
억제 기출 23	불안한 상황이나 느낌을 의식적으로 부정하는 것 예 어두운 골목길을 지나갈 때 노래를 부르며 무서운 생각을 떨쳐내는 경우

② 미성숙한 방어기전

억압	원치 않는 생각이나 감정을 의식으로부터 배제시키려는 무의식적 과정(고통에 대한 망각) 예 성폭행을 당한 어린 시절을 기억하지 못하고 남자에 대한 두려움만 남은 경우
전치 기출 17, 21	특정한 감정을 실제의 대상보다 덜 위협적인 다른 대상, 상황으로 돌리는 것 예 형과 다툰 후 동생이 강아지를 발로 차는 경우, 미워하는 언니의 일기장을 가위질하는 행동

투사 기출 14, 19	자신에게 있는 두려움이나 수치심, 분노 등을 다른 사람에게 덮어씌우는 것 예 바람피우고 있는 사람이 오히려 자신의 배우자를 의심하는 경우	
함입 기출 24	남에게 향했던 모든 감정을 자신에게 향함, 자기 탓을 함 예 이 일이 이렇게 망쳐진 것은 모두 내 탓이야.	
동일시 기출 16	다른 사람의 바람직한 속성이나 태도, 행동을 자신의 일부로 만드는 것 예 간호사인 엄마가 멋있다고 생각하며 병원놀이를 즐기는 5세 남아	
합리화 기출 15, 18	그대로 받아들이면 고통스러울 것 같아 그럴듯한 이유로 교묘히 정당화하는 것 예 시험에서 떨어진 학생이 "사실 이 과목은 별로 중요하지 않아"라고 말하며 자신의 실수를 정당화하는 경우	
주지화	정서나 감정을 지적 영역으로 이동시켜 느낌보다는 사고로 정서적 불편을 제거 예 누군가가 이별 후 "나는 그 사람과의 관계에서 어떤 교훈을 배웠다"라고 생각하며 감정을 분석하여 불편함을 줄이는 경우	
해리	스트레스요인을 피하기 위해 수용할 수 없는 인격의 일부가 자아의 통제를 벗어나 독립적으로 행동하는 경우 예 다중 인격, 이인증, 기억 상실 등	
분리	자신이나 타인의 긍정적, 부정적인 부분을 결합력 있는 이미지로 통합하지 못하는 것 예 흑백논리, 교회가는 사람은 무조건 좋은 사람, 교회 안가는 사람은 무조건 나쁜 사람	
상환	배상하는 행위를 통해 마음의 부담을 줄이려는 것 예 범죄를 저지른 후 35년간 천배를 하는 경우	
부정 기출 14	현재 상태를 무시하는 것으로 현실을 도피하는 경우 예 암진단이나 배우자의 사망을 부인함	
취소 기출 20	불편했던 경험을 실제적, 상징적으로 지워버리기 위해 특정 행동을 함 예 아내를 때리는 남편이 미안하다며 꽃을 선물하는 경우	
전환	심리적 갈등이 감각기관, 수의근계로 증상이 나타나는 것(주로 시력장애, 마비) 예 물을 두려워하는 사람이 물가에 가면 다리에 마비가 오는 경우	
신체화	심리적 갈등이 신체증상으로 표출되는 것 예 가기 싫은 학원 버스만 타면 배가 아픈 경우	
상징화	의식속의 어떤 대상, 사고나 행위가 대상이 다른 형태를 통하여 표출 예 자라 보고 놀란 마음 냄비뚜껑 보고 놀람, 꿈 공상 환각 등은 억압된 내용의 상징적인 표현	
보상 기출 22	한 부분의 결함을 다른 분야의 우수함으로 메우려는 시도 예 키가 작은 사람이 무시당하지 않기 위해 근육을 크게 만드려는 경우	
대리형성	목적하던 것을 가지지 못함으로써 원래의 것과 비슷한 것을 취해 만족을 얻음(전치는 감정을 돌리는 것이라면, 대리형성은 대상을 돌리는 것) 예 "꿩 대신 닭"	
저항	용납하기 어려운 무의식을 의식화할 때 이 의식을 방해하는 것 예 자신의 아이를 학대했었다는 사실을 면담 시 말하기 힘들어하며 침묵하는 경우	
격리 기출 13	과거의 고통스러운 기억은 남아있으면서 감정은 분리시키는 것 예 과거의 트라우마를 겪은 사람이 그 사건에 대해 이야기할 수 있지만, 그에 대한 슬픔이나 두려움은 느끼지 않는 경우(사건은 기억하지만 감정적 반응은 없는 상태)	
반동형성	용납하기 어려운 감정이나 행동을 반대의 감정이나 태도로 표현하는 것 예 미운 아이 떡 하나 더 주기	

퇴행	스트레스 상황에서 자신이 별로 힘들지 않았던 어린 시절로 돌아가는 것(회복 가능) 예 동생이 태어난 후 갑자기 소변을 못 가리는 경우
고착	심한 좌절 혹은 만족 시 이 시기에 무의식적으로 집착하게 되어 더 이상 발달하지 못함 (회복 어려움) 예 성인이 스트레스 상황에서 엄지 손가락을 입에 넣는 행동

2 정신생물학적 이해

1) 정신생물학적 관점에서의 중요 명제

(1) 환경자극과 생물학적 요인은 서로 관계가 있음

(2) 뇌·신체의 구조나 기능상의 이상은 행동에 영향을 줌

(3) 정신사회적인 스트레스는 신경회로를 활성화시키는 신경화학적 경로를 변경시킴

2) 신경전달물질과 정신질환의 관련성

(1) 신경전달물질 : 하나의 뉴런에서 다른 뉴런으로 자극 전달 시, 그 사이에서 화학작용을 통한 전달자 역할

(2) 신경전달물질의 분류와 기능 기출 08, 09, 10, 12, 15, 20

종류	기능	증가	감소
모노아민			
도파민 (dopamine)	• 섬세한 근육운동 • 감정과 사고의 통합, 의사결정	조현병, 조증	파킨슨병, 우울, 추체외로계 부작용
노에피네프린 (norepinephrine)	• 주의력과 각성 • 스트레스에 의한 교감신경 자극	조현병, 조증, 불안	우울
세로토닌 (serotonin) 기출 24	• 호르몬 활동 • 기분, 감정, 공격성, 통증지각, 배고픔, 감정, 수면, 성욕	조현병 음성 증상, 불안, 조증	우울
아미노산			
가바 (GABA)	• 억제성 신경전달물질 (뉴런의 활동을 저하) • 불안·흥분·공격성의 감소, 항경련제와 근육이완제 물질	불안 감소	조현병, 불안, 조증
글루타메이트 (glutamate)	• 흥분성 신경전달물질 • 기억형성에 중요한 역할	뇌졸중, 신경독성, 헌팅톤병	정신증
콜린성			
아세틸콜린 (acetylcholine)	• 흥분과 억제 모두 관여 • 수면과 각성주기에 영향, 근육의 활동 신호, 부교감신경계를 자극	우울	알츠하이머, 파킨슨병

3) 뇌의 기능

(1) 대뇌

① 전두엽
- 학습한 운동 기능 제어 : 글쓰기, 악기 연주, 신발끈 매기 등
- 복잡한 지적 활동 제어 : 말하기, 사고, 집중, 문제 해결, 미래 계획 수립 등
- 얼굴 표정 및 손과 팔의 움직임 제어
- 기분과 감정에 따른 표정과 제스처의 조화

② 변연계 기출 18, 22
- 뇌간(Brain Stem)과 대뇌 피질(Cerebral Cortex) 사이에 있는 신경세포의 집단으로 구성
- 체온·혈압·심박동·혈당을 조절하는 기능과 생존에 관계되는 감정작용에 관여
- 정보의 수신과 해석, 동기부여, 학습과 기억, 감정(희노애락, 공격성)을 경험하고 표현하게 함

③ 두정엽, 후두엽, 측두엽, 기저핵

(2) 소뇌

① 몸의 자세와 근육 긴장도 조정
② 평형감각 담당, 자세 유지

(3) 뇌간

대뇌반구와 소뇌를 제외한 나머지 부분을 말하며 신경섬유로 구성
① 중뇌 : 몸의 균형 유지, 안구운동, 시각반사·청각반사에 관여
② 뇌교 : 소뇌와 대뇌 사이의 정보전달, 얼굴과 눈의 움직임에 관여
③ 연수 : 호흡, 순환운동의 조절 담당

(4) 간뇌

① 시상 : 대뇌반구에서 처리하는 대부분의 신호를 전달하는 역할
② 시상하부
- 교감신경과 부교감신경 조절 → 긴장상태와 이완상태를 만들어 냄
- 식욕, 성욕, 수면욕과 같은 인간의 기본적인 욕구를 조절하는 호르몬 분비
- 뇌하수체 : 면역력, 체온 조절 기능, 항상성 조절기능

3 인격발달이론

1) 정신성적발달이론 : Freud 기출 10, 11, 12, 13, 14, 16

각 단계의 욕구 충족 여부가 중요함, 5세 이전의 부모-자녀 관계의 중요성 강조

(1) 구강기(0~1세)

① 특성 : 입과 혀를 사용하여 불안을 처리하는 방법을 배움

② 발달과업 : 욕구 충족 시 신뢰감 발달
③ 리비도 : 입 주변
④ 구강기적 성격
- 과잉 만족 : 지나친 낙관주의, 자기애, 의존적
- 욕구 좌절 : 욕심 많은 성격, 질투, 불평, 과식, 흡연, 음주

(2) 항문기(1~3세)

① 특성 : 감각적 만족은 대변을 보유하거나 배설하는 데서 비롯됨
② 발달과업 : 즉각적인 만족감 연기하기(성공적 대소변 훈련 통한 능동성 획득)
③ 리비도 : 항문 및 주변
④ 항문기적 성격
- 칭찬받기 위한 지나친 모범, 완벽주의, 완고함, 인색함
- 양가감정(부모에 대한 사랑과 미움), 더러움, 반항, 분노, 가학-피학적 성격

(3) 남근기(3~6세) 기출 21

① 특성 : 성기를 만지고 자극하며 쾌감을 느낌, 남녀의 성 차이 인식
② 발달과업 : 동성부모를 통한 성정체성 확립하기
③ 리비도 : 성기
④ 오이디푸스 콤플렉스 기출 25
  남아의 경우 어머니를 사랑의 대상으로 소유하기 위해 아버지를 이기고 싶어 함
  → 자기보다 우세한 아버지가 자신의 성기를 해칠 것이라는 두려움을 갖음
  → 결국 남아는 어머니가 좋아하는 대상인 아버지를 닮기 위한 동일시를 통해 갈등 해소
⑤ 엘렉트라 콤플렉스
  아버지가 좋아하는 어머니 같은 여자가 되려는 동일시를 통해 갈등 해소
⑥ 남근기적 성격
- 남 : 남성성에 대한 지나친 강조, 공격적 성욕, 뻔뻔함
- 여 : 바람기 있거나 유혹적인 행동, 연극적, 과장적, 불안한 정서

(4) 잠복기(6~12세) 기출 13

① 특성 : 성적 욕구가 잠자는 시기
② 발달과업 : 동성 친구와의 관계형성 방법을 배움
③ 리비도 : 지적 활동
④ 과업 성공 : 적응 능력, 대인관계 원만, 높은 자신감
   과업 실패 : 학습 적응 장애, 열등감

(5) 성기기(12세 이후) 기출 24

① 특성 : 생리적 격변의 시기, 이성과의 관계에 관심, 부모로부터의 독립과 의존 사이에서 갈등
② 발달과업 : 진정한 배려와 교류의 기쁨에 기초한 이성과의 친밀한 관계 형성
③ 리비도 : 이성의 동료

2) 정신사회적 발달이론 : Erikson 기출 14

전 생애에 걸친 단계별 발달과업(과제)수행 유무를 통한 사회 발달에 초점

(1) 영아기(0~1세)
① 과제와 극복할 위기 : 신뢰감, 불신감
② 특징 : 일관성, 신뢰성 있는 부모의 태도가 중요함

(2) 초기 아동기(1~3세)
① 과제와 극복할 위기 : 자율성, 수치심
② 특징 : 배변훈련을 통해 자신감, 자율성 획득

(3) 후기 아동기(3~6세)
① 과제와 극복할 위기 : 주도성, 죄책감
② 특징 : 창조적·주도적 행동, 호기심과 경쟁심 많음, 부모와의 동일시

(4) 학령기(6~12세) 기출 23
① 과제와 극복할 위기 : 근면성, 열등감
② 특징 : 학교에서의 배움을 통해 성공적 경험을 함

(5) 청년기(12~18세)
① 과제와 극복할 위기 : 주체성, 역할혼돈
② 특징 : 이전의 학습과 경험을 통합하는 자아를 개발

(6) 성인기(18~45세)
① 과제와 극복할 위기 : 친밀감, 고립감
② 특징 : 자신에 대한 주체성을 확립하며 친밀감을 형성

(7) 중년기(45~65세) 기출 18
① 과제와 극복할 위기 : 생산성, 자기침체
② 특징 : 자녀를 교육하는 부모 역할, 일을 통한 생산성 성취, 자기 몰입이 된 성인은 개인의 안녕과 물질획득에 몰두하여 삶의 침체기를 겪음

(8) 노년기(65세~)
① 과제와 극복할 위기 : 자아통합, 절망
② 특징 : 인생의 한계와 자신을 받아들임

3) 인지발달 이론 : Piaget 기출 15

아동의 의식적 사고를 강조

(1) 감각운동기(0~2세)
① 주위의 대상에 대해 감각운동으로 반응
② 대상 영속성(시야에서 사라진 사람과 사물을 찾아냄) 발견, 공간이동개념

(2) 전조작기(2~7세)
① 직관적 사고(추리를 이용한 판단 못함)

② 자기 중심적 사고
③ 도덕적 타율성(정해진 규칙에 맹목적으로 복종)
④ 상징적 사고(예 아동이 막대기를 가지고 칼로 상상하며 놀이를 할 때, 막대기는 실제 칼이 아니지만 아동은 그것을 칼로 생각하고 상징적으로 사용)
⑤ 물활론적 사고(무생물에 생명과 감정을 부여), 마술적 사고
⑥ 직관적 사고 : 논리적 추론보다는 감각적이고 즉각적인 반응에 의존하는 사고방식

(3) 구체적 조작기(7~12세)
① 보존 개념 형성, 논리 수학적 사고구조
  양을 보태거나 빼지 않으면 형태는 달라져도 양은 변하지 않는다는 개념을 획득
② 탈 자아 중심적 사고(타인의 입장에서 생각)
③ 도덕적 자율성

(4) 형식적 조작기(12세 이후)
① 추상적 사고, 논리적 추리능력, 현실검증능력 생김
② 연합적 사고, 연역적 사고

4) 대인관계 발달이론 : Sullivan 기출 18, 24

인간발달에서 대인관계와 의사소통의 중요성 강조, 타인과의 관계(어머니)에서의 안정이 중요

(1) 영아기(0~18개월)
  영아에게 수유는 최초의 중요한 대인관계 경험임

(2) 아동기(18개월~6세)
  대소변 훈련을 통해 욕구 충족 지연 및 수용을 배움, 소꿉놀이를 통한 성역할 습득

(3) 소년기(6~9세)
  또래 아이들과의 만족스러운 관계형성 습득, 내적통제에 의한 행동관리가 가능, 현실과 환상 구별이 가능

(4) 전 청소년기(9~12세)
  동성의 친구관계가 중요, 타인과 순수한 대인관계를 맺기 시작

(5) 초기 청소년기(12~14세)
  이성에 대한 행동양식의 발달, 독립 추구

(6) 후기 청소년기(14~21세)
  책임감, 성숙한 대인관계 발달

5) 분리개별화 이론 : Mahler 기출 11, 15

어머니로부터 분리되는 심리과정을 3단계로 나눔

(1) 1단계 : 정상 자폐기(출생~1개월)
  ① 주변 환경의 존재를 인식하지 못함
  ② 세상을 자신으로 여기며, 고착시 자폐장애 유발

(2) **2단계** : 공생기(1~5개월)

① 모자가 공생하는 시기
② 영아는 어머니가 자신의 욕구를 충족시켜 준다는 것을 인식
③ 어머니의 부재나 거부시 공생정신증 유발

(3) **3단계** : 분리-개별화기(5~36개월)

① 어머니로부터 신체적, 정신적으로 분리되는 개별화가 이루어짐
② 개별화는 자아가 강해지고, 자아감을 수용하며, 자아 영역이 독립될 때 일어남
③ 분리-개별화기의 4단계
- 분화분기(5~10개월) : 영아는 주변 사물에 관심을 갖기 시작, 어머니 품에서 조금씩 벗어나려 시도하지만 다시 돌아옴
- 실제분기(10~16개월) : 어머니에서 주위 환경으로 관심 이동, 분리불안 경험
- 화해접근분기(16~24개월)
  - 유아는 자신이 어머니의 몸과 분리되어 있음을 더 확실하게 인식, 분리불안이 더 심해짐
  - 어머니는 아이가 없으면 찾아 나서고, 아이가 함께 있을 때 냉랭한 태도를 보이면 아이는 혼란에 빠짐 → 경계성 성격장애의 원인으로 추론
- 통합기(24~36개월) : 어머니를 장·단점이 있는 하나의 온전한 어머니로 보게 됨, 궁극적인 개별성과 자아분리감 형성

발달단계	프로이드 정신·성 발달	에릭슨 정신·사회 발달	피아제 인지 발달	설리반 대인관계 발달	말러 분리개별화 이론
영아기 (0~1세)	구강기(0~1세) 리비도-입 주변	영아기(0~1세) 신뢰감 : 불신감	감각운동기 (0~2세)	영아기 (0~18개월)	• 정상 자폐기 (출생~1개월) • 공생기 (1~5개월)
유아기 (1~3세)	항문기(1세~3세) 리비도-항문 및 주변	초기 아동기(1~3세) 자율성 : 수치심	전조작기 (2~7세)	아동기 (18개월~6세)	분리-개별화기 (5~36개월)
학령전기 (3~6세)	남근기(3~6세) 리비도-성기	후기 아동기(3~6세) 주도성 : 죄책감			
학령기 (6~12세)	잠복기(6~12세) 리비도-지적 활동	학령기(6~12세) 근면성 : 열등감	구체적 조작기 (7~12세)	• 소년기(6~9세) • 전청소년기 (9~12세)	
청소년기 (12~18세)	성기기(13세 이후) 리비도-이성	청년기(12~18세) 주체성 : 역할혼돈	형식적 조작기 (12세 이후)	• 초기 청소년기 (12~14세) • 후기 청소년기 (14~21세)	
성인기 (18~45세)		성인기(18~45세) 친밀감 : 고립감			
중년기 (45~65세)		중년기(45~65세) 생산성 : 자기침체			
노년기 (65세~)		노년기(65세~) 자아통합 : 절망			

4 사회·문화적 이해

1) 문화 기출 06, 14

(1) 사고, 의사소통, 행위, 관습, 믿음, 제도 등을 포함

(2) 인종, 민족, 종교, 사회적 집단에 따라 특징적으로 나타나는 인간 행동의 통합

(3) 고정관념, 차별, 낙인찍기, 편견, 인종차별 등 다른 문화에 대한 이해 부족은 대상자의 정신건강에 해로운 영향을 미침

(4) 사회문화적 규범, 신념, 가치, 사회적 기대치 → 정신질환양상, 대처반응에 영향

(5) 간호계획 시 문화적 차이와 전통적 치료행위 존중하기

(6) 전통적 방법이 신체에 해를 주지 않는 한 허용하기

2) 문화특유증후군

(1) 지역적으로 특수하게 나타나는 반복적이고 이상한 행동양상과 고통스러운 경험을 의미

(2) 성공적인 치료는 그 문화에 참여할 때 이루어짐

(3) 한국 문화와 관련된 증후군

① 화병 기출 15
- 분노의 억제로 인해 발생
- 증상 : 가슴 답답함, 호흡곤란, 빈맥, 몸의 열기, 소화불량, 우울, 불안, 피로 등
- 특징 : 중년 여성에 호발, 만성적 경과, 낮은 사회계층
- 관련 요인 : 한국인의 교류 특성, 불평등한 성 역할 등 문화적 요인

② 무병
- 신병, 무당이 되기 전에 겪는 일종의 정신장애
- 조상의 영혼에게 사로잡히는 민속적 증후군

CHAPTER 2 인간의 이해

01. 정신 간호사가 대상자의 사회·문화적 배경을 알아야 하는 이유는?

① 간호사 자신의 다양한 경험을 대상자에게 제공하기 위해
② 대상자를 현재 환경에 적응시키기 위해
③ 대상자의 잘못된 사고방식의 원인을 알아내어 교정하기 위해
④ 대상자의 사고방식과 행동을 이해하고 대처 반응의 양상을 예측하기 위해
⑤ 대상자와 비슷한 배경을 가진 간호사를 담당으로 배정하기 위해

해설 ④ 문화 : 정신건강과 정신질환의 원인·경과·예후와 밀접한 관련이 있으므로, 사회·문화적 배경을 알면 대상자의 사고방식과 행동을 이해하여 대처 반응의 양상을 예측할 수 있음

02. 인간의 감정(희노애락, 공격성)을 경험하고 표현하는 것과 관련된 뇌의 부위는?

① 시상하부
② 연수
③ 전두엽
④ 소뇌
⑤ 변연계

해설 변연계 : 정보를 수신하고 해석하여, 감정(희노애락, 공격성)을 경험하고 표현하게 함

03. 프로이드의 남근기적 성격의 특징으로 옳은 것은?

① 완벽성
② 의존성
③ 거만하고 공격적
④ 지나친 낙관주의
⑤ 폭음

해설 ① 항문기적 성격, ②, ④, ⑤ 구강기적 성격

정답 01. ④ 02. ⑤ 03. ③

04. 다음 중 이드의 기능으로 옳은 것은?

① 에너지 원천
② 여러 수준의 감각자극을 통합하고 조절
③ 현실검증
④ 성격의 사법부
⑤ 성격의 집행부

해설 ②, ③, ⑤ 자아, ④ 초자아

05. 프로이드의 성격의 구조에 관한 설명으로 옳은 것은?

① 자아는 현실원칙의 지배를 받는다.
② 초자아는 가장 기본적인 생물적 충동이다.
③ 자아와 이드의 충동 조절 실패로 반사회적 성격이 유발된다.
④ 자아는 성격의 사법부 역할을 한다.
⑤ 초자아는 무의식 구조 중 가장 많은 부분을 차지하고 있다.

해설 ② 가장 기본적인 생물적 충동 : 이드
③ 반사회적 성격 유발 : 초자아가 이드의 충동조절 실패
④ 성격의 사법부 역할 : 초자아
⑤ 의식의 구조 중 무의식 : 일생의 경험, 기억, 감정이 저장되어 있으며, 이드와 자아, 초자아로 구성됨

06. 에릭슨의 정신사회발달에 의하면 학령기(6~12세)에 달성해야 할 과제를 성공적으로 경험하지 못하면 어떤 결과를 가져오게 된다고 설명하는가?

① 인간에 대한 신뢰를 형성하지 못하게 된다.
② 수행과제를 해낼 수 없을 때 스스로 열등감을 느껴 학습에 흥미를 잃는다.
③ 성장 후 성 역할의 혼돈이 생길 수 있다.
④ 고립감을 느낀다.
⑤ 수치심을 느낀다.

해설 [에릭슨 정신사회발달]
단계별 발달과업 수행 유무를 통한 사회 발달에 초점, 학령기(6~12세) - 근면성 : 열등감
① 영아기(0~1세), ③ 청년기(12~18세), ④ 성인기(18~45세), ⑤ 초기 아동기(1~3세)

04. ① 05. ① 06. ②

07. 피아제의 인지발달이론에서 보존 개념 획득으로 형태는 달라져도 양은 변하지 않음을 깨닫고, 타인의 입장을 고려하는 인지발달단계는?

① 잠복기
② 감각운동기
③ 전조작기
④ 구체적 조작기
⑤ 형식적 조작기

해설 [피아제 인지발달]
- 감각운동기 : 대상 영속성 발견, 공간이동개념
- 전조작기 : 자아중심적, 직관적 사고, 도덕적 타율성, 물활론적 사고
- 구체적 조작기 : 논리 수학적 사고구조, 보존 개념 형성, 탈 자아 중심적 사고, 도덕적 자율성
- 형식적 조작기 : 추상적 사고, 논리적 추리능력, 연합적 사고, 연역적 사고, 현실검증능력 생김

08. 에릭슨의 정신 사회 발달 이론에 근면성을 달성해야 하는 시기가 있다. 이와 시기를 같이 하는 발달단계로 옳게 짝지어진 것은?

① 학령기 – 잠복기 – 구체적 조작기
② 학령기 – 남근기 – 전조작기
③ 후기 아동기 – 잠복기 – 구체적 조작기
④ 후기 아동기 – 남근기 – 구체적 조작기
⑤ 청년기 – 성기기 – 형식적 조작기

해설

발달단계	에릭슨 정신·사회 발달	프로이드 정신·성 발달	피아제 인지 발달
학령기 (6~12세)	학령기(6~12세) 근면성 : 열등감	잠복기(6~12세) 리비도 : 지적 활동	구체적 조작기(7~12세)

09. 설리반의 인격발달과정에 대한 설명으로 옳은 것은?

① 어머니로부터 분리되는 심리과정을 3단계로 나누었다.
② 각 발달단계마다 과제와 위기를 제시하였다.
③ 아동기의 본능에 대한 욕구충족의 경험이 성인기 인격에 미치는 영향에 대해 설명하였다.
④ 대인관계와 의사소통의 중요성을 강조하였다.
⑤ 아동의 발달단계를 지적능력으로 설명하였다.

해설 [설리반의 대인관계발달 이론]
개인의 인격 발달은 어머니와의 관계에서 시작되며, 성격이론의 사회문화적 요인 강조
① 말러의 분리개별화 이론
② 에릭슨의 정신사회 발달이론
③ 프로이드의 정신성적 발달이론
⑤ 피아제의 인지발달 이론

정답 07. ④ 08. ① 09. ④

10. 잔인한 아버지가 자식에게 폭력을 행하면서 매질이 자식을 위한 것으로 확신하고 있는 것처럼, 자기 자신의 감정이나 행위를 보다 허용 가능한 것으로 해석하는 방어기전은?

① 투사
② 반동형성
③ 합리화
④ 동일시
⑤ 주지화

해설 [합리화]
그대로 받아들이면 고통스러울 것 같아 그럴듯한 이유로 교묘히 정당화하는 것
예) 이솝 우화의 여우와 신포도 이야기

11. 방어기전에 대한 내용으로 옳은 것은?

① 병리적인 반응이고 비정상적인 행동이다.
② 일부 소수의 사람들만 사용한다.
③ 불안에 대처하기 위해 한 번에 한 가지의 방어기전을 집중적으로 사용한다.
④ 모든 방어기전은 무의식적이다.
⑤ 이드의 충동에 대한 초자아의 압력으로 발생한 불안으로부터 보호하기 위함이다.

해설 ① 방어기전은 불안에 대처하기 위한 심리적 전략이며, 적응적인 면도 있음
② 대부분의 사람들이 사용
③ 몇 가지 방어기전 동시에 사용
④ 대부분 무의식적 영역에 속하지만, 억제는 의식적임

12. 대리형성에 해당하는 방어기전은?

① 종로에서 뺨맞고 한강 가서 화풀이 한다.
② 꿩 대신 닭
③ 여우와 신포도 이야기
④ 어린 시절 학대의 경험을 기억하지 못한다.
⑤ 아이의 종아리를 때린 후 밤에 몰래 종아리 만지며 눈물을 흘리는 아버지의 행동

해설 [대리형성]
목적하던 것을 가지지 못함으로써 원래의 것과 비슷한 것을 취해 만족을 얻음
① 전치 : 어떤 대상에 대한 감정을 덜 위협적인 대상에게 돌림
③ 합리화 : 그대로 받아들이면 고통스러울 것 같아 그럴듯한 이유로 교묘히 정당화하는 것
④ 억압 : 의식으로부터 배제시켜 기억 못함(고통에 대한 망각)
⑤ 취소 : 불편했던 경험을 실제적, 상징적으로 지워버리기 위해 특정 행동을 함

13. 다음에 해당하는 방어기전은?

> A 교수는 가족 모르게 투자한 주식이 폭락함을 경험한 후, 자신의 학생들에게 불필요하게 많은 과제를 내주고 시험점수도 다른 때와는 달리 매우 낮게 주었다.

① 퇴행
② 투사
③ 대리형성
④ 상환
⑤ 전치

해설 전치 : 어떤 대상에 대한 감정을 덜 위협적인 대상에게 돌림

14. 애인과 헤어진 후 관계된 물건을 정리하고, SNS를 차단하였다. 관련된 방어기전은?

① 억제
② 억압
③ 부정
④ 승화
⑤ 취소

해설
- 억제 : 불안하게 느끼는 상황이나 느낌을 의식적으로 통제, 조절
- 억압 : 원치 않는 생각이나 감정을 의식으로부터 배제시키려는 무의식적 과정
- 취소 : 불편했던 경험을 실제적, 상징적으로 지워버리기 위해 특정 행동을 함

정답 13. ⑤ 14. ①

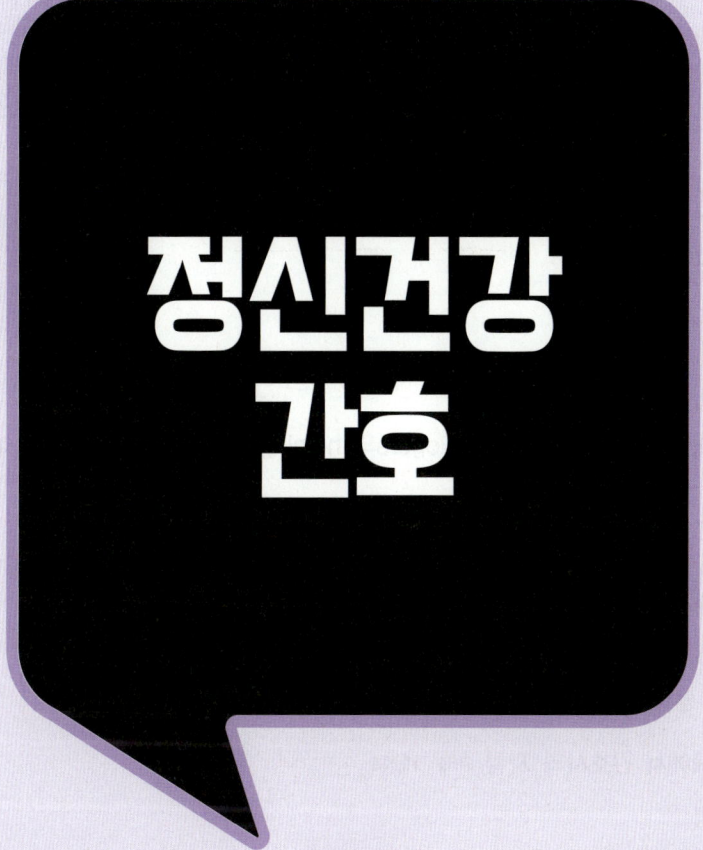

정신건강 간호

PART 2

CHAPTER 01. 치료적 인간관계와 의사소통
CHAPTER 02. 정신간호 중재기법

CHAPTER 1 치료적 인간관계와 의사소통

1 치료적 인간관계

1) 정의
서로에게 학습경험이 되고 어려움이나 두려움이 해소되어 성장해주도록 지지해주는 관계

2) 치료적 관계에서의 치료자의 태도(Rogers의 helping attitude)
(1) 수용감, 공감, 비판단적
(2) 긍정적, 안정감
(3) 민감성 : 대상자의 사소한 변화를 알아차리는 것
(4) 창조성 : 대상자를 성장 가능성이 있는 창조적인 존재로 보는 것
(5) 일관성, 명확성

3) 치료적 관계에서 간호사의 자질 기출 10, 14
(1) 자기인식
 ① 자신에 대해 정확히 알고 이해하는 것(감정, 욕구, 인생의 목적, 상처 등)
 ② 타인을 이해하려면 먼저 자신을 이해해야 함
 ③ 자기인식을 통해 자신을 치료적 도구로 이용할 수 있으며, 관계에서의 역전이를 방지할 수 있음
(2) 신뢰감 : 도덕성, 정직함에 대한 확고한 믿음(가장 기본이 되고 중요한 자질)
(3) 존중 : 한 개인이 수용할 수 없는 행동을 하더라도 존엄과 가치를 인정해주는 것
(4) 진실성 : 간호사의 개방성, 정직성 및 대상자와 진실로 상호작용하는 능력
(5) 공감능력 : 상대의 느낌과 의미를 지각하여 이해한 것을 상대방에게 전달하는 능력
(6) 역할모델 : 간호사는 대상자에게 건강한 역할모델이 됨
(7) 윤리감과 책임감

4) 치료적 인간관계의 장애요인

(1) 전이와 역전이 기출 15

① 전이(대상자 → 치료자)

과거 대상자에게 중요한 의미를 가졌던 인물에 관련된 감정과 행위를 무의식적이고 부적절하게 간호사에게 전달할 때 발생

예 대상자 : "선생님을 보니 냉정하고 무관심한 엄마가 생각나네요."

② 역전이(치료자 → 대상자)
- 간호사 자신의 과거 갈등과 경험을 무의식적으로 대상자에게 표현하는 것
- 간호사는 자신의 해결하지 못한 갈등이 상담 과정을 왜곡시키는 것을 막기 위해 간호사 자신의 문제를 이해하고 있어야 함

예 알코올중독 부모에게 양육받은 간호사가 알코올중독 대상자에게 혐오를 느끼는 경우

(2) 경계선 침해

① 간호사가 대상자와 사회적, 경제적, 개인적인 관계를 맺으려 할 때 일어남
② 대상자에게는 자신의 감정과 문제를 깊이 생각해볼 수 있는 안전한 공간과 명확한 경계가 필요

(3) 저항

자아가 관여하기에는 괴롭고 불안한 일이 더 이상 드러나지 않게 무의식적으로 피하는 것

예 침묵, 연상불능, 치료환경에 대한 트집 등

5) 치료적 인간관계의 형성과정

(1) 상호작용 전 단계 기출 11, 18

① 대상자를 만나기 전 간호사가 준비해야 할 사항들을 점검하는 단계
② 목적 : 자기 자신에 대한 탐색(자기인식 : 자기 자신을 치료적으로 이용하기 위해 가장 먼저 이루어져야 할 것)
③ 치료자의 자기분석 및 두려움에 대한 탐구, 대상자에게 의미 있는 유용한 자료 수집 등

(2) 초기 단계(오리엔테이션 단계) 기출 00, 10, 12, 13, 17, 19, 23

① 라포형성과 해결과제를 위한 기초를 세우는 단계
② 목적 : 신뢰감 형성, 협력관계 형성
③ 간호수행 내용 : 상호 소개와 인사, 대상자와의 의사소통에 관심, 대상자의 비밀유지에 관해 논의, 간호사-대상자 관계의 한계 설정, 대상자의 문제를 파악하고 상호 합의된 목표를 설정함(자료수집, 문제발견, 목표설정, 간호계획 수립), 종결 단계에 대한 계획 수립

(3) 활동 단계 기출 00, 04, 14, 21, 24

① 초기단계의 계획이 실행되도록 대상자와 활발한 활동이 이루어지는 단계
② 목적 : 대상자의 변화 증진
③ 새로운 활동 점검, 자원 확인, 변화를 위한 방법 모색
④ 대상자에게 고통과 직면해야 하는 어려움, 의존과 독립의 양가감정이 있음을 알고 표현을 격려해야 함
⑤ 행동 변화와 관련된 불안에 대한 대처기술 교육

(4) 종결 단계 기출 12, 20, 22, 25

① 치료적인 목적 달성 여부에 대하여 서로 평가를 하는 단계
② 목적 : 간호목표 달성 평가, 치료종료 확인시키기
③ 대상자와 관계를 마칠 수 있는지 여부 판단 : 현재의 문제 해결, 사회화 증진, 건설적인 방어기전 사용, 대상자의 새로운 지지체계 확립 등
④ 대상자는 정서적 외상(거절당하는 느낌, 불안, 퇴행)을 경험할 수 있음 : 이별이라는 상황에 대한 수용과 감정 표현 격려
⑤ 대상자는 같은 문제를 다시 경험할 것에 대한 불안감을 호소할 수 있음 : 간호사는 문제를 해결해 주는 것이 아닌 대상자 스스로 계획을 세우도록 격려

2 치료적 의사소통

1) 의미 : 간호사가 자신을 치료적으로 이용하여 개인이나 집단의 가치와 태도변화를 유도하는 의사소통법

2) 치료적 의사소통의 방법

(1) **침묵** 기출 11, 16 : 언어적 소통을 잠시 멈추고, 침묵을 통해 생각에 집중하고 통찰할 수 있는 시간 제공
(2) **수용** : 비평하지 않고 그 상황 그대로를 그의 입장에서 받아들임
(3) **적극적 경청** : 대상자에게 존경하는 마음을 표현하는 과정
(4) **공감** 기출 19 : 다른 사람의 감정이나 느낌을 이해, 있는 그대로 인정
(5) **정보제공** 기출 03 : 규칙, 식사시간, 투약, 질병에 대한 정보 등 제공, 해석 및 충고하지 않음
(6) **직면** 기출 13 : 대상자가 인지하지 못하거나 인정하기를 거부하는 생각, 느낌을 정면으로 바라보게 함
  예 "당신은 남편이 있다고 말씀하셨는데, 결혼한 적은 없다는 말을 이해하기 어렵네요."
(7) **현실감제공** : 현실 왜곡 시 현실에 대해 사실대로 이야기 함
  예 "저 외계인이 어젯밤 저를 잡으러 왔었어요." → "저분은 오늘 낮 근무인 의사선생님입니다."
(8) **초점 맞추기** : 대화의 초점을 한 가지에 집중되도록 하는 기술
  예 "여러 언급된 문제 중에 자퇴문제에 대해 좀 더 얘기해 봅시다."
(9) **반영** 기출 03, 08, 12, 13, 15, 17, 18, 21, 23, 24 : 대상자의 감정, 생각, 경험한 것을 치료자의 견해를 섞지 않고 공감한 대로 나타내 보이는 기술(감정에 초점을 맞추고, 상대방이 느끼는 바를 확인해주는 것)
  예 환자 : "이번 면접에도 떨어질 것 같아요. 엄마가 기대하고 있는데..."
      간호사 : "면접결과가 나쁠까봐 불안하군요"
(10) **명료화** 기출 12, 16, 17, 19, 25 : 대상자가 말한 모호한 내용의 말을 명백히 할 것을 요구
  예 "예를 들어 말씀해 주시겠어요?", "당신이 무엇을 말씀하시는지 확실히 알지 못했습니다.", "당신이 말한 내용의 요점은 무엇일까요?"
(11) **재진술** 기출 14, 20 : 대상자가 표현한 주된 생각을 치료자가 반복하여 다시 말함으로써 문제를 보다 구체적으로 확인, 대상자의 말에 경청하고 있음을 알림(내용을 명확히 정리하여 상대방의 이야기를 다시 전달하는 것)

예 "잠을 잘 수가 없어요. 밤새 깨어 있었어요." → "잠을 자는 것이 어렵군요."

(12) **개방적 질문** 기출 22 : 선택지 없이 대상자가 자신의 생각을 자유롭게 표현할 수 있도록 구성된 질문

예 "오늘은 기분이 어떠세요?"

3 비치료적 의사소통

1) **의미** : 간호사와 대상자의 의사소통을 방해하는 요인

2) **비치료적 의사소통 방법** 기출 03

   (1) **미숙한 충고** 기출 06 : 대상자의 문제해결 능력을 억제하고 의존성을 높이는 결과 초래

   예 "회사는 그만 두시는 것이 좋겠어요."

   (2) **거짓된, 일시적인 안심** 기출 14 : 순간을 모면하기 위한 표면적 반응을 보이는 것(대상자의 감정과 걱정을 과소평가하는 것) → 대상자는 자신이 받아들여지지 않았다고 생각하여 더 이상 감정을 공유하지 않을 수 있음 예 "모든 게 괜찮을 겁니다."

   (3) **비판** : 대상자에게 불안, 죄책감, 분노를 느끼게 할 수 있음

   (4) **무조건적 찬성 또는 동의** : 대상자는 치료진을 기쁘게 하려는 데 집중하므로 감정표현이나 자기결정 능력 등이 위축됨 예 "저는 당신의 결정이 정말 훌륭하다고 생각합니다."

   (5) **판단** : 간호사가 자신의 사적인 가치를 근거로 대상자를 판단하는 것 → 판단을 받은 대상자는 감정의 표현과 의사결정 능력이 위축되어 간호사에게 의존하게 됨 예 "당신은 잘못 생각하고 있습니다."

   (6) **거부** : 대상자의 생각, 행동을 고려하지 않고 받아들이지 않음, 무시당한다고 생각하거나 자존감이 저하됨 예 "그런 말도 안 되는 소리는 아예 하지 마세요."

   (7) **과도한 칭찬** : 필요이상으로 동의하고 찬성함

   (8) **방어** : 대상자, 가족이 기관, 직원에 대한 느낌을 말할 때 듣지 않거나 변명함

   예 "이 병원은 불친절해요." → "우리 병원은 3번 연속 최우수인증을 받았습니다."

   (9) **도전** : 대상자의 행동, 생각이 잘못된 경우 증거자료를 요구하는 것은 변명의 구실을 줌, 자존감 손상 유발 예 "왜 지시대로 따르지 않나요?"

   (10) **주제회피** 기출 06 : 대상자에게는 중요한 대화의 주제를 돌려 전혀 다른 반응을 함, 대상자의 발언권 침해 예 "그 문제는 다음에 논의합시다."

   (11) **이중구속** 기출 05 : 서로 상반되는 메시지를 전달하는 것, 대상자가 어떠한 선택을 하든지 결국 치료자가 원하는 방향으로 유도될 수 밖에 없는 선택사항 제시하기

   예 (눈도 마주치지 않고 차가운 말투로) "편하게 말해도 돼."
   "야근할래?.. 아니면, 오늘 밤 11시까지 끝내고 퇴근할래?"

CHAPTER 1 치료적 인간관계와 의사소통

01. 치료적 의사소통에서 효과적인 경청과 거리가 먼 것은?

① 무조건적으로 비판 없이 동의를 해준다.
② 대상자가 스스로 말할 시간을 충분히 주며 재촉하지 않는다.
③ 간호사는 대상자에게 주의를 많이 기울인다.
④ 대상자가 문제점을 피력할 때 가로막지 않는다.
⑤ 대상자가 침묵할 때 기다려준다.

해설 ① 동의(비치료적 의사소통) : 판단하지 않고 있는 그대로를 인정해야 하지만, 공감의 차원이 아닌 무조건적 동의는 대상자의 행동, 생각에 대한 스스로의 판단기회를 박탈할 수 있음

02. 치료적 인간관계의 형성과정 중 초기 단계에서 다루어야 할 내용과 가장 거리가 먼 것은?

① 대상자의 생각, 느낌, 행동 탐색을 통해 문제를 확인
② 치료자 자신의 느낌, 상상, 공포 등을 분석하는 자기 탐색
③ 상담 진행방식의 합의
④ 간호계획, 목표 수립
⑤ 내담자와의 관계 형성에 초점 맞추기

해설 ② 상호작용 전 단계 : 치료자와 대상자가 대면하기 이전의 단계, 자기 자신에 대한 탐색, 자료수집

03. 대상자와의 치료적 관계를 종결하는 과정에서 간호사가 해야 할 업무로 가장 적절한 것은?

① 목적달성 여부 평가, 필요시 적절한 의뢰
② 치료의 목적, 치료자의 역할, 대상자의 책임 설명
③ 간호사 자신 탐구
④ 행동 변화와 관련된 불안에 대한 대처기술 교육
⑤ 대상자에게 유의미한 자료 수집

정답 01. ① 02. ② 03. ①

해설 [치료적 단계의 종결단계]
• 문제 해결 과정과 결과에 대한 평가
• 대상자의 새로운 지지체계 확립
• 이별이라는 상황에 대한 수용과 감정 표현 격려
② 초기 오리엔테이션 단계, ③, ⑤ 상호작용 전 단계, ④ 활동 단계

04. 간호사 – 대상자간 치료적 의사소통의 기본이 되는 것은?

① 대상자와 함께 간호계획 세우기
② 환자와 신뢰감 형성하기
③ 질병에 대한 정보 제공하기
④ 치료자 자신에 대한 정확한 인식
⑤ 진단에 따른 치료계획 세우기

해설 • 치료적 의사소통의 필수요소 : 공감능력, 신뢰감, 진실성, 온정 등
• 가장 기본이 되고 중요한 자질 : 신뢰감(도덕성, 정직함, 환자의 능력에 대한 확고한 믿음)

05. 다음 중 개방적 질문에 해당하는 것은?

① "배가 아픈 것은 좀 어떤가요?"
② "퇴원하는 것이 기다려지시나요?"
③ "대장 촬영검사는 잘 하고 오셨어요?"
④ "가족들에 대해서 말씀해 주시겠어요?"
⑤ "요즘 규칙적으로 식사를 잘 하고 계시나요?"

해설 개방적 질문 : 선택지 없이 대상자가 자신의 생각을 자유롭게 표현할 수 있도록 구성된 질문

06. 다음은 치료적 의사소통의 기술 중 어느 것에 해당하는가?

> 대상자 : "정말 믿을 수 없어요. 엄마랑 통화했는데, 이젠 제가 성인이 되었으니 두 분은 이혼하시겠다네요."
> 간호사 : "당신의 부모님이 곧 이혼하실 거라는 소식을 들었군요."

① 재진술   ② 감정 반영
③ 현실감 제공   ④ 공감
⑤ 명료화

해설 ① 재진술 : 대상자가 표현한 주된 생각을 치료자가 반복하여 다시 말함으로써 확인, 간호사가 대상자의 문제를 보다 구체적으로 지각하도록 해줌

② 반영 : 대상자의 입장에서 대상자가 느끼고, 생각하고, 경험한 것을 치료자가 공감한 대로 나타내 보이는 기술 (생각, 내용(경험), 느낌(감정) 반영)
③ 현실감 제공 : 망상·환각 같이 현실에 대해 왜곡되게 인지하는 경우 실제 일어나고 있는 현실에 대해 사실대로 이야기 하는 것
④ 공감 : 다른 사람의 감정이나 느낌을 이해하고 있는 그대로 인정
⑤ 명료화 : 대상자가 말한 모호한 내용의 말을 명백히 할 것을 요구

07. 상담의 과정 중 간호사가 대상자에게 필요 이상의 감정이 이입되어 갑자기 화가 나는 것을 느끼게 되고, 면담 후 우울한 기분이 든다. 이를 무엇이라 하는가?

① 역할전이
② 전이
③ 역전이
④ 전치
⑤ 심리적 일치

해설 [치료적 인간관계의 장애요인-역전이]
- 치료자가 가진 자신의 과거 갈등 경험으로 인한 무의식적 생각이 대상자에게 표현되는 것
- 간호사는 자신의 갈등과 문제를 이해하고 있어야 하며, 자신의 역전이가 상담에 영향을 미칠 수 있다는 것에 대해 항상 유념해야 함

08. 다음의 대화에서 사용한 치료적 의사소통의 방법은 무엇인가?

> 대상자 : "제 팔뚝에 벌레가 기어 다녀서 너무 간지러워요. 좀 어떻게 해주세요."
> 간호사 : "김○○ 씨는 벌레가 있다고 생각하시지만, 제 눈에는 보이지 않습니다."

① 경청
② 반영
③ 반복
④ 현실감 제공
⑤ 명료화

해설 현실감 제공 : 현실을 왜곡할 경우 현실에 대해 사실을 있는 그대로 이야기하는 것

07. ③ 08. ④

CHAPTER 02 정신간호 중재기법

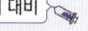

1 약물요법

1) 항정신병 약물 [기출] 03, 04, 06, 08, 11, 12

(1) 작용기전

뇌의 감정 작용 부분인 limbic system에서 dopamine 수용체 차단으로 정신 증상 감소

(2) 용법

① 항정신병 효과 : 대개 2~6주 이내에 나타남
② 만성 시 최소 6~8개월 사용

(3) 종류

정형	비정형
도파민 수용체를 차단	도파민과 세로토닌 수용체의 동시 차단
양성증상 감소에 효과적	양성/음성 증상 모두 효과적
Chlorpromazine(thorazine) [기출] 15 Haloperidol(haldol) Fluphenazine(prolixin)	Clozapine(clozaril) [기출] 19 Olanzapine(zyprexa) [기출] 17 Risperidone(Rispedal) Quetiapine(seroquel)
부작용 : 추체외로증상(EPS) 유발, 지연성 운동장애(TD), 항콜린성 부작용	• 도파민수용체 차단효과 약하므로 정형적 약물보다 부작용 적음 • 지연성 운동장애(TD), 추체외로증상(EPS) 현저한 감소 • 체중증가 및 당뇨병, 대사 부작용 유발

(4) 부작용

추체외로계 부작용(EPS)	가성 파킨슨 증상	• 보통 치료 시작 3주 후 발생 • 강력한 도파민 차단 효과로 미세조정운동을 조절하는 일부 도파민 수용체 역시 차단하여 발생 [기출] 25 • 무표정 얼굴, 구부정한 자세, 질질 끄는 듯한 걸음, 경직, 휴식 시 진전, 연하곤란, 침 흘림 • 치료 : 약 용량 감소, 항콜린제 투여 Benztropine(Cogentin)
	정좌 불능증	• 보통 치료 시작 3주 후 발생 • 불수의적 좌불안석 상태 • 치료 : 약 용량 감소(항콜린제 효과 없음)

	급성 근긴장 이상	• 보통 치료 시작 48시간 이내 발생 • 얼굴을 찡그림, 목과 어깨의 뒤틀림, 안구근육의 경련 • 치료 : 항콜린제 투여 Benztropine(Cogentin) 기출 18
항콜린성 부작용		• 항 정신병 약물이 도파민 수용체 차단 뿐 아니라 아세틸콜린 작용을 차단하여 부교감을 억제 • 시력장애(시야흐림, 갈색시야), 구강건조 : 치료하지 않아도 1~2주 후 완화 • α2아드레날린성 수용체 차단효과(기립성저혈압, 서맥, 심계항진) : 혈압 체크 • 아트로핀 정신증(목적 없는 과잉행동, 초조, 혼돈, 지남력 상실 등) : 약물 중단
무과립혈증 (클로자핀 clozapine) 기출 23		• 드물지만 치명적 - 즉각 약물 복용 중단 • 과립구 500/㎣↓, CBC 검사 기출 22 : 18주 이전까지는 매 주마다, 18주 이후부터는 매월 시행 • 고열, 인후통, 감염증상 관찰
과도한 진정 작용		낮 수면 방지하기 위해 활동요법에 참가시킴
광과민증, 피부발진 기출 15		강한 햇빛 피하기
지연성 운동장애 (TD)		• 비가역적 • 첫 번째 증상 : 혀를 날름거리는 혀운동 • 입술 오므리기, 무도병과 유사한 움직임 • 초기 증상시 즉시 약물 중단, 치료법은 없음
신경악성 증후군		• 즉시 약물 중단, 응급처치 • fever 40° 이상, 극심한 근육강직, 의식변화, 과호흡, 발한 • 혈액검사결과 : WBC 15000/㎣ 이상, 간효소 수치 상승, 근육효소에서 cpk의 증가 • 신부전 또는 호흡기부전 초래(20~25% 사망률)

2) 항우울제 기출 02, 03, 06, 12, 14

(1) 작용기전

노에피네프린, 세로토닌의 활성도를 증가시켜 우울증 완화

(2) 효과

① 3~6주 후 효과 나타남을 교육하고 지속적 투약을 격려
② 갑작스런 기분 상승 시 자살 성향 파악

(3) 종류

① SSRIs(선택적 세로토닌 재흡수 억제제)

Fluoxetine(Prozac), Paroxetine(Paxil), Setraline(Zoloft)

작용 및 적응	• 세로토닌 재흡수 방지 • 부작용이 적어 1차적 약물로 사용
부작용	• 오심, 구토, 복통, 설사 등 • 세로토닌 증후군(혈중 세로토닌 수준의 증가 : 불안, 수면방해, 떨림, 성 기능장애, 긴장성 두통 등)
중재	약물 중단시 서서히 감량

② TCA(삼환계 항우울제)

Imipramine(Tofranil), Amitriptyline(Etravil)

작용 및 적응	노에피네프린, 세로토닌 재흡수 차단
부작용	• 항콜린성 부작용 : 진정, 입마름, 변비, 소변장애, 시력장애, 기립성저혈압 • 심전도장애 유발 : 심장병 환자, 노인에 주의
중재	치료 용량과 독성 용량 간의 차이가 상대적으로 좁고, 과량 복용 시 심장 부정맥(Arrhythmia), 저혈압, 심장 마비 등의 심각한 부작용을 초래할 수 있으므로 대상자가 약을 모으고 있는지 여부를 확인해야 함

③ MAOIs(모노아민 산화억제제)

Phenelzine(Nardil)

작용 및 적응	• 노에피네프린, 세로토닌, 도파민 분해 및 비활성화시키는 모노아민산화 단백질을 비활성화하여 뇌 안의 신경전달물질 증가 • 다른 항우울제와 전기 경련 요법에 반응하지 않는 우울증에 사용

부작용	• 기립성 저혈압
	• 고혈압성 위기
	  – 폭발적 두통, 심계항진, 꽉 죄는 듯한 흉통이 나타나면 약물을 중단
	  – 티라민이 함유된 음식은 MAOIs의 효과를 상승시켜 고혈압성 위기 유발

중재	• 고혈압성 위기 증상 관찰 • 대상자에게 갑자기 움직이지 말고 자세를 천천히 바꾸도록 교육 • 제한 음식 : 치즈, 포도주, 맥주, 아보카도, 훈제어류, 바나나, 초콜릿 등

3) 항불안제 기출 15

(1) 작용기전

뇌의 억제성 신경전달물질 GABA 강화하여 진정효과

(2) 적응증

① 범불안장애, 공황장애, 불면 등 스트레스 관련 증상
② 리튬 복용 후 발생하는 진전, 정좌불능증 조절에 사용

(3) 종류

① 벤조디아제핀(benzodiazepines)
- Diazepam(Valium), Alprazolam(Xanax), Chlordiazepoxide(Librium)
- 알코올 금단 증상, 조증, 초조감에 사용

② 비벤조디아제핀
- Propranolol(Inderal), Buspirone(Buspar)
- 남용의 위험이 적어 장기적인 치료를 요할 때 사용

(4) 부작용

① 비교적 안전
② 중추신경 억제 효과, 저혈압, 서맥

4) 기분안정제

(1) 리튬 기출 01, 03, 06, 10, 16, 22, 25

① 양극성 장애의 1차 치료제 : 복용 10~21일 이내에 급성 조증 및 경조증 삽화의 약 80%를 억제
② 작용기전
- 신경과 근육 세포에서의 전해질의 전달기전을 변화시킴
- 노에피네프린과 도파민 방출 억제
- 흥분성 신경전달물질인 글루타메이트를 감소시켜 조증 상태 완화

③ 치료적 혈중 농도
- 0.8~1.4mEq/L의 혈중농도 유지
- 처음 1~2주간 주 1회 혈중 농도 측정, 혈중 농도 안정 시 2주에 1회 측정
- 나트륨 저하(고열, 발한, 이뇨제의 잦은 사용, 염분 섭취 감소 등)시 신장은 리튬 보유 → 리튬 독성 위험(해독제 없으므로 즉시 중단)

④ 부작용

일반적 부작용	혈중농도 1.5mEq/L 미만	갑상선 기능 저하증, 위장 장애, 진전, 체중 증가, 입마름, 조혈기관 이상, 갑상선, 신장, 부갑상선의 이상 등
중독의 초기증상 기출 24	혈중농도 1.5mEq/L 이상	구토, 설사, 식욕부진, 연하곤란, 무력감, 이명, 근육 약화, 진전, 어눌한 말씨
중독증상	혈중농도 2.5mEq/L 이상	심부건 과잉 반사, 경련발작, 부정맥, 혈압 저하, 혼미, 혼수 등

⑤ 중재
- 신장, 갑상선 기능 검사 및 심전도 측정
- 적정한 염분 및 충분한 수분섭취 권장(더운 날씨, 땀 흘리는 활동 주의 → 탈수는 혈중 리튬농도를 독성 수준으로 올릴 수 있음)
- 서서히 중단하고 갑자기 끊지 않도록 하며, 독성의 증상과 증후 교육
- 리튬 효능 방해하는 카페인 제한

(2) 항경련제

① Carbamazepine 카바마제핀(tegretol)
- 급성 조증 치료에 유용
- 세포막을 통과하는 나트륨의 유입을 제한하여, 신경 자극을 제거하고, GABA의 활동을 증진시킴
- 부작용 : 기면, 복시, 시야흐림, 혈액학적 부작용(혈소판 감소, 백혈구 감소), 간독성

② valproate : 위장관계(오심, 구토, 설사), 신경계(진정, 운동실조, 구음장애, 진전)

2 스트레스 관리 기법

1) 스트레스
(1) 스트레스 인자에 대한 신체적, 정신적, 정서적 반응을 일으키는 어떤 변화에 대한 개인의 반응
(2) 개인에 따라 스트레스를 받는 양상이 다름
(3) 적당한 스트레스는 삶의 원동력

2) 스트레스 이론

(1) 셀리(Selye)의 일반적응 증후군

경고 단계	신체적 위협에 대항할 수 있도록 생리적인 변화를 나타내는 시기 예 교감신경 흥분, 놀람 반응, 심계항진
저항 단계	지속되는 스트레스로 인해 정상 수준 이상의 반응을 나타내는 시기 예 적응 또는 저항, 스트레스 호르몬 분비
소진 단계	신체의 방어 능력이 떨어진 결과 질병 유발 예 자포자기, 우울, 사고와 인격의 분리, 뇌하수체와 부신피질 호르몬 분비중단

(2) 라자루스(Lazarus)의 인지적 평가 이론

① 대처 과정 : 환경 및 개인의 자원을 능가하는 내적요구와 가능성을 조절하기 위한 행위적·정신적 노력

② 대처 유형
- 문제중심적 대처 기출 16
  의식적, 지적 행동을 취하거나 스트레스 환경 조건을 변화시킴으로써 대처하는 것
  → 문제 자체에 초점
  예 진단받은 질병에 대한 자료를 찾기, 공기가 깨끗한 곳으로 이사하기
- 정서중심적 대처
  정서적 통제를 지속시키고 스트레스 감정을 경감시키려는 정신적인 노력으로 대처
  → 문제로 인해 나타나는 정서에 초점
  예 큰 소리로 노래 부르기, 시합 전에 편안한 음악 듣기

3) 스트레스 관리 기출 00, 03, 13, 17
(1) 스트레스 측정 : 스트레스를 인식하기
(2) 대처방식 사정 : 스트레스에 대처하는 다양한 방식을 사정하고 평가

(3) 이완요법
  ① 점진적 이완요법
    • 목이나 어깨의 근육과 같은 특정 신체 부위의 근육을 이완시키는 방법
    • 5~7초간 근육을 긴장시킨 후 20~30초의 이완을 반복
  ② 명상, 심호흡
    • 꾸준히 시행해야 효과, 언제 어디서든 가능
    • 코로 들이마시고 입으로 내뱉으며 복식호흡을 하고 밀려오는 생각들은 흘러가도록 두고 숨 쉬는 것에만 집중
  ③ 바이오피드백
    몸에 부착된 감지기를 통해 심박수, 근육 긴장, 호흡, 발한, 피부온도, 혈압, 뇌파 등의 생리적 기능의 변화를 알려 주어 신체기능을 의식적으로 조절하도록 유도하는 기법

(4) 자기주장훈련
  • 대인 관계에서 자신의 권리, 느낌을 표현하도록 훈련
  • 우울, 불안, 분노, 후회, 스트레스 감소 효과

(5) 체계적 둔감법 기출 23
  • 긴장을 이완시킨 상태에서 약한 공포자극부터 시작하여 점차적으로 강한 공포자극에 노출
  • 공포증, 강박장애 환자에 효과적

(6) 비합리적 신념 고치기
  • 과장 : "그런 식으로 말하다니.. 헤어지자는 뜻이구나."
  • 절대화 : "나는 반드시 일등을 해야 해."

3 환경치료

1) 개념
  (1) 대상자가 변화할 수 있는 지지적 환경, 보호 받고, 이해 받으며 의지할 수 있는 따뜻한 환경
  (2) 치료적 환경 : 대상자의 건강을 증진시키는 환경

2) 목적
  (1) 안전과 보호 제공(신체적 위험, 정서적 손상 예방) 기출 11
  (2) 의사소통 능력, 대인관계기술 학습
  (3) 자아지지, 손상된 자아의 기능 강화

3) 치료적 환경의 구성 기출 02, 03, 04, 17
  (1) 물리적 환경 기출 22
    ① 안전한 환경, 보호
    ② 독립성, 사회적 관계, 오락활동, 안정 제공

③ 색채, 조명, 현실감각 제공을 위한 시계·달력·신문
④ 인간적인 환경 제공 : 화장실, 샤워실, 사물함
⑤ 청결한 환경

(2) **사회적 환경**
① 대상자-직원 간, 직원-직원 간 수용적 태도
② 치료팀 : 대상자의 요구에 민감, 대상자의 참여와 표현 격려, 잠재력 개발

(3) **치료 프로그램**
활동프로그램, 사회기술훈련, 일상생활기술훈련, 자아 존중감 훈련, 직업훈련 등

4) **간호사의 역할**

(1) 치료적 환경조성의 중추적 역할(간호사는 환자와 가장 많이 접촉)
(2) 여러 치료자들의 견해를 통합·조정
(3) 역할모델, 교정적 경험의 기회 제공, 신뢰관계 형성
(4) 공공의 규칙·질서와 대상자의 개인치료전략 사이의 적절한 균형 유지

4 활동치료

1) **개념**

여러 치료적 활동에 참여를 제공하여 대상자의 에너지를 건설적인 방향으로 사용하도록 유도하는 치료방법

2) **목적 및 효과**

(1) 사회복귀 도모
(2) 단조로운 생활에 활력 제공, 성취감 경험, 대인관계기술 향상
(3) 정신증적 증상에 몰두하는 시간 감소, 부정적 에너지의 건설적 발산 기회 제공

3) **활동 치료의 유형** 기출 12, 13, 15, 16

(1) **음악치료** : 긴장 완화, 주의 환기, 자기표현
(2) **미술치료** : 무의식 세계가 가장 솔직하게 드러남, 심리 평가, 심리치료에 활용, 예술적 피드백 삼가
(3) **작업치료** : 글쓰기, 꽃꽂이, 재봉, 공예 등 작업과정을 통해 치료와 재활을 도움
(4) **오락치료** : 자기표현 기회, 우울 감소, 명확한 규칙 및 제한 설정

5 인지행동치료

1) **개념 및 특징**

(1) 인지적 문제를 수정하여 행동의 변화를 시도하는 것

(2) 지금 – 여기를 강조해 부적응적 행동을 명료하게 파악하고 해결
(3) 원인보다는 행동 자체에 관심을 갖음

2) 기본 가설
 (1) 인지적 활동은 감시 가능하며 변화가 가능함
 (2) 인지, 감정, 행동은 서로 영향을 줌
 (3) 인간은 자신의 행동을 스스로 조절할 수 있음

> 선행사건 ⇨ 인지적 오류 ⇨ 부정적 자동적 사고 ⇨ 심리적 문제

3) **치료기법** 기출 10, 15, 16, 17, 19
 (1) 인지적 기법
  ① 자기감시법 : 자신의 행동, 태도, 감정, 사고 등을 관찰하고 기록하게 하여 구체적이고 객관적으로 평가할 수 있도록 하는 방법
  ② 사고중지법 : "중지"라는 말에 따라 문제를 일으키는 사고를 멈추는 방법
  ③ 인지 재구성법 : 대상자의 부정적 사고를 긍정적 사고로 바꾸는 체계적인 전략
 (2) 행동적 기법 기출 14
  ① 행동 수정 요법 : 인간의 행동은 상·벌의 균형에 따라 학습되거나 소멸됨
   • 바람직한 행동을 증가시키는 법 : 칭찬, 토큰 경제(긍적정 행동에 대한 대가를 주는 것) 기출 24
   • 바람직하지 못한 행동을 감소시키는 법 : 무시, 벌
  ② 점진적 근육이완
  ③ 바이오피드백
  ④ 체계적 둔감법 : 공포의 자극에 조금씩 노출
  ⑤ 홍수법 : 공포 자극에 한 번에 노출 기출 22

4) 인지적 오류의 유형
 (1) **개인화** : 자신과 상관없이 이루어지는 객관적인 사건이나 사실을 자신과 연결하여 생각하는 것
  예 친구가 힘든 하루를 보냈다고 말할 때, 자신이 친구에게 충분히 도움을 주지 못했다고 느끼며 "내가 더 잘했어야 했어"라고 생각하는 경우
 (2) **정서적 추론** : 사건이나 상황을 단정지을 때 명확한 근거나 정보의 뒷받침 없이 주관적으로 추측하여 생각하는 것(감정을 바탕으로 넘겨짚는 경우)
 (3) **흑백사고(이분법적 사고)** : 모든 상황이나 사물에 대해 절대적이고 양극단의 범주 중 하나를 평가하는 이분법적인 논리로 해석하며 평가하는 것
 (4) **확대 및 축소** : 자신의 실수나 타인의 성공은 그 중요성을 과장해서 확대하고, 자신의 잘한 일이나 타인의 실수는 불공평하게 축소하는 것
  예 시험에서 한 문제를 틀렸다고 생각할 때 "나는 정말 무능력해"라고 생각하며, 친구가 좋은 성적을 받을 때 "그건 운이 좋았던 거야"라고 축소하는 경우

(5) **과잉 일반화** 기출 23 : 부정적 사건을 마치 계속적으로 반복되고 있는 실패로 생각하는 것
   예 한 번의 데이트에서 실패한 후 "나는 누구도 잘 맞지 않아, 앞으로 모든 데이트가 실패할 거야"라고 생각하는 경우

(6) **선택적 추상화** : 잘못된 부분에는 계속 집착하면서도 자신의 좋은 측면에 대해서는 인정하려 들지 않는 것

6 전기경련요법(electro convulsive therapy : ECT)

1) 정의
일정시간 두피를 통해 전류를 흘려보내 인공적 경련을 유발하여 도파민, 세로토닌, 아드레날린의 신경전달을 향상

2) 적응증
(1) 약물 치료에 반응이 없어 여러 시도에서 실패한 경우
(2) 약물의 부작용이나 위험요인을 감당할 수 없는 경우
(3) 심한 자해행위, 영양장애로 빠른 효과가 필요한 경우
(4) 주요 우울장애에 흔히 적용
(5) 환자의 근본적인 인격에 변화를 주지 못하므로 인격장애에는 적용하지 않음

3) 부작용
(1) **심혈관계 영향(주 사망 원인)** : 심부전, 심근경색, 뇌종양, 뇌혈종 환자에게 금기
(2) **전신증상** : 두통, 오심, 구토, 허약, 무월경, 골절
(3) **인지적 증상** : 치료 후 일시적 혼란, 기억장애

4) 간호중재 기출 11

(1) **치료 전 간호**
   ① 관련 교육, 동의서 작성, 감정 표현 격려
   ② ECT의 효과를 지속적으로 강조해 불안 감소
   ③ 자정 이후 금식
   ④ 편안한 옷 입게 함
   ⑤ 치료 직전 대소변 보게 함
   ⑥ Atropine 주사 : 심정지 예방, 분비물 감소

(2) **치료 중 간호**
   ① 비강 캐뉼라 통한 5L/min의 산소 공급
   ② 산소포화도, 심장기능 모니터링

(3) **치료 후 간호**
   ① 호흡 확인 : 산소공급, 분비물 흡인, 활력징후 측정
   ② 최소 12시간 동안 혼돈 상태 관찰
   ③ 기억력 회복에 대한 안내 : 섬망, 기억장애는 6개월 이내 회복

CHAPTER 2 정신간호 중재기법

01. 다음 사례에 가장 적합한 개입 방법은?

> 대상자는 지인의 요구를 거절하지 못하는 성격이다. 친구가 "우리 사이에 그럴 수 있느냐"는 식으로 돈을 요구하여 거절하지 못하고 빌려준 후, 갚으라는 말을 꺼내지도 못하고 있는 상황이다.

① 분노조절훈련
② 체계적 둔감화 훈련
③ 자기주장훈련
④ 인지요법
⑤ 사회적응훈련

해설 [자기주장훈련]
상대방의 권리와 인격을 존중하면서도 자기 자신의 권리를 지키기 위하여 억제된 생각이나 감정을 적절한 방식으로 표현하도록 돕는 훈련

02. 우울장애에 처방된 약물에 대한 설명으로 적절한 것은?

① 삼환계 항우울제(TCA)를 복용할 때는 고혈압에 유의한다.
② 산화효소 억제제(MAOIs)를 복용하면 칼륨이 부족해지므로 바나나, 치즈 섭취를 함께 하길 권장한다.
③ 선택적 세로토닌 재흡수억제제(SSRIs)는 심각한 부작용으로 잘 사용하지 않는다.
④ 삼환계 항우울제(TCA)는 과량복용해도 안전하다.
⑤ 3~6주 후 효과 나타남을 교육하고 지속적 투약을 격려한다.

해설 ①, ④ 삼환계 항우울제(TCA) : 진정, 입마름, 기립성저혈압, 소변장애, 시력장애에 유의, 과량복용 시 치명적(약물을 모으고 있는지 관찰)
② 산화효소 억제제(MAOIs) : 티라민 함유 음식과 함께 복용하면 고혈압 위기 발생(초콜릿, 바나나, 치즈, 맥주 등)
③ 선택적 세로토닌 재흡수억제제(SSRIs) : 부작용이 비교적 적고 안전하여 주로 사용

03. 조현증 대상자가 리스페리돈(risperidone)을 장기복용중이다. 즉시 약물을 중단하고 면밀한 관찰을 요구해야 하는 증상은?

① 광과민증
② 고열
③ 시야 흐림
④ 과도한 졸림
⑤ 급성 근긴장 이상

정답 01. ③ 02. ⑤ 03. ②

해설 [신경악성증후군]
- 항 정신병 약물의 장기복용시에 나타날 수 있는 응급상황, 즉시 약물 중단
- 40℃ 이상의 고열, 극심한 근육강직, 의식변화, 과호흡, 발한
- 혈액검사결과 : 백혈구 증가, 간효소수치 상승, 근육효소에서 cpk의 증가
- 신부전 또는 호흡기부전을 초래(20~25% 사망률)

04. 조현증 대상자가 clozapine(Clozaril)으로 약물 치료를 시작했다. 다음의 검사 중 이 약물의 부작용을 사정할 수 있는 검사는?

① 백혈구 수 ② 혈소판 수
③ 혈당 수치 ④ 간 기능 검사
⑤ 심전도 검사

해설 [clozapine(Clozaril)]
- 항정신병 약물 중 비정형적 약물
- 정형적 약물보다 부작용은 적지만 무과립혈증(과립구 500/mm³ 이하)이 나타날 수 있음
- CBC검사 : 투여 18주까지는 매 주 시행
- 고열, 발열, 인후통, 감염 증상 관찰
- 치명적이므로 즉각 약물 복용 중단

05. 할로페리돌(haldol) 투약 후 무표정 얼굴, 구부정한 자세, 휴식 시 진전, 침 흘림 증상을 보이는 대상자에게 투여할 수 있는 약물은?

① fluoxetine(Prozac) ② imipramine(Tofranil)
③ diazepam(Valium) ④ benztropine(cogentin)
⑤ alprazolam(Xanax)

해설 할로페리돌(haldol)은 정형적 항정신병 약물로서 약의 효과로 중추신경계에서 도파민의 균형이 깨지면서 골격근의 긴장과 운동을 담당하는 신경로인 추체외로 문제(가성파킨슨 증상, 정좌불능증, 급성근긴장이상)가 발생할 수 있음. 이때 항콜린제는 아세틸콜린 수용체를 차단함으로써 아세틸콜린의 과도한 작용을 억제하여 도파민과 아세틸콜린 간의 균형을 회복하고, 추체외로계 증상을 완화하는 데 도움을 줌

06. 스트레스에 대한 대처 유형 중 문제중심적 대처로 가장 적절한 것은?

① 신에게 기도를 한다.
② 긍정적인 면을 보려고 노력한다.
③ 불안을 조절하기 위해 여가활동을 한다.
④ 책이나 인터넷을 통해 정보를 수집하고 이를 실생활에 적용하려 한다.
⑤ 시험 전 긴장감을 줄이기 위해 차분한 음악을 듣는다.

04. ① 05. ④ 06. ④

해설 [스트레스 대처]
- 문제중심적 대처 : 문제에 대한 해결을 위해 의식적, 지적 행동을 하거나 스트레스 환경을 변화시키려는 노력
- 정서중심적 대처 : 객관적 환경의 변화 없이 정서적 통제를 통해 감정을 경감시키려는 노력

07. 다음 중 전기경련치료를 고려할 수 있는 대상자는?

① 약물에 순응하는 조현병 환자
② 자살에 대한 강박사고를 가진 자해 경험의 우울증 환자
③ 반사회적 성격장애로 범죄를 저지른 환자
④ 일과성 틱장애로 학교생활에 적응을 못 하는 환자
⑤ 초기 치매 환자

해설 [전기경련요법 ECT]
약물 치료에 반응이 없는 경우, 심한 자해행위, 주요 우울장애 등에 적용(환자의 근본적인 인격에 변화를 주지 못하므로 인격장애에는 적용하지 않음)

08. 불안장애 대상자가 "인지행동치료는 왜 하는 것입니까?"라고 물었을 때 간호사의 적절한 대답으로 옳은 것은?

① "당신의 어린 시절 경험이 현재에 어떤 영향을 미치는지를 알게 해줍니다."
② "이것은 긍정적인 강화를 도와줍니다."
③ "이것은 당신을 바람직한 방향으로 이끌어주는 환경치료입니다."
④ "당신의 부정적 사고과정을 수정하여 행동과 감정의 변화를 가져올 것입니다."
⑤ "이것은 당신을 이완시킬 것입니다."

해설 [인지행동치료]
상황에 대한 대상자의 생각과 감정을 조사하고 이런 생각과 감정들이 대상자의 문제와 기분에 어떻게 영향을 주는지를 알아내어 인지적 문제와 행동의 변화를 시도하는 방법

09. 정신건강의학과 병동의 치료적 환경을 조성할 때 물리적 환경에서 중요한 요소는?

① 대상자의 참여 격려　　② 수용적 태도
③ 안전과 보호　　　　　④ 환자의 권익체계
⑤ 활동 프로그램

해설 물리적 환경(구조, 시설) : 안전한 시설을 제공하는 것이 가장 중요

정답　07. ②　08. ④　09. ③

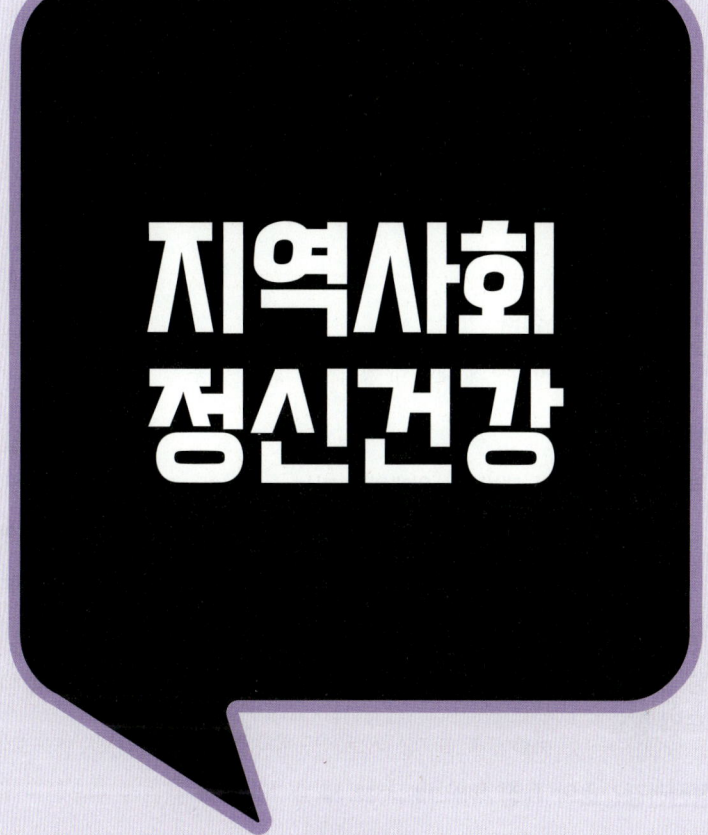

PART 3 지역사회 정신건강

CHAPTER 01. 지역사회 정신건강 간호
CHAPTER 02. 위기 간호
CHAPTER 03. 응급 간호

CHAPTER 01 지역사회 정신건강 간호

간호사국가고시 대비

1 지역사회 정신간호

1) 지역사회 정신건강간호의 정의
정신건강 증진을 목적으로 지역사회 내에서 행해지는 모든 활동

2) 발생 및 발달과정
(1) 1950년 항정신병 약물의 개발 → 외래치료 가능
(2) 1953년 Maxwell Jones가 '치료적 지역사회'라는 용어를 처음으로 사용 → 지역사회 정신건강간호의 기반 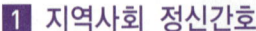 11
(3) 1960년대 인도주의적 이념 확대 → 정신질환자의 탈원화 진행
(4) 탈원화 정책 → 지지체계 미흡으로 고립·가난·퇴행·재발, 입·퇴원 반복 → 새로운 지역사회 지지체계 도입 필요

3) 지역사회 정신건강간호의 특징 [기출] 18, 21, 23, 24
(1) 병원이 아닌 지역사회를 기반으로 하여 프로그램을 제공 : 지역사회 전체를 치료의 도구로 이용
(2) 정신장애의 예방과 정신건강 증진을 강조
(3) 새로운 인력의 참여(비전문인력, 준전문인력) [기출] 22
(4) 간접서비스(자문, 교육 등)가 요구됨, 현실적인 프로그램 제공
(5) 지역사회의 적극적인 참여로 스트레스 요인, 병리적 원인을 지역사회 내에서 찾음
(6) 지속적, 포괄적인 서비스임

4) 지역사회 정신건강간호의 목표
(1) 1차 예방 [기출] 00, 01, 02, 03, 04, 06, 13, 14, 16, 18, 20, 24
   ① 정신질환 예방, 정신건강 유지, 증진
   ② 표적 집단 확인, 고위험집단(우울, 불안, 자살 가능성의 문제를 가진 대상자 및 가족) 정기적 조사관리
      예 소방공무원 스트레스 관리 교육, 약물남용 예방 교육
   ③ 스트레스 관리 교육, 부모-자녀 간 소통 기술 습득

(2) 2차 예방 기출 19, 22
　① 정신질환 조기발견, 조기치료
　　예 우울증 선별 검사, 초기 정신질환자 외래 진료 연계
　② 응급전화, 단기정신치료, 입원치료 등의 위기중재
　③ 질병 유병률, 유병기간 감소 중재에 초점

(3) 3차 예방 기출 16, 21, 23
　① 정신질환으로 인한 2차적인 정신적 결함이나 사회적응장애의 최소화
　② 재발 방지 및 재활, 사회 복귀, 지속적인 관리
　③ 사회기술훈련, 직업재활, 자조그룹, 주거시설 마련, 독립적 생활서비스

5) 지역사회 정신 건강 간호사의 역할 기출 14
　(1) 사회복귀시설의 운영
　(2) 사회복귀 촉진을 위한 일상생활훈련, 작업훈련 기출 13
　(3) 예방사업을 위한 활동, 정신보건에 관한 조사연구
　(4) 교육, 상담 지도
　(5) 위기간호, 응급간호, 사례관리
　(6) 방문간호를 포함한 정신질환자에 대한 간호
　(7) 사회 재활에 대한 진단 및 보호 신청

2 정신사회 재활

1) 정신사회 재활의 정의
　(1) 만성 정신질환자를 위한 회복과정 촉진 서비스
　(2) 3차 예방의 측면 기출 25 : 최상의 수준으로 개인의 회복능력을 돕는 것(삶의 질 향상과 독립적인 삶을 돕는 것)

2) 정신사회 재활의 목표
정신질환의 회복, 개인적 성장, 삶의 질 증진, 힘 복돋아주기, 독립심 증가, 재입원 감소, 사회기능 증진, 지속적 치료, 직업적 기능 촉진, 개개인에게 적합한 서비스 제공

3) 정신사회 재활의 특징
　(1) 모든 사람은 잠재능력, 사회적·직업적·교육적·대인관계 기술을 가지고 있음 → 대상자의 강점 활용
　(2) 자기결정의 권리와 책임
　(3) 각 개인의 환경에 적응가능한 능력을 개발하거나, 능력에 맞게 환경을 변화시킴
　(4) 대상자와 가족이 재활의 주체
　(5) 병리적인 것 보다 대상자의 능력을 강조

(6) 의학적 건강관리 모델보다 사회적 건강관리 모델을 강조
  ① 의학적 모형 : 의료기관에서 의사가 결정한 처방에 의해 정신치료와 약물치료를 통한 증상의 조절
  ② 사회적 모형 : 지역사회에서 대상자가 참여한 프로그램을 통한 안녕과 건강
(7) 과거의 문제보다 '지금 – 여기'를 강조
(8) 각 개인에게 적합한 개별적 서비스 제공 기출 19

4) 지역사회 지지 프로그램 기출 14
  (1) 재활 프로그램
    ① 낮병원 : 주로 병원에 부속되어 대상자는 병원에 통근
    ② 주간 재활 프로그램 : 낮병원과 유사하나 병원에서 독립된 시설
  (2) 주거 서비스 기출 17, 20
    일정부분 자기관리 능력이 있지만, 가정에서 생활하기 어려운 대상자들에게 주거공간을 제공하여, 생활지도와 교육 등의 서비스를 제공해 사회복귀를 돕는 서비스
    ① 공동생활가정 : 24시간 동안 감독 받음, 독립적인 생활이 어려운 여러 명의 대상자와 함께 생활하여 보호와 관찰을 통해 심리적 안정, 자립능력을 키우는 시설
    ② 중간치료소 : 공동생활가정 보다는 덜 구속적, 치료팀의 보호·관찰 아래 대인관계 기술, 자기통제 기술, 가정유지 기술 등 습득
    ③ 지정 아파트 : 대상자의 독립적 시설, 한 달에 1회 치료팀의 지도감독 받음
    ④ 공동거주센터 : 감독이 없는 상태로 생활, 개방되어 있으며, 식사 제공 받는 공동시설
  (3) 직업 재활서비스 기출 13 : 직업을 갖게 하여 사회적 역할을 수행할 수 있도록 도움
  (4) 교육서비스 : 새로운 기술, 질병 관리, 재활에 관한 교육
  (5) 사례관리 기출 01
    대상자가 원하는 서비스를 통합하여 효과적·효율적으로 제공하는 과정 또는 방법
    대상자는 서비스 제공자를 개별적으로 찾아다니지 않고 사례관리자로부터 효과적인 서비스를 받아 지역사회 내에서 독립적인 생활이 가능하게 됨
    ① 사례관리의 배경 기출 02
      • 탈 시설화의 문제점 : 병원에서 퇴원한 환자 관리를 위한 지역사회의 준비 미흡
      • 서비스 요구의 다양화
      • 단편적, 제공자 중심의 기존 서비스의 문제 보완
      • 비공식적 사회자원(가족, 친구)의 중요성 인식
    ② 사례관리의 특성 기출 12
      지속성(장기간), 포괄성(다양한 욕구의 충족), 연계성(분리된 서비스 연결), 개별성(개인 고유의 문제), 책임성(자기결정권)
    ③ 사례관리자의 역할
      • 사례발견 및 등록
      • 대상자 욕구의 포괄적인 사정
      • 개별화된 서비스 제공

- 서비스의 질, 적절한 제공에 대한 평가
- 장기적인 융통성 있는 지지의 제공

④ 사례관리 서비스 내용
- 가정방문, 상담, 전화관리, 교육
- 의료기관 연계, 자원 봉사자 연결
- 사회복귀 프로그램 제공
- 위기 개입 및 중재
- 활용 가능한 지역사회 자원 개발

CHAPTER 1 지역사회 정신건강 간호

01. 지역사회 정신건강 간호의 특징으로 먼 것은?

① 전문인력 뿐 아니라 자원봉사자 등 비전문인력을 활용한다.
② 정신장애의 예방과 정신건강 증진을 강조한다.
③ 스트레스 요인, 병리적 원인을 지역사회 내에서 발견한다.
④ 병원이 아닌 지역사회를 기반으로 하여 프로그램을 제공한다.
⑤ 간접서비스보다는 현실적인 프로그램으로 직접서비스만 요구된다.

해설 ⑤ 현실적인 프로그램과 함께 간접서비스(자문, 교육 등)가 필요함

02. 다음 중 지역사회 정신건강 간호 서비스의 3차 예방은?

① 치매 대상자의 가정을 방문하여 일상생활에 필요한 기술을 교육한다.
② 돌발위기에 속한 지역의 주민에게 필요한 서비스를 제공한다.
③ 24시간 생명의 전화를 운영한다.
④ 지역주민을 대상으로 스트레스 대처법을 교육한다.
⑤ 정신질환자 주거시설이 집 근처에 있어 두렵다는 주민을 상대로 정신질환에 대한 정확한 정보를 제공하기 위한 교육을 한다.

해설 ②, ③ 2차 예방, ④, ⑤ 1차 예방

03. 다음의 지역사회 정신보건사업 중 2차 예방은?

① 노래교실 운영　　　　② 스트레스관리 교육
③ 낮병원 이용안내　　　④ 재취업에 대한 정보
⑤ 정신병원 약물치료

해설 2차 예방 : 정신질환 조기발견, 조기치료
①, ② 1차 예방, ③, ④ 3차 예방

정답 01. ⑤　02. ①　03. ⑤

04. 정신사회재활의 특징으로 옳은 것은?

① 현재 문제의 원인이 되는 과거를 돌아보게 한다.
② 정신의료기관을 중심으로 한다.
③ 정신질환의 조기발견, 조기치료를 목적으로 한다.
④ 전문가가 대상자를 위한 서비스를 선택해 준다.
⑤ 재활대상자의 가족을 정신사회적 재활에 포함시킨다.

해설 [정신사회재활]
① 과거보다 현재의 문제에 초점
② 지역사회 중심의 환경에서 돌봄 제공(지속적, 포괄적 서비스)
③ 정신질환 자체보다 그로 인한 사회적응장애를 줄이는 것이 목적임
④ 대상자가 적극 참여하여 의사결정

05. 사례관리에 대한 특성으로 옳지 않은 것은?

① 서비스에 대한 지속성이 중요하다.
② 대상자의 복잡하고 다양한 욕구를 충족시킨다.
③ 분리된 서비스를 통합한다.
④ 지역사회의 특성에 맞는 서비스를 제공한다.
⑤ 대상자의 자율성을 극대화하여 자기결정권을 보장한다.

해설 [사례관리의 특성]
지속성(장기간), 포괄성(다양한 욕구의 충족), 연계성(분리된 서비스 연결), 개별성(개인 고유의 문제), 책임성(자기결정권)

06. 재활을 위한 지역사회 주거서비스 중 감독 없이 생활하고 개방되어 있으며, 식사를 제공 받는 시설에 해당하는 것은?

① 중간치료소
② 공동거주센터
③ 주간 재활 프로그램
④ 공동생활가정
⑤ 지정 아파트

해설 ① 중간치료소 : 공동생활가정 보다는 덜 구속적, 치료팀의 보호·관찰 아래 대인관계 기술, 자기통제 기술, 가정유지 기술 등 습득
② 공동거주센터 : 감독이 없는 상태로 생활, 개방되어 있으며, 식사를 제공 받는 공동시설
③ 주간 재활 프로그램 : 병원에서 독립된 시설로 낮병원과 유사한 재활 프로그램으로 주거 서비스가 아님
④ 공동생활가정 : 여러 명의 대상자와 함께 생활하며, 24시간 동안 보호와 감독을 받음
⑤ 지정 아파트 : 대상자의 독립적 시설, 한 달에 1회 치료팀의 지도와 감독을 받음

CHAPTER 02 위기 간호

간호사국가고시 대비

1 위기의 개념과 특성

1) 위기의 개념
(1) 위기 경험 그 자체는 병적인 것이 아니며, 문제가 해결되지 않을 때 균형과 조정을 위해 투쟁하는 과정을 의미
(2) 위기는 삶의 한 부분이며, 사건 자체의 문제라기 보다는 개인의 지각과 관련이 있음

2) 위기의 특성 기출 15
(1) 두 가지 위기 상황을 동시에 경험 가능
   예 중학생이 원하던 고등학교 입시에 실패(상황 위기)하면서 사춘기의 위기(성숙위기)를 겪음
(2) 시간적 제한의 특성이 있음 → 즉각적 중재를 미루면 부정적 해결의 가능성이 높아짐
(3) 파문효과 : 현재의 위기에 적절치 못한 대응은 미래의 위기 해결에 실패할 가능성 증가시킴

3) 위기상황 평가 시 사정 내용
(1) 환자의 사건에 대한 인식 예 "지금의 감정은 무엇 때문이라고 생각하나요?"
(2) 활용 가능한 지지자원 예 "당신을 도울 사람이 있나요?"
(3) 환자의 평소 대처기전 예 "기분이 우울할 때 평소 무엇을 하나요?"
(4) 현재 상황에서 대상자에게 필요한 중재가 무엇인지 사정
   1차 중재(교육, 환경적 중재)가 필요한 상황인지, 2차 중재(위기 중재)가 필요한 상황인지, 3차 중재(재활)가 필요한 상황인지를 사정하기

2 위기의 형태

1) 성숙 위기(발달 위기) 기출 08, 16, 20, 21, 24
(1) 살아가면서 일어나는 예상 가능한 생활 사건들, 주로 발달단계 전환기에 발생
   예 배변훈련, 출생, 입학, 사춘기, 임신, 결혼, 정년 퇴직, 죽음 준비 등

2) 상황 위기 기출 10, 17, 23

(1) 내부가 아닌 외부에서 발생하며, 예상하지 못한 사건에 의해 발생되는 부적응 상태
   예 이혼, 실직, 사별, 학업 실패, 원하지 않은 임신 등

3) 돌발 위기(사회적 위기, 재난 위기) 기출 25

(1) 자연적 혹은 인위적 원인에 의한 대량 파괴, 인명피해 발생
(2) 흔하지 않으며 치명적이거나 폭력적 경향이 있음
   예 자연재해(산불, 홍수, 지진), 국가재난(전쟁, 테러, 폭동), 폭력범죄(강간, 폭행, 학대) 등

3 위기중재

1) 위기중재의 개념과 목적

(1) 대상자가 위기에 대처하여 위기 전 상태와 동등하거나 향상된 기능상태로 회복을 돕는 단기간의 면담의 적용
(2) 목적
   ① 당면한 문제의 해결
   ② 건설적인 극복기술의 개발(적응수준의 향상)
   ③ 심리적 평형의 회복을 도움

2) 위기중재의 원칙 기출 10, 14, 16

(1) 즉각적인 중재의 중요성을 인식해 6주 안에 수행(위기는 4~6주 안에 긍정적 혹은 부정적으로 해결이 됨)
(2) '지금-여기'의 문제와 즉각적인 해결을 다룸
(3) 조기중재는 좋은 예후의 기회를 증가시킴
(4) 신체적 중재를 우선, 직접 연관성이 없는 문제는 이후의 고려 대상
(5) 적응적 대처 기전의 강화(효과적인 대처 방법을 지속적으로 활용하고 발전시키는 과정), 대처 기전의 약점 탐색(현재 사용 중인 대처 방법의 문제점을 인식하고 개선하는 과정)
(6) 위기상황에 있는 대상자를 과거의 기능에는 문제가 없으며, 지금은 불균형 상태에 있다고 가정

3) 위기중재의 형태

전화상담, 현장 프로그램, 위기집단 모임, 응급실 위기중재 등

CHAPTER 2 위기 간호

01. 위기의 유형 중 사회적 위기에 대한 설명으로 적절하지 않은 것은?

① 우발적, 비일상적으로 인하여 발생한다.
② 일상적인 생활 사건이 심리적 평형을 위협할 때 발생한다.
③ 스트레스 사건의 심각성 때문에 직면하는 모든 사람의 대처 기제가 위협을 받는다.
④ 세월호 사건으로 사랑하는 가족을 잃었다.
⑤ 지진에 의해 집이 붕괴되어 삶의 터전을 잃었다.

> **해설** ② 상황위기 : 일상적인 생활 사건이 심리적 평형을 위협할 때 발생하는 위기, 예상하지 못한 사건에 의해 발생되는 부적응 상태

02. 위기중재의 원칙에 대한 설명으로 옳지 않은 것은?

① 위기중재는 발생 후 6주 안에 수행되어야 한다.
② 지금의 문제에 초점을 맞춘다.
③ 정신적 문제를 우선으로 해결한다.
④ 조기 중재 시 긍정적 결과를 예상할 수 있다.
⑤ 적응적 대처기전을 강화시킨다.

> **해설** [위기중재의 원칙]
> 신체적 문제, 현재의 문제를 우선으로 중재(초기의 응급처치 중요)

03. 성숙 위기에 해당하는 것은?

① 말기 암 진단
② 계획되지 않은 임신
③ 산불
④ 가족 학대
⑤ 정년 퇴직

> **해설** [성숙 위기]
> 살아가면서 일어나는 예상 가능한 생활 사건들, 주로 발달단계 전환기에 발생
> ①, ② 상황 위기, ③, ④ 사회적 위기

정답 01. ② 02. ③ 03. ⑤

CHAPTER 03 응급 간호

1 자살 간호

1) 자살사정의 원칙
즉각적인 개입과 당면한 문제에 초점

2) 자살정신역동
(1) **양가감정** : 살고자 하는 욕구와 공존
(2) **절망** : 현재 상황의 변화 가능성은 없다고 느낌
(3) **공격성** : 자신에 대한 공격, 타인에 대한 공격이 될 수도 있음
(4) **죄책감** : 자살에 대한 죄책감, 감당하지 못할 사건에 대한 죄책감

3) 자살위험 요인
(1) **신경생물학적 요인**
   낮은 세로토닌 기능의 수준, 시상하부-뇌하수체-부신체계의 조절부전
(2) **유전적 요인**
   쌍생아, 입양아 연구에서 가족력의 요인 보여짐
(3) **사회적 요인**
   사회적 지지 상실, 부정적 삶의 사건, 심각한 스트레스
(4) **정신심리적 요인**
   정신질환의 여부(망상, 우울, 조현병 등), 절망, 무기력, 무가치

4) 자살의 단서 사정 : 자살의도를 타인에게 알리는 행동적 양상 기출 14, 16, 17
(1) **언어적 단서**
   ① 명시적 단서
   • "더 이상은 견딜 수가 없어."
   • "내가 죽는 것이 더 나을 거야."
   • "그 시간엔 내가 여기 없을 거야."
   ② 암시적 단서
   • "이젠 끝났어."

- "이 상황을 좋게 하는 방법은 어떤 것도 없어."
- "지금은 괜찮아, 모든 건 잘 풀릴 거야."
- "내 몸을 기증할 방법이 있을까?"

(2) **비언어적 단서**

갑작스런 행동의 변화 : 소중한 물건 나눠 주기, 유언장 작성, 개인 위생에 신경 안씀, 갑작스런 평안함

(3) **위험시기**

의료진의 교대시기, 의미있는 기념일, 봄, 주말, 공휴일

5) **자살환자 간호중재** 기출 06, 09, 10, 12, 13, 14, 17, 18, 19, 20, 21, 22, 23

   (1) **1차 중재** : 자살 예방을 위한 지지, 정보제공, 교육
   (2) **2차 중재** : 실제 자살의 위기치료(병원, 학교, 전화상담서비스 등에서 이루어짐)
   (3) **3차 중재** : 사후개입, 자살자의 주변 사람에 대한 중재
   (4) **일반적 중재**

   ① 최우선·즉각적 중재 : 환자의 자살의도 파악하기 기출 25
   ② 자살계획, 죽음 환상 등에 대한 직접적 질문
   ③ 자살예방에 중점을 두고 스트레스 요인 제거
   ④ 위험물건 제거(긴 줄, 날카로운 물건 등)
   ⑤ 집중적 관찰 : 혼자 두지 않기, 비정기적인 순회 관찰
   ⑥ 우울환자의 갑작스런 행동변화에 유의 : 자살 위험 증가의 중요한 지표
   ⑦ 수용적, 공감적, 일관된 태도(자살을 몇 가지 대안 중 하나라는 것을 이해)
   ⑧ 상담 서비스 제공

2 폭력

1) **정의 및 유형**

   (1) **폭력** : 다른 개인이나 집단에게 피해를 주기 위해 의도적으로 힘을 사용하는 것
   (2) **신체적 폭력** : 물리적인 힘이나 도구를 이용해 신체적 손상 고통, 장애를 유발하는 행위 기출 25
   (3) **정서적 폭력** : 협박, 언어폭력, 모욕, 고립 등의 언어적·비언어적 행위를 통해 정서적인 고통을 주는 행위
   (4) **물질적 폭력** : 경제권 독점, 재산 탈취, 노동에 대한 합당한 보상을 제공하지 않는 행위 기출 22
   (5) **성적 폭력** : 동의하지 않거나 의사표현을 못하는 상황에서 발생한 모든 성 접촉 또는 노출
   (6) **권리침해, 방임, 유기**

2) 폭력의 특성

(1) 배우자 폭력, 자녀 폭력, 가정 폭력 등 세대 간 전수됨

(2) 가해자는 과거 가정 학대의 피해자인 경우가 많음(사회 학습이론) 기출 19

(3) 폭력은 반복적이며, 장기적으로 나타남

3) 공격자의 특성 기출 15, 16, 18

(1) 타인에 대한 깊은 불신

(2) 정서적 미성숙, 자아도취적, 자기중심적

(3) 자신의 결점을 타인에게 투사

(4) 좌절, 공격적 충동의 자제력 부족

(5) 낮은 자존감과 자신감

(6) 폭력 사용의 정당화

4) 피해자의 특성 기출 16, 21, 24

(1) 의존적, 무기력, 무능, 무력

(2) 공포감정, 노여움, 불안, 건강 문제의 징후를 나타냄

(3) 낮은 자존감, 우울감

(4) 공격자의 요구를 충족시켜주지 못함에 대한 자기 비난

(5) 부당하게 폭력을 당하고 있음을 인식하지 못함(공격행동을 야기시킨 자신에 대한 비판을 기꺼이 받아들임)

(6) 피해자로 안주하는 이유
   ① 더 큰 폭력에 대한 두려움
   ② 자신이 처한 상황이 개선될 수 없다는 생각(학습된 무력감)

5) 폭력가족의 특징 기출 16

(1) **사회적 고립** : 사실이 외부로 알려질 경우 보복 위협 → 외부와의 단절

(2) 가해자는 모든 결정권(구속력)을 갖음

(3) 다세대간 전달

6) 간호중재

(1) 공격자에 대한 중재
   ① 분노와 공격성에 대한 간호중재는 공격자의 불안이 증가할 때부터 시작되어야 함 → 분노와 공격의 상승신호 알아차리기
   ② 필요시 안전을 위한 약물학적 중재, 격리, 억제 적용
   ③ 공격자가 느끼는 위협감을 줄이기 위해 사적 공간 존중
   ④ 공격자에 대한 태도 : 침착, 통제적, 위협적이지 않은 태도

(2) 피해자에 대한 중재 기출 18
　① 피해자의 안전 증진
　② 신뢰감과 치료적 관계의 형성

(3) 학대 피해자 면담 지침
　① 면담은 개인적으로 시행, 안전한 장소에서 비밀 보장 유지
　② 기소 또는 지나친 요구로 학대사실을 증명하려 하지 않기
　③ 대상자가 '잘못했다' 또는 '벌 받는다'는 기분을 갖지 않도록 하기
　④ 이해하지 못한 단어에 대해서는 대상자에게 명확히 질문하기
　⑤ 대답하고 싶어하지 않는 답변을 캐묻지 않기

7) 학대 예방

(1) 1차 예방
　① 고위험 대상자와 가족 확인
　② 건강교육, 위기예방을 위한 지원서비스 제공
　　• 스트레스 감소, 위험요소의 영향 감소
　　• 사회적 지원 증가, 대처기술 증진, 자존감 높이기

(2) 2차 예방
　① 학대 상황의 조기중재 → 대상자의 무능력과 장기적 영향의 최소화
　② 상해에 대한 의학적 치료
　③ 지지적 정신요법, 약물치료, 상담과 교육

(3) 3차 예방
　피해자 그룹에 대한 지지, 치료와 재활의 촉진

3 성폭행 및 강간

1) **산부인과적 처치** : 의학적 검사 실시, 성병, 임신 등 예방치료
2) **정신과적 처치** : 신뢰관계형성, 지지 및 감싸주는 태도, 비판단적 공감
3) **법적 조치** : 정액·체모 검사, 증거물 수집, 법적 상담, 대상자의 사전 동의 등
4) **간호중재** 기출 10

(1) 피해자를 혼자 두지 않음 : 높은 수준의 불안을 가짐
(2) 비난하지 않기
(3) 비밀 유지
(4) 경청, 대화 유도 : 이해받는다는 느낌 주기(대화의 강요 금지, 반복 질문 최소화)
(5) 의료적 응급처치 제공
(6) 피해자에게 자기 삶을 지킬 권리가 있음을 강조 : 죄책감 감소와 자존감 회복에 도움

5) 성폭력에 대한 잘못된 생각

(1) 강간만이 성폭력이다. : 원치 않는 성적 접근과 성희롱을 포함

(2) 성폭력은 젊은 여자에게만 일어난다. : 남·녀·노·소 모두가 가해자 또는 피해자가 될 수 있음

(3) 성폭력은 억제할 수 없는 남성의 성 충동 때문에 일어난다. : 강간에서의 성행위는 공격, 분노, 권력의 행위임, 대부분 계획적

(4) 끝까지 저항하면 강간은 불가능하다. : 피해자는 공포심으로 인해 평소보다 비효과적인 대처 행동을 하게 됨

(5) 부부간에 강간이란 있을 수 없다.

(6) 여성의 노출이 심한 옷차림과 야한 언동이 성폭력을 유발한다.

4 슬픔 및 상실

1) 슬픔의 단계 기출 18

부정	견딜 수 없는 고통에 대한 완충 작용, 거부감, 고립감 경험
분노	거부할 수 없는 현실에 대한 극단적인 감정
타협	현실에 대한 인정, 후회, 회개의 감정
우울	상실감으로 자존감 저하, 우울감 경험
수용	현실을 받아들이고 평안감을 찾음

2) 비정상적인 슬픔 반응

슬픔을 전혀 느끼지 못함, 슬픔 반응의 지연, 상식을 벗어나는 격한 감정표현
→ 정상적인 애도 단계가 진행이 되지 않는 경우 우울증 발병가능

3) 간호중재

(1) 애도과정 촉진시키기 : 함께 있어주기, 침묵하기(침묵을 통한 고통 나눔)

(2) 분노, 죄책감, 불안 등 또한 정상적 애도 과정의 현상임을 알려줌 : 잘못된 반응이 아니라는 안심

(3) 격려, 지지, 모임 소개

(4) 격한 감정 표현시 이해하고 격려하기

(5) 감정을 표현할 안전한 장소 제공

CHAPTER 3 응급 간호

01. 업무 압박을 견디기 어려워 자살을 시도한 대상자가 입원하였다. 간호중재로 옳은 것은?

① 외출을 자유롭게 허용한다.
② 약 복용시 주의깊게 관찰한다.
③ 혼자서 쉴 수 있는 시간과 안정된 장소를 제공한다.
④ 자살계획에 대해 언급하지 않는다.
⑤ 정기적인 병동순회를 한다.

해설 [자살 간호중재]
- 집중적인 관찰이 필요함
- 약을 모으고 있지는 않은지, 정확하게 복용하는지 살핀다.
- 혼자 두지 않기
- 자살계획에 대한 직접적 질문하기
- 비정기적인 순회 관찰

02. 어린 딸의 사망 사건을 겪은 여성이 심한 불면과 우울감을 호소하며 "이번에는 딸 곁으로 반드시 갈 거예요."라고 말한다. 이 경우 최우선 중재는?

① 대상자가 요구하는 수면제를 처방한다.
② 환자의 자살 의도를 파악한다.
③ 혼자서 생각할 수 있는 시간을 가지라고 조언을 한다.
④ 딸의 사망은 과거의 일이므로 잊으라고 말한다.
⑤ 스스로 죽음을 선택하는 것은 안되는 일이라고 교육한다.

해설 [자살]
- 우선적으로 자살예방에 중점을 둔 후 수면에 대한 간호를 제공
- 자살 단서에 대한 최우선 중재 : 환자의 자살의도 파악하기
- 자살의 위험이 있으므로 혼자두지 않기
- 수용적, 공감적인 태도로 감정과 생각의 표현 돕기
- 자살은 몇 가지 대안 중 하나라는 사실을 이해해 주기

정답 01. ② 02. ②

03. 자살을 하거나 시도하는 학생들에게 공통으로 나타나는 성격특성과 거리가 먼 것은?

① 부정적 자아개념
② 부족한 의사소통기술
③ 과도한 신중성
④ 부적절한 대처기술
⑤ 죄책감, 양가감정

해설 ③ 자살을 하거나 시도하는 학생들은 일반적으로 충동적인 특징을 보임

04. 폭력가족의 특성에 대한 설명으로 옳은 것은?

① 유년기 가정학대를 경험한 사람은 대부분 성인이 된 후 같은 경험을 재현하지 않는다.
② 외부체계와의 관계가 개방적이다.
③ 폭력은 대부분 우발적, 단기적, 일회적으로 나타난다.
④ 피해자는 폭력 가해자에게서 벗어나 문제가 해결되기를 바란다.
⑤ 폭력 가해자는 자존감이 낮으며 자기중심적이다.

해설 [가정폭력]
- 가해자는 과거 가정 학대의 피해자인 경우가 많고 폭력은 세대 간 전수되는 경향이 있음
- 학대 사실을 외부에 알리기 거부하며 사회적으로 고립되어 있음
- 폭력은 반복적, 장기적으로 나타남
- 자신이 처한 상황이 개선될 수 없다고 생각하며 상황에 안주하게 됨
- 가해자 : 폭력의 정당화, 낮은 자존감, 이기적, 자기중심적

05. 초등학교 때부터 아버지의 폭언과 폭행에 시달려온 피해자의 특성은?

① 청소년기가 지나며 독립적 성향이 나타난다.
② 폭력과 관련된 공포감정과 불안을 나타낸다.
③ 자존감을 유지하며 타인을 의식하지 않는다.
④ 공격자를 비난하며 다른 사람을 신뢰한다.
⑤ 이유없는 부당한 폭력을 당하고 있음을 인식한다.

해설 [피해자의 특성]
- 의존적, 무기력, 무능, 무력
- 공포감정, 노여움, 불안, 건강 문제의 징후를 나타냄
- 낮은 자존감, 우울감
- 공격자의 요구를 충족시켜주지 못함에 대한 자기 비난, 타인을 신뢰하지 못함
- 공격행동을 야기시킨 자신에 대한 비판을 기꺼이 받아들임(폭력 당하고 있음을 인식하지 못함)

06. 간암 말기 진단을 받은 대상자가 잘못된 진단이라고 믿고 있다. 슬픔에 대한 적응단계 중 대상자에게 다음으로 나타날 것으로 예상되는 반응은?

① 재산을 자선단체에 기부한다.
② 신앙으로 극복하려 한다.
③ 의료진과 주위 사람들에게 분노와 적개심을 보인다.
④ 우울하고 혼자만의 시간을 보내려고 한다.
⑤ 적극적으로 치료법을 찾아본다.

> 해설 [슬픔의 단계]
> • 부정 → 분노 → 타협 → 우울 → 수용
> • 대상자는 현재 부정의 단계에 있음, 다음 단계로 대상자는 거부할 수 없는 현실에 직면하면서 극단적 감정 상태인 분노를 느끼게 됨
> ① 수용, ② 타협, ④ 우울, ⑤ 부정

07. 성폭행 피해자에 대한 의료적 응급처치를 마친 후 가장 중요시 되는 것은?

① 비 판단적인 경청과 심리적인 지지
② 강간의 증거물 확보
③ 주거지 변경
④ 폭력위기관리센터에 의뢰
⑤ 문제해결 방법의 제시

> 해설 [강간-상해 증후군 중재]
> • 성폭행 및 강간 피해자가 겪을 수 있는 심리적 증상 : 극도의 혼돈, 공포, 불안, 분노, 수치심, 죄책감, 자기비하 등
> • 필요한 중재 : 혼자두지 않기, 피해자 비난하지 않기, 비밀 유지, 경청, 대화유도(대화 강요는 금지)

08. 노인과 관련된 결정사항에 대해 가족들이 의사결정 과정에서 노인을 소외시키는 학대의 유형은?

① 성적 학대 　　　　② 물질적 학대
③ 방임 　　　　　　④ 신체적 학대
⑤ 정서적 학대

> 해설 [정서적(정신적) 학대]
> 협박, 언어폭력, 모욕, 고립 등으로 노인에게 정서적으로 고통을 주는 행위

정답　06. ③　07. ①　08. ⑤

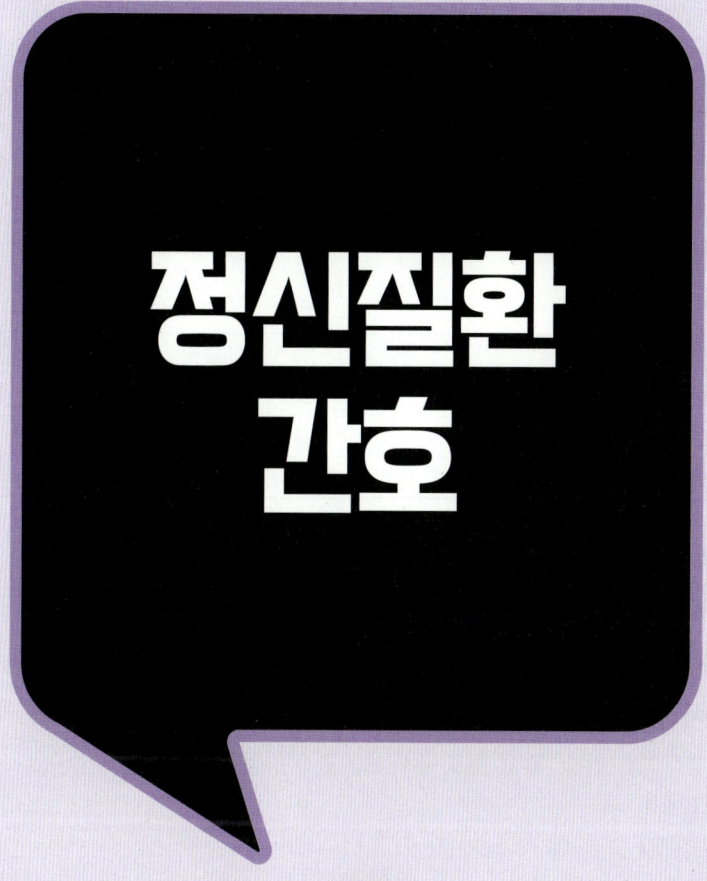

정신질환 간호

PART 4

CHAPTER 01. 이상행동 분류
CHAPTER 02. 조현병 스펙트럼 장애
CHAPTER 03. 기분 관련 장애
CHAPTER 04. 불안 관련 장애
CHAPTER 05. 성격장애
CHAPTER 06. 물질 관련 및 중독성 장애
CHAPTER 07. 신경인지 관련 장애
CHAPTER 08. 노인 정신장애
CHAPTER 09. 섭식장애
CHAPTER 10. 수면-각성장애
CHAPTER 11. 성 관련 장애
CHAPTER 12. 신경발달 장애

CHAPTER 01 이상행동 분류

간호사국가고시 대비

1 사고 장애

종류	특징
사고 형태의 장애	현실과의 관계성, 질서나 논리성, 조직성의 결여, 사고연상의 해이
사고 과정의 장애	생각과 생각 사이 연결된 흐름의 장애로 언어와 밀접한 관련 있음
사고 내용의 장애	환경과 조화되지 않는 그릇된 믿음

1) 사고 형태의 장애 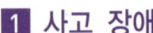 07, 08, 10, 11, 12, 13, 14, 17

(1) 자폐적 사고

자신만의 생각에 빠지는 경우, 현실을 무시한 비논리적 사고

(2) 마술적 사고

특수한 생각, 말, 연상, 몸짓, 태도 등이 초자연적 방법에 의해 실현될 수 있다고 생각(아동의 전조작기 사고에서 나타남)

예 "나는 장풍을 쏠 수 있다~ 날아가라~"

(3) 1차 사고

① 욕구충족 과정에서 현실을 고려하지 않고 심상에 의해서만 욕구를 충족하려는 무의식적 정신과정
② 꿈이나 공상, 어린이의 마술적 사고, 비현실적, 비논리적, 정신병적 사고

비교 2차적 사고 : 과거의 경험을 고려하여 현실을 파악하고, 미래에 대한 계획을 세우며 미래를 위해 지금 당장의 욕구를 지연시키려고 애쓰는 자아의 합리적 사고방식

(4) 구체적 사고

① 관찰 가능한 사실과 경험 중시 : '물이 얼면 얼음이 된다'는 사실과 구체적인 경험을 통해 결론을 내리는 사고
② 문장을 이해할 때 단어에 집중하고 문맥을 이해하기 어려워 함, 속담의 의미나 성경 문구의 상징성을 이해하지 못함

비교 추상적 사고 : 구체적 사고와 반대되는 개념으로 자료에 근거하여 추론·유추를 하거나, 추론된 내용들간의 논리적 관계를 설정하는 사고, 구체적인 사례나 경험을 넘어서서 비유, 상징, 패턴 인식 등을 통해 생각

(5) 신어조작증

자신에게만 의미 있는 새로운 말을 만들어 냄

2) 사고 과정의 장애

(1) 사고 비약 기출 13, 24

사고의 연상이 지나치게 빨라 한 가지 주제에서 갑자기 다른 주제로 뛰어넘음, 각 주제는 앞의 주제와는 관련성이 없어지며, 목적(결론)에까지 도달하지 못함

기분장애, 조증, 과대망상과 연관 예 원숭이 엉덩이는 빨개, 빨가면 사과, 사과는 맛있어~~

(2) 사고 연상의 이완 기출 20

전혀 관련이 없거나 관련이 적은 상황으로 연상이 진행

예 나는 바나나를 좋아해, 일본 여행을 갔어, 그래서 신발이 맘에 들어.

(3) 우회증 기출 15, 25

많은 불필요한 묘사를 거친 후 말하고자 하는 목적(결론)에 도달하는 경우

(4) 사고 지연

사고과정의 연상속도가 매우 느려져 사고가 원활하지 않는 현상

(5) 사고 중단

사고의 흐름이 갑자기 중단되는 현상

(6) 사고 이탈

주제에서 벗어나 대화가 다른 방향으로 흘러가고 목적한 주제로 돌아오지 못함

(7) 지리멸렬

말이 연결되지 않고, 일관성이나 조리가 없어 내용을 파악할 수 없는 현상, 횡설수설(지리멸렬의 극심한 형태 : 말비빔)

(8) 부적절한 사고

질문 내용과 전혀 연관성 없이 동문서답하는 경우

예 A : "날씨가 너무 좋아요."
　 B : "빵이 너무 딱딱해."

(9) 보속증 기출 24

새로운 자극이 주어진 후 사고를 진행시키려 노력해도 진행되지 못하고 머물러 있는 현상

예 A : "주소지가 어디입니까?"　B : "서울"
　 A : "무엇을 드셨나요?"　　　B : "서울"

(10) 음송증

아무런 의미도 없어 보이는 낱말이나 어구, 짧은 문장을 전혀 조리 없이 되풀이

예 나무, 나무, 나무, 나무

(11) 음연상

전혀 의미는 없지만 음이 비슷한 말에서 새로운 생각이 연상되는 것

예 A : "내 이름은 민아리에요."
　 B : "미나리, 개나리, 보따리, 유리, 항아리, 병아리"

3) 사고 내용의 장애

(1) 망상

병적으로 생긴 잘못된 판단이나 확신, 비합리·비현실적이며 주관적 확신을 가지고 고집하는 특징이 있음. 환각이나 성격의 황폐화는 심하지 않으며, 기이한 행동은 없음. 기출 25

① **피해망상** 기출 12, 16, 18, 23 : 타인이 자신을 해칠 것이라고 믿는 망상으로, 자신의 증오나 공격성이 투사된 결과 예 "너 나를 죽이려고 만진 거지?"

② **과대망상** 기출 17, 20 : 자신의 능력이나 힘 또는 중요성을 현실과는 달리 실제보다 과장하여 생각하는 것
　예 "나는 이 나라를 구원할 신의 아들이니, 나를 따르라!"

③ **관계망상** 기출 12, 16, 19, 21, 22 : 자신과 무관한 일을 사적인 관계가 있는 것으로 믿는 망상
　예 "아르바이트 하시는 분이 나를 좋아해요, 나에게 웃어주잖아요."
　　 "지나가는 사람들 모두가 나에 대해 수군거려요."

④ **신체망상** : 자신의 신체가 기형적이라고 생각하거나, 몸에 이상이 생겼다고 믿는 경우

⑤ **색정망상** : 모든 이성이 자신을 사랑하고 있다고 믿고, 자신은 모든 이성을 사랑해줄 의무와 권리가 있다고 믿는 망상

⑥ **우울망상** : 스스로 상황을 실제보다 부정적으로 보는 빈곤망상, 자책망상, 허무망상, 질병망상 등

⑦ **종교망상** : 종교적인 내용의 망상

⑧ **조종망상** : 누군가에 의해 자신의 생각, 감정, 의지가 조종되고 있다는 망상

(2) 환상 : 바라거나 기대해 온 것에 대한 비현실적인 생각

(3) 강박사고 : 생각에서 벗어나려고 노력하지만 벗어나지 못하고 반복적으로 생각이 떠오르는 현상

2 정동장애

정서 상태를 표현하는 용어	의미
정동(affect)	• 개인의 주관적 느낌(feeling)이 타인에 의해 객관적으로 관찰된 표현방식 • 대상자의 기분상태, 외모, 표정, 태도, 언어, 자극에 대한 반응 등
기분(mood)	• 전반적이고 우세한 정서 • 차분한, 슬픈, 행복한, 기세등등한, 냉담한, 심각한, 황홀한 등
감정(emotion)	• 정동 및 기분과 관련된 정신적·신체적·행동적 구성요소로 이루어진 복합적인 느낌

1) 정동

(1) 부적절한 정동 : 특정 상황이나 사고에 비해 감정 표현이 부적절한 상태
　예 장례식에서 슬픈 상황임에도 불구하고 웃거나 웃긴 이야기를 하는 경우

(2) 둔마된 정동 : 외부 자극에 대해 감정적으로 무감각하거나 반응이 둔해진 상태
　예 슬픈 영화나 감동적인 이야기를 들어도 느낌이 없는 경우

- (3) **정동 상실** : 둔마보다 더 심한 상태로, 감정 표현이 전혀 없는 상태
- (4) **정서적 위축** : 감정보다 대인관계에서의 기능 손상에 초점을 맞춘 상태
    - 예 사람들과의 상호작용을 피하고, 대화를 나누는 데 어려움을 느끼는 경우

2) 기분

- (1) **유쾌한 기분**
    - 다행감, 의기양양, 고양된 기분, 황홀감의 단계
    - 조증, 조현병, 마약 중독, 해리장애에서 나타남
- (2) **불쾌한 기분**
    - 우울장애, 양극성 장애, 조현병, 신경성 식욕부진증, 연극성 성격장애 등에서 나타남

3) 감정

- (1) **양가감정** 기출 17 : 한 가지 대상에 대해 동시에 상반되는 두 가지 감정, 태도, 생각
- (2) **불안** : 뚜렷한 외부자극이 없는데도 초조하거나 두려운 느낌의 경험
- (3) **공포감** : 특정 대상과 상황에서 나타나는 비이성적인 두려움의 감정

3 행동장애

1) 과다행동 기출 20 : 활동이 정상보다 지나친 상태, 조증, ADHD에서 나타남
2) 과소행동 : 행동의 빈도나 강도가 저하된 상태, 우울장애, 조현병에서 나타남
3) 반복행동

- (1) **상동증** : 가만히 있지 못하고 기계적이고 목적없는 행동의 반복
- (2) **보속증** : 다른 동작을 시작하려 노력해도 반복적으로 같은 행동을 하는 경우
- (3) **강직증** : 반복 행동이 지나쳐 매우 불편한 자세임에도 같은 자세를 취하고 있는 경우
- (4) **납굴증** : 심한 강직증의 일종, 전혀 움직임 없는 같은 자세, 피동적 움직임만 가능

4) 자동증 : 긴장증 환자가 모든 단순한 명령을 로봇처럼 수행하는 것
5) 거부증 기출 17 : 타인의 요구와 정반대로 행동하거나 전혀 반응하지 않는 것
- 예 말할 수 있으나 말하지 않는 함구증, 식사를 거부하는 거식증
6) 강박행동 : 불합리한 행위임을 알면서도 반복적인 행동을 지속하는 것

4 지각장애

> **정의** 지각 : 감각기관을 통해 들어온 것을 인식하는 과정

1) **인지불능(실인증)**
   자극의 중요성을 파악하거나 의미를 이해하는 능력이 상실된 상태로 사물을 인지하지 못함

2) **착각** [기출] 08, 12, 20
   (1) 외부 자극의 전달은 정상이나 이를 해석하는 과정에서 실제와 달라진 경우
   > 예) 죄책감이 심한 경우 바람 소리를 자기를 비난하는 소리로 듣는 것

   (2) 착각의 특수한 형태
   ① 거시증, 미시증 : 사물이 실제보다 커보이거나 작아보이는 현상
   ② 이인증 : 자신이 자신이 아닌 것 같은 느낌, 스스로가 낯설고 존재하지 않는 것 같은 느낌
   > 예) "내 영혼이 나의 머리 위에서 나를 바라보는 것 같이 느껴져요."
   ③ 비현실감 : 익숙한 환경이 생소하게 느껴지거나 낯선 환경이 친숙하게 느껴지는 것

3) **환각** [기출] 18, 19, 24
   (1) 외부의 자극이 실제로 없는 데도 마치 외부에서 자극이 들어온 것처럼 지각하는 현상
   (2) 환청, 환후, 환미, 환시, 환촉 등
   > 예) 메스버그 현상 : 마약 투약 후 벌레가 기어가는 듯한 극심한 가려움으로 피부를 심하게 긁어 상처가 생기는 것

   (3) 망상과 환각의 차이 : 망상은 사실이 아닌 것을 사실이라 믿으면서 의식 수준에서 의심할 수 없는 상태이며, 환각은 현실에 실제로 없는 것을 느끼고 있다고 본인의 의식 수준에서 지각하는 것

5 기억장애

1) **기억과잉** : 지나치게 불필요한 것까지 세세히 기억하는 경우

2) **기억상실** : 건망증, 망각
   (1) 전향성 기억상실 : 최근의 일을 기억하지 못함(노인성 치매)
   (2) 후향성 기억상실 : 특정 시점 이전의 일을 기억하지 못함(해리장애, 전기경련요법 후)
   (3) 심인성 기억상실 : 뇌손상의 기질적인 원인없이 심리적 외상을 이유로 기억을 상실하는 것

3) **기억착오** : 전에 없었던 것을 있었던 것으로 기억하거나 사실과 다르게 기억하는 것
   (1) 기시감 : 처음 보는 것을 경험했던 것처럼 느낌
   (2) 미시감 : 실제로 익숙하게 경험했던 상황이 생소하게 느껴짐
   (3) 작화증 : 기억이 희미한 부분을 상상이나 사실이 아닌 경험으로 메워 실제 일처럼 말을 함. 대상자는 자신의 말이 허위라는 사실을 인식하지 못함

6 의식장애

1) **혼돈** : 자극에 대한 반응이 신속하지 못하고 주의력과 이해력이 감소된 상태
2) **혼탁** : 지각력과 주의력의 상당한 감퇴, 환경이나 언어 이해력이 상실된 상태
3) **섬망** : 의식의 혼탁이 심해지며 나타나는 현상, 단기간의 경과를 보이는 특징
4) **혼미** : 강한 통증자극으로 깨울 수 있으며, 약간의 의식이 잔존하는 상태
5) **혼수** : 강한 자극에서도 반응 없음, 심장과 호흡기능만 유지, 의식이 완전히 없는 상태

CHAPTER 1 이상행동 분류

01. 조증이 있는 대상자가 다음과 같이 중얼거리고 있다면 이는 사고 과정의 장애 중 어느 것에 해당하는가?

> 빨가면 사과~ 사과는 맛있어~ 맛있으면 바나나~ 바나나는 길어~

① 사고 지연
② 사고의 비약
③ 우회증
④ 부적절한 사고
⑤ 음연상

해설 [사고 과정의 장애]
사고의 비약 : 사고의 연상이 지나치게 빨라 한 가지 주제에서 갑자기 다른 주제로 뛰어넘음. 각 주제는 앞의 주제와는 관련성이 없어지며, 목적(결론)에까지 도달하지 못함

02. 다음에 제시된 사고형태의 장애는 무엇이며, Piaget의 발달단계 중 어느 단계와 관련이 있는가?

> 대상자 : "나의 이 볼펜으로 말할 것 같으면 문제에 가까이 가기만 해도 정답에 동그라미를 그려주는 만능 볼펜이지~!"

① 마술적 사고, 전조작기
② 마술적 사고, 구체적 조작기
③ 자폐적 사고, 전조작기
④ 자폐적 사고, 구체적 조작기
⑤ 구체적 사고, 구체적 조작기

해설 [마술적 사고]
• 특수한 생각, 말, 연상, 몸짓, 태도 등이 초자연적 방법에 의해 실현될 수 있다고 생각
• 아동의 전조작기 사고, 강박장애, 조현병 등에서 나타남
[피아제 인지발달 전조작기(2~7세)]
• 자아 중심적, 도덕적 타율성
• 직관적 사고, 상징적 사고, 마술적 사고, 물활론적 사고

03. 조현병 환자가 "아르바이트 하시는 분이 나를 좋아해요. 나에게 웃어주잖아요."라고 할 때의 망상은?

① 색정망상
② 신체망상
③ 조종망상
④ 관계망상
⑤ 허무망상

해설 관계망상 : 자신과 무관한 일을 사적인 관계가 있는 것으로 믿는 망상

정답 01. ② 02. ① 03. ④

04. 속담 "낫 놓고 기역 자도 모른다."의 의미를 헤아리지 못하는 사고형태의 장애는?

① 자폐적 사고　　　　　　　② 마술적 사고
③ 1차 사고　　　　　　　　　④ 신어조작증
⑤ 구체적 사고

> 해설　구체적 사고 : 은유를 사용하지 못하고 그 의미를 알아차리지 못하는 문자적, 1차원적 사고

05. 다음에 나타나는 사고과정의 장애는?

> A : "나는 어제 친구들하고.." (한동안 침묵)
> B : "무슨 말을 하려는 거니?"
> A : "우리 오늘 어디 갈까?" 또는 "기억이 안나."

① 사고 중단　　　　　　　　② 사고 비약
③ 사고 연상의 이완　　　　　④ 사고 이탈
⑤ 부적절한 사고

> 해설　사고 중단 : 사고의 흐름이 갑자기 중단되는 현상

06. 외부에서의 자극 전달과정은 정상이지만 뇌에서 통합하고 해석하는 과정에서 잘못 인식되는 현상을 무엇이라고 하는가?

① 실인증　　　　　　　　　　② 환각
③ 착각　　　　　　　　　　　④ 정동장애
⑤ 공포

> 해설　• 실인증 : 자극의 중요성을 파악하거나 의미를 이해하는 능력이 상실된 상태. 사물을 인지하지 못함
> • 환각 : 외부에서 투입되는 자극이 없음에도 불구하고 자극이 있는 것처럼 지각하는 현상
> • 정동장애 : 여러 현실상황에서 부적절한 정서 반응을 보이는 장애
> • 공포 : 특정 대상과 상황에 대한 비이성적인 두려움

07. 외부 자극에 대해 주관적 느낌이 없는 것으로 보이는 무딘 감정 상태를 무엇이라고 하는가?

① 부적절한 정동　　　　　　② 둔마된 정동
③ 정서적 위축　　　　　　　④ 거부증
⑤ 우울

> 해설　둔마된 정동 : 외부 자극에 대해 주관적 느낌이 없는 것으로 보이는 무딘 감정 상태

04. ⑤　05. ①　06. ③　07. ②

CHAPTER 01. 이상행동 분류 [문제]

CHAPTER 02 조현병 스펙트럼 장애

 간호사국가고시 대비

1 조현병의 정의 및 진단

1) 정의 기출 13, 15

뇌의 기질적 장애로 인한 의식 혼탁 없이 사고, 감정, 지각, 행동, 사회활동 등에서 특이한 와해를 나타내는 질환(병식의 결여)

2) 진단기준(DSM-5)

① 다음 증상 중 2가지 이상이 1개월 이상 지속되는 경우
- 망상
- 환각
- 와해된 언어(예 사고이탈, 지리멸렬 등)
- 극도로 와해된 또는 긴장성 행동
- 음성증상(예 감소된 감정의 표현, 무의욕증 등)

② 망상, 환각, 와해된 언어 중 하나는 반드시 포함되어야 함
③ 조현병의 진단을 내리기 위해서는 장애를 보이는 기간이 최소 6개월 이상 지속되어야 함

2 조현병의 원인 기출 07, 12

1) 신경화학적 요인

도파민 과잉분비, 비정상적인 세로토닌 활성, 노에피네프린 활성, GABA기능 감소 등

2) 유전적 요인

일란성 쌍생아에서의 발생 빈도(40~50%) > 이란성 쌍생아에서의 발생 빈도(9~15%)

3) 신경해부학적 요인

측내실과 제3뇌실의 확대, 대뇌피질의 위축, 전두엽과 측두엽의 위축

4) 비유전적 위험요인

스트레스, 주산기 합병증의 병력이 있는 영아, 바이러스 감염, 약물 사용, 모자관계 결함, 이중구속(동시에 두 가지 상반된 메시지를 받는 것, 예 "다른 친구를 때리면 안된다." : "왜 맞고 다니니?") 등

3 조현병 스펙트럼 및 기타정신병적 장애(DSM-5) 기출 03, 05, 07, 09, 10, 14

1) 망상장애 기출 18
① 진단기준 : 1가지 이상의 망상이 최소 1개월 이상 지속하며 다른 정신병적 증상 없음
② 망상의 유형(주제에 따라) : 색정형, 과대형, 피해형, 질투형, 신체형, 혼합형

2) 단기 정신병적 장애
정신증적 증상이 최소 1일 이상 1개월 이내, 흔하지 않음

3) 조현양상장애
조현병 증상이 6개월 이내(단기 정신병적 장애와 조현병의 중간)

4) 조현정동장애
조현병 증상 + 기분장애(양극성 또는 우울증)

5) 물질 · 약물로 유발된 정신병적 장애
약물사용 중 혹은 금단기간에 나타나는 환청 또는 망상

6) 다른 의학적 상태로 인한 정신병적 장애
뇌혈관질환, 중추신경계 감염 등의 질병으로 인한 환각과 망상

7) 긴장증

4 조현병의 예후 기출 02, 06, 09, 13

1) 좋은 예후 인자
급성 발병, 짧은 유병, 뇌의 구조적 증상이 없을 때, 원인적 사건이 있을 때, 늦은 발병, 지지체계가 있을 때, 양성증상, 여성

2) 안좋은 예후 인자
점진적 발병, 긴 유병, 만성 경과, 과거 정신과 병력, 원인이 불명확할 때, 가족력, 어린 나이 발병, 독신, 음성증상, 남성

5 조현병의 주요 증상 기출 01, 02, 03, 07, 10

1) 양성 증상 기출 23

- 정상인에게는 없지만 환자에게는 있는 것 (+)
- 인지하기 쉽고, 약물에 의해 빠르게 호전

① 환각

환청 > 환시 > 환촉, 환후, 환미

② 망상 기출 18

모순되나 변하지 않는 확고한 신념 – 편집, 과대, 신체, 종교, 허무, 관계망상 등

③ 사고과정장애 및 말의 패턴 기출 14

와해된 사고는 와해된 언어로 표현됨

연상의 이완, 말비빔, 신어조작증, 비논리적 사고, 언어의 빈곤

④ 와해된 행동 기출 18

기이한 행동, 상동증(목적없는 신체 움직임의 반복), 자동증(명령에 로봇처럼 따라하는 행동), 납굴증, 거부증, 공격적 초조행동

2) 음성 증상

- 정상인에게는 있지만 환자에게는 없는 것 (–)
- 정상적으로 나타나는 정신기능의 소멸, 결핍, 감소
- DSM-5에 따른 조현병의 가장 두드러진 음성 증상 : 무욕증, 감소된 정서 표현

① 감소된 정서 표현 : 정서적 표현에 사용되는 표정, 눈 맞춤, 말의 억양, 몸짓 등의 감소
② 실어증 : 언어 표현의 감소
③ 무감동 기출 14 : 긍정적 자극에 대한 즐거움 못 느낌
④ 무욕증 : 동기부족 – 사회적 접촉, 몸단장, 일상적인 생활을 수행할 수 없음
⑤ 사회성 부족 : 사회적 상호작용에 대한 흥미와 활동의 결여
⑥ 주의력 결핍

6 간호목표

1) 1단계 급성기

환자의 안전과 증상의 안정(자신과 타인에의 상해 제한)

2) 2단계 안정기 및 3단계 유지기 기출 16

지속적인 회복, 기능증진, 삶의 질 향상, 불안방지 및 재발방지에 대한 목표 수립

7 간호중재

1) 망상에 대한 간호 기출 07, 08, 09, 10, 11, 12, 14, 15, 16, 17, 18, 19, 20, 21, 22, 24

① 대상자의 망상 시 간호사는 수용적 태도로 경청
② 망상적 믿음을 강화시키는 말 피하기
③ 논리적 비평이나 설득 효과 없음(망상은 대상자의 욕구를 반영하며, 불안을 감소시키기 때문)

④ 대상자를 이해하기 위해 증상의 초기에 망상의 내용과 목적 확인하기
⑤ 대화의 '내용' 보다 '감정' 중시하기, 대상자의 경험 존중
⑥ 대상자 스스로 망상이 사실이 아닐 수도 있음을 인식할 때 망상과 현실감을 구별하도록 격려
⑦ 망상에 집착하지 않도록 현실적 주제 집중하기(망상에 집착하는 경우 시간을 제한하고, 제한의 이유 설명하기)
⑧ 병원은 안전한 곳임을 인식시키기
⑨ 전환기술 사용(예 TV 보기, 동료와 대화, 신체활동 등)
⑩ 피해망상 환자에게 지나친 친절, 신체접촉, 다른 환자와 속삭이기, 귓속말 삼가

2) 환각에 대한 간호 기출 06, 08, 09, 10, 13, 15, 18, 19, 20, 21, 22, 23, 24, 25

① 혼자 있으면 위험과 두려움 증가 → 간호사가 곁에 있어 안심시키기
② 환각은 증상이며 대상자에게는 실제임을 고려 → 간호사는 대상자가 주장하는 환각에 대해 들리거나 보이지 않는다고 분명하게 얘기해야 함, 직접적 질문
　예 "나는 아무 소리도 들리지 않아요. 당신은 무슨 소리를 듣고 있나요?"
③ 환각 경험 시 현실에 초점 맞추기, 환각이 실제인 것처럼 대하는 것 피하기
④ 대상자가 경험하고 있는 환각에 대한 내용 파악하기(자해, 타해 위험 사정)
⑤ 대상자의 두려운 감정을 인정, 위험하지 않다는 것 확인시키기
　예 "나는 보이지 않아요. 당신은 두렵군요. 여기는 병원이라 안전합니다."
⑥ 환각에 대한 논쟁 금지
⑦ 현실적인 활동에 참여시키기, 환각이 있는 대상자를 혼자 내버려 두지 않기
⑧ 환각을 감소시키는 환경 제공
　예 환청과 경쟁하는 음악 듣기
⑨ 제거기술 사용
　예 큰 소리로 "목소리 사라져라"
⑩ 직접적, 명확, 구체적인 의사소통, 현실에 근거한 대화
⑪ 일관성 있는 일과 유지

3) 공격적 대상자에 대한 간호 기출 06, 18, 20, 22, 23

① 대상자와 다른 사람들의 보호 조치가 최우선
② **행동 관찰하기** : 자해, 자살, 타해의 위험 증가
③ 자극 감소하기, 안정적, 보호적, 조용한 환경 제공
　예 소음 줄이기, 병동활동 참여 제한하기
④ 신체적 에너지의 건설적 발산 돕기
　예 경쟁적이지 않은 운동, 청소
⑤ 긴장을 말로 풀어내기
⑥ 조용한 태도 유지하기
⑦ 필요시 격리, 물리적 구속(억제시 15분마다 관찰, 최후의 수단)

4) 상담과 의사소통 기술

① 기억장애가 있을 경우 반복 필요

② 만남의 횟수 : 30분 이내의 짧은 만남으로 상호작용의 횟수를 증가(긴 시간의 만남보다 덜 자극받고, 잘 견딜 수 있음)
③ 신뢰관계 형성을 위해 가능한 한명의 간호사가 돌보게 하기 기출 07
④ 원활한 의사소통을 위해 명료화, 재진술 기법 사용 기출 11, 12, 14

5) 자가간호 결핍에 대한 간호 기출 12, 15, 16
① 일상생활 수행능력 사정
② 독립적인 성취에 대한 인정과 긍정적 강화하기(전적으로 대신 해주지 않기)
③ 이해하기 쉽도록 구체적인 설명과 시범 보이기
④ 독이 있는 음식에 대한 공포 시 → 집에서 가져온 음식을 먹도록 함, 통조림 제공해 직접 열게 하기 기출 18

6) 사회적 고립에 대한 간호 기출 23, 25
① 무조건적이고 긍정적인 존중 보이기 : 가치있는 인간이라는 믿음 전달
② 집단활동하는 동안 함께 있기 : 정서적 안정
③ 정직, 약속 잘 지키기
④ 타인과의 상호작용 인정, 칭찬
⑤ 대상자와 짧게, 자주 상호작용하기
⑥ 사회적 위축이 있는 동안 수면, 영양, 개인위생 사정, 정상적인 일상 격려 기출 12

8 치료

1) 개인과 집단 정신치료, 행동치료, 환경치료 등

2) 약물요법(항정신병 약물) : 도파민 분비를 감소시켜 진정 및 신경이완 효과
① **정형약물** : 양성증상 감소에 효과
  - Chlorpromazine(thorazine) 기출 15 : 저강도 약물, 추체외로증상(EPS) 부작용 적음, 과도한 진정, 자율신경 부작용 강함, 기립성 저혈압, 광과민성
  - Haloperidol(haldol) : 고강도 약물, 추체외로증상(EPS) 부작용 많음, 진정과 자율신경 부작용 적음
② **비정형약물** : 양성/음성증상 모두 효과, 정형적 약물보다 추체외로증상(EPS), 지연성 운동장애(TD) 부작용 현저히 적음, 대사 부작용 있음
  - Clozapine(clozaril) 기출 19, 22 : 체중 증가, 침흘림 증가, 무과립혈증, 변비
  - Olanzapine(zyprexa) 기출 17 : 체중 증가 및 당뇨병, 대사 부작용

CHAPTER 2. 조현병 스펙트럼 장애

01. 조현병을 진단받은 대상자에게 「비현실적인 사고와 관련한 언어적 의사소통 장애」라는 간호진단을 내렸다. 간호중재로 적절하지 않은 것은?

① 말할 수 없거나 말하고자 하지 않을 경우 대답을 하는 것에 대해 충분한 시간을 준다.
② 필요하면 질문을 반복하거나 문장을 재구성한다.
③ 대상자가 요구에 대한 표현을 못 했을 경우 대상자의 요구를 예측하여 충족시켜주는 것은 불필요하다.
④ 대상자가 볼 수 있고 들을 수 있는 곳에 서서, 정상적인 톤으로 천천히 그리고 명료하게 말한다.
⑤ 원활한 의사소통을 위해 명료화, 재진술 기법을 사용한다.

해설 [조현병 환자의 의사소통]
① 대상자에게 주어진 정보를 조합·이해·반응하기 위한 충분한 시간 제공
②⑤ 치료적 의사소통으로 명료화 기법을 사용한다. 기억장애가 있을 경우 반복 필요
③ 대상자의 안위와 안전이 간호의 우선이므로 만족스러운 의사소통유형이 확립될 때까지 환자의 요구를 예측하여 충족시켜준다.
④ 시선을 마주치지 못하므로 잘 볼 수 있도록, 잘 들을 수 있도록 말한다.

02. 환각이 있는 조현병 대상자의 현실감을 강화하는 간호중재로 적절하지 않은 것은?

① 환각에 대해 간호사는 그와 같은 자극을 경험하고 있지 않는다고 말한다.
② 환각을 경험하는 동안 안전의 위험이 증가하므로 방 안에서 혼자 있도록 한다.
③ '지금 그리고 여기'에 초점을 둔 대화를 한다.
④ 단순하고 간결하게 말한다.
⑤ TV 시청이나 음악을 듣게 하여 환각에의 몰두를 방지한다.

해설 ② 환각이 있는 대상자는 혼자 있으면 환각이나 망상에 더 몰두하게 됨. 다양한 방식으로 지속적인 관심과 자극을 제공하여 현실감을 강화시켜야 함. 자해나 타해의 위험이 증가하고 두려움이 증가하는 경우 혼자 두지 않기

01. ③ 02. ②

03. 「사회적 고립」이라는 간호진단을 받은 조현병 대상자에 대한 간호중재로 적절한 것은?

① 병실 생활에 익숙해지도록 병실에서만 지내는 것을 허용한다.
② 대상자와의 만남은 짧은 시간보다는 긴 시간을 배정해서 만나게 한다.
③ 초기에는 다양한 집단활동과 새로운 사람들과의 만남에 중점을 둔다.
④ 대상자와 면담은 사람들이 많이 있는 활기찬 분위기에서 한다.
⑤ 집단활동에 참여하게 된다면 간호사와 함께 있도록 한다.

해설 ① 병동 내 걷기, 잡지 보기, 간단한 게임 등을 통해 현실에 흥미를 갖게 하기
② 대상자는 위축되어 있으므로 짧고 잦은 접촉을 통해 신뢰감과 안정감 형성하기
③ 낯선 사람과의 접촉을 위협적인 행위로 지각할 가능성 있음. 간호사와의 신뢰가 형성된 후 서서히 새로운 상황에 노출시키기
④ 방해받지 않는 조용한 장소에서 위협적인 느낌 없이 차분한 면담 진행
⑤ 대상자가 간호사를 신뢰하면 서서히 외부와의 접촉을 시도할 것이며 이때 신뢰하는 사람이 옆에 있으면 정서적 안정에 도움이 됨

04. 조현병 진단을 받고 심한 공격적 태도를 보이는 대상자에 대한 간호중재로 옳은 것은?

① 밀폐된 공간에서 단둘이 면담을 진행한다.
② 신나는 음악을 큰 소리로 듣게 한다.
③ 파괴적인 행동을 예방하기 위해 24시간 독방에 두고 전신억제대를 적용한다.
④ 어떤 경우에도 폭력은 허용되지 않음을 알리고 환자로부터 당분간 가족을 격리한다.
⑤ 에너지 발산을 위해 축구경기에 참여시킨다.

해설 [조현병 공격성 관리]
• 급성기 동안 폭력 위험이 증가되어 있으므로 단둘이 있는 것은 위험할 수 있음
• 소음 줄이기, 병동활동 참여 제한하기 등을 통해 외부 자극 감소시키기, 안정적, 보호적, 조용한 환경 제공하기
• 격리나 억제는 예방이 아닌 최후의 수단으로 활용
• 폭력의 위험이 있는 경우 대상자와 다른 사람들의 보호 조치가 최우선
• 신체적 에너지의 건설적 발산이 필요하지만, 경쟁적인 활동에는 참여시키지 않으며 조용하고 자극이 적은 환경 제공하기

정답 03. ⑤ 04. ④

05. 망상이 있는 대상자가 "외계인이 나를 우주로 데려가려고 다가오고 있어요. 보이시지요?"라고 말할 때 간호사의 반응으로 가장 적절한 것은?

① "저에게는 보이지 않습니다. ○○씨는 두려움을 느끼시나요?"
② "외계인은 존재하지 않기 때문에 눈에 보일 수가 없습니다."
③ "외계인에 대해 좀 더 자세히 얘기해 주실 수 있나요?"
④ "그것은 망상이며, 환각입니다. 그런 생각하지 마세요."
⑤ "보이지도 않는 것에 불안하시다니 말이 되지 않아요."

해설 [망상]
- 대화의 '내용' 보다 '감정' 중시하기, 대상자의 경험 존중
- 망상을 부정하는 말은 대상자를 더 방어적으로 만들고 망상에 더 매달리게 할 수 있음
- 망상 자체에 초점을 두는 말은 망상을 부추길 수 있음
- 논리적 설득과 비판은 효과가 없으며 비지시적 태도 보여야 함
- 증상 자체로 수용하며, 감정 표현 격려

06. 조현병 환자가 알 수 없는 말을 중얼거리며 허공에 대고 손을 흔들고 돌아다닐 때 적절한 간호중재는?

① 망상을 수용하여 망상내용에 초점을 둔 대화를 한다.
② 친밀감을 주기 위해 손을 잡아준다.
③ 안정과 안전을 위해 병실에 혼자 있게 한다.
④ 들리는 소리가 있는지 직접적으로 물어본다.
⑤ 당신의 생각과 말의 의미를 이해하며 동의한다고 안심시킨다.

해설 ① 망상에 대한 사정은 필요하지만 망상내용에 초점을 둔 대화는 망상을 강화시킬 수 있음(대화의 '내용' 보다 '감정' 중시하기)
② 오해를 일으킬 수 있으므로 지나친 친절, 신체접촉, 다른 환자와 속이기, 귓속말 삼가
③ 전환기술 사용하기(TV보기, 동료와 대화, 신체활동 등)
④ 망상을 증상으로 수용하고, 대상자를 이해하기 위해 망상이 시작되는 초기에 내용과 목적 확인하기
⑤ 망상적 믿음을 강화시킬 수 있으므로 피하기

07. 조현병의 양성 증상에 대한 것으로 옳은 것은?

① 무감동, 무욕증
② 감소된 정서·언어 표현
③ 집중력 장애
④ 사회적 위축
⑤ 환각, 망상

해설
- 양성증상 : 정상인에게는 없지만 환자에게는 있는 증상(사고 장애, 와해된 행동, 환각, 망상)
- 음성증상 : 정상적으로 나타나는 정신기능의 소멸, 결핍, 감소

CHAPTER 03 기분 관련 장애

간호사국가고시 대비

1 양극성 장애

1) 양극성 장애 분류 기출 18
삽화의 존재와 증상의 심각도 및 원인에 따른 분류

(1) 양극성 Ⅰ형(bipolar Ⅰ disorder) 기출 18
① 조증 + 주요우울의 교대, 반복되는 조증의 상태(조증이 주됨)
② 한번 이상의 조증 삽화가 있으면 우울증 삽화와 무관하게 제Ⅰ형 양극성 장애로 진단됨
③ 조증삽화 동안 정신증(환각, 망상, 사고장애)이 나타날 수 있음
④ 안좋은 예후 인자 : 병전 직업적 기능이 나쁠 때, 알코올 의존, 정신병적 양상, 우울증 혼합, 남성
⑤ 좋은 예후 인자 : 짧은 조증삽화, 나이가 많을 때 발병, 다른 정신과적 문제 동반하지 않을 때
⑥ Ⅰ형 양극성 장애 자살률 : 일반인에 비해 30배 높음

(2) 양극성 Ⅱ형(bipolar Ⅱ disorder)
① (조증보다 가벼운) 경조증 삽화 + 주요우울 삽화(우울증이 주됨)
② 경조증 삽화와 주요우울 삽화의 간격이 짧은 '급속 순환형'은 예후가 좋지 않음, 시간이 지날수록 기분삽화의 간격이 짧아짐
③ Ⅰ형 양극성 장애보다 조기 발병
④ 자살시도 : 10~15%

(3) 순환성 장애 기출 18
① 경조증 삽화 + 경우울증 삽화의 교대 반복
② 양극성 Ⅱ형의 경한 상태
③ 10대 청소년기에 서서히 발생, 15~50%는 Ⅱ형 양극성 장애나 주요우울장애로 발전

2) 양극성 장애 원인

(1) 생물학적 요인 기출 09, 13
① 유전적 요인 : 양극성 Ⅰ형 장애의 50%는 기분장애의 가족력 있음, 일란성 쌍생아의 일치율 40~80%
② 신경생물학적 요인 : 신경전달물질(노에피네프린, 도파민, 세로토닌)이 적으면 우울, 과하면 조증
③ 신경내분비계 작용 : 시상하부-뇌하수체-갑상선-부신피질HTPA 축의 조사결과 갑상선기능의 저하는 우울기분과 관련 있음이 나타남(따라서 이 경우 고용량의 thyroxine 투여 고려)

(2) 정신·역동적 요인

① 프로이드 : 조증은 무의식적 상실이나 자존감 손상에 대한 분노와 책망의 에너지가 외부로 방출된 것
② 아브라함 : 조증은 발달단계에서 부모의 상실과 같은 참을 수 없는 애도로 인해 내재된 우울에 저항하는 방어행동

(3) 환경적 요인 : 스트레스, 창조적인 직업, 예술가, 고학력자에서 발생비율 높음

3) 간호진단과 간호중재

(1) 파괴적 행동과 관련한 손상의 위험 / 분노와 관련한 폭력위험 기출 16, 17, 21, 22, 23

① 환경적 자극의 감소 기출 08 : 불안과 초조는 자극적 환경에서 유발(단색 벽지, 단순한 장식 제공, 온화한 조명, 조금 어두운 조명, 소음 줄이기, 방문객 제한, 같은 조증 대상자와는 함께 병실 사용하지 않기)
② 집단 행동 제한(혼자 있거나 혼자 걷도록 함), 소수의 친밀한 관계 형성 돕기 : 일대일 관계에서 안정감
③ 주변 위험 물건 제거
④ 과다행동을 대체할 신체활동 제공 : 신체활동은 억압된 에너지를 발산시킴
⑤ 공격행동에 대한 제한점 limit setting 계약
⑥ 폭력의 우려가 심한 경우 언어적 접근을 시도하여 스스로 자제할 수 있도록 함
⑦ 공격행동 시 과잉반응 금물(단호하게 행동 제약하기)
⑧ 필요시 격리, 투약(충분한 이유 설명하기)
⑨ 심한 흥분 시 팀 게임보다는 개인적 게임 권함
⑩ 주의집중 어려우므로 복잡하지 않은 간단한 일 제공

(2) 지나친 신체적 초조와 관련한 영양 부족 기출 14, 15, 19, 23

① 영양상태 사정, 체중측정, 섭취량과 배설량 관찰
② 손에 들고 다니며 먹을 수 있는 고단백, 고열량의 음식 제공, 기호식품 제공
③ 식당에서 소란시 다음 식사는 방에서 혼자 먹도록 함

(3) 초조와 관련한 수면장애

① 수면양상 관찰, 활동 수준 사정(과다행동이 중단되지 않고 휴식을 취하지 못하면 탈진 가능)
② 자극이 적은 환경 제공
③ 카페인 제한, 필요시 수면제

(4) 자존감 저하와 관련한 사회적 상호작용의 장애

① 대상자에게 조종행동의 목적은 힘과 통제감의 증가로 불안을 감소시키기 위한 것임을 인식시키기
② 논쟁이나 타협 금지
③ 비조종적 행동에 대한 긍정적 강화

(5) 충족되지 못한 욕구와 관련한 사고과정의 장애 / 미해결된 비통감과 관련한 감각지각 장애

① 망상에 동의하지 않음을 전달
② 대상자의 잘못된 믿음에 대한 욕구는 수용한다고 전달

③ 망상에 대한 논쟁이나 부정 금지
④ 현실강화, 현실에 초점 두기
⑤ 피해적 사고 때에는 조심스런 접촉 또는 접촉을 삼가(접촉을 위협으로 지각할 가능성)
⑥ 환각을 강화하지 않기(대상자는 느끼지만, 실제하지 않는다는 것을 인식하게 함)

(6) 간호사의 태도 기출 17, 19, 24, 25

① 차분하고 지지적인 태도, 바람직하지 못한 행동의 경우 사무적이고 무관심한 태도 기출 15
② 짧고 간결한, 구체적인 문장 사용(주의집중이 짧으므로 이해 가능하도록 한 번에 한 가지 주제로 이야기) 기출 22
③ 일관성 유지(치료팀을 조종하려는 행동 줄어듦)
④ 논쟁 금지, 비판단적 태도
⑤ 장시간의 대화는 피함

4) 치료

(1) 약물요법 기출 16

① 리튬Lithium(기분안정제) : 혈중 농도 관찰
- 0.8~1.4mEq/L의 혈중농도 유지
- 나트륨 저하 시(고열, 발한, 이뇨제의 잦은 사용, 염분 섭취 감소 등) → 리튬 독성 위험(해독제 없으므로 즉시 중단) 기출 22

② 리튬에 반응하지 않는 경우 : Clonazepam(항불안제), Carbamazepine(항경련제)

(2) 전기경련치료, 정신사회적 치료, 인지행동치료, 가족중심치료 등

2 우울 장애

1) 우울 장애 분류 기출 00, 02

(1) 주요 우울 장애

• 우울한 기분	• 흥미나 즐거움 상실	• 수면변화	• 체중변화
• 활력상실	• 정신운동초조 또는 지연	• 무가치감	• 집중력 감소
• 자살사고			
이들 중 최소 5개 증상이 2주 연속으로 지속되는 경우 주요우울장애			

① 증상들 중 적어도 어느 하나는 우울한 기분 또는 흥미 즐거움 상실이 있어야 함
② 예후 : 2/3는 우울증상 사라짐, 1/3은 잔류(고령일수록 삽화의 빈도 증가, 재발시 증상의 기간은 길어짐)
③ 약 5~10%에서 조증과 경조증을 경험하며 양극성 장애로 진행

(2) 지속성 우울 장애 기출 08, 20, 23

• 식욕부진 또는 과식	• 불면 또는 과수면
• 자존감 저하	• 기력저하 또는 피로감
• 집중력 감소 또는 우유부단	• 절망감

이들 중 2가지 이상의 증상이 2년 이상 나타나는 경우 지속성 우울장애

① 조증삽화는 없음
② '우울하다, 슬프다'라는 기분이 일상의 대부분을 차지하며 직접적으로 묻지 않을 경우 보고되지 않는 경우가 많음
③ 주요우울장애보다 지속기간은 길지만, 심각성은 약함

(3) 파괴적 기분조절 부전장애

① 분노발작, 상황에 비해 언어적·행동적인 분노 폭발
② 부정적 정서를 경험하는 역치가 낮음
③ 아동·청소년(6세~18세)과 관계있음

2) 우울 장애의 행동특성 기출 02, 03, 04, 06, 08, 09, 10, 15, 22, 24

정서적	슬픔, 불쾌, 죄책감, 수치심, 불안, 피로, 우울, 무가치
신체적	수면장애, 식욕저하, 성장애, 무월경, 소화불량
인지적	집중력 저하, 기억력 감퇴, 유유부단, 자기비난, 흥미상실, 자살사고
행동적	비활동적, 회피적, 개인위생 불량, 무기력

3) 우울 장애 원인 기출 05, 07, 09, 13

(1) **신경전달물질** 기출 25 : 노르에피네프린↓, 세로토닌↓, 도파민↓, 글루타메이트↓, 코르티솔↑
(2) **의학적 질환** : 갑상선기능저하(우울증), 갑상선기능항진(2차적 조증)
(3) **스트레스** : 스트레스 사건시 신경전달물질의 과도한 사용으로 고갈될 수 있음
(4) **성격구조이론** : 의존적 성격(낮은 자존감), 강박적 성격(강한 초자아)
(5) **정신역동이론** : 소중한 애착 대상과 분리(대상상실이론), 공격적 성향과 죄의식, 분노의 내재화(함입)
(6) **인지이론** : 부정적 사고와 부정적 평가
(7) **학습된 무력감이론** 기출 10 : 실패가 반복되어 할 수 있는 상황에서도 포기를 하게 되는 현상(스스로 강화요인을 통제할 수 없다고 믿는 성격과 행동) → 보상과 긍정적 강화의 경험, 성공의 경험을 갖도록 돕는 간호 제공

4) 간호진단과 간호중재 기출 00, 01, 02, 03, 04, 05, 10, 15, 18, 19, 22

(1) 무가치감과 관련한 자해위험 기출 06, 09, 12, 13, 14, 17, 21

① 자해와 관련한 대상자의 지각정도를 사정 : 자살계획 및 시도에 대한 직접적 대화
② 안전한 환경 조성(위험한 물건 치우기)
③ 자극적 환경 감소(온화한 조명, 소음감소, 단순한 장식)
④ 1대 1 간호, 불규칙적 병실 순회, 잠들기 전까지 혼자두지 않기

⑤ 적절 범위 내에서 분노를 표현, 안전한 방법으로 적대감을 발산하도록 도움
⑥ 수용적, 따듯하고 온화한 태도, 신뢰관계 형성, 감정표현 돕기
⑦ 무조건적인 안심, 부적절한 낙관적 태도 금기
⑧ 증상이 호전되어도 지속적 관찰 : 심한 우울증의 갑작스런 호전 → 죽음에 대한 양가감정의 해결로 자살시도↑

(2) 자신에 대한 부정적인 인식과 관련된 자존감 저하 기출 19
① 대상자의 거부증을 수용하기(수용적 태도로 자기가치감 증진)
② 과거의 실패가 아닌 대상자의 강점과 성취에 주목하게 하기
③ 긍정적 피드백을 받을 수 있는 집단활동에 참여시키기
④ 독립적 자가간호에 대한 긍정적 피드백 제공
⑤ 자기주장기법 교육
⑥ 작업요법 참여(간단하고 최소의 집중을 요하는 일 성취로 자존감 증진)

(3) 간호사의 태도 기출 19, 20, 25
① 침착한, 안정된, 조용한, 유쾌한 태도(지나친 낙천성이나 명랑성 피함)
② 쉽게 반응이 없어도 환자 옆에서 일반적인 대화하기(같이 있어주어 안정감, 수용감 제공)
③ 집단활동시 제시간에 참여하도록 권장, 늦어도 있는 그대로 수용, 재촉하지 않기
④ 억지로 활동 참여 권유하지 않기(증상이 회복되기 전까지 평소의 생활, 의무, 책임을 떠맡기지 않기)
⑤ 지나친 동정, 상투적인 위로와 관심은 도움되지 않음 → 환자의 죄의식 증가
⑥ 무기력, 무관심한 대상자에게 끊임없이 따듯한 태도로 일관된 행동(믿음과 인내심 필요)

5) 치료 기출 14, 25
약물요법(항우울제), 광선요법, 전기경련치료, 활동요법, 인지행동요법, 심리사회치료, 사회기술훈련 등

CHAPTER 3. 기분 관련 장애

01. 급성조증환자에 많이 사용하는 리튬의 신체적 부작용으로 관찰할 사항은?

① 간 기능
② 신장 기능
③ 청력 저하
④ 혈소판 수치
⑤ 혈중 칼슘농도

해설 [리튬]
- 나트륨 저하(고열, 발한, 이뇨제의 잦은 사용, 염분 섭취 감소 등)시 신장은 리튬 보유 → 리튬 독성 위험
- 혈중 농도 1.5mEq/L 이상시 리튬 독성 증상 나타남 : 혈중 리튬, 혈중 나트륨 농도의 감시 필요

02. 조증의 행동 특성이 아닌 것은?

① 화장을 진하게 하고 다닌다.
② 자신이 신의 사자라고 이야기한다.
③ 증거도 없는 행동을 두고 남을 탓한다.
④ 활동 의욕이 줄어들어 과다 수면을 취한다.
⑤ 유흥비 지출이 월급의 대부분을 차지한다.

해설 조증은 신체활동이 증가하고 의기양양하며, 수면에 대한 요구가 감소됨

03. 조증 대상자에 대한 간호사의 태도로 가장 적절한 것은?

① 단호하고 강한 어조로 잘못된 행동에 대해 지적한다.
② 병원 내 규칙, 벌칙과 보상, 치료 계획 등을 한 번에 알려준다.
③ 자세한 설명과 함께 간청하는 태도로 말한다.
④ 무리한 요구에 시간이 걸리더라도 논리적 설명을 통해 거부한다.
⑤ 확고하고 일관된 태도를 보인다.

해설 [조증 환자 간호시 간호사의 태도]
① 환자의 행동에 항의하거나 논쟁을 벌이지 않기(비판단적 태도)
② 한 번에 한 가지 주제로 대화하기
③,④ 간결한 설명, 비판단적 태도 보이기
⑤ 조증환자의 조종행동을 예방하기 위해 확고하고 일관된 태도 보이기

01. ② 02. ④ 03. ⑤

04. 지나친 과다행동, 통제되지 않는 조증 상태의 대상자에게 우선되어야 할 간호진단은?

① 지나친 신체적 초조와 관련한 영양 부족
② 파괴적 행동과 관련한 손상 위험
③ 사고과정 장애
④ 과다행동과 관련된 수면장애
⑤ 비효과적 개인의 대처

해설 양극성 장애(조증 상태) 환자 간호의 최우선 순위 : 대상자의 안전

05. 양극성 장애 환자의 「지나친 신체적 초조와 관련한 영양 부족」 간호진단과 관련한 간호중재로 적절하지 않은 것은?

① 고열량의 기호식품을 제공한다.
② 영양상태 사정을 위해 체중을 측정한다.
③ 식당에서 소란시 다음 식사는 방에서 혼자 먹도록 한다.
④ 섭취량과 배설량을 관찰한다.
⑤ 식사 시간을 엄격하게 지키며 조용히 앉아 먹도록 한다.

해설 조증환자의 경우 과다행동으로 인해 충분히 앉아 있을 수 없으므로 돌아다니면서 섭취할 수 있는 음식을 제공하며, 식당에서 소란을 피울 경우 방에서 혼자 먹도록 하는 등의 행동에 대한 제한이 필요함

06. 조증 대상자에게 제공하는 환경적 중재로 옳은 것은?

① 기하학적 무늬의 벽지
② 다채로운 색의 화려한 조명
③ 병실에 꼭 필요한 시설 외에는 제한하는 환경
④ 클럽음악 들려주기
⑤ 조증 대상자들끼리 같은 병실 배정

해설 [환경적 자극의 감소]
• 불안과 초조는 자극적 환경에서 유발
• 단색 벽지, 단순한 장식 제공, 온화한 조명, 조금 어두운 조명, 소음 줄이기, 방문객 제한, 같은 조증 대상자와는 함께 병실 사용하지 않기

정답 04. ② 05. ⑤ 06. ③

07. 우울증의 원인에 관한 설명으로 옳지 않은 것은?

① 정신분석 이론 – 자기를 향한 무의식적인 분노의 결과
② 행동주의 이론 – 긍정적 강화 감소의 결과
③ 생물학적 이론 – 도파민의 과도한 활동 결과
④ 인지이론 – 부정적이고 비관적인 생각의 결과
⑤ 학습된 무력감 이론

> **해설** [우울증의 원인]
> 생물학적 이론(신경전달물질) : 노르에피네프린↓, 세로토닌↓, 도파민↓, 글루타메이트↓, 코르티솔↑

08. 주요 우울장애 진단을 받은 대상자가 "나를 누가 좋아하겠어요? 이제까지 잘한 것도 없고, 앞으로 할 수 있는 일도 없는 것 같아요."라고 할 때 적절한 간호진단은?

① 방어적 대처
② 복합적 슬픔
③ 자존감 저하
④ 자기돌봄 결핍
⑤ 비효과적 건강관리

> **해설** [우울장애 대상자에게 가능한 간호진단]
> 무가치감과 관련한 자해위험, 사회적 고립, 자신에 대한 부정적인 인식과 관련된 자존감 저하, 의욕상실과 관련한 영양부족, 수면장애, 사고과정 장애

09. 대상자에게 눈 마주침 없음, 극심한 의기소침과 자기 비하, 우울감 등의 증상이 보일 때 제공되는 가장 적절한 초기 간호는?

① 적극적 공감과 동정을 한다.
② 신나는 댄스음악을 틀어 쾌활한 분위기를 조성한다.
③ 정해진 단체 활동에 반드시 참여시킨다.
④ 즉각적으로 부정적 사고의 문제를 분석하고 제거한다.
⑤ 환자 옆에 조용히 함께 있어준다.

> **해설** [우울 대상자 초기 간호]
> 위축, 무반응을 통해 도움을 받아들이지 않으려는 저항을 보일 수 있으므로 옆에 있어주고 수용적이며 공감적, 온화한 태도가 중요함
> ① 지나친 동정, 상투적인 위로와 관심은 환자의 죄의식을 증가시킴
> ② 침착한, 안정된, 조용한, 유쾌한 태도(지나친 낙천성이나 명랑성 피함)
> ③ 억지로 활동 참여 권유하지 않기
> ④ 수용, 이해하는 일관된 태도 유지, 인내심 갖기

07. ③ 08. ③ 09. ⑤

10. 반복적인 자살 시도로 입원한 심한 우울증 대상자가 갑작스런 호전을 보인 경우 우선적인 간호중재는?

① 정신재활 훈련시설에 의뢰한다.
② 퇴원 준비를 한다.
③ 자살의 위험을 사정한다.
④ 사회 재적응을 위한 직업훈련을 한다.
⑤ 조증 증상이 나타날 수 있으므로 약의 용량을 조절한다.

>해설> 증상이 호전되어도 지속적 관찰 필요 : 심한 우울증의 갑작스런 호전의 경우 죽음에 대한 양가감정의 해결로 자살 시도 증가함

10. ③

CHAPTER 04. 불안 관련 장애

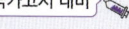

1 불안 장애

1) 불안의 정의

(1) 실질적인 근원을 알 수 없는 실제 또는 인지되는 위협에서 비롯되는 염려, 걱정, 불확실함의 감정

(2) **프로이드** : 본능과 초자아 사이의 정서적인 갈등에 대한 자아의 위협 기출 11

(3) **정상적 불안** : 삶에 필요한 에너지 제공

(4) **병적 불안** : 위협 정도의 범위를 벗어나는 과한 불안, 위협 해소 후에도 지속, 스트레스 요인이 전혀 없는 상태에서도 발생

2) 불안의 수준

(1) **경증 불안**
   ① 일상생활의 긴장상태
   ② 동기부여, 지각영역확대, 집중력 증가

(2) **중등도 불안** 기출 16, 19, 21, 25
   ① 좁아진 지각영역, 당면한 문제에만 관심 집중
   ② 선택적인 부주의(중요한 것에만 초점 그 외는 무시)
   ③ 문제를 해결할 수는 있지만 최선의 능력은 아님
   ④ 잘 관리하면 조금 더 집중력을 발휘할 수 있음
   ⑤ 약간의 발한과 근육 긴장

(3) **중증 불안** 기출 12, 24
   ① 지각영역의 현저한 축소, 위협을 주는 대상에 집중 곤란
   ② 신체적 증상의 급격한 증가(초조, 안절부절 못함, 동공확대, 과도한 발한)
   ③ 모든 행동이 불안을 감소시키는데 집중됨(자신에게 몰두), 불안 감소 위해 수많은 방어기제 사용

(4) **공황수준 불안** 기출 14
   ① 불안장애의 극치, 주위 환경에 대한 집중 불가
   ② 극단적 공포와 감정마비 : 자신의 존재를 느끼지 못함
   ③ 성격분열, 무력감, 순간적인 정신증적 상태(환각, 망상 발생 가능), 논리적 사고와 의사결정능력 불가능, 자신/타인 공격성 증가

3) 불안의 원인 기출 06, 10, 14

(1) 신경전달물질 : 노에피네프린↑, serotonin↑, GABA ↓

(2) 정신역동이론 기출 16

① 억압된 생각이나 정서가 무의식에서 의식으로 가까워질 때 불안이 초래됨(프로이드)
② 건강한 자아가 방어기전을 통해 적절하게 충동을 억압하면 불안은 소멸됨 기출 11

(3) 대인관계이론 : 어린 시절 욕구가 충족되지 못했거나, 인정받지 못했을 때 야기된 정서적 고뇌가 원인(설리번)

(4) 행동이론 : 특정한 환경자극에 대해 학습된 반응

예 어머니의 학대로 불안을 경험한 아동이 자라 이 불안을 모든 여성에 대한 반응으로 일반화시킴

(5) 인지이론 : 개인의 비합리적 사고와 인지왜곡이 원인

4) 불안의 행동특성 기출 06, 07, 08, 09

정서적	인내심 감소, 좌절, 불안정, 긴장, 두려움, 공포, 죄책감 등
생리적	심계항진, 어지러움, 질식할 것 같음, 식욕부진, 설사, 오심, 빈뇨, 안면홍조, 전신 발한
인지적	집중력 저하, 판단력 결핍, 지각영역의 축소, 기억력 저하, 악몽, 혼동, 상해·죽음에 대한 두려움
행동적	안절부절, 신체적 긴장, 과다 호흡, 대인관계 위축, 빠른 말투, 회피, 놀람반응 등

5) 불안장애 분류

(1) 공황장애 기출 07, 09, 12, 15, 20

① 갑자기 죽을 것 같은 극도의 두려움
 • 전형적 공황발작 : 스트레스가 없더라도 갑작스럽게 나타나며, 발작이 10~30분 지속된 후 완화
 • 상황적 공황발작 : 특정 상황에 노출되거나 예상시, 즉각적으로 나타나는 공황발작 기출 22

② 증상
 • 심계항진, 발한, 무서움에 떠는 증상, 흉통, 오심, 어지럽고 불안정한 느낌, 비현실적 이인감, 사지저림, 죽을 것 같은 느낌
 • 공황발작에 대한 두려움 → 앞으로 발생 가능한 공황발작에 과도한 몰입 → 즐겁고, 적응적이며, 해야 할 일들을 회피하게 됨
 • 논리적 사고의 부족으로 어떤 일에 대한 확대나 왜곡의 경향 있음

③ 치료
 • 약물요법
  – 급성발작 시 : Benzodiazepines(빠른 효과, 금단과 의존 증상의 위험, 단기 사용)
  – 지속적 치료시 : 항 우울제 SSRI
  – 약물의 효과가 확인되면 적어도 8~12개월 동안은 지속적인 복용을 해야함
   (공황장애는 만성이므로 약물중단시 재발의 경향 있음)
 • 인지 행동 요법
  – 현 상황에 대한 부정적이고 비현실적인 평가로 불안이 나타난다고 가정하는 요법

- 질환의 원인과 치료법에 대한 설명, 증상 자체는 일정 기간이 지나면 사라진다는 것과 목숨을 위협하는 상황은 아니라는 사실을 알려줌
  - 심호흡, 이완요법

(2) 광장공포증 기출 06, 10, 18, 19, 20

① 피하기 곤란하거나 도움 받을 수 없는 장소나 상황에 혼자 있는 것에 대한 과도한 두려움
② 실제적인 위험이 없다는 것을 알면서도 광장이나 공공장소(극장, 여행, 경기장, 교통수단 등)에 대해 두려움, 공포를 느낌
③ 두려운 장소에 동반자 있으면 불안 감소
④ 치료
  - 방치 시 물질의존, 주요 우울장애 유발
  - 약물치료, 정신사회치료(탈감작, 홍수 요법), 인지행동치료

(3) 범불안장애 기출 08, 09, 17, 18, 25

① 정의 : 공포증, 공황발작, 강박장애 없이 적어도 6개월 이상 지속적이고 만연한 불안을 나타내는 것(특별한 원인이나 근거가 없는 불안심리 상태)
② 증상 : 자율신경과민 증상(숨가쁨, 발한, 심계항진, 메스꺼움, 설사 등), 근육통, 피로, 어지러움, 수면장애, 집중력 저하, 두려움으로 인한 의사결정 어려움

(4) 특정공포증

① 정의 : 광장공포증, 사회공포증을 제외한 특정한 대상과 상황에 심한 불안과 공포를 느끼며 이러한 상황이나 대상을 피하게 되는 심리적 상태
② 종류 : 고소공포, 고양이, 광선, 물, 불, 곤충, 환 공포증 등
③ 치료 : 행동치료가 가장 효과적

(5) 분리불안장애 기출 23

① 집이나 애착대상과의 분리에 대한 과도한 공포와 불안
② 정상적인 유아 발달과정에서의 분리불안이 아닌, 성인에게도 적용되는 불안장애

(6) 사회불안장애 기출 23

① 다른 사람들 앞에서 당황하거나 바보스러워 보일 것 같은 사회 불안을 경험한 후 다양한 사회적 상황을 회피하게 되고 이로 인해 사회적 기능이 저하되는 상태
② 사회적 불안 : 다른 사람을 의식해 생기는 불안
③ 수행불안 : 특정한 일 수행시 긴장과 더불어 주위 사람을 의식해 생기는 불안

6) 간호중재

(1) 공황장애를 위한 간호중재 기출 14, 20

① 과호흡 발생시 → 대상자와 함께 천천히 심호흡(코와 입을 덮을 수 있는 봉투를 사용하여 호흡하게 하기) 기출 21
② 신체증상이 기질적 문제가 아닌 불안으로 인한 증상임을 인식시키기
③ 불안감지 시 즉시 복식호흡을 사용할 수 있도록 교육(느린 심호흡은 불안을 감소시킴)
④ "불안을 조절할 수 있다"는 긍정적 자기암시 교육

(2) 범불안장애를 위한 간호중재
  ① 대상자와 함께 있어주기(수용의 감정 전달)
  ② 천천히 차분하게 말하기(안정감 제공)
  ③ 짧고 간단한 문장의 대화(이해를 도움)
  ④ 자극적인 환경요소 줄이기, 조용한 환경 제공(낮은 조명, 소수의 사람, 단순한 장식)
  ⑤ 대상자의 행동과 감정을 연결시키기(자기인식에 도움)
  ⑥ 상황을 긍정적 방향으로 재구성하기(새로운 관점 제시, 왜곡된 생각의 전환)
  ⑦ 불안이 감소되면 불안의 발생원인을 대상자와 함께 탐색하기

7) 치료
  (1) 약물요법
    ① 범불안장애 : SSRIs, Benzodiazepines, β-blocker
    ② 공황장애 : SSRIs, Benzodiazepines, TCA, MAOIs
    ③ 사회불안장애 : SSRIs, Benzodiazepines, β-blocker
  (2) 행동치료, 인지치료 : 공포의 자극에 조금씩 노출시키는 탈감작법 시행, 공포 자극에 한 번에 노출시키는 홍수법 시행 기출 09, 13, 20, 22

2 강박 장애

1) 강박장애 및 관련 장애 분류
  (1) 강박장애 : 자신의 의지와는 상관없이 반복적인 사고와 행동의 되풀이
  (2) 신체이형장애 기출 22 : 정상적 외모에도 불구하고 결함이 있다고 생각하며 외모에 대한 과한 집착
  (3) 수집광 : 사용의 여부와는 관계없이 물건을 계속해서 모아놓음
  (4) 발모광 : 반복적 머리 뽑는 행동
  (5) 피부뜯기장애 : 피부손상으로 이어지는 반복적인 피부뜯기

2) 강박 장애의 특징 기출 05, 17, 20, 23
  (1) 강박사고 : 조절이 안 되는 지속적이고 반복적인 생각
  (2) 강박행동 : 반복적인 행동
  (3) 대상자는 사고나 행동의 무의미함을 알고 있음, 원하지도 않음, 억제하려고 노력하면 불안감 상승 됨 기출 16
  (4) 강박사고를 보이는 대상자는 일반적으로 그러한 사고나 충동을 무시하기 위해 강박행동을 하게 됨
  (5) 강박사고와 행동의 이유 : 불안을 감소하기 위해 기출 22
  (6) 강박사고와 행동에 저항할 경우 : 불안, 긴장 상승
  (7) 강박 사고와 행동은 많은 시간을 소모하게 하며, 일상생활 및 인간관계를 방해함

(8) 자신의 의식적 행동이 일상을 방해할 때 : 수치심과 무력감을 느낌

(9) 방어기제 기출 25 : 취소, 격리(강박행동과 원인되는 불안의 감정을 분리시킴), 반동형성, 대치(정신적 에너지를 신체 행동으로 대치시킴) 기출 12

(10) 초자아가 강하고 완벽주의적 성격

3) 간호중재 기출 08, 10, 14, 19, 21, 24

(1) 불안 수준 사정

(2) 대상자가 의존에 대한 욕구가 있는 경우 : 처음에는 대상자의 의존욕구를 충족시켜주며, 차츰 독립성을 격려하고, 독립적 행동시 보상 제공(갑작스런 의존욕구 제거시 심한 불안 발생 가능성)

(3) 강박행동에 대한 충분한 시간적 허용(판단과 비난 금지) : 강박행동을 막으면 불안 상승

> 예 허용적인 방법으로 수용 : 뜨거운 물에 손을 씻으면 피부의 수분을 잃을 수 있으므로 핸드크림을 사용하여 피부의 보습감 제공

(4) 눈에 보이는 강박 행동을 줄이면 또 다른 강박의 행동이 나타날 수 있음

(5) 강박행동이 건강을 해칠 정도로 심할 때는 제한

(6) 조직화된 활동 제공 : 안정감

(7) 병동활동에의 참여 격려 : 강박행동의 시간을 줄이고, 좀 더 바람직한 행동으로 대체하기

(8) 강박행동 안할 때 : 긍정적 강화

(9) 강박 사고와 행동을 줄이는 방법 교육 : 사고중단기법, 이완요법, 운동, 편안함을 느끼는 다른 건설적 행동 등

3 외상 후 스트레스장애

1) 정의

(1) 스트레스
  ① 유스트레스(eustress) : 문제해결과 성취를 위한 동기부여의 역할
  ② 디스트레스(distress) : 혼란발생, 무력·절망·우울·피로를 유발

(2) 스트레스원 : 정신적(불안, 죄책감 등), 신체적(소음, 극심한 추위 등), 심리사회적(자존감 손상, 낙인찍히기, 따돌림 등), 사회경제적 상태, 사춘기 등

(3) 외상 : 실제적이거나 위협적인 죽음, 심각한 부상, 충격적 사건에 노출되는 것

2) 외상 및 스트레스 관련 장애

(1) 외상 후 스트레스 장애(post traumatic stress disorder, PTSD) 기출 08, 12, 13, 17, 20, 24
  ① 생명을 위협할 정도의 극심한 스트레스(정신적 외상)의 경험으로 나타나는 심리적 반응
  ② 다음 증상이 1개월 이상 지속되어 일상생활의 장애를 초래하게 되는 경우 진단함 기출 18
    • 사건에 관한 침입적 증상 : 플래시백, 악몽, 원치않는 나쁜 기억, 비현실감

- 회피하려는 증상 : 사건, 사람, 장소 등 모든 기억과 감정으로부터 회피
- 인지, 기분의 부정적 변화 : 공포, 죄책감, 분리된 느낌, 만성적 우울감
- 각성과 반응의 현저한 변화 : 과민, 분노폭발, 과각성, 수면장애, 과장된 놀람 반응
③ 방어기전 : 억압, 부정, 반동형성, 취소
④ 치료 : 약물, 정신치료(치료하지 않아도 30%는 자연 회복, 치료시 대부분 완전 회복 가능)

(2) 급성 스트레스장애
① 폭력적 혹은 외상성 사건을 목격한 이후 발생
② 증상 : 1개월 안에 해결(4주 이상 지속 시 PTSD로 진단)
- 정서장애, 멍한 상태, 주변에 대한 지각 감소, 이인증, 현실감 소실, 해리성 기억상실

(3) 적응장애
① 정신 사회적 스트레스 재난을 겪은 후 즉시 또는 3개월 이내에 인지적, 정서적, 행동적 증상의 변화 나타남, 스트레스 요인이 사라지고 난 뒤 6개월 이내 증상 사라짐
② 증상 : 죄책감, 우울증, 불안, 분노, 신체적 호소, 사회적 철회, 학습문제, 청소년 비행, 과도한 음주
③ 청소년의 방어기전 : 동일시, 주지화, 금욕주의

(4) 소아기 반응성 애착장애 기출 10, 16
① 원인 : 방임, 학대 또는 신체적·정서적 돌봄이 적절치 않은 경우, 일차 양육자의 빈번한 교체, 부모의 육아기술 부족 등
② 증상 : 타인과 적절한 사회적 관계를 맺지 못함, 양육자에 대한 감정적으로 위축된 행동(불안정, 두려움, 슬픔), 경계적, 양가감정, 정서발달지연, 신체발달지연
③ 치료 및 중재 : 놀이치료, 정신치료, 가족치료, 부모교육, 긍정적 환경 유지, 필요시 약물 치료

3) 외상 후 스트레스장애 간호중재 기출 19, 21
(1) 외상의 경험에 대해 대화할 수 있는 안전한 장소 마련
(2) 신뢰관계 : 비위협적, 전문적, 무비판적, 수용적 태도 유지, 적극적인 경청
(3) 자살의 위험성 사정, 감정과 생각, 특히 분노를 안전한 언어로의 표현 격려
(4) 회복기에는 외상적 사고를 바라보는 주관적 지각을 객관적으로 볼 수 있도록 도움
(5) 시간이 지남에 따라 과거의 영향에서 벗어날 수 있음을 알려주기
(6) 지역사회 지지체계 확보

4 해리 장애

1) 해리의 개념
(1) 과거의 외상과 관련된 압도적인 두려움으로부터 개인을 보호하기 위한 무의식적인 방어기제
(2) 불안과 공포를 유발하는 억압된 충동이 무의식적으로 의식에서 분리

2) 특징
(1) 한 명 이상의 성격을 만들어 냄, 해리된 성격은 의식적인 성격과 전혀 동떨어져 기능함
(2) 의식·기억·정체성 및 지각에 대한 평소 통합된 기능이 단절되는 상태
(3) 행동특성 : 기억장애, 지남력 장애, 이인감, 혼돈과 방황, 현실감각의 상실

3) 해리장애의 유형
(1) 이인성장애 / 비현실감장애
   ① 자신으로부터 떨어져 있는 느낌, 자신이 주변과 분리된 느낌
   ② 망상이나 환각과의 차이 : 이인성장애는 삽화동안 현실지각능력 있음, 기억상실 없음
      예 자신이 꿈이나 영화 속에 있는 느낌, 자신은 실제가 아니라고 느낌

(2) 해리성 기억상실 / 해리성 둔주 기출 24
   ① 뇌의 기질적 손상 없이 특정 정보나 사건과 관련된 내용을 기억하지 못하는 상태
   ② 정신적 충격이나 스트레스 상황과 관련하여 기억상실 일어남(고통회피)
   ③ 기억이 돌아오면 대상자는 혼란과 당혹감 느낌

(3) 해리성 정체성장애
   ① 다중인격장애 : 한 사람 또는 그 이상의 인격을 가지며 하나의 인격이 그 사람의 행동을 지배함
   ② 몇 분에서 몇 주까지 시간 간격을 기억하지 못하며, 잃어버린 시간 동안 다른 인격에 의한 통제를 받음
   ③ 각각의 성격은 모순될 수 있으며(모성애 가득한 인격과 싸이코패스 동시 존재), 치료를 받기 전에 서로를 알지 못함
   ④ 해리장애 중 가장 심각(다른 장애보다 나쁜 예후, 만성으로 진행)

4) 간호중재
(1) 안전하고 무비판적 환경 제공
(2) 한가지의 단순한 일 제공(불안감, 스트레스 감소)
(3) 정체성과 지남력 확인
(4) 자신을 위한 일상적인 일 격려(자존감 향상, 독립성 증진)
(5) 과거 사건에 대한 자료를 이용해 대상자를 압박하지 않기(기억상실은 개인의 불안해소를 목적으로 함)
(6) 대상자의 숨겨진 기억력 정도 확인
(7) 부정적 감정 표현을 수용하기
(8) 필요시 지지 가능한 주변 사람의 명단 수집

5 신체 증상 관련 장애

1) 정의 기출 03

(1) **신체화** : 정신적 스트레스를 신체적 증상으로 표현하는 것

(2) **신체 증상 관련 장애** : 임상적으로 조직적 병변, 병태생리가 뚜렷하지 않은 신체증상이 나타나는 정신질환

(3) 1차적 이득과 2차적 이득을 통해 만족의 욕구를 충족함
  ① 1차적 이득 : 신체적 증상을 통해 심리적 불안, 죄책감을 덜어냄 기출 25
  ② 2차적 이득 : 신체적 증상을 통해 얻을 수 있는 부수적인 이득 기출 14
    예 가고 싶지 않은 학교에 안 갈 수 있음, 하기 싫은 일 안할 수 있음, 주위의 관심과 보호

(4) **만족스런 무관심** : 자신의 기능상실에 대한 걱정 없이 무관심해 보이는 태도 기출 22, 23

2) 특징

(1) 명백한 병리적 소견 없이 신체적 기능장애가 일어남
(2) 증상 발생, 유지 및 악화가 정신생물학적 요인과 관련성 없음
(3) 허위장애를 제외한 대부분의 신체증상 관련 장애의 증상은 의도적인 것이 아님(의식적 통제하에 있지 않음)
(4) 질병불안장애는 남·녀간 차이가 없으나, 신체증상장애와 전환장애는 여성에 많음
(5) 안심을 얻기 위한 병원쇼핑

3) 신체 증상 관련 장애의 분류

(1) **신체 증상 장애(somatic syndrome disorder)** 기출 03, 04, 08, 20

정신사회적 스트레스 갈등이 신체적 증상으로 나타남
  ① 증상 : 통증, 위장장애, 심계항진, 현기증, 호흡곤란, 성기능장애, 피로 등(감각기관, 수의근제외)
  ② 과거력 : 여러 가지 치료, 수술, 약물복용, 자살시도, 생활기능장애, 높은 의료비 지출 등
  ③ 정신과적 도움 거부하는 특징
    • 검사 결과 이상이 없어도 의학적인 문제가 있을 거라 믿음, 불필요한 검사 요청
    • 초기에 철저한 검사가 필요하나 추가 검사는 원칙적으로 피하기 기출 12
  ④ 우울과 불안을 인식하고 치료하는 것 중요
  ⑤ 2차적인 이득은 장애를 강화시킴
  ⑥ 방어기제 : 억압, 퇴행
  ⑦ 병전성격 : 자기중심적, 관심과 인정 갈망, 의존적

(2) **전환 장애(conversion disorder)** 기출 05, 11, 14, 15, 18, 19, 22

무의식적 내적갈등이 감각기관, 수의근 기능상실로 나타남
  ① 증상 : 청각상실, 마비, 비정상 운동, 연하곤란, 언어장애, 감각마비, 실명 등(감각기관, 수의근 기능상실)

② 무의식적 과정
- 증상은 정신적인 내적갈등의 표현
- 목적은 있으나 수의적으로 증상이 생성, 통제되는 것 아님(비의도적)

③ 삽화는 일반적으로 짧지만 만성적임
④ **동반 질환** : 아동학대, 우울, 불안, 성격장애
⑤ 증상은 타인을 통제하고 조종하는 비언어적 수단일 수 있음
  예 가성경련 : 사람이 많은 장소에서 안전하게 쓰러짐(혼자 있는 방에서는 증상 없음)
⑥ 1차 이득은 내적인 긴장을 완화시키고, 2차적 이득은 장애를 강화시킴
⑦ **방어기제** : 동일시, 투사, 전환, 억압
⑧ **병전성격** : 수동-공격적, 반사회적, 연극성 성격장애, 의존적

(3) 질병 불안 장애 = 건강염려증(illness anxiety disorder) 기출 14

① **신체증상 장애와의 공통점** : 질병이나 질환에 집착
② **신체증상 장애와의 차이점** : 신체증상이 존재하지 않거나 경미함, 두려움이 비현실적이라는 것 인식함
③ **증상의 특징**
  - 타인에 대한 공격심 또는 증오가 신체적 호소로 전이된 것
  - 신체적 고통을 속죄의 수단으로 삼기도 함(대상자에게 심한 죄책감과 자기비하 있음)
  - 낮은 자존심, 부적절감에 대한 심리적 방어의 결과
  - 질병불안 행동은 무의식적 수준에서 발생(예 꾀병 : 의식적 수준)
④ 장애 자체보다 장애의 잠재적 결과를 더 두려워 함
⑤ 정상적인 신체적 감각을 질병의 지표로 잘못 해석함(건강에 대한 미디어의 잦은 노출은 두려움을 증가시킬 수 있음)
⑥ **방어기제** : 억압, 퇴행, 상환, 전치
⑦ **망상과의 차이**
  - 망상 : 고정불변의 믿음
  - 질병불안장애 : 변화 가능함

(4) 허위성 장애(factitious disorder) 기출 17, 24

① 의도적으로 증상이나 자해를 만들어 냄
② **원인** : 사랑과 관심을 배척당한 경험, 정체성 빈약, 피학적 성격 성향
③ **목적** : 환자역할 함으로서 보살핌, 안락함, 관심 받기 위함
④ **꾀병과의 차이**
  - 꾀병 : 명백한 이득을 얻으려는 시도, 이득 시 증상 사라짐
    예 보험 보상을 위한 증상 과장, 군복무 피하기 위한 우울증 등
  - 허위성 장애 : 뚜렷한 이차적 이득 보다는 질병 자체가 목표
    예 의도적으로 유리조각을 삼켜 출혈 일으킴, 약물복용으로 증상을 만들어냄
⑤ 증상에 대한 의도적인 통제 가능함
⑥ **특징** : 대상자는 지능적이고 수완이 좋아 허위성 장애임을 의심 받으면 의료기관을 바꾸는 행동을 하기 때문에 진단, 발견이 어려움
⑦ **방어기제** : 억압, 동일시, 퇴행, 상징화

4) 간호중재 기출 00, 01, 02, 04, 05, 08, 10, 11, 12, 13, 16, 17, 19, 20, 25

　(1) 신뢰관계 형성하기

　　　① 신체적 증상의 호소를 인정하고 받아들임(대상자의 감정을 부정하는 것은 비치료적)
　　　② 증상이 실제가 아니라는 사실을 암시하지 않기(심인성 증상이 대상자에게는 실제라는 것을 인정)
　　　③ 초기에는 가장 절박한 의존 요구를 충족시켜주기
　　　④ 한 사람의 일관성 있는 정기적 간호제공

　(2) 신뢰관계를 형성한 후에는 도움을 요청할 때 중재를 하며 가능한 독립성을 유지시키기(의존성과 같은 이차적 이득 방지)

　(3) 신체증상으로 장애가 초래된 일상활동과 관련한 욕구를 충족시킴(우선적 간호 중재는 안위와 안전임) → 점차 신체적 증상에 대한 주의 줄이기

　(4) 초기 신체적 조사를 마친 후에는 더 이상의 강화를 피하기 위해 반복된 검사하지 않기

　(5) 대화의 초점 : 신체적 호소 → 감정이나 중립적 주제로 옮기기

　(6) 통증을 호소하지 않을 때에도 관심 갖기

　(7) 환자의 주의를 통증이 아닌 다른 곳으로 전환 가능한 활동 제공(오락 및 사회활동)

　(8) 신체에 대한 지각을 현실적으로 표현할 때 긍정적 강화 제공(자존감 증진)

　(9) 스트레스 감소 기술, 신체적 증상에 의존하지 않고 타인에게 인정받는 방법 찾도록 도움

　(10) 대상자가 신체증상에 몰두할 때 사무적, 비위협적 태도

CHAPTER 4 불안 관련 장애

01. 불안의 최고 상태인 인격이 와해되고 지각의 내용과 범위가 왜곡되는 불안으로 즉각적인 중재가 필요한 단계는?

① 경증불안
② 중등도불안
③ 중증불안
④ 공황상태
⑤ 범불안

해설 [공황상태]
불안장애의 극치, 성격분열, 무력감, 순간적인 정신증적 상태, 논리적 사고와 의사결정능력 불가능, 자신·타인 공격성 증가

02. 중등도 불안 단계에서 나타나는 특징으로 가장 관계가 적은 것은?

① 선택적 부주의
② 일상생활의 긴장상태
③ 지각영역 좁아짐
④ 약간의 발한과 근육 긴장
⑤ 잘 관리하면 조금 더 집중력 발휘할 수 있음

해설 일상생활의 긴장상태는 경증 불안에 해당하며, 집중력이 증가되고, 동기부여가 되는 정도의 불안

03. 공황장애 환자의 과호흡시 도움이 되는 간호 중재는?

① 즉각적 산소 공급
② 쪼그려 앉은 자세로 호흡하기
③ 입으로 크게 숨을 들이마시고 코로 천천히 내쉬기
④ 코와 입을 덮을 수 있는 봉투를 사용하여 호흡하게 하기
⑤ 똑바로 눕힌 후 다리를 올린 자세 취하기

해설 [공황장애]
- 주 증상 : 곧 죽을 것 같은 강한 두려움
- 과호흡 발생시 → 대상자와 함께 천천히 심호흡(코와 입을 덮을 수 있는 봉투를 사용하여 호흡하게 하기)

01. ④ 02. ② 03. ④

04. 공황장애 환자가 교실에서 시험을 보는 중 공황발작을 일으켰을 때 우선적인 간호중재는?

① 시원한 장소로 옮긴다.
② 환자를 조용한 장소로 옮기고, 곁에 있어 준다.
③ 불안과 공포에 대해 말로 표현하도록 돕는다.
④ 존재하지 않는 공포에 대한 인지치료를 한다.
⑤ 환자와 함께 불안 촉진 요인을 탐색한다.

해설 [공황발작]
- 급성 공황발작 증상 : 흉부 통증, 질식되는 느낌, 어지러움, 구역, 숨가쁨 등
- 증상은 대개 10분 이내에 최고조에 이른 후 몇 분 이내에 사라짐
- 신뢰할 수 있는 사람이 곁에 있어주며 안정감 제공

05. 세균공포증이 있는 대상자에게 손으로 변기를 청소하도록 하였다. 간호사가 적용한 중재기법은?

① 점진적 이완요법
② 환경요법
③ 체계적 둔감법
④ 혐오요법
⑤ 홍수법

해설
① 점진적 이완요법 : 수의근의 긴장과 이완을 반복하며 정신적 이완을 유도
② 환경치료 : 대상자가 변화할 수 있는 지지적 환경, 보호 받고, 이해 받으며 의지할 수 있는 따뜻한 환경을 제공하는 것
③ 체계적 둔감법 : 가장 약한 수준의 불안요인에 노출시키며 점차 강한 수준의 불안요인에 노출시키는 방법
④ 혐오요법 : 부적응 행동이 일어남과 동시에 불편한 자극을 제공하여 부적응 행동을 줄이는 방법
⑤ 홍수법 : 대상자가 두려워하는 가장 높은 불안의 상황에 한번에 노출시키는 방법

06. 화장실에서 30분째 손을 씻고 있는 강박행동 대상자에게 적절하지 않은 간호는?

① 매일 손의 피부 상태를 관찰한다.
② 씻을 때 미지근한 물을 사용하며, 핸드크림을 바르게 한다.
③ 강박증상 완화를 위한 전환요법을 시행한다.
④ 처방에 따른 항우울제를 투약한다.
⑤ 오랜 시간 동안 씻고 있었음을 깨닫게 한다.

해설 [강박장애 간호중재]
- 피부 상태를 관찰하여 출혈, 감염 등의 문제 발견시 치료
- 허용적인 방법으로 수용하기, 강박행동이 건강을 해칠 정도로 심할 때는 제한
- 전환요법을 통해 손 씻기에만 집중하지 않도록 하기 위해서임
- 증상 조절을 위해 적극적인 투약으로 치료해야 함
- 비합리적인 줄 알면서도 어쩔 수 없이 하게 되는 행동임, 강제로 금지시 불안을 조절하지 못해 공황상태가 될 수 있음

정답 04. ② 05. ⑤ 06. ⑤

07. 수술을 앞둔 환자가 수술 후 합병증에 대한 걱정 외에 다른 어떤 일에도 관심이 없는 '선택적 부주의'를 보이는 상태이지만, 집중을 유도하면 수술에 대한 설명을 듣고 이해할 수 있다. 이 환자의 불안 수준은?

① 일시적 불안
② 경증 불안
③ 중등도 불안
④ 중증 불안
⑤ 공황

해설 중등도 불안 상태에서는 지각영역이 좁아져 선택적인 부주의가 있음. 선택적인 영역에만 주의를 기울이기 때문에 잘 지도해 주면 좀 더 집중할 수 있음. 이 때 환자의 집중력은 약해지고 오랜 시간 집중하는데 어려우므로 대화는 짧고, 단순하고, 이해하기 쉬운 문장으로 말하는 것이 효과적임

08. 교통사고로 아이를 잃은 대상자가 사고 후 지속적으로 사고 상황이 생생하게 떠오르고 악몽을 꾼다고 호소하여 '외상 후 증후군'이라는 간호진단을 내렸다. 간호중재로 옳은 것은?

① 증상이 비정상적인 반응임을 인지시킨다.
② 자동차가 많은 도로를 걷게 한다.
③ 새로운 자극을 제공하기 위해 새로운 간호사에게 돌봄을 받을 수 있도록 한다.
④ 플래시백이나 과잉각성이 나타나는 동안 함께 있어준다.
⑤ 사건에 대한 언급을 피하도록 지시한다.

해설 [외상 후 스트레스장애 간호중재]
- 무비판적·수용적 태도 유지하기, 회복기에는 외상적 사고를 바라보는 주관적 지각을 객관적으로 볼 수 있도록 돕기
- 비위협적, 안전한 장소 마련하기
- 신뢰감과 안정을 위해 일정한 간호사로부터 돌봄 제공 받기
- 불안과 공포 재경험시 곁에서 지지해 주기
- 감정과 생각, 특히 분노를 안전한 언어로의 표현 격려하기

09. 허위성장애 환자에게 나타날 수 있는 특성은?

① 명백한 이득을 얻으려는 행동을 한다.
② 심각한 질병에 걸렸다는 것에 몰두한다.
③ 감각 또는 운동기관을 제외한 다양한 신체적 증상을 호소한다.
④ 자신에게 심한 죄책감과 자기비하가 있다.
⑤ 증상에 대한 의도적인 통제가 가능하다.

해설 [허위성장애]
① 허위성장애는 뚜렷한 이차적 이득 보다는 질병 자체가 목표임. 이득을 얻기 위한 행동인 꾀병과 구분하기
② 의도적으로 증상을 만드는 것이므로 몰두하지는 않음
③ 신체증상장애에 해당
④ 질병불안장애에 해당

07. ③ 08. ④ 09. ⑤

10. 시험에 불합격 결과를 통지받은 학생이 다음날 안면근육이 마비되어 불안을 호소할 때 간호로 적절한 것은?

① 신체적 증상은 실제가 아님을 인식시킨다.
② 의도적으로 증상을 만들어내는 것이다.
③ 초기에 신경전도 검사를 통해 실제적 문제가 없음을 확인시킨다.
④ 꾀병이라는 것을 인식시킨다.
⑤ 안면마비 증상에 대해 자세한 이야기를 나누어 관심을 표현한다.

해설 [전환장애]
- 급성 신체증상 호소 시 : 신체적 불편함에 대한 간호 제공
- 의학적 문제가 없음이 확인된 후 : 증상에 대한 관심을 줄여 신체적 증상의 강화를 막음
- 신체적 증상이 대상자에게는 실제이므로, 수용적 태도로 대상자의 감정을 존중, 증상의 호소를 인정하고 받아들이기
- 목적은 있으나 비의도적 증상임

11. 심한 스트레스와 불안감을 느낄 때마다 사람이 많고 다치지 않을 곳에서 발작을 일으키는 30대 여성 환자가 내원하였다. 대상자의 병전 성격으로 추측할 수 있는 것은?

① 반사회적, 억제적
② 연극적 성격, 의존적
③ 수동 – 공격적, 충동적
④ 자폐적, 결단력 있음
⑤ 방어적, 자기주도성

해설 [전환장애-히스테리성 간질]
- 히스테리성 간질, 발작(가성 경련)은 관중이 있을 때만 발생
- 병전 성격 : 연극적 성격, 의존적, 수동 – 공격적, 반사회적

12. 전환장애 대상자가 얻을 수 있는 일차 이득은 무엇인가?

① 체면 유지
② 가족의 관심
③ 갈등 상황에 대한 의도적 회피
④ 심리적 불안감 해소
⑤ 신체적 안정

해설 [전환장애]
- 1차적 이득 : 신체적 증상을 통해 심리적 갈등을 해소하며 불안과 죄책감을 감소시킴
- 2차적 이득 : 증상으로 인해 대상자가 원하지 않는 행위를 하지 않을 수 있게 됨(책임 회피가능, 주위로부터 받는 관심과 보호)

13. 정신분석학적 관점에서 볼 때 해리장애를 야기하는 주된 방어기전은?

① 반동형성
② 전치
③ 퇴행
④ 취소
⑤ 억압

해설 [해리장애]
정신분석학적 관점 : 의식에서 용납하기 어려운 욕구, 고통스럽거나 위협적인 충동, 감정, 기억 등을 차단하여 의식되지 않도록 무의식으로 넣어버리는 억압으로 나타남

정답: 10. ③ 11. ② 12. ④ 13. ⑤

CHAPTER 05 성격장애

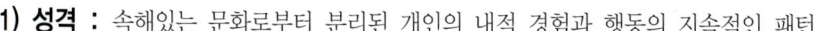

1) **성격** : 속해있는 문화로부터 분리된 개인의 내적 경험과 행동의 지속적인 패턴
    (1) **병이 없는 상태의 성격** : 유연, 적응력 있음, 불안 시 성숙한 방어기제 사용
    (2) **성격장애 환자의 성격** : 융통성 없음, 예측 불가, 원초적인 대처전략, 미성숙한 방어기제 사용, 자신의 성격이 문제를 일으킨다는 사실을 인지하지 못함, 현실감각과 자아기능은 정상적

2) **성격장애 원인** 기출 04
    (1) **생물학적 원인** : 세로토닌의 장애(불안정성, 충동성, 과민증과 관련), 뇌구조와 기능 이상(감정 조절, 감정과 사고의 통합과 관련)
    (2) **유전적 원인** : 주요 정신장애와 유전적 연관성
    (3) **정신사회적 원인** : 어린 시절 반복된 정신심리학적·신체적·성적 외상, 만성적 스트레스
    (4) **심리적 원인(프로이드)**
        ① 부모와의 관계에서 미숙한 초자아 발달
        ② 구강기 고착 : 수동적, 의존적
        ③ 항문기 고착 : 고집, 인색함
    (5) **환경적 요소**

편집성 성격장애	부모가 비판적 성향 있음, 외부 집단에서 형성된 분노와 적개심을 투사
조현성 성격장애	어린 시절 부모의 무관심과 냉담으로 고립감 경험
연극성 성격장애	가족의 지나친 강화를 통해 주목받고자 하는 행동 나타남
자기애성 성격장애	부모의 무관심, 모순된 보상, 성공에 대한 과도한 칭찬과 실수에 대한 과도한 비판
회피성·의존성 성격장애	부모의 과잉보호
강박성 성격장애	권위적인 부모의 행동을 모방한 것
반사회적 성격장애	지나치게 난폭하거나 산만한 과거력 있음
경계성 성격장애	어린 시절 성적 학대의 경험, 부모와의 심한 갈등 또는 이별

3) **성격장애의 특성** 기출 15
    (1) **스트레스에 대한 부적응적 반응** : 억압된 깊은 불안으로 융통성 없음
    (2) **일이나 사랑에서 나타나는 장애** : 자존감의 문제 있음
    (3) **대인관계에서 갈등** : 심한 감정 기복, 적대감, 책임감 부족, 상처받는 것에 대한 두려움
    (4) **타인을 불쾌하게 만드는 경향**

4) 성격장애의 유형

A군 성격장애	• 괴이하고 별난 행동 • 의심, 냉담, 위축, 비논리적 • 종류 : 편집성, 조현성, 조현형
B군 성격장애	• 극적이고 감정적, 변덕스러운 행동 • 관심추구, 불안정, 물질남용, 자살시도 • 종류 : 반사회적, 경계성, 연극성, 자기애적
C군 성격장애	• 불안과 두려움이 특징 • 긴장, 과도한 통제, 우울 • 종류 : 회피성, 의존성, 강박성

5) 간호중재

(1) 의사소통시 간호사의 태도 기출 11, 13, 14, 17, 18, 19, 20, 21

① 사회에서 용납될 수 없는 행동은 일관성 있고 확고한 제한 설정
② 부적절한 행동 시 사무적, 엄격, 단호한 태도 유지
③ 감정과 갈등의 표현 격려, 수용, 경청, 상호작용 증진, 자존감 증진

(2) 환경요법

① 일관적, 신뢰적인 따뜻하고 안정된 환경 조성 기출 18
② 한계 설정 : 자신의 행동에 책임지도록 설명
③ 타인과 관계를 맺을 수 있는 기회 제공, 긍정적 상호작용 격려

(3) 공격적 행동시 간호중재

① 분노의 표현을 격려
② 분노와 긴장감을 표현할 수 있는 신체적 분출구 제공(운동, 만들기 등)
③ 분노표현에 대한 적절한 행동 기준 설정
④ 신체적 손상 예방(위험한 물건 제거)
⑤ 긴장의 증가 상황에서 간호사에게 요청하기를 격려

(4) 충동적 행동시 간호중재

① 충동적 행동이 일어나기까지의 과정과 소요되는 비용, 이득이 있는지를 확인할 수 있도록 대상자를 돕기
② 충동적인 행동을 하기 전 "멈춰" 교육하기
③ 자신이 선택한 충동적 행동의 결과를 평가하게 하기
④ 성공적 결과에 대한 긍정적 강화 제공
⑤ 문제발생시의 해결방법을 연습할 수 있는 기회 제공(역할극)

1 A군

1) 편집성 성격장애 기출 07, 11, 15, 16, 17, 19

(1) 특징
① 타인에 대한 불신과 의심이 가득
② 타인의 의도를 악의적, 적대적으로 해석 → 부당한 거절, 무시, 비난, 이용당했다는 인지적 왜곡을 보임
③ 방어적, 편협한 감정, 유연성 결핍, 유머감각 없음
④ 습관적 소송과 투서

(2) 방어기제 : 투사, 부정, 반동형성

(3) 간호중재
① 신뢰관계 형성(솔직, 포용적)
② 지나친 친절과 신체접촉 삼가기 기출 21
③ 분명한, 정확한, 일관적, 중립적, 객관적, 사실적 태도 유지

2) 조현성 성격장애 기출 11, 18

(1) 특징
① 친밀한 관계 원하지 않음, 집단에 소속되는 것에 무관심과 기피 → 사회적으로 고립
② 정서적 냉담, 둔감한 감정 반응, 단조로운 사고, 방관자적 자세, 대화 시 시선회피
③ 상호작용이 필요한 일은 어렵지만, 혼자서 수행해야 하는 일은 잘 해냄
④ 추후 조현병이나 망상장애를 일으킴 예 은둔형 외톨이

(2) 방어기제 : 주지화

(3) 간호중재
① 정서적·개입적 치료보다 과제제시형 접근이 바람직(구조적이고 형식을 따르는 절차를 편하게 받아들임)
② 사회화를 향상시키기 위한 노력이나 지나친 친절은 피함
③ 구조화된 집단행동치료 도움(의사소통기술훈련, 대인관계훈련 등)

3) 조현형 성격장애 기출 13, 22, 24

(1) 특징
① 망상이나 환각 없이 사고, 지각, 언어, 행동 등에 기이한 증상
② 편집증 : 과도 의심, 사회적 상황에서 극단적 불안, 자신의 고립을 다른 사람을 탓함
③ 괴상한 믿음, 마술적 사고(조현성보다 증상 심함)
④ 10% 정도는 자살, 일부는 조현병(조현병의 병전 인격)
  • 조현형 : 현실검능력 있음
  • 조현병 : 강한 망상, 현실검증능력 없음, 병식 없음
    예 지하철 1호선의 퇴마사, 사이비 교주

(2) 방어기제 : 주지화, 취소

(3) 간호중재
① 친밀하고 정서 측면에 중점을 두는 치료는 오히려 스트레스로 작용함
② 편집증적 증상은 구조화된 집단치료가 효과적
③ 엄격한 접근, 왜곡 생길 시 명확히 할 것
④ 사회적 고립에 대한 대상자 요구 존중

2 B군

1) 반사회적 성격장애 기출 12, 20, 22, 25

(1) 특징
① 타인의 권리를 지속적으로 무시하는 것을 특징으로 함
② 도덕적 기준 없고, 책임감 못 느낌
③ 양심의 가책 없이 파괴적이고 불법적인 행동, 거짓말에 서슴치 않음
④ 어린 시절 품행장애의 병력 있음

(2) 방어기제 : 행동화, 합리화

(3) 간호중재
① 실제적인 제한 설정, 분명한 경계와 결과 제공(감정적 접근 효과적이지 않음)
② 인지적 접근 : 자신의 공허함, 우울, 불안을 인지하고 표현하게 하기
③ 물질남용의 경우 이에 대한 중재를 우선

2) 경계성 성격장애 기출 15, 18, 19

(1) 특징
① 정서적으로 안정된 상태와 불안정한 상태, 또는 건강한 대인 관계와 병리적 대인 관계 사이의 경계에 위치한다는 의미
② 기분이나 감정 기복이 심하고, 권태, 공허함, 정서가 강렬하고 쉽게 변화하는 특징
③ 대인관계의 극단성, 극단으로 분리된 이분법적 사고
④ 버림받는 느낌을 피하기 위해 대인관계 형성에 필사적
⑤ 빈번한 자해를 통해 타인을 조종하려 함

(2) 방어기제 : 퇴행, 분리(전체의 일부로서 긍정적인 면과 부정적인 면을 모두 볼 수 없다는 것을 의미)

(3) 간호중재 기출 23
① 분명한 언어사용, 솔직한 의사소통
② 자해시도시 중립적 태도로 치료하기
③ 행동계약을 통한 경계와 한계 제공
④ 교묘하게 속이는 행동 인식하기(아첨, 유혹)
⑤ 거절과 구원 피하기(실망 또는 좌절 시 상대방에 대한 빠른 평가절하와 멸시를 함) → 사무적인 태도유지
⑥ 현실 지향적 접근 : 심층 무의식 해석보다는 현실에서 경험하는 대인관계의 문제를 중심으로 접근, 실제적인 목표 설정

3) 연극성(히스테리성) 성격장애 기출 07, 10, 14, 20, 23

(1) 특징
① 자신이 관심의 중심이 되고자 함
② 과장된 언어와 행동 표현, 외모에 지나치게 신경을 씀. 과장된 감정 표현
③ 충동적, 지나친 기분고조, 외향성, 낮은 인내심, 변덕스러움
④ 일반적으로 삶의 질은 감소하지 않으므로, 자신은 정신과적 도움이 필요 없다고 생각(상실과 관련한 우울 문제로 치료를 시작함)

(2) 방어기제 : 해리

(3) 간호중재
① 자신의 내적 감정을 분명하게 알도록 하는 것이 중요
② 애매모호하지 않은 현실적, 구체적 단어의 사용
③ 고통의 반응으로 보이는 유혹적인 행동 이해하기

4) 자기애성 성격장애

(1) 특징
① 개인의 성취에 대해 과대성을 보이는 부적응적인 사회반응
② 자신이 중요한 인물이라는 과장된 생각과 거만함, 타인에 대한 공감 부족
③ 무한한 성공 욕구로 가득 차 있지만, 내면에는 수치감, 열등의식, 허무감 많음

(2) 방어기제 : 분리, 합리화

(3) 간호중재
① 중립적인 태도 유지 : 비난에 방어하거나 힘겨루기 피함
② 겸손한 태도로 자기확신 보이기

3 C군

1) 회피성 성격장애 기출 12, 16

(1) 특징
① 거절이나 평가에 민감해 사회화가 필요한 상황에서 회피하는 경향 있음
  (확고한 보장이 없는 인간관계나 사회활동은 철회시킴)
② 높은 수준의 불안, 낮은 자존감, 자기비하
③ 애정과 관계에 대한 강한 열망이 있음(조현성 성격장애와의 차이)
④ 거절에 대한 반응으로 분노, 불쾌감 표현하지 않고 회피해버림

(2) 방어기제 : 환상

(3) 간호중재
① 친절하고 부드러운 태도로 접근
② 사회적 상황에서 벌을 주는 상황 피하기(불안유발)
③ 거절에 대한 지나친 예민함을 감소시키는 집단치료

2) 의존성 성격장애 기출 08, 25

(1) 특징
① 높은 돌봄의 욕구, 분리와 유기에 대한 불안으로 복종관계 지속
② 상실에 대한 두려움 때문에 의지하고 있는 사람에게 반대의견을 말하기 어려움
③ 낮은 자신감으로 혼자서 일을 수행하지 못함

(2) 방어기제 : 함입

(3) 간호중재
① 자기표현 행동을 교육하고 역할모델 되기(자기주장 훈련)
② **역전이 현상 주의** : 치료자에게 강한 애착을 보임
③ 의존적 행동 시 부드러운 태도 유지하며 행동을 허용하지 않음

3) 강박성 성격장애 기출 21, 24

(1) 특징
① 질서, 완고함, 융통성 없음, 정리정돈, 사소한 목표에 집요한 매달림
② 엄격한 완벽주의(새로운 아이디어 또는 관점을 통합하는데 어려움)
③ 높은 성취주의자(과학 및 지적분야에 대한 성공적 수행, 휴가 또는 인간관계에 무관심)
④ 도덕적 윤리에 집착, 유머감각 없음, 돈을 쓰는데 인색
⑤ 항문기적 성격

(2) 방어기제 : 반동형성, 취소, 주지화, 합리화

(3) 간호중재
① 현재의 억압된 감정을 표현하는데 초점을 둠
② **역동적 정신치료** : 주지화, 합리화, 반동형성 등의 방어기전을 인식하고 강박적인 몰두 차단하기

CHAPTER 5 성격 장애

01. 타인에 대한 강한 불신과 의심을 가지고 적대적인 태도를 나타내어 사회적 부적응을 나타내는 성격장애는?

① 편집성 성격장애
② 조현형 성격장애
③ 반사회적 성격장애
④ 연극성 성격장애
⑤ 자기애성 성격장애

> **해설** ② 조현형 성격장애 : 망상이나 환각 없이 지각의 왜곡, 기이한 행동
> ③ 반사회적 성격장애 : 타인의 권리를 무시하고 침범하는 성격 장애
> ④ 연극성 성격장애 : 과도하게 감정적이고 관심을 끌려는 성격장애
> ⑤ 자기애성 성격장애 : 자신에 대한 과대평가, 칭찬에 대한 욕구, 공감의 결여를 특징으로 하는 성격 장애

02. 반사회성 성격장애의 특징이 아닌 것은?

① 도덕적 기준 없고, 책임감 못 느낀다.
② 양심과 죄책감이 결여되어 있다.
③ 근거 없이 다른 사람을 의심한다.
④ 어린 시절 품행장애의 병력이 있다.
⑤ 타인의 권리를 지속적으로 무시한다.

> **해설** ③ 편집성 성격장애 : 근거 없이 다른 사람을 의심, 타인의 의도를 악의적, 적대적으로 해석

03. 경계성 성격장애에 대한 설명으로 적절하지 않은 것은?

① 정신치료시 역전이의 문제가 자주 발생한다.
② 혼자 있는 것을 견디지 못하므로 불만족스러운 대인관계를 형성한다.
③ 심한 기분변동으로 행동을 예측하기 어렵다.
④ 퇴행과 분리의 방어기제를 주로 사용한다.
⑤ 치료를 위해 무의식에 대한 해석에 의미를 둔다.

> **해설** 정서적으로 불안정하고, 사람들 사이의 관계에서 극단적인 패턴을 보이는 경계성 성격장애의 치료에 있어 정신역동 치료도 필요하지만 정서, 인지, 행동, 대인관계, 자기 조절 등을 개선시킬 수 있는 인지행동, 논리적 행동치료가 보다 도움을 줄 수 있음

01. ① 02. ③ 03. ⑤

04. 의존성 성격장애에 대한 설명으로 옳지 않은 것은?

① 자신의 일을 혼자서 시작하거나 수행하기가 어렵다.
② 타인의 보살핌과 지지를 얻기 위해 무슨 행동이든 한다.
③ 확고한 보장이 없는 인간관계는 하지 않는다.
④ 타인의 충고와 보장 없이는 일상적인 일도 결정을 내리지 못한다.
⑤ 관계가 끝나면 신속히 대체물을 찾는다.

해설 ③ C집단 성격장애 중 회피성 성격장애 : 확고한 보장이 없는 인간관계는 하지 않음, 타인의 거부에 대한 두려움

05. 편집성 성격장애 환자에 대한 간호중재는?

① 친밀감을 표현하기 위해 가벼운 포옹을 한다.
② 일관적, 객관적, 중립적인 태도로 대한다.
③ 치료 계획에 대한 두려움이 있으므로 적당히 설명한다.
④ 환자의 요구에 대해 모호하게 넘어간다.
⑤ 대화시 적절한 유머를 사용하여 익살스런 대화를 한다.

해설 [편집성 성격장애 간호중재]
① 지나친 친절과 신체접촉 삼가기
② 분명한, 정확한, 일관적, 중립적, 객관적, 사실적 태도 유지
③, ④ 의심이 있으므로 사실적이고 분명하게 설명한다.
⑤ 방어적, 편협한 감정, 유연성 결핍, 유머감각이 없으므로 사무적 태도로 접근

06. 다음 특성의 성격장애 유형은?

- 집단에 소속되는 것에 무관심과 기피
- 상호작용이 필요한 일은 어렵지만, 혼자서 수행해야 하는 일은 잘 해냄
- 정서적 냉담, 둔감한 감정 반응
- 친밀한 관계 원하지 않음

① 조현형 성격장애　　　② 경계성 성격장애
③ 조현성 성격장애　　　④ 편집성 성격장애
⑤ 회피성 성격장애

해설
- 조현성 : 친밀한 관계 원하지 않음, 스스로 사회적 고립
- 조현형 : 망상이나 환각 없이 사고, 지각, 언어, 행동 등에 기이한 증상
- 회피성 : 사회화가 필요한 상황에서 회피하는 경향, 애정과 관계에 대한 강한 열망이 있음

07. 성격장애 유형이 다른 하나는?

① 반사회성 성격장애
② 경계성 성격장애
③ 연극성 성격장애
④ 의존성 성격장애
⑤ 자기애성 성격장애

해설 [성격장애 유형]
- A군 성격장애 : 편집성, 조현성, 조현형
- B군 성격장애 : 반사회성, 경계성, 연극성, 자기애성
- C군 성격장애 : 회피성, 의존성, 강박성

07. ④

CHAPTER 06 물질 관련 및 중독성 장애

간호사국가고시 대비

1 물질 관련 장애의 개념과 영향 요인

1) 개념

(1) **남용** : 의학적 목적으로 하지 않고 쾌락을 목적으로 약물을 사용, 부적절하고 불법적으로 사용하는 행위

(2) **오용** : 의학적 목적으로 사용하기는 하지만, 규정대로 사용하지 않고 임의로 사용하는 행위

(3) **의존** 기출 03, 06 : 약물의 지속적 사용으로 정신적, 신체적 변화를 유발하여 약물의 중단이나 조절이 어려워지는 상태

　① **신체적 의존** : 인체가 반복적인 물질 유입에 적응하고 습관된 상태, 사용 중단 시 금단 증상 발생
　② **심리적 의존** : 정상적인 기능 유지를 위해 약물이 필요하다고 느끼는 주관적인 경험, 정서적인 강박 충동

(4) **갈망** : 약물의 양성적 강화로 장기간 지속되는 욕구 반응, 간절한 상태

(5) **내성** 기출 14, 23 : 약물의 지속적 사용으로 인한 감수성의 저하로, 원하는 효과를 얻기 위해 용량을 증가하게 되는 현상

(6) **교차내성** 기출 17 : 특정 약물의 지속적 사용 시 유사 종류 약물에도 내성이 생기는 것

(7) **금단** : 지속적으로 사용하던 물질의 갑작스런 중단 또는 사용량을 줄일 경우 나타나는 생리적·인지적 장애와 물질 특유의 부적응적인 행동 변화

(8) **플래시백** : 환각제 사용 중단 후 환각제 중독 때 경험했던 지각 장애 증상을 동일하게 경험

(9) **관문약물** : 이 물질을 사용하는데 다른 불법약물을 계속 사용하게 하는 약물(예 알코올, 담배, 마리화나 등)

2) 물질 관련 장애 영향 요인 기출 05

(1) **신경생물학과 신경전달물질 요인**

　물질 사용이 신경전달물질 생산을 자극해 뇌의 활동을 억제하거나 자극, 변화를 일으킴

(2) **심리적 요인** 기출 11

　① 불편한 감정과 정서적 고통을 완화하기 위해 사용하게 됨
　② 성격요인 : 의존적 성격, 수동적, 내성적, 낮은 자존감, 반사회적 인격장애, 회피적 성격
　③ 정신분석이론 : 구강기 고착, 퇴행, 징벌적 초자아
　④ 행동·학습이론 : 물질 사용으로 행복한 경험에 대한 학습

(3) 사회문화적 요인
① 약물에 대한 사회적 태도, 해악에 대한 인식도, 동료의 행동, 도덕 수준, 물질의 입수 가능성 등이 영향을 줌
② 가족의 영향 : 물질사용이나 중독의 문제를 가진 부모의 행동을 모방

(4) 청소년 물질남용의 특징
① 심리적 요인 : 권위에 대한 반항, 어른에 대한 동경, 낮은 자아정체감, 심한 감정의 변화와 자율적 주체성을 확립하는 혼란의 시기
② 사회학적 요인 : 동료들과의 동질감, 사회 부조화로 인한 절망
③ 환경적 요인 : 사람들을 매혹시키는 매스컴 및 광고에의 노출, 가격이 저렴하고 구입이 쉬우면 사용의 기회가 증가됨

2 알코올 관련 장애

1) 알코올 관련 장애 특성

(1) 중추신경 억제효과 기출 13
(2) 알코올은 1g당 7.1kcal의 열량을 내지만 영양적 가치는 없으므로 알코올만 지속적 섭취 시 영양결핍 가능성 있음
(3) 알코올과 다른 중추신경억제제의 병용 시 억제효과 강화(소량으로도 과민반응)
(4) 신체적 의존과 심리적 의존 일으킴

2) 알코올 관련 장애 분류

(1) 알코올 중독

  증상 : 불분명한 언어, 운동실조, 불안정한 보행, 집중력과 기억력 손상, 혼미, 혼수

(2) 알코올 금단증상 기출 06, 08, 12, 14, 16
① 섭취 중단 몇 시간 내에 발생 기출 11, 18, 21, 24
  • 중단 후 4~12시간 이내 금단증상 나타나기 시작, 48~72시간 후에 금단증상 최고조 도달
  • 진전섬망으로 진행되지 않으면 5~7일 후에 자연스럽게 소실 됨
② 증상 : 자율신경계 항진(발한, 혈압, 맥박 상승), 손 떨림 증가, 오심과 구토, 정신 운동 초조, 불안, 불면, 악몽 등
③ 치료 : 수액공급, 전해질 교정, 비타민 영양공급

(3) 알코올 진전(금단) 섬망 기출 23
① 의학적 응급상황, 금단 후 48~72시간에 나타남, 4~5일에 최고조, 1주간 지속(치료하지 않으면 사망률 15% 이상 증가)
② 원인 : 대뇌 신진대사 장애
③ 증상 : 섬망(의식의 혼미), 착각, 환시·환촉(상징적 동물, 벌레 같이 작은 생물체가 보임), 언어의 지리멸렬, 지남력 상실을 동반한 착란, 동공확대, 고혈압, 발열, 심계항진, 간질발작 등

(4) 알코올성 신경인지장애 [기출] 13

① 베르니케(Wernicke's) 증후군 [기출] 03, 19
- 장기간의 과다한 알코올 섭취로 인한 급성 신경계 질환
- 원인 : 비타민 B군 중 티아민 Thiamine(비타민 B_1)의 결핍으로 주로 발생
- 증상 : 시신경 마비, 보행실조, 의식장애 등
- 치료가 시작되면 3개월에서 1년에 걸쳐 서서히 호전

② 코르사코프(Korsakoff's) 증후군 [기출] 03, 08
- 베르니케 증후군의 잔재로 오는 만성적 장애(대뇌와 말초신경의 퇴행성 변화)
- 원인 : 티아민 Thiamine(비타민 B_1)과 니아신 Niacin(비타민 B_3) 결핍
- 증상 : 최근의 기억장애와 작화증이 특징적, 혼란, 사지의 다발성 신경염(발, 사지의 통증이 심해 발뒤꿈치로 걸음), 지적황폐 등

3) 금단과 해독 약물

(1) Disulfiram(Antabuse)
① 절주를 유지하려는 대상자를 위한 동기부여로 사용
② Disulfiram이 알코올과 혼합되면 알코올을 분해하는 효소를 방해해 극심한 숙취를 유도(혈압저하, 메스꺼움, 구토, 안면홍조, 발한, 호흡곤란과 같은 불편한 증상) → 알코올 혐오요법

(2) Naltrexone(ReVia)
① 약물의 갈망 차단에 도움
② 알코올 및 아편류 섭취와 관련된 엔돌핀의 방출을 차단 → 원하는 즐거운 감정을 감소시킴

(3) Benzodiazepine(진정제) 계열의 Chlordiazepoxide(Librium), Diazepam(Valium)
알코올에 교차내성을 가진 약물로 벤조다이아제핀을 사용하여 알코올의 금단증상을 완화시킴, 항경련 효과

(4) Magnesium sulfate
비타민 B_1의 효과를 증가시키고, 금단 후 발작 감소

4) 알코올 의존 대상자의 간호중재 [기출] 01, 02, 04, 05, 12, 20

(1) 개입/직면 단계 : 환자가 병식을 갖도록 함, 치료에 대한 동기부여 제공

(2) 해독 단계
① 급성기 간호중재
- 수분·영양 공급, 비타민(Vit-B_1, C) 공급
- 금단증상 관찰, V/S check : 나타나는 증상에 따른 적절한 중재 시행 [기출] 16
- 약물요법
- 경련시 억제 금기(심한 요동으로 탈진 및 심장마비 우려)

② 간호사-환자 관계 : 계약 형성("술을 다시는 마시지 않겠다."), 신뢰 관계 형성

③ 영양관리
- I/O 측정, 영양상태 사정, 체중 측정
- 고단백·고비타민 제공, 기호식품 제공, 소량씩 자주 음식 제공
- 알코올 갈망 감소를 위해 빠른 에너지화가 가능한 음식 제공(주스, 과자류)

④ 환경조성
- 불안감소 환경 : 방안에 불 켜 놓기(왜곡된 지각 및 공포를 제거)
- 숙면을 위한 환경 : 소음 감소, 적절한 방안 온도
- 자극의 최소화를 위한 환경 : 안정, 쾌적, 조용한 환경 유지

(3) 재활 단계

① 목적 : 단주 유지, 술 마시지 않는 새로운 생활습관 형성, 재발 예방(자조모임 참석을 중단하면 재발의 위험이 증가할 수 있다는 사실을 알려주기) 기출 22
② 자조집단 구성 : AA(alcoholic anonymous) 알코올 중독자 자조모임 기출 05, 07
③ 가족치료, 심리치료, 지역사회 치료 프로그램

3 기타 물질 관련 장애

중추신경 억제제	알코올, 아편, 헤로인, 몰핀, 코데인, 데메롤, 메사돈
중추신경 자극제 기출 21	코카인, 메스암페타민, 카페인, 니코틴, 필로폰, 엑스터시
환각제	LSD, 대마, 마리화나, 해시시
진정수면제	바비튜레이트, 페노바비탈, 세코바비탈
신경안정제	바리움, 아티반, 리브리움
흡입제	부탄가스, 본드, 아세톤

1) 아편류(opioid) : 중추신경억제제 기출 07, 08

(1) 종류 : 아편(Opium), Morphine, Fentanyl, Heroin, Codein, Mepedrine(Demerol), methadone

(2) 효과 : 치료목적의 통증관리, 진정효과, 기침 억제 효과, 비의료적 불법 사용

(3) 아편류 독성의 지표 : 동공축소, 호흡억제, 혼수상태

(4) 심리적 의존(습관성), 내성, 신체적 의존(중독성)이 강함

(5) 과량사용, 급성 중독 시

① 아편 길항제 Naltrexone(ReVia) 치료
- 남용 약물의 약리 효과를 차단(중추신경억제제를 극적으로 반전시킴)
- 약물에 대한 갈망 감소
② 즉각적 응급처치 : 기도유지, 적절한 산소공급

(6) 금단증상

① 약물 중단 후 6~12시간에 나타남, 48~72시간에 최고조, 5~10일에 걸쳐 회복
② 증상 : 아편에 대한 갈망, 동공산대, 눈물·콧물, 하품, 오심, 구토, 발열, 발한, 불면, 맥박, 혈압 상승

③ 금단증상 억제 : 메타돈(methadone) 사용(메타돈 또한 아편류이지만 헤로인 금단증상이 가져오는 극심한 고통을 줄이기 위해, 다행감이 적고 작용시간이 긴 메타돈을 사용함)

2) **Barbiturates류** : 중추 신경 억제제

   (1) 종류 : Pentobarbital, Secobarbital, Phenobarbital 등

   (2) 효과

   ① 진정 수면제(불안·불면 치료), 다행감
   ② GABA에 대한 친화력을 증가시켜 신경세포의 억제기능 강화

   (3) 중독증상 : 무의식, 혼수, 호흡마비, 혈압저하, 동공산대, 비현실감, 이인증, 판단력 장애

   (4) **심리적 의존(습관성), 신체적 의존(중독성)이 강함**

   (5) 주의 : 알코올과 함께 복용시 심한 중추신경계 억제(상승 작용)

   (6) 금단증상 기출 11

   ① 치료 : 금단 시 경련이 가장 위험한 증상이므로 미리 대비
   ② 금단시 대체제 : Phenobarbital, Diazepam(장기작용 물질로 대체 후 점차 감량)

3) **Amphetamines류** : 중추 신경 흥분제 기출 19

   (1) 종류 : Methamphetamine(필로폰), Methylphenidate(Ritalin), 메세드린, 엑스터시

   (2) Methamphetamine : 신경독성(뇌 손상) 효과가 있어 도파민과 세로토닌이 포함된 뇌세포를 파괴

   (3) 약물효과 기출 25 : 다행감, 식욕감퇴, 진통, 피로감 해소

   (4) 암페타민 장기 사용 : 환시·망상·편집증, 조현병 유발(암페타민 정신증)

   (5) 중독 : 흥분, 과다행동 이후 극심한 피로감과 우울감(악순환)

   (6) 부작용 : 불안, 초조, 불면, 흥분 → 혼수, 사망

   (7) 비만 치료(식욕억제), 수면 발작, 주의력 결핍장애에 대한 의학적 효과 있음 기출 24

4) **Cocaine** : 중추 신경 흥분제 기출 17

   (1) 주 효과 : 마취효과, 자극효과, 강력한 다행감

   (2) 습관성과 중독성이 매우 강하며, 도덕적 퇴폐와 사회문제 초래

   (3) 코카인 중독 : 정신적, 신체적 의존, 동공 확대, 발한, 오한, 갈망, 관계망상, 이명, 환촉(cocaine bug), 살인 충동 등

   (4) 투여 방법 : 주사를 이용, 주로 비강을 통한 흡입 → 비중격 궤양의 위험

   (5) 투여 즉시 효과, 30~60분간 지속, 빠른 내성(단 1회 사용으로도 의존)

   (6) 금단증상 : 우울증, 편집증, 기면, 불안, 불면, 구토, 발한 등

5) 환각제(hallucinogens)

(1) LSD : 중추 신경 흥분 또는 억제

① 효과 : 과장된 감각(화려한 색깔, 냄새와 맛 강화, 꿈같은 환각), 감각교차현상(모양이 들린다거나 소리가 보인다고 함) → 시공간에 대한 지각 변화
② 플래시 백 현상(재현현상) 기출 20 : 약물을 사용하지 않아도 환각을 반복 경험
③ 신체적 의존 및 금단현상 없음
④ 비현실적인 지각이상과 자신감으로 인해 위험을 판단할 수 없기 때문에 상해에 대한 위험 매우 높음
⑤ 과다 복용 시 : 정신증, 뇌손상, 사망
⑥ 과다복용 치료 : 자극적 요소 제거(최소한의 조명, 소리, 활동), 낮은 목소리로 천천히 말하기

(2) 대마, 마리화나, 해시시 : 중추 신경 흥분 또는 억제 기출 10

① 3가지 주 효과 : 다행감, 진정, 환각
② 기타 효과 : 식욕 증가, 말 많아짐, 시간에 대한 느린 지각, 시청각 자극에 대한 고조된 민감도
③ 장기 사용 시 : 지속적 인지장애, 무동기 증후군 기출 16 (무관심, 성취동기 저하, 생산성 저하, 집중력 장애)
④ 신체적 의존, 내성과 금단증상은 거의 없음(마약성 약물 의존의 디딤돌 역할), 심리적 의존 있음

6) 니코틴

(1) 중독성 높고 독성 강함
(2) 효과 : 중추신경 자극, 신경안정제
(3) 후유증 : 폐암, 심혈관계 질환, 임산부 유해성
(4) 금단증상 : 갈망, 불안, 초조, 집중력 장애, 피로, 증가된 식욕 등
(5) 금단증상 약물 보조제 : 니코틴 패치, 니코틴 껌, 니코틴 비강 스프레이 등

7) 흡입제 기출 15

(1) 종류 : 부탄가스, 본드, 아세톤, 페인트, 스프레이 등
(2) 투여 방법 : 흡입 → 코 또는 입주위에 붉은 반점
(3) 효과 : 빠른 쾌감(5분 후 효과 발생) → 정신적 의존에 쉽게 빠짐, 중추신경 억제효과
(4) 중독증상 : 알코올과 유사(어눌한 발음, 억제력 부족, 다행감, 어지러움, 난폭한 행동)
(5) 문제점 : 값이 싸고 쉽게 구입 가능해 청소년의 사용이 용이함

8) 물질 의존 약물치료

(1) 대체제 치료 : 남용 물질과 유사한 약리작용을 가진 물질을 투여

① Methadone : 아편류의 금단증상 완화에 사용(헤로인 같은 아편보다 반감기가 길어 같은 용량으로 5일까지 사용이 가능)
② 니코틴 패치, 껌 : 담배 금단증상 완화에 사용

(2) **유지 치료** : 일정한 용량으로 안정시키는 장기적 치료

(3) **해독** : 약물중단 후 나타나는 금단증상을 줄이기 위해 몸 안의 물질을 점차 줄여나가는 단기 치료

(4) **길항제 치료** : 남용 물질의 약리 효과를 차단
　　예) Naltrexone : 알코올과 아편에 대한 갈망 감소

(5) **대증 치료** : 증상을 완화할 수 있는 약물의 투여

(6) **혐오 치료** : 물질 갈망을 줄일 목적으로 심한 독성반응을 유발하는 약물의 사용
　　예) Disulfiram : 알코올 혐오요법(알코올과 같이 복용시 불편한 증상 유발)

9) 물질의존 간호중재 기출 12, 13

(1) **부정** : 중독행위가 문제를 유발한다는 사실을 대상자가 부정하는 경우
　① 조심스럽게 직면 기법을 사용하기(조심스러운 태도는 자존감을 유지시키고, 대상자의 방어적인 태도를 방지하기 위함임)
　② 중독행위에 직접적 직면은 바람직하지 않음

(2) **분노** : 질병, 낭비한 시간과 돈, 단절된 인간관계, 중독으로 인한 부정적 경험에 대한 분노의 경우
　① 안전한 환경 조성, 감정을 말로 표현하기 격려
　② 언어적·신체적 폭력의 한계 정하기, 건설적인 방법으로 분노 표현하도록 돕기
　③ 행동 통제력을 상실할 것 같을 때 간호사에게 도움 요청하기, 조용한 장소에서의 휴식 제안

(3) **조종행동** : 자신의 욕구를 만족시키기 위해 타인을 교묘하게 이용하려는 행동
　① 조종행동에 대한 제한 설정, 모든 규칙의 일관성 유지
　② 대상자를 존중하는 태도로 대하며, 간호사는 자기주장적 의사소통 기법 사용하기

CHAPTER 6. 물질 관련 및 중독성 장애

01. 다음 중 물질 남용이란?

① 의학적인 목적과는 상관없이 약물이나 물질을 지속적·반복적·불법적으로 부적절하게 사용하는 행위
② 원하는 효과를 얻기 위해 물질의 사용량이 증가하는 상태
③ 인체가 반복적인 물질 유입에 적응하고 습관된 상태
④ 의학적 목적으로 사용하기는 하지만, 규정대로 사용하지 않고 임의로 사용하는 행위
⑤ 약물의 양성적 강화로 장기간 지속되는 욕구 반응, 간절한 상태

해설 ② 내성, ③ 신체적 의존, ④ 오용, ⑤ 갈망

02. 베르니케 증후군에 대한 설명에 해당되지 않는 것은?

① 운동실조, 의식 혼탁, 시신경마비 등의 증상이 있다.
② 초기에 티아민을 고용량으로 주사한다.
③ 금주 시 3개월~1년에 걸쳐 서서히 호전된다.
④ 심해지면 코르사코프 증후군으로 진행한다.
⑤ 금주 후 알코올 금단으로 인한 급성 합병증이다.

해설 [베르니케 증후군]
- 증상 : 안근마비(ophthalmoplegia), 보행실조(ataxia), 의식장애(confusion) 등
- 원인 : 알코올 중독시 부족되기 쉬운 티아민 Thiamine(비타민 B_1)의 결핍으로 주로 발생
- 치료가 시작되면 3개월~1년에 걸쳐 서서히 호전
- 코르사코프 증후군 : 베르니케 증후군의 증상이 더 진행되며 티아민 Thiamine(비타민 B_1)과 니아신 Niacin(비타민 B_3)의 만성적 결핍으로 최근의 기억장애와 작화증이 특징적인 증후군
- 장기간의 과다한 알코올 섭취로 인한 알코올성 기질장애 증후군임

01. ① 02. ⑤

03. 알코올 중독을 치료하기 위해 입원한 대상자에게 금단섬망 증상이 나타났다. 이를 해결하기 위해 교차내성을 일으키는 약물을 투여하려 한다. 적합한 약물은?

① 암페타민
② 디설피람
③ 벤조다이아제핀
④ 카페인
⑤ 나록손

> **해설**
> • 교차내성 : 특정 약물을 지속해서 사용한 경우 비슷한 종류의 다른 약물을 사용할 경우에도 내성이 생김
> • 교차내성을 일으키는 약물끼리는 같은 효과를 나타내기 때문에 대치가 가능
>   ① Amphetamines : 중추신경 흥분제
>   ② Disulfiram : Disulfiram이 알코올과 혼합되면 극심한 숙취를 유도 → 알코올 혐오 치료에 사용
>   ③ Benzodiazepine(진정제) : 알코올과 교차내성, 알코올 금단섬망 치료에 사용, 항경련 효과
>   ⑤ Naltrexone : 약물 남용의 약리 효과를 차단하는 약물로 약물의 갈망 차단에 도움

04. 다음 중 물질 및 중독 관련 장애의 가능성이 가장 큰 대상자는?

① 항문기적 성격, 반사회적 성격
② 구강기적 성격, 의존적 성격
③ 항문기적 성격, 의존적 성격
④ 구강기적 성격, 능동적 성격
⑤ 능동적 성격, 물질남용 대물림

> **해설** [물질 및 중독 관련 장애 소인]
> • 정신분석 이론 : 구강기 고착, 퇴행, 징벌적 초자아
> • 가족체계 이론 : 가족적 성향, 다 세대 간 물질남용 대물림
> • 성격이론 : 의존적, 회피성, 수동적, 반사회적 성격, 낮은 자존감, 잦은 우울

05. 중독 증상으로 입원한 대상자에게 초조한 반응, 동공 확대, 비중격 궤양이 보인다. 주로 비강을 통해 장기간 흡입으로 인한 결과로 예측할 수 있는 이 물질은 무엇인가?

① LSD
② 코카인
③ 대마
④ 마리화나
⑤ 엑스터시

> **해설** [코카인]
> • 중추신경 흥분
> • 투여 방법 : 주사를 이용, 주로 비강을 통한 흡입 → 비중격 궤양의 위험
> • 중독 증상 : 강한 정신적, 신체적 의존, 동공 확대, 발한, 오한, 갈망, 관계망상, 이명, 환촉, 살인 충동 등

정답 03. ③ 04. ② 05. ②

06. 물질 관련 장애에 관한 설명으로 옳지 않은 것은?

① 헤로인은 진통 및 진정효과가 있다.
② 베르니케 증후군은 티아민 결핍이 원인이다.
③ 코르사코프 증후군은 갑작스런 알코올 금단이 원인이다.
④ LSD는 플래시백 현상을 경험한다.
⑤ 마리화나는 내성과 신체적 의존이 없다.

> **해설** ① 헤로인 : 중추 신경 억제제(진통 및 진정효과)
> ② 베르니케 증후군 : 만성적 음주로 인한 결과, 티아민(비타민 B_1) 및 영양 결핍이 원인
> ③ 코르사코프 증후군 : 만성적 음주로 인한 결과, 티아민(비타민 B_1)과 니아신(비타민 B_3) 결핍이 원인, 대뇌 및 말초신경의 퇴행성 변화
> ④ LSD : 환각제, 중추신경 흥분 또는 억제, 신체적 의존 및 금단현상 없음, 플래쉬 백(재현현상)현상 나타남
> ⑤ 대마, 마리화나, 헤시시 : 환각제, 중추신경 흥분 또는 억제, 내성과 신체적 의존은 없으나 심리적 의존 있음

07. 다음에 들어갈 약물로 옳은 것은?

- 헤로인 과다 흡입 후 호흡곤란으로 응급실에 내원한 대상자에게 (A)을 투여한다.
- 헤로인 사용을 중단한 지 72시간이 지난 대상자가 동공 확대, 심계항진, 경련 발작을 일으키고 있다. 이때 (B)을 이용해 금단증상을 치료한다.

① 나록손(naloxone), 메타돈(methadone)
② benzodiazepine, 메타돈(methadone)
③ 니코틴 패치, 나록손(naloxone)
④ 알프라졸람(alprazolam), benzodiazepine
⑤ 메타돈(methadone), 알프라졸람(alprazolam)

> **해설** [헤로인 중독]
> - 중추 신경 억제제, 아편(opioid)의 한 종류
> - 과다복용 시 : 호흡곤란으로 사망 가능
> - 급성 중독 증상시 : 길항제(남용 약물의 약리 효과를 차단) 사용, Naltrexone(ReVia), HCl
> - 금단증상 억제 : 메타돈(methadone) 사용

08. 중추 신경 억제제에 해당하는 것은?

① 코카인
② 카페인
③ 엑스터시
④ 코데인
⑤ 메스암페타민

> **해설**
> | 중추 신경 억제제 | 알코올, 아편, 헤로인, 몰핀, 코데인, 데메롤, 메사돈 |
> |---|---|
> | 중추 신경 자극제 | 코카인, 메스암페타민, 카페인, 니코틴, 엑스터시, 메세드린 |

06. ③ 07. ① 08. ④

CHAPTER 07 신경인지 관련 장애

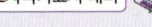
간호사국가고시 대비

> **정의** **신경인지 장애**
> 정상적 인지(기억, 추상적 사고, 언어, 판단력 등) 기능이 떨어져 일상생활을 수행하지 못하는 임상증후군

1 섬망

1) 정의
일반적인 의학적 질환, 물질사용, 약물과 독소에의 노출, 여러 가지 상황의 결과로 나타나는 이차적 증후군으로 정신적 혼란, 흥분상태

2) 특징 [기출] 18
(1) 일시적 : 생리학적 문제에 대한 적절한 해결 시 회복됨
(2) 원인 : 약물복용, 내분비계 질환, 영양결핍, 감염, 수술 후 등
(3) 발병 : 고령의 입원 대상자에서 흔한 합병증, 몇 시간에서 며칠 사이 발생, 주로 밤에 증상 심해짐 (일몰 증후군)
(4) 응급으로 간주 : 치료되지 않은 섬망은 영구적 뇌손상, 치매, 사망으로 이어짐

3) 증상
(1) 끊임없는 생각의 흐름, 지리멸렬하고 조리없는 언어
(2) 지남력 상실, 기억장애, 대응력 저하
(3) 흥분, 졸음, 환각 등의 증상이 수반되는 경우도 있음

4) 섬망 대상자 간호중재 [기출] 07, 11, 12, 13, 15
(1) 혼돈으로 인한 외상의 위험 중재 [기출] 24
① 혼돈의 수준 사정
② 안전한 환경 제공 : 방 안의 가구나 물건을 대상자 편의를 도모하는 방향으로 배치하기, 필요 시 일대일 직원 배정, 보행 시 동반, 위험한 물건 치우기
③ 현실과 주위 환경에 대해 자주 알려주기
④ 과다행동시 처방된 약물 투여

(2) 치료적 환경 조성 [기출] 23

① 자극이 적은 환경 유지 : 낮은 조명, 소수의 사람, 단순한 장식, 낮은 소음(지나친 감각 박탈은 섬망 증상을 악화시키므로 적정 수준의 자극 유지하기)
② 밤에 완전 소등하지 말 것(오리엔테이션 보조, 은은한 조명으로 불안 감소)
③ 지속적인 안심과 지지, 조용한 태도 유지
④ 억제 [기출] 15 : 두려움을 증가시킬 수 있으므로 가능한 하지 않기, 안전보장이 필요할 경우에만 매우 신중한 억제
⑤ 대상자 주변에 익숙한 물건 배치하기
⑥ 시계, 달력, 일일 계획표 등 활용하여 지남력 유지에 도움
⑦ 일관된 사람이 돌보게 함으로써 혼란 최소화, 안정감 제공

(3) 치료적 의사소통

① 대상자와 대화시 얼굴 마주보고 천천히, 단순하게 말하기
② 같은 말 반복, 구체적, 명확한, 직접적인 용어 사용
③ 자주 깨우고 말을 시켜 비현실에 있는 시간 줄이기
④ 두려움과 감정 인정, 긍정적 존중 제공
⑤ 대답할 수 없는 질문을 함으로써 대상자를 좌절시키지 않기
⑥ 지각변화로 인해 대상자가 부정확하게 지각한 것에 대한 지적 삼가기(있는 그대로의 상황을 설명해주기)

(4) 자가간호 부족에 대한 중재

① 구조화된, 일관된 활동 계획하기
② 대상자가 한 번에 한 단계씩 수행을 해낼 수 있도록 함으로써 독립적 행동 지지
③ 신체적 간호중재 [기출] 10, 14 : 고열량, 고비타민 식이, 충분한 수분 섭취, 소량씩 자주 섭취, I/O 측정, 수분 전해질 균형유지(갈증 잘 못 느낌)

5) 약물요법

(1) Benzodiazepine계 : 항불안 약물
(2) Haloperidol : 항정신병 약물(망상, 환각시)
(3) Barbiturates류 금기 : 중추신경 각성수준을 저하시키는 진정·수면제로 인지기능 장애 심화

2 주요-경도 신경인지장애(치매)

1) 정의

(1) 인지기능의 점진적 퇴화, 의식의 변화, 지적 능력의 전반적 손상을 일컫는 광범위한 용어
(2) 섬망은 단기적이며 회복 가능하지만, 주요-경도 신경인지장애는 점진적이며, 회복이 불가

(3) 구분
　① 심각한 수준에 따라
　　• 경도 신경인지장애 : 기억장애가 주 증상(영화 줄거리 따라가기 어려움, 길 잃기, 약속 잊어버리기 등)
　　• 주요 신경인지장애 : 증상으로 인해 일상의 기능과 독립성 방해
　② 원인에 따라
　　• 1차성 신경인지장애 : 질병 그 자체가 다른 질환과 직접 관련성 없이 나타남
　　• 2차성 신경인지장애 : 다른 질병으로 인해 나타남

2) 원인 기출 11

(1) 생물학적 관점
　① 유전적 : 아포리포단백질(apolipoprotein, 콜레스테롤을 운반하는 유전자)을 만드는 유전자는 알츠하이머의 20~25%에 작용
　② β-아밀로이드 단백질(뇌 세포간 물질에 있는 세포체에서 떨어진 것, 퇴화된 뉴런의 핵심)이 뉴런의 바깥쪽에 축적 → 시냅스 방해
　③ 신경전달물질 이상 : acetylcholine의 생성에 필요한 choline acetyltransferase의 활성 감소

(2) 뇌의 기질적인 병변
　① 알츠하이머의 뇌
　　• 피질의 파괴 : 사고, 계획, 언어, 지각, 기억과 관련된 영역
　　• 심한 수축과 함께 초기 신경 퇴화는 해마에서 발생 : 새로운 기억을 형성하는데 핵심적 역할을 하는 피질영역
　　• 뇌실의 확장
　② 외상성 뇌손상 : 만성 지주막하 혈종
　③ 신경계 장애 : 헌팅톤 무도병, 다발성 경화증, 파킨슨
　④ 중추신경계 감염, 심혈관 문제 등

(3) 위험요인
　신체활동 부족, 우울증, 흡연, 중년기 고혈압, 가족력, 비만, 인슐린 저항성

3) 4단계별 특징 및 증상 기출 18

(1) 1단계 : 경도 알츠하이머
　① 새로운 것을 배우는데 어려움
　② 무감동 : 가장 흔한 행동문제
　③ 최근 기억상실 : 가장 큰 특징

(2) 2단계 : 중등도 알츠하이머
　① 위생 악화, 일상생활 현저한 변화(실행증 : 단추 잠그기 어려움)
　② 기분 불안정, 편집증, 분노, 질투, 지속적 무감동
　③ 위축, 좌절

- (3) 3단계 : 중등도~중증 알츠하이머
    ① 친숙한 사람 못 알아봄(심각한 실인증)
    ② 간단한 업무수행 어려움(진행된 실행증)
    ③ 편집증, 분노, 망상, 배회활동
- (4) 4단계 : 말기 알츠하이머
    ① 실서증(글을 쓰고 읽는 것 불가능), 과잉구강성(모든 것 입에 넣기), 감정둔화, 실인증
    ② 의사소통 불가능
    ③ 연하곤란, 체중감소, 수면증가, 혼미, 혼수
- (5) 증상 [기출] 05, 06, 08, 10, 12, 14, 15
    ① 언어의 장애 : 실어증
        예 물건의 이름이 빨리 떠오르지 않아 모호하게 돌려 말함
    ② 판단력 장애 : 용인된 사회적 기준과 상반된 행동
    ③ 지남력 장애 : 시간 개념, 공간 개념 없음, 사람을 알아보지 못함(시간, 공간, 사람 순서)
        예 친숙한 장소에서 길을 잃는 경우
    ④ 실행기능 장애 : 정확한 순서에 따라 행동하지 못함(운동 기능은 정상, 운동 활동의 수행장애)
        예 옷 갈아입기와 같은 단순한 과업 수행의 어려움
    ⑤ 단기 기억력 장애 : 새로운 정보 저장 능력 감소, 전진성 기억 상실
        예 방금 한 말을 잊고 다시 말하기
    ⑥ 성격 장애 : 자기중심적, 수동적 경향 증가, 외부관심 감소, 공격성 증가, 충동적 행동
        - 공격성 증가는 자존감 손상 시, 신체적 불편감이 있는 경우, 불안한 상황에 처한 경우 나타남
          (언어기능이 떨어져 자신을 정확히 표현할 수 없는 환자들의 표현 수단의 일종임을 이해하기)
    ⑦ 추상적 사고 장애 : 논리적 사고력, 추리력, 개념형성 등의 능력 감퇴
    ⑧ 작화증 [기출] 25 : 자존감 유지를 위해 기억이 상실된 부분에 대한 말을 만들어내는 것임
    ⑨ 실인증 : 시력은 정상이지만 사람이나 사물을 구별하는데 어려움 있음
        예 가족의 얼굴을 알아보지 못함

4) 주요 및 경도 신경인지 장애(치매) 종류(DSM-5)

- (1) 알츠하이머 치매 [기출] 18
    ① 성인 치매의 50~60%
    ② 병리소견 : 뇌의 전반적인 위축, 측두엽, 전두엽에서 β-아밀로이드 단백질 침착이 가장 심함
    ③ 특징 : 천천히 진행
- (2) 혈관성 치매
    ① 성인 치매의 20~25%
    ② 원인 : 뇌혈관장애(고혈압, 뇌동맥경화증, 당뇨병 등)로 뇌세포 변성 유발
    ③ 특징 : 갑작스런 치매 증상 나타남, 상당기간에 걸친 호전과 악화의 반복
- (3) 전두엽, 측두엽 퇴행
    ① 원인 : 전두엽, 측두엽의 퇴행성 변화
    ② 특징 : 기억장애 또는 방향감각 소실에 앞서 성격 변화와 행동 변화가 먼저 발생

(4) 기타

두부 외상, HIV, Parkinson's 질환, Huntington's 무도병에 의한 치매 등

5) 치매 대상자 간호중재 기출 05, 19

간호중재의 목표 : 최대기능수준 유지

(1) 치료적 의사소통과 환경 조성 기출 10, 11, 12, 13, 14, 17
① 항상 자기소개 하기, 만날 때 마다 이름 부르기
② 천천히, 단순하게, 얼굴 마주하고 대화하기
③ 감각의 자극 최소화(불안과 혼돈을 증가시킬 수 있으므로)
④ 다른 대상자와 다투는 경우 : 논쟁을 중지시키고, 분리를 시킨 후 5분 정도 지나면 각 대상자에게 왜 중재를 하는지에 대한 설명하기
⑤ 일관된 사람으로부터의 돌봄제공(혼란 최소화, 안정감 제공)
⑥ 망상에 대한 반응 → 대상자의 감정을 이해하고, 현실성 강화하기(논쟁, 반박 금기)
⑦ 작화증에 대한 반응 → 대상자가 표현하는 느낌에 먼저 반응하기

(2) 배회에 대한 간호중재
① 밤새 배회하는 경우 조명을 유지하고, 매트리스를 깔기(낙상 예방)
② 제거할 수 없는 인식팔찌 착용
③ 배회에 대해 이웃과 경찰에 미리 알림
④ 낮 동안의 신체활동 격려(밤 동안의 배회 감소)

(3) 지남력 장애에 대한 간호중재 기출 15, 20
① 물품, 장소, 사람의 이름을 라벨로 부착(그림 또는 글씨)
② 큰 글씨의 시계, 달력, 게시판 사용
③ 친숙한 물건 배치(가족사진, 자주 사용하는 소지품) : 개인의 정체성 유지에 도움
④ 방안을 밝게 유지(환각, 착각으로부터 보호)
⑤ 밤에 약한 조명 유지(깨어 있거나 놀라거나 할 수 있으므로, 지남력 강화)

(4) 독립적 기능 증진, 사회화 촉진
① 삶의 행복한 순간에 대한 회상 장려하기(행복한 기억은 대상자의 결핍을 잊고, 존재에 의미를 부여함) 기출 17
② 대상자의 현재 능력 내에서 모든 작업을 수행하도록 격려(자존감 유지, 퇴행의 최소화)
③ 필요할 때 마다 단계별 지침 제공(적은 양의 정보에 집중가능) 기출 22
   예 상의를 가져가세요. → 왼쪽 팔을 넣으세요. → 다음 오른쪽..
④ 구조화된, 일관된 활동 계획하기 기출 15
⑤ 그림요법, 애완동물 요법, 음악요법, 작업요법, 집단치료(소집단 활동)

6) 약물요법

(1) Cholinergic 콜린성 약물 : 아세틸콜린에 의해 활성화되는 수용체에 작용(아세틸콜린 작용 증진)
(2) Acetylcholinesterase 아세틸콜린 에스테라아제 억제제 : 분비된 아세틸콜린의 분해를 방지해 콜린성 신경원의 기능 극대화

(3) **Benzodiazepine계** : 불면, 불안
(4) **항우울제, 항정신병 약물**
(5) **Donepezil(Aricept)** : 치매진행 억제

구분	섬망	주요-경도 신경인지장애(치매)
발병	갑작스럽게(몇 시간~며칠) 급성 뇌 기질 장애	서서히(몇 달~몇 년) 만성 뇌 기질 장애
원인	약물반응, 질병, 환경변화 등	알츠하이머, 혈관질환, HIV, 머리외상 등
병식	있음	없음
의식수준	의식수준 떨어짐	초기에는 의식수준 변화 없음
정서상태	빠른 기분변화	황폐한 정서, 단조로움, 후기에서 무감동
주의력	항상 손상	한 가지 일에 집중할 수도 있음
예후	악화와 호전을 반복, 회복 가능	점진적 악화, 회복 불가능

CHAPTER 7 신경인지 관련 장애

01. 다음과 같은 인지기능을 수행하지 못하는 치매증상은?

> 과제수행에 필요한 여러 가지 인지기능, 즉 쪼개기, 순서대로 배열하기, 계획하기, 시작하기, 결과 점검하기, 중단하기 등의 기능에 해당하는 것

① 언어의 장애
② 판단력 장애
③ 지남력 장애
④ 실행기능 장애
⑤ 단기 기억력 장애

해설 [치매의 행동 특성]
실행기능 장애 : 정확한 순서에 따라 행동하지 못함(운동 기능은 정상이나, 운동 활동의 수행장애)
예) 옷 단추 채우기 못함

02. 뇌에서 발견되는 베타 아밀로이드라는 단백질의 존재와 가장 관련이 있는 장애는?

① 파킨슨병
② 조현병
③ 주요우울장애
④ 알츠하이머 치매
⑤ 혈관성 치매

해설 [알츠하이머 치매]
β-아밀로이드 단백질의 침착으로 뇌의 신경세포 기능이 떨어져 발생한다.

03. 주요 및 경도 신경인지장애(치매) 환자의 간호중재로 옳은 것은?

① 새로운 자극을 제공하기 위해 다양한 돌봄자에게서 도움을 받도록 한다.
② 대상자의 잘못된 믿음을 현실에 맞게 교정시킨다.
③ 한 번에 한 가지씩 천천히 지시한다.
④ 숙면을 위해 취침 시 빛을 차단한다.
⑤ 복잡한 활동을 제공하여 성취감을 준다.

정답 01. ④ 02. ④ 03. ③

> **해설** ① 일관된 사람으로부터의 돌봄제공(혼란 최소화, 안정감 제공)
> ② 망상에 대한 반응 → 대상자의 감정을 이해하고, 현실성 강화하기(논쟁, 반박 금기)
> ④ 밤에 약한 조명 유지(지남력 강화, 낙상 방지)
> ⑤ 단순한 활동의 성공을 통한 성취감 제공

04. 치매에 대한 설명으로 옳지 않은 것은?

① 증상이 영구적이며 비가역적이다.
② 질병과정이 빠르게 진행된다.
③ 병식이 없다.
④ 전진성 기억상실이 있다.
⑤ 만성적 뇌의 기질 장애이다.

> **해설** 섬망은 갑작스럽게 발병하며 원인 제거시 급격히 사라질 수 있지만, 치매는 만성적이며 점진적으로 악화됨

05. 지남력 저하와 낙상의 위험이 있는 섬망 대상자에 대한 간호중재로 가장 적절한 것은?

① 새로운 병실 환경을 제공한다.
② 밤시간에 야간용 조명을 켠다.
③ 밤 동안 TV를 켜놓는다.
④ 밤 동안 잔잔한 음악을 틀어주고 병실 불을 밝힌다.
⑤ 취침시 억제대를 적용한다.

> **해설** [섬망 낙상 간호중재]
> ① 지남력 저하 시 일관된 환경 제공(예 익숙한 물건)
> ② 어둡지 않게 야간용 조명 제공해 오리엔테이션 보조
> ③,④ 라디오나 TV는 혼란을 가중시킴(폭력적이고 자극적인 프로그램을 현실로 착각), 지남력 악화 우려 있음
> ⑤ 대상자에게 억제대 적용은 불안, 흥분으로 증상 악화 우려 있음

06. 음주 중단 후 발생하는 급성 정신증적 상태인 알코올 진전 섬망의 증상을 보이고 있는 대상자에 대한 간호중재는?

① 폭력성이 나타나는 경우 자해, 타해의 우려가 있으므로 억제대를 적용한다.
② 안정을 위해 취침 시 불빛을 차단한다.
③ 평소 친했던 지인들을 불러 다양한 자극을 제공한다.
④ 적당히 환기시키고 일정한 채광을 유지한다.
⑤ 자극의 감소를 위해 혼자 있게 한다.

> **해설** ① 억제대를 적용하는 경우 두려움을 증가시켜 증상 악화의 우려 있음
> ② 진전 섬망 시 불안, 공포를 예방하기 위해 조명 켜두기
> ③ 방문객을 제한하여 소음, 자극을 최소화(조용한 환경 조성)
> ④ 적당한 환기, 일정한 채광, 찬바람을 막아 상기도 감염 방지
> ⑤ 자극이 적은 환경을 유지해야 하지만, 급성 정신증적 상태이므로 혼자두면 더 위험할 수 있으므로 누군가 곁에서 지지해 주기

CHAPTER 08 노인 정신장애

간호사국가고시 대비

1 노인 정신장애의 특성

1) 우울
(1) 노인의 임상적 우울 증상을 정상적 노화과정으로 보지 않아야 하며, 신경인지장애와도 구분해야 함

(2) 노인 우울의 특징
① 인생 후기 자살 원인의 70% 차지
② 전형적인 우울감의 호소는 적고 신체적 증상을 주로 호소(식욕부진, 불면, 피로, 통증 등) → 우울증의 치료가 늦어지는 이유
③ 노인 우울에 인지기능장애 동반 → 치매로 오인
④ 상실, 은퇴, 이별, 질병 등과 관련
⑤ 시설이나 의료기관에 장기입원·입소 노인에서 우울의 발생 빈도 높음

2) 신경인지장애 기출 07

(1) 섬망
① 인지기능의 변화를 동반하는 의식의 혼란 상태
② 갑작스럽게 발병되는 급성 뇌 기질장애
③ 나이로 인해 섬망을 치매로 오인 받기도 함
→ 가족들로부터 대상자의 이전 기능수준에 대한 자료를 얻는 것이 중요함(노인의 상태가 갑작스러운 변화인지, 점진적으로 발생한 것인지에 대한 정보)
④ 원인을 찾는 것이 치료의 시작

(2) 주요-경도 인지장애
① 대뇌 피질의 지속적 퇴화로 인해 발생
② 알츠하이머 치매와 혈관성 치매 증상 : 실행증(기능은 정상이나 수행에 어려움), 실인증(사람, 사물을 인식하기 어려움), 실어증(말하기 어려움), 지적능력 감소, 기억력 장애, 인지결손
③ 노화로 인한 정상적인 신체 및 뇌 기능의 감퇴와 치매를 감별할 필요 있음
④ 치매 진행 정도에 맞는 효과적 간호제공
⑤ 가족과 돌봄제공자를 위한 휴식간호 제공

3) 통증
(1) 만성질환(관절염, 당뇨 합병증, 심혈관 질환 등)으로 인해 노인의 대다수가 통증에 취약

(2) 노인 통증의 특징
① 우울 : 통증의 원인이 됨, 통증에 대한 지각을 증가시키기도 함

② 인지능력 감소로 통증 사정 어려움 : 개방적 질문 사용, 얼굴통증척도 사용
　(3) **통증의 영향** : 일상생활 수행능력 감소, 스트레스 증가, 수면장애, 식욕감소, 공격적 행동 초래, 사회적 격리, 절망감 유발

2 노인 간호중재

1) 노인 면담 시 고려할 사항 기출 05
(1) 충분히 답을 할 수 있도록 면담 속도 조절, 중간에 끼어들지 않기
(2) 개방형 질문을 어려워 하는 경우 간단한 선택형 질문 사용
(3) 쉽게 산만해질 수 있으므로 조용한 장소에서 낮은 음성으로 대화
(4) 최근이나 과거의 기억장애에 대한 정신상태 평가, 인지장애가 있는지 확인
(5) 자조적이고 자립적인 행동을 격려하고 강화함으로써 상담에 대한 지나친 의존성이 나타나지 않도록 주의
(6) 면담과정에 가족이나 중요한 인물을 참여시켜 대상자에 대한 정보를 수집하고, 설명하여 대상자를 지원할 수 있도록 강화
(7) 면담시간은 오전 10~12시 사이가 가장 적합(일몰증후군이 나타나는 시간 피하기)

2) 노인환자의 정신과 약물치료 지침
(1) 중추신경 노화에 따른 약물에 대한 민감도 변화
　→ 일반적 처방 용량에서 중독 증상이 나타날 수 있음
(2) 흡수 · 결합 · 대사 · 배설작용의 저하
　→ 신체에 약물의 잔류기간 길어짐
(3) 체지방 증가
　→ 지용성 향정신성 약물의 반감기 증가
(4) 여러 가지 질환을 이유로 다량의 약물을 복용하는 경우 많음(다약 재복용에 대한 사정하기)
　→ 약물 상호작용의 위험 증가(지나친 진정, 혼란, 심혈관계 증상, 간 독성, 신 독성, 항콜린 작용 등)
(5) 약물 복용 여부, 각기 다른 약의 복용 시간 등 기억에 어려움
　→ 적은 종류의 약물, 짧은 기간의 투여를 원칙으로 함
(6) 소량으로 시작해 서서히 증량
(7) **항불안제** : 벤조디아제핀(억제성 신경전달물질 GABA강화) 사용시
　① 반감기가 짧은 것 사용 : 장기작용 벤조디아제핀은 속효성 약물에 비해 더 오랫동안 체내에 머물러 있어 약물에 대한 내성 및 의존성이 증가
　② 벤조디아제핀 계열 약물의 주요 이상반응 : 낙상, 골절, 인지기능 손상, 치매, 행동장애 → 이와 같은 반응은 노인에게 더욱 위험

CHAPTER 8 노인 정신장애

01. 노인을 대상으로 한 상담시 고려해야 할 사항이 아닌 것은?

① 보다 현실적이고 구체적인 사안에 초점을 맞추는 것이 좋다.
② 자극에 대한 반응이 느리므로 대답을 재촉하지 않는다.
③ 치료적 의존성을 주의해야 하며, 자조적이고 자립적인 행동을 격려할 필요가 있다.
④ 독립성을 유지하기 위해 가급적 가족의 참여를 배제하고 개인 상담을 활용해야 한다.
⑤ 조용한 장소에서 낮은 음성으로 대화한다.

해설 [노인 상담 시 고려할 사항]
- 노인들은 실제 의학적인 질병을 지니고 있는 경우가 많으므로, 일반적인 의학적 상태에 주의를 기울여야 함
- 충분히 답을 할 수 있도록 면담 속도 조절, 중간에 끼어들지 않기
- 자조적이고 자립적인 행동을 격려하고 강화함으로써 상담에 대한 지나친 의존성이 나타나지 않도록 주의할 필요가 있다.
- 노인 환자를 간호할 때에는 가족의 참여가 도움이 되는 경우가 많음
- 쉽게 산만해질 수 있으므로 조용한 장소에서 낮은 음성으로 대화

02. 노년기 우울증의 특징으로 옳은 것은?

① 대부분 신체적으로는 건강하다.
② 인지기능은 정상이다.
③ 은퇴나 배우자 상실과는 관계가 없다.
④ 증상이 비전형적이어서 발견이 쉽지 않다.
⑤ 성인기에 비해 자살률이 낮다.

해설 [노년기 우울]
- 신체적 증상 호소가 많음(주관적 우울감의 호소는 적음)
- 우울에서 동반되는 인지기능저하가 심할 경우 → 치매로 오인
- 상실, 은퇴, 이별, 질병 등과 관련
- 노인은 전형적인 우울감의 호소가 적고 수면장애, 불안증상, 초조감, 신체증상(복통, 두통, 관절통 등)이 더 흔하게 나타남 → 우울증 진단 치료 늦어짐
- 자살 위험 높음

정답 01. ④ 02. ④

03. 노인의 정신과 약물치료에 관한 설명으로 옳지 않은 것은?

① 일반적 처방 용량을 처방하면 문제가 되지 않는다.
② 1일 용량을 3~4회 나누어 복용하는 것이 안전하다.
③ 용량의 증가는 부작용에 주의하며 서서히 시행한다.
④ 벤조디아제핀은 반감기가 짧은 것을 사용한다.
⑤ 공존 질환, 현재 복용 중인 약물을 파악한다.

> **해설** 대부분의 약물은 청장년 환자를 대상으로 효능과 안전성이 연구된 것이므로 노인에게 사용 시 주의가 필요함. 일반적 처방 용량에서 중독 현상이 나타날 수 있음(비전형적 증상)

CHAPTER 09 섭식장애

1) **섭식장애의 원인** 기출 02

   (1) 생물학적
   ① 세로토닌 감소 → 우울증 유발 → 식욕 감소
   ② 코티졸 과잉분비
   ③ 계속되는 영양실조 → 트립토판 고갈(세로토닌 합성에의 필수 물질로 음식을 통해서만 흡수 가능) → 세로토닌 감소
   ④ 유전성 : 60%의 유전 가능성

   (2) 심리적 기출 16
   ① 인지행동 이론 : 체중감소 후 주변인들의 긍정적 반응 → 체중조절행동 강화
   ② 낮은 자존감, 개인적 가치에 대한 자기부정
   ③ 성취와 완벽주의에 대한 높은 욕구
   ④ 지배적인 어머니의 과잉보호·과잉통제

   (3) 환경적
   ① 가족간 갈등, 이별, 질병
   ② 날씬한 것에 가치를 두는 사회적 분위기

1 신경성 식욕부진증

1) **신경성 식욕부진증 정의**

   (1) 정상범위임에도 불구하고 과체중이나 비만에 대한 두려움으로 음식섭취를 제한하거나 식욕이 없어져 먹지 않아 체중이 비정상적으로 감소하는 증상
   (2) 형태
   ① 제한형 : 폭식의 특징은 없는 형태
   ② 폭식/제거형 : 주로 제한하다가 일부 폭식행동, 폭식행동 후 보상행동
   (3) 호발 : 12~20세 청소년, 여성, 7~12세 사이 시작됨(신경성 폭식증 보다 일찍 시작)

2) 신경성 식욕부진증 증상 및 특징 기출 09, 12, 16, 19, 20

(1) 체중증가에 대한 극심한 두려움
(2) 왜곡된 신체 이미지 : 자기가치를 체중으로 판단, 스스로 뚱뚱하다는 생각
(3) 체중증가를 막기 위한 지속적 행동 : 심한 운동, 구토, 이뇨제 사용
(4) 증상 및 징후 : 심한 저체중, 쇠약, 탈수, 저혈압, 부정맥, 감소된 소변량, 위장장애, 서맥, 빈혈, T3·T4 저하, 저칼륨혈증, 신기능 저하, 전신 솜털 증가
(5) 우유부단한 행동, 수동적, 자신에 대한 긍정적 피드백 거부
(6) 정상 체중의 85% 미만의 체중

3) 간호중재 기출 01, 02, 03, 06, 08, 10, 11, 12, 13, 14, 15, 18, 19, 20, 22, 23

(1) 우선적인 간호중재 기출 14, 19, 25 : 안정된 영양공급(유동식 공급, 필요시 비위관 영양 고려)
(2) 활력징후, 전해질 수준 모니터링
(3) 대상자의 정서적, 신체적 어려움 인정
(4) 식사 동안, 식사 후 2시간 정도 대상자 감시(식후 1~2시간 이내에는 화장실 사용 제한)
(5) 저체중으로 인한 손상된 결과에 대한 교육 : 정상적 체중에서 건강증진의 유익한 점에 초점 맞추기
(6) 건강교육 및 인지-행동 교정은 신체상태가 안정된 후에 실시
(7) 영양 과부족으로 인한 탈수, 저혈압, 빈혈 등이 오지 않도록 중재
(8) 심한 운동은 제한, 적당한 운동을 제안(운동의 목표는 칼로리 소모가 아니라 체중 증가에 있음을 인지시키기)
(9) 강요하지 않는 방법으로 음식 제공, 소량씩 자주 제공, 다른 사람과 같이 식사하도록 하기
(10) 자신의 음식을 스스로 선택하도록 함
(11) 장기치료
   ① 신경성 식욕부진증은 재발을 반복하는 만성적 질환
   ② 개인치료, 집단치료, 부부치료, 가족치료(특히 어린 대상자일 경우)에 참여시키기

2 신경성 폭식증

1) 신경성 폭식증 정의

(1) 먹는 것에 대한 통제력을 상실한 상태로 식사 후 느끼는 죄책감, 우울, 자기 혐오감을 없애기 위해 부적절한 보상행동 반복
(2) 형태
   ① 배출형 : 정기적인 구토, 하제, 이뇨제, 관장
   ② 비배출형 : 배출없는 부적절한 보상행동 → 과도한 운동은 하지만 토하거나 하지는 않음
(3) 호발 : 청년기, 젊은 여성(12세 미만 아동에게서 거의 나타나지 않음)

2) 신경성 폭식증 증상 및 특징 기출 07, 09, 17, 18, 21, 24
   (1) 통제할 수 없는 폭식행동(다량의 음식을 2시간 이내 섭취) 후 보상행동
   (2) 부적절한 보상행동 : 토하기, 하제 사용, 이뇨제 오용, 관장, 과도한 운동 등(행동 후 죄책감, 우울, 자기혐오감)
   (3) 증가된 수준의 우울, 불안과 강박증
   (4) 증상 및 징후 : 정상 또는 약간의 저체중, 치아부식(위산의 역류로 인해), 이하선 확장(잦은 구토가 원인), 폭식으로 인한 위 팽창, 전해질 불균형, 심혈관 이상
   (5) 신체 이미지에 영향 받는 자아(체중이 자기평가에 과도한 영향을 미침)
   (6) 물질의존, 충동조절 문제 가능성
   (7) 정상 범위의 체중~과체중 범위의 체중

3) 간호중재 기출 01, 02, 03, 06, 08, 10, 11, 12, 13, 14, 15, 18, 19, 20
   (1) 활력징후, 전해질 수준 모니터링
   (2) 대상자의 체형에 대한 과대평가된 인식을 인정하기
   (3) 식사 동안, 식사 후 2시간 정도 대상자 감시
   (4) 생각과 감정에 대한 일지쓰기 권하기 : 자신 행동의 유발원인 확인 가능, 불합리한 자신의 생각에 대해 인지 가능
   (5) 자신의 음식을 스스로 선택하도록 함
   (6) 폭식-제거 순환주기와 그 특성에 대한 교육 : 강박적인 특성은 절식 → 배고픔 → 폭식 → 죄책감으로 인한 제거행동의 반복임(절식은 폭식을 유발함을 교육)

3 폭식 장애

1) 폭식 장애 정의
   (1) 강박적 과식의 형태로 신경성 폭식증과는 비슷해 보이나 보상행동 없음
   (2) 빠르게, 혼자, 많이, 불편을 느낄 때까지 먹음
   (3) 청소년기 후기에 발생

2) 폭식장애 증상 및 특징
   (1) 보상행동 없이 반복되는 폭식
   (2) 폭식에 대한 죄의식, 우울, 당혹감, 혐오감 있음
   (3) 신체상의 왜곡은 없음(신체 크기에 대한 불만족은 있음)
   (4) 반복적 다이어트로 빈번한 체중 변화를 반복함

3) 간호중재 기출 01, 02, 03, 06, 08, 10, 11, 12, 13, 14, 15, 18, 19, 20
    (1) **기분과 심리사회적 요인 사정** : 심리사회적 스트레스에 의해 폭식 유발
    (2) **영양학적 상담 제공** : 대부분의 폭식증 대상자는 비만, 당뇨, 심혈관계 문제를 가짐

CHAPTER 9 섭식장애

01. 신경성 폭식증에서 부적절한 보상행동에 포함되는 것은?

① 폭식
② 과식
③ 하제 사용
④ 되새김
⑤ 음식 아닌 물질 섭취

해설 [신경성 폭식증]
- 음식을 섭취한 후 체중 증가를 피하기 위한 반복되는 부적절한 보상행동을 함
- 스스로 토하기, 하제 사용, 이뇨제 오용, 관장 등
④ 되새김 : 반추장애의 증상
⑤ 음식이 아닌 물질 섭취 : 이식증의 증상

02. 신경성 식욕부진증 환자의 특징은?

① 신체상의 왜곡은 없다.
② 음식 조절이 안 되고 폭식을 한다.
③ 반복적 다이어트로 빈번한 체중 변화를 반복한다.
④ 체중증가를 막기 위해 식사 후 보상행동을 한다.
⑤ 먹는 것에 수치스러움을 느껴 빠르게, 혼자 먹는다.

해설 [신경성 식욕부진증]
① 왜곡된 신체 이미지 : 말랐음에도 스스로 뚱뚱하다고 생각
② 체중증가에 대한 극심한 두려움으로 먹지 않고, 과한 운동을 함
③ 폭식/제거형이 있기는 하지만 일반적으로 영양부족의 문제가 있으며 저체중임
⑤ 폭식장애에 해당

03. 키 168cm, 몸무게 45kg인 20대 여성이 소량의 음식을 섭취 후 살을 더 빼야 한다며 5시간 동안 운동을 하고 있다. 우선적인 간호진단은?

① 낮은 자존감과 관련한 불안
② 의사결정 갈등
③ 피부 통합성 장애
④ 외모에 대한 불만족과 관련한 자존감 저하
⑤ 음식섭취 부족으로 인한 영양 부족

정답 01. ③ 02. ④ 03. ⑤

> **해설** [신경성 식욕부진증의 우선적 간호진단]
> 지나친 체중 감소로 생명을 위협할 수 있으므로 음식섭취 부족으로 인한 영양 부족, 수액섭취 감소와 관련된 체액 부족을 진단할 수 있음

04. 극심한 체중감소가 있는 신경성 식욕부진증 대상자에게 우선적인 간호중재는?

① 단식은 자기 파괴 행동임을 인지하게 한다.
② 음식에 관심을 갖도록 요리 강습을 받게 한다.
③ 유동식을 공급하고 체중증가가 안 될 경우 튜브 영양법을 실시할 것임을 설명한다.
④ 안정을 위해 식사 후 조용히 혼자서 쉬게 한다.
⑤ 건강한 식사 패턴에 관한 교육을 시행한다.

> **해설** [신경성 식욕부진증]
> 가장 우선적인 중재 : 영양상태의 회복 및 안정
> ① 안정된 영양 공급 후에 인지 행동치료 시행
> ② 자신은 음식을 먹지 않으면서 타인을 위한 요리를 종종 하므로 도움이 되지 않음
> ④ 식사 후 2시간은 토하지 않는 것을 확인하기 위해 같이 있기
> ⑤ 건강교육은 신체상태가 안정된 후에 실시

05. 폭식장애 환자에 대해 바르게 이해하고 있는 것은?

① 죄책감을 없애기 위해 스스로 토하는 행동을 보인다.
② 배고프지 않다고 느낄 때도 많은 양의 음식을 먹는다.
③ 체중증가에 대한 공포가 있다.
④ 폭식으로 발생하는 문제에 대해 무관심하다.
⑤ 자신의 폭식 행동을 타인에게 자랑한다.

> **해설** [폭식장애]
> • 보상행동 없음
> • 빠르게, 혼자, 많이, 불편을 느낄 때까지 먹음
> • 체중증가보다는 폭식에 대한 죄의식, 우울, 당혹감, 혐오감 있음
> • 폭식 후 우울한 기분, 자기 비판적 사고가 두드러짐
> • 많이 먹는 것에 대한 부끄러움 있음

06. 신경성 폭식증의 특성으로 옳은 것은?

① 보상행동은 없음　　② 외모에 대해 무관심함
③ 소량의 음식을 자주 먹음　　④ 통제할 수 없는 폭식행동
⑤ 왜곡된 신체 이미지

04. ③　05. ②　06. ④

> **해설** 신경성 폭식증 : 통제할 수 없는 폭식행동 후 보상행동, 왜곡된 신체 이미지는 없으나, 체중이 자기평가에 과도한 영향을 미침

07. 섭식장애 환자에 대한 간호중재로 적절하지 않은 것은?

① 음식을 일관성 있게 제한한다.
② 자기주장훈련을 한다.
③ 안정과 영양상태의 회복이 우선이다.
④ 자조집단 참석을 권한다.
⑤ 신체상태의 안정 후 교육을 실시한다.

> **해설** ① 음식의 제한은 음식에 대한 집착, 강화 가능성이 있으므로 환자 스스로 조절하는 것을 격려
> ② 자기주장훈련 : 보상행동이나 폭식의 방법이 아닌 보다 건설적인 방법으로 불안과 분노의 감정을 표출할 수 있도록 도움
> ③ 섭식장애에 대한 최우선 간호중재 : 안정과 영양상태의 회복
> ④ 자조집단 : 유대감, 동기항상, 사회적 소외감의 감소에 도움
> ⑤ 교육도 중요하지만 신체상태의 안정이 우선됨

정답 07. ①

CHAPTER 10 수면-각성장애

간호사국가고시 대비

1 정상 수면 주기 기출 10

NREM과 REM 수면은 하루의 수면 중 90~120분 간격으로 4~6회 반복 됨

수면주기			특징	
NREM 느린 안구운동	1단계	1~2분	• 가장 얕은 수면 • 쉽게 깸 • 안검이 무겁고 이완되어 감	• 근전도 : 감소 • 혈압/심박수 : 일관성 있는 저하 • 대뇌 산소소비 : 감소 • 발기 : 드묾 • 병리 : 야경증, 몽유병, 발작
	2단계	10~20분	• 가벼운 수면 • 노력하면 깰 수 있음 • 전체 수면의 40~50% 차지 • 이완 상태	
	3단계	15~30분	• 깊은 수면의 초기 단계 • 깨어나기 어려운 단계 • 근 완전 이완(신체 움직임이 거의 없음)	
	4단계	15~30분 (아침이 될수록 짧아짐)	• 가장 깊은 수면 • 깨어나기 매우 어려움 • 골격성장, 단백질 합성, 조직재생을 위한 성장 호르몬 분비 증가 • 몽유병, 야뇨증이 나타남	
REM 빠른 안구운동		20분 (아침이 될수록 길어짐)	• 생생한 꿈을 꾸는 단계 • 각성 상태와 유사한 활동적인 뇌 기능 • 전체 수면의 20~25% 차지 (이 중 80%는 꿈) • 골격근 긴장 감소(근육 무긴장증) • 정신활동 회복에 도움	• 근전도 : 소실 • 혈압/심박수 : 변화가 큼 • 대뇌 산소소비 : 증가 • 발기 : 흔히 발생 • 병리 : 악몽, REM 수면행동장애

2 수면의 기능

1) 기억력 강화와 통합

 단기기억 회상상태에서 장기기억으로 이동시키는 데 중요한 역할

2) 뇌척수액 순환 증가, 베타-아밀로이드 등의 신경세포 활동의 부산물 제거

3) 과부화된 뇌에서의 부적절한 기억(불쾌, 불안한 감정) 제거

4) 신체 · 신경계 기능 회복

① NREM 수면 : 신체 및 근육의 기능 회복
② REM 수면 : 단백질 합성 증가로 뇌 기능 회복

3 수면 손실의 결과

피곤, 무기력, 기분장애, 통증 증상과 통증 인지의 증가, 비만 · 당뇨 · 고혈압의 위험 증가, 안전사고의 위험 증가 등

4 수면 장애의 원인 [기출] 06

1) **신체적** : COPD, 심한 가려움, 갑상선기능항진, 파킨슨 등의 질환
2) **심리적** : 불안, 우울, 스트레스, 인지기능 장애
3) **성격특성** : 강박적 성격, 긴장 · 불안도 높은 성격
4) **약물 및 환경 변화** : 니코틴, 커피, 알코올, 적절하지 않은 실내 온도, 조명, 낯선 잠자리, 교대 근무 등

5 수면 장애의 분류

1) 불면장애 [기출] 10, 13, 14

① 원발성 불면증이라 하며(3일/주, 3개월 이상 지속) 검사상 특별한 문제는 없지만, 정신 · 생리적 문제 (긴장성 두통, 근육 경직, 소화 장애 등)가 나타날 수 있음 [기출] 11
② 잠들기 어려움, 자주 깸, 단순히 잘 못잔 느낌, 수면 후 휴식감 결여 호소
③ 치료약물 : 수면제 benzodiazepine, 수면진정제 Zolpidem, 항 우울제 Amitriptyline

2) 과다수면장애

① 밤시간의 수면 정상, 과도한(1시간 이상) 낮잠, 낮 시간에 졸음 호소
② 아침에 잠에서 깨기 어려우며 깨어났을 때 흔히 혼돈상태 보임
③ 과다수면장애는 나이가 들어 낮잠이 증가하는 현상(정상)과는 별개의 문제임
④ 일의 효율 감소, 작업 중 사고 발생 위험, 게으르고 나태해 보임
⑤ 치료 약물 : Methylphenidate(장기작용 암페타민계), Modafinil(비 암페타민계) 등 각성제

3) 기면증(=수면발작) [기출] 10, 14, 18, 21, 24

① 최소 3개월 동안, 주 3일 이상 낮 시간에 지나치게 졸린 증상과 함께 자기도 모르게 10~20분간 불가항력적인 잠에 빠지며, 하루에도 반복적으로 일어남(비정상적인 REM 수면이 나타나는 장애)
② 시상하부의 하이포크레틴(식욕과 각성 자극) 결핍

③ 보조 증상
- 탈력 발작 : 의식이 있는 상태에서 양측 근 긴장의 손실 발생
- 수면 마비 : 잠들기 직전 또는 아침에 깨어나기 직전 꼼짝하지 못하는 현상
- 입면 환각 : 각성 상태로 누워서 마비된 채로 꿈을 꾸는 현상

④ 분노, 좌절, 웃음과 같은 강한 정서 상태와 관련 → 사회 생활, 감정적 연대를 기피하게 됨
⑤ 치료 약물 : CNS 자극제 methylphenidate, amphetamine

4) 호흡관련 수면장애

① 수면 무호흡 : 수면 중 10초 이상 무호흡이 시간당 5~8회, 총수면 중 30회 이상 나타나는 현상
② 원인 : 40~50대에 시작, 노인에 빈번, 남성, 비만, 우울, 갑상선 저하증, 약물과의 연관성, 아데노이드와 편도의 비대
③ 증상 : 야간 흉부 불편감, 질식, 수면 후 더 큰 피로감, 구강건조, 둔한 두통
④ 아동의 경우 : 성장 발달 지연, 학습장애 나타나기도 함
⑤ 치료 : 호흡중추자극제 acetazolamide, clomipramine, CPAP(지속적인 양압치료) 적용

5) 일주기 리듬 수면-각성장애

① 개인의 수면 : 각성의 리듬과 주변에서 요구되는 수면 시간대의 지속적인 부조화
② 뒤처진 수면위상형 : 올빼미 형, 아침기상 어려움
③ 시차형 : 시차가 나는 지역 여행 시 나타남
④ 교대근무형 : 일주기 리듬은 정상이지만, 교대근무로 발생, 광선요법 효과(강한 인공광선에 노출하여 수면위상을 변화시킴)

6) 사건수면

① 수면 중이나 수면과 각성의 전환기에 각성 동안 볼 수 없는 행동 또는 이상한 현상이 나타나는 것
② NREM 수면 각성장애
- 야경증 : 수면 전반부에 소리지르거나 울면서 깨어나는 현상, 4~12세에 주로 발생
- 수면보행증(=몽유병) : 수면 중 걸어다니거나 식사 또는 이야기를 함, 뇌간은 깨어 있지만 대뇌피질은 자고 있는 상태, 사고의 위험 주의

③ 악몽장애 : 무서운 꿈을 꾼 후 겁에 질려 깨어 남, REM 수면 중 발생, 주로 소아기에 발생
④ REM 수면행동장애 : REM 수면 중 근 긴장도의 소실이 불완전하여 말을 하거나 꿈 내용을 행동화 함
⑤ 하지불안증후군 : 취침 시 또는 수면 중 다리에의 이상 감각(근질거림, 초조함)으로 수면방해

6 간호중재 기출 07, 09, 11, 14, 15, 16, 17, 19, 22, 23, 25

1) **수면일기 쓰기** : 잠자리에 드는 시각, 수면양상, 수면시간, 일어나는 시각, 잠자리에 들기 전 활동, 그 날의 걱정거리 등을 작성(수면에 영향을 미치는 요인을 추적할 수 있음)
2) 스트레스 회피(시간관리, 자기주장 의사소통 등), 인지적 중재(부정적 생각 변화, 지나친 기대를 현실적 수준으로 맞추기 등)
3) 정서적 안위 제공(이완요법, 기분전환요법, 취침시 조용한 음악 듣기)
4) 규칙적인 수면습관 권장(늦게 자도 기상시간 일정하게 유지)
5) 숙면에 도움을 주는 낮 시간의 운동 격려(취침 직전의 과도한 운동 삼가 : 교감신경을 활성화시키고, 근육의 피로도 증가)
6) L-트립토판(우유, 달걀, 생선, 육류 등) 섭취하기 : L-트립토판 섭취 시 체내에서 세로토닌으로 전환되고 이는 멜라토닌을 형성하여 수면을 도움
7) 침실에서 수면 이외의 활동 제한(TV 시청을 침실에서 하지 않기)
8) 30분 이상 잠에 들지 못한다면(잠 잘 가능성 희박), 침실에서 나와 이완요법을 한 후 피로감 느낄 때 다시 잠자리에 들기
9) 모든 자극제(카페인, 알코올, 니코틴 등) 섭취 제한
10) 소음의 조절
11) 취침 전 많은 양의 식사 피하기

CHAPTER 10 수면-각성장애

01. 대상자가 밤에는 침대에 누운 지 30분 후까지도 잠들지 못하고 깨어있고, 낮 동안 지나치게 하품을 많이 하거나 낮잠을 자고 싶어 하는 모습을 보여 「수면장애」 간호진단을 내렸다. 이 대상자에게 적절하지 않은 간호중재는?

① 수면 양상에 대해 정확하게 사정한다.
② 낮동안 잠깐의 수면은 도움이 되며, 피곤하면 침상에서 쉬도록 한다.
③ 홍차, 커피, 콜라와 같은 카페인 함유 음료의 섭취를 제한한다.
④ 잠들기 전 따뜻한 우유를 마시는 것을 권장한다.
⑤ 필요하면 처방된 수면제를 투여한다.

해설 [수면장애]
- 잠드는 시간, 수면 지속 시간, 일어나는 시간에 대해 사정
- 밤 시간의 숙면을 위해 낮 시간의 수면을 금하고, 침대는 잠잘 때만 사용하고, 수면과 관계없는 자극은 침실에서 제거
- 카페인은 중추신경계 자극제로 환자의 휴식과 수면을 방해
- 우유에 함유된 비타민 B_1, 칼슘, 칼륨 등은 신경을 안정시키는 작용을 하여 긴장이 완화되며, 트립토판에서 세로토닌이라는 호르몬이 만들어지고 어두워지면 멜라토닌으로 전환되어 수면을 도움
- 필요시 처방된 약물을 투여함으로써 낮 동안의 졸음 방지

02. 낮동안 일시적으로 10~20분 동안 불가항력적이며, 비정상적인 REM 수면이 나타나는 수면장애는?

① REM 수면 행동장애
② 일주기리듬 수면-각성장애
③ 불면장애
④ 기면증
⑤ 과다수면장애

해설 [수면장애의 분류]
- REM 수면 행동장애 : REM 수면 중 말을 하거나 꿈 내용을 행동화 함
- 일주기리듬 수면-각성장애 : 수면 시간대의 지속적인 부조화
- 불면장애 : 검사상 특별한 문제는 없지만 잠들기 어렵거나, 자주 깨는 증상
- 과다수면장애 : 밤 시간의 수면이 정상임에도 과도한 낮잠, 낮 시간에 졸음을 호소

01. ② 02. ④

03. 잠들기 어려움, 자주 깸, 단순히 잘 못잔 느낌, 수면 후 휴식감 결여를 호소하는 환자에게 투여될 수 있는 약물은?

① 졸피뎀(zolpidem)
② 암페타민(amphetamines)
③ 아세타졸아미드(acetazolamide)
④ 벤즈트로핀(benztropine)
⑤ 메틸페니데이트(methylphenidate)

해설 ① 졸피뎀(zolpidem) : 진정 및 수면 효과
② 암페타민(amphetamines) : 중추 신경 흥분제
③ 아세타졸아미드(acetazolamide) : 호흡중추자극제(수면무호흡 개선)
④ 벤즈트로핀(benztropine) : 항콜린제(파킨슨증)
⑤ 메틸페니데이트(methylphenidate) : 중추신경자극제(기면증)

정답 03. ①

CHAPTER 11 성 관련 장애

간호사국가고시 대비

1 성에 대한 개념

1) 성
성적 존재로서의 자기 표현이며 경험

2) 성 정체성(Gender Identity)
① 자신의 젠더(남성 또는 여성)에 대한 자각
② 아동기 초기(18~24개월)에 남자아이는 자신이 남자라는 것을, 여자아이는 여자라는 것을 알게 됨
③ 성 정체성이 생물학적 성별과 다를 때 성 전환을 고려(트랜스젠더)

3) 성적 정체성(Sexual Identity)
해부학적, 생리학적으로 정의되는 남성, 여성의 상태, 개인의 염색체 상의 성으로서의 인식

4) 성적 지향성(Sexual Orientation) 기출 06
① 생물학적 지향 특성으로서, 개인의 성적 끌림이 향하는 방향성을 의미
② 이성애자, 양성애자, 동성애자, 무성애자, 범성애자

5) 성 역할
① 성 정체성에 따라 나타나는 행동 양상(남성 또는 여성으로서 기대되는 역할)
② 성적인 면에서 자신을 사람들에게 표현하는 방식(의상, 언어, 헤어스타일 등 사람들이 남성성이나 여성성을 표출하기 위해 말하고 행동하는 모든 것 포함)

2 성적 행위에 대한 개인의 태도에 영향을 미치는 요인

개인의 선호도, 부모의 관점, 문화, 전통, 종교, 경제상태 등 다양한 내적·외적 요인의 영향 받음

3 분류

1) 성별 불쾌감(Gender dysphoria) 기출 12, 23
① 자신의 성 정체성(Gender Identity)과 자신의 해부학적 성별(Sexual Identity)이 일치하지 않는다고 생각

② 현재의 성별과 성-관련 역할 사이에서 지속적인 불편감 겪음
③ **심리적 원인** 기출 16 : 동성에 대한 역할 모델의 부재, 어린 시절 모성박탈을 경험한 남자아이가 어머니와 융합되고자 하는 심리(여성보다 남성이 3~4배 많음)
④ 자신의 생리학적 성별과 반대되는 옷 입기, 호르몬 투여, 성전환수술을 하기도 함

2) 변태성욕장애

사회에서 용인되지 않는 성적자극을 일으키는 행동
① **노출장애** 기출 18 : 공공장소에서 남성자신의 성기를 의도적으로 노출하며 흥분하는 장애, 충동적인 욕구로써 실제적인 신체접촉은 일어나지 않음
② **물품음란장애** 기출 19, 22, 24 : 일반적으로 성적 흥분과 관련이 없는 신체부위, 물건, 행위(발, 신발, 라텍스, 스타킹 등)에 흥분을 함
③ **마찰도착장애** : 공공장소에서 자신의 성기를 타인의 몸에 접촉시킴으로 성적 흥분을 느낌 기출 20
④ **소아성애장애** : 13세 이하의 아동에 대해 성적 관심을 가짐, 변태성욕장애 중 가장 흔하며, 범죄임
⑤ **성적가학·피학장애** : 수치심·모욕감·고통을 당하거나(피학증, masochism), 타인에게 심리적·신체적인 고통을 줌으로써(가학증, sadism) 성적 흥분을 느낌
⑥ **복장도착장애** : 성별불쾌감 없이 이성의 옷을 입고 성적 흥분을 느낌, 일반적인 이성애자에서 나타남
⑦ **관음장애** 기출 25 : 관찰 대상임을 의식하지 못하는 사람을 관찰하거나, 타인의 성행위에 직접·간접적으로 참여함으로써 성적 흥분을 느낌
⑧ **기타 변태성욕장애** : 분변·소변애증, 전화외설증, 동물애증, 시체애증 등

3) 성기능부전

① **성적 욕구장애** : 남성·여성의 성욕감퇴 장애 기출 14
② **발기장애** : 발기가 충분하지 않거나 유지에 어려움 기출 17
③ **극치감장애** : 성불감증(여성), 사정지연 또는 조기사정(남성)
④ **성교통증장애** : 성관계 중 음부·질·골반에 통증 나타남

4 성 장애 대상자를 위한 간호중재 기출 01, 03, 05, 10, 11, 15, 16, 21

1) 간호사의 태도 기출 18

① 간호사 자신의 성에 대한 관점 인식하기, 대상자의 관점 이해하기
② 비판단적, 비지시적, 관심있게 경청하되 사무적, 객관적인 태도 유지
③ 상대방이 자신과 다를 수 있음을 인정하는 개방적 태도
④ 대상자의 사생활을 존중하는 편안하고 공손하며 평범한 태도
⑤ 환자의 성적인 관심사 경청(대상자를 있는 그대로 수용) → 성에만 초점 맞추기는 금지

2) 하지 말아야 할 것

① 다른 사람 있을 때 세세한 부분 질문하는 것(프라이버시 침해)
② 융통성 없는 엄격한 태도

③ 대상자가 나타내는 정보에 과소·과잉 반응
④ 불편을 투사하는 방어적 태도
⑤ 대상자의 느낌보다는 정보를 얻으려는 데에만 초점 맞추는 것

3) 그 밖의 중재

① 환자와 함께 분명한 목표 설정하기(최대한의 적응적 성 반응 갖도록 하기)
② 개인과 부부에게 성교육과 성문제에 따른 특별한 훈련, 의사소통 훈련 제공
③ 두려움, 불안 등의 느낌 표현 격려, 긍정적 피드백 제공
④ **자기인식, 탐색** : 불안과 두려움의 근원을 파악하여 대처방안 증진시키기(해결되지 않는 감정은 절망을 초래, 통제력 상실시킬 수 있음)
⑤ 이완치료, 심상훈련 제공
⑥ **집단치료** : 토론을 통해 유용한 정보 교환, 잘못된 개념을 바로잡는 기회, 지지체계 제공의 기회가 됨
⑦ 성관계에 대한 책임의식 강화
⑧ 심리치료와 약물치료 병행

CHAPTER 11 성 관련 장애

01. 성도착증 환자를 사정하는 과정에서 간호사의 태도로 옳은 것은?

① 지시적, 판단적 접근
② 과잉 또는 과소 반응
③ 권위 있는 태도
④ 개방적이고 정직한 대답
⑤ 성적인 말은 철저히 배제하며 상담

해설 [성 장애 대상자를 대하는 태도]
- 비 판단적, 비 지시적 태도
- 대상자가 나타내는 정보에 과소, 과잉 반응 보이지 않기
- 대상자의 사생활을 존중하는 편안하고 공손하며 평범한 태도
- 상대방이 자신과 다를 수 있음을 인정하는 개방적 태도
- 대상자를 있는 그대로 수용하며 사무적인 태도로 경청

02. 아동기 초기(18~24개월)에 남자아이는 자신이 남자라는 것을, 여자아이는 여자라는 것을 알게 되는 것과 관련 있는 것은?

① 성적 정체성　　② 성 역할
③ 성 정체성　　　④ 성별 불쾌감
⑤ 성 지향성

해설 성 정체성(Gender Identity) : 자신의 젠더(남성 또는 여성)에 대한 자각

정답 01. ④　02. ③

03. 성 관련 장애 대상자에게 간호제공시 가장 먼저 고려해야 하는 것은?

① 판단하거나 지시하지 않는 태도로 접근한다.
② 환자의 성적인 관심사를 적극적으로 경청한다.
③ 다른 사람이 있는 개방된 장소에서 개인면담을 한다.
④ 간호사 자신의 성적 선입견에 대해 확인한다.
⑤ 성적 지향성에 대한 치료의 필요성을 인식한다.

> **해설** 성 관련 장애 대상자에게 간호를 제공하기에 앞서 간호사 자신의 성에 대한 관점을 인식하고, 자신의 성적 선입견에 대한 확인 필요

04. 일반적으로 성적 흥분과 관련이 없는 신체부위, 물건, 행위에 흥분을 하는 것과 관련된 변태성욕장애는?

① 노출장애
② 성적피학장애
③ 물품음란장애
④ 마찰도착장애
⑤ 성적가학장애

> **해설** 물품음란장애 : 일반적으로 성적 흥분과 관련이 없는 신체부위, 물건, 행위(발, 신발, 라텍스, 스타킹 등)에 흥분을 함

03. ④ 04. ③

CHAPTER 12 신경발달 장애

간호사국가고시 대비

1 원인 및 일반적 중재

1) 원인

(1) 생물학적 요인
① 폭력적, 충동, 공격적 행동 : 좌측 전두엽 피질의 회백질 밀도의 감소, 좌측 측두엽의 회백질 증가
② ADHD : 전두엽 신경회로망의 도파민 체계 이상과 관련
③ 가족력
④ 신경전달물질의 변화, 호르몬 변화

(2) 심리적 요인
① 어느 시점의 발달단계에서 어떠한 장애로 인해 고정 또는 퇴행시 발생
② 프로이드 : 이드, 자아, 초자아의 갈등이 적절하게 조화되지 않았을 때 발생(약한 자아와 초자아)

(3) 환경적 요인
① 스트레스, 학대, 방임, 정서적 외상, 가정불화, 부모의 정신질환, 또래의 부정적 영향 등
② 부정적 사건의 경험이 많을수록 증가(스트레스 상황에서의 성공의 경험은 회복 탄력성을 증진시킴)

2) 일반적 중재 기출 10, 12, 14, 15, 18

(1) 가족치료
① 부모의 참여와 지지는 아동·청소년 지지 및 교육의 핵심적 요소
② 부모의 일관된 태도 중요

(2) 집단치료
① **또래와의 상호작용** : 아동·청소년은 치료자보다 또래에게 자신을 더 잘 표현 함
② **주의** : 파괴적 행동의 전염성, 규제나 제한이 필요하지만, 지나친 강한 규제는 청소년의 저항을 야기할 수 있음

(3) 행동수정 및 인지행동치료 기출 16
① 긍정적 보상은 긍정적 행동을 강화한다는 원칙에 기초
② **부정적 행동의 경우** : 조용한 방에 머무르기, 가벼운 벌, 무시, 타임아웃 등
③ 사고·감정·행동은 서로 밀접한 관계가 있으므로 합리적 사고, 충동조절의 강화를 도움

(4) 놀이치료
   ① 치료자 - 아동 간 라포를 형성할 수 있는 위협적이지 않은 방법임
   ② 0~12세 미만 아동은 대화를 통한 치료가 제한적이므로 놀이치료가 효과적임
   ③ 충동을 극복하고 환경에 적응하는 법을 배움
   ④ 에너지 배출, 갈등 해소, 불안감소의 효과
   ⑤ 발달단계에 적합한 다양한 장난감을 통해 말로 표현할 수 없는 생각과 감정을 표현할 수 있음
   ⑥ 놀이를 통해 아동의 인지발달 및 지능 평가가 가능함

(5) 치료적 그림그리기
   ① 아동의 말로 표현하기 어려운 생각, 혼란스러운 감정 그 외 의식하지 못하는 것들의 표현에 도움
   ② 인물의 크기, 신체부위의 누락, 표정, 구성원의 배치, 색조 등으로 해석을 함

(6) 환경중재
   ① **규칙적인 하루의 일과 유지하기** : 구조적이고 규칙적인 경험 → 자기관리, 감정처리, 긍정적 대인관계기술 학습 가능
   ② 안전한 환경제공
   ③ 연령에 적합한 다양한 치료·활동 프로그램 제공
   ④ **치료적 환경관리의 연속성 유지** : 병원-지역사회-학교-가정

(7) 약물치료
   ① 치료지침
      - **약물** 대사와 배설이 빠르기 때문에 성인에 비해 몸무게 대비 약물 용량 높음
      - **청소년** : 신진대사가 성인과 비슷해 성인과 같은 방법으로 약물을 활용함
      - 약물의 평균 반감기가 성인보다 짧아 때로는 성인보다 많은 용량이 요구되기도 함
      - 저용량으로 서서히 시작
      - 소아의 약물 요법에 대한 연구는 많지 않으므로 주의 깊게 관찰해야 함
      - 청소년기의 시기적 특성상(자율성, 독립성 추구) 약물치료에 대한 이행정도가 낮을 수 있음
   ② 약물요법
      - **항 정신병 약물** : 지적장애, 자폐스펙트럼장애, 품행장애, 뚜렛, 자해행동
      - **중추신경흥분제** : ADHD의 과잉행동, 충동성, 부주의 완화에 효과
      - **기분안정제** : 지적장애, 공격적 행동, 양극성장애, 품행장애
      - **항우울제** : 우울장애, 분리불안, 수면장애

2 지적 장애

1) 정의
   (1) 연령, 성별, 사회문화적 배경에 일치하는 또래에 비해 지적기능과 적응기능에 결함
   (2) **지적기능의 저하** : 언어, 읽기, 쓰기, 논리, 문제해결능력, 계획, 추상적 사고, 판단능력의 저하(지능지수 IQ 70 미만)

(3) **적응능력의 저하** : 의사소통, 사회적 참여, 독립적인 생활, 공감, 타인의 생각과 감정을 인지하는 능력의 저하

2) 임상적 특징 및 중증도 구분

(1) 개념(학업, 언어), 사회적(타인과의 상호작용), 행동적(자가간호 및 관리 능력) 영역의 정도에 따라 **구분함** : 경도, 중등도, 고도, 최고도 지적장애

(2) 증상 및 징후
① 대부분의 증상은 지적능력의 저하로 인해 발생
② 공감능력 결여, 언어 지연, 반복적 언어 사용, 상동증, 공격적이고 충동적인 놀이, 지능장애, 감각장애(시각, 청각, 후각, 미각, 후각)로 인한 정보처리 문제, 감각에 대한 과대·과소반응 등

3) 치료 및 간호

(1) **기본적인 치료** : 적응 행동 발달을 도와줌 → 사회적 제한 최소화, 기본적 생활 능력의 획득
(2) 지적장애 자체보다는 이차적인 정신질환과 후유증, 사회적응에 대한 치료가 필수적임
(3) 시간이 걸리더라도 스스로 하도록 하며 간단한 행동에 대해 반복훈련 시키기
(4) **가족교육** : 아동에 대한 이해를 높이고, 불안과 걱정의 표현을 도움
(5) 상해의 위험 있으므로 혼자 두지 않기

3 자폐 스펙트럼 기출> 05, 06, 11, 12, 14, 15, 16, 17, 19, 20, 21, 22

1) 정의 및 요인

(1) 사회적 의사소통 장애와 제한적이고 반복적인 행동양상을 주로 나타내는 장애
(2) **증상은 초기 발달 시기부터 나타남** : 12~24개월 영유아에게서 증상 보임, 남아 > 여아
(3) 생물학적(유전, 염색체 이상), 신경생리학적(전정계 결함), 신경 해부학적(해마, 편도, 소뇌 위축)요인을 원인으로 함
(4) 비교
① **반응성 애착장애** : 외상 후 스트레스 관련 장애 범주에 포함되며, 어린 시절 부모의 부적절한 양육 태도로 인한 정서적 위축을 보이는 장애
② **아스퍼거 장애(Asperger's disorder)**
- 자폐성 장애에 속하며, 사회적 교류가 손상되고 반복적인 행동을 하지만 언어가 명확하고 인지적 지체는 없음
- 대인관계의 장애는 있으나 직업을 가지고 혼자 생활할 수 있음

2) 임상적 특징 기출> 24, 25

(1) 의사소통과 사회적 상호작용의 장애
① 다양한 수준의 언어 결함 : 전혀 말을 못하는 경우, 언어지연, 반향언어, 부자연스럽고 문자적인 언어

② 감정의 공유 없음, 눈맞춤 없음, 타인을 모방하는 행동의 저하 또는 결여
③ 주로 자신의 요구를 나타내는 용도로 언어를 사용
④ 사람이 아닌 대상에 관심(생활도구, 장난감 등)

(2) **제한적이고 반복된 행동양식**
① 단순 운동 상동증 : 몸을 주기적으로 흔들기, 손가락 끝으로 튕기기, 컵 굴리기 반복
② 반복적 언어사용 : 단어·구·운율의 반복, 앵무새처럼 따라 말하기

(3) **사소한 변화에 대해 심한 화를 내며 저항**

(4) **지각장애** : 과반응성 및 저반응성의 극단적 양상 보임(소리나 빛 또는 회전하는 물체에 대한 과몰입)

(5) **지능 수준** : IQ 50 이하(40%), IQ 50~70(30%)

3) 간호목표
사회적 의사소통과 사회적 상호교류 증진, 비효율적이고 반복적인 행동 감소

4) 간호중재
(1) 진단시 조기중재 프로그램 제공 : 일반적으로 2~3세 시작
(2) 개인 및 가족의 강점을 인식하여 활용하는 것이 중요
(3) 익숙한 환경 제공, 일관된 한 사람으로부터의 아이 돌봄 필요
(4) 무언가를 표현하면 즉시 반응 또는 해결 해주기(원하는 것 미리 해주지 않기)
(5) 거부하는 행동을 점차 늘려가기(싫어하는 행동 수행 후 바로 좋아하는 행동으로 보상)

4 ADHD 기출▶ 04, 08, 11, 12, 13, 21

1) 주의력 결핍 과잉행동 장애(Attention deficit hyperactivity disorder)
(1) 부주의, 충동적 과잉행동을 특징으로 하는 장애
(2) 12세 이전에 나타나며, 만성의 경과, 가정·학교·사회기능에 지장 초래

2) 임상적 특징
(1) 성인이 되기 전까지 인식되지 않을 수 있음(주의력 결핍 우세형인 경우)
(2) **증상** : 부주의한 실수, 사소한 자극에 폭발적 반응, 시간관리의 어려움, 건망증, 안절부절, 엉뚱한 상황에서 불쑥 끼어들기, 지나친 많은 말, 충동적, 공격적, 파괴적 행동, 타인의 일에 방해나 간섭하기 등
(3) 지능의 문제는 없으나, 주의력과 산만함으로 인해 성적은 좋지 않을 수 있음

3) 치료 및 간호중재 기출▶ 15, 16, 23, 24
(1) 단순하고 구체적으로 한 가지 씩 지시하기 기출▶ 19
(2) 주로 외래진료, 자신이나 타인에 대한 위험 가능성이 있을 때 입원
(3) 중추신경흥분제 Methyphenidate(Ritalin) 기출▶ 25 : 저용량은 공격성을 자극, 고용량에서는 공격성 억제의 효과 있음(주의 깊게 사용)

(4) **행동계약** : 가족이나 치료팀과의 기대 및 요구에 대한 사항을 합의, 계약 사항에 대한 주기적 평가 후 긍정적·부정적 보상 제공

(5) **의도적 무관심** : 관심을 끌기 위한 행동임을 알아야 하며, 그 행동이 위험하지 않을 경우 관심주지 않기

(6) **제한 설정** : 엄격하게 훈련, 허용과 금지에 대해 분명하게 설정, 일관성 유지

(7) **아동의 한계 받아들이기** : 과도한 집중을 요하는 작업시키지 않기, 실현 가능한 목표 설정하기

(8) **과다 에너지를 방출할 수 있는 방법 제공** : 경쟁적이지 않은 운동, 노래부르며 춤추기 등

(9) 자극이 많고 사람 많은 장소 피하기

5 파괴적, 충동조절 및 행실장애

1) 적대적 반항장애

(1) **행동 양상** : 권위에 불복종, 논쟁적, 부정적, 적대적, 반항적 행동(어른이 정해놓은 규칙과 요구 무시)

(2) **타인의 권리를 침해하지는 않음** : 사회적 규범 위반, 물건 부수기, 신체적 공격 등은 나타나지 않음

(3) 학령기와 청소년기에 흔함(6%~10% 유병률)

(4) **행동이론적 원인** : 적대적인 분노의 표현을 통해 자신의 요구가 받아들여지고, 관심받은 경험의 반복이 학습됨

(5) **치료** : 행동수정요법, 부모-자녀 관계 향상을 위한 가족치료

(6) 적대적 반항장애의 30%는 품행장애로 발전

2) 품행장애 기출 13, 16, 17, 18, 20, 23

(1) **행동 양상** : 반사회적 행동, 약자 괴롭힘, 동물 학대, 도벽, 거짓말, 방화, 약물남용 등

(2) 타인의 권리 침해

(3) 행동에 대한 죄책감 없음, 공감능력 없고 냉담, 문제시 남 탓, 열등감, 이기적인 성격

(4) **치료** : 수용 불가능한 행동에 대해 확실한 제한 설정, 부모교육, 부모관리 훈련, 약물요법, 일관되고 수용적인 환경 조성

(5) 선행요인으로 ADHD가 있으며, 성인기의 반사회적 성격장애로 이어질 가능성 있음

3) 간헐적 폭발성 장애

(1) 공격적인 충동 조절에 실패하여 나타나는 불필요하고 반복적인 신체적·언어적 공격성을 나타냄

(2) 실제적 물건파손이나 신체적 손상은 일으키지 않으며 발작은 몇 분 내지 몇 시간 동안 지속

(3) 자신의 충동적 행동에 대한 자책감, 후회감 있음

(4) 조기 치료를 통해 증상의 악화를 예방할 수 있음

6 기타 아동·청소년 정신 장애

1) 운동장애

(1) 틱장애 기출 09, 12

① 갑작스럽고, 빠른, 의도적이지 않으며, 반복적인 운동 또는 음성
- 운동 틱 : 눈 깜빡이기, 어깨 들썩이기, 빙글 돌며 행동 시작하기, 핥기 등 매우 다양
- 음성 틱 : 아, 아.. 같은 특정 소리내기, 쿵쿵거리기, 욕설 등 다양

② 어린 나이에 증상 시작, 대부분 일과성 틱으로 사라지나 일부에서는 만성으로 진행됨

③ 종류
- 잠정적 틱 장애 : 틱 증상이 1년 이내에서 사라짐(일시적 틱 증상은 무시하기)
- 만성 틱 장애 : 틱 증상이 1년 이상 지속
- 뚜렛장애 기출 22 : 음성틱과 운동틱이 동반된 형태, ADHD 또는 강박증, 우울과 병행되는 경우가 많음

④ 특징
- 대부분 청소년기에서 증상은 잦아들지만, 심각하고 만성적으로 남은 틱 증상은 심한 사회적·정서적 문제를 유발하기도 함
- 스트레스 상황에서 틱 증상이 심해지기는 하지만, 스트레스를 제거한다고 사라지지는 않음
- 일시적으로 틱 증상을 참을 수는 있으나, 증상행동 자체는 의도적인 것이 아니므로 부모는 아이를 야단쳐서는 안됨
- 틱에 대한 증상 자체보다는 틱으로 인한 정서적 문제에 관심 갖기(주변 시선, 놀림으로 인한 위축, 불안)
- 중추신경흥분제인 Methyphenidate(Ritalin)는 틱 증상을 유발하므로 주의

(2) 발달협응장애

① 통합적 운동기능의 지연(글씨 쓰기, 자전거 타기 등의 어려움)
② 성인기에서의 발생가능한 문제와 좌절을 예방하기 위해 조기진단과 치료가 필요함
③ 물리 치료, 작업 치료

2) 특정학습장애

(1) 발달지체와는 관계없이 읽기, 쓰기, 수학 등 학업 능력에 어려움 있음
(2) 취학연령 아동의 5~15%, 남아에게 흔함
(3) 자퇴, 우울, 실업, 자살, 낮은 소득과 관련 있음

3) 배설장애

(1) 소변과 대변을 충분히 가릴 수 있는 나이임에도 이에 대한 문제를 나타내는 경우
(2) 종류
① 유뇨증 : 비의도적 또는 의도적으로 이불이나 옷에 소변을 보게 되는 질환, 신경계 미성숙, 방광근 수축기능 장애, 부적절한 배뇨 훈련, 스트레스가 원인
② 유분증 : 3개월 동안 한 달에 한 번 이상 부적절한 장소에서 변을 보는 경우, 신경발달 지연 또는 심리적 스트레스, 강압적 혹은 자유방임적 배변훈련이 원인

CHAPTER 12 신경발달 장애

01. 품행장애 청소년에게 적절한 간호 중재로 옳은 것은?

① 신체 공격성이 있으므로 혼자 있게 한다.
② 경쟁적인 활동을 제안한다.
③ 수용할 수 없는 행동은 제한한다.
④ 반사회적 성격장애로 발전하므로 약물치료는 의미가 없다.
⑤ 잘못된 행동에 대해 반성할 때까지 훈육한다.

해설 [품행장애]
- 집단요법을 통해 또래집단에 대한 청소년들의 욕구를 충족시키기
- 경쟁적 활동은 폭력을 유발할 수 있음
- 수용할 수 없는 행동은 제한, 수용 가능한 행동에는 긍정적 피드백 제공
- 항우울제, 기분안정제, 항경련제 등의 사용으로 치료를 도움
- 행동에 대한 죄책감이 없기 때문에 훈육은 의미가 없음

02. 뚜렛(tourette) 장애에 관한 설명으로 옳은 것은?

① 상호작용 장애와 제한적이고 반복적인 행동패턴이 나타난다.
② 의도하지 않는 반복된 음성틱과 운동틱이 나타난다.
③ 정상적 지능이지만, 학습장애가 나타난다.
④ 낮 또는 밤에 반복적으로 침구나 옷에 소변을 본다.
⑤ 과제나 놀이를 할 때 지속적인 주의집중을 할 수 없으며 과잉행동이 있다.

해설 ① 자폐 스펙트럼 장애
③ 특정 학습장애
④ 배설장애(유분증)
⑤ 주의력 결핍-과잉행동 장애

정답 01. ③ 02. ②

03. 자폐스펙트럼장애 아동에 대한 설명으로 옳은 것은?

① 친구가 불렀을 때 쳐다보지 않는다.
② 친구와 소꿉놀이를 한다.
③ 새로운 것을 좋아한다.
④ 양육자에게서 분리되는 것을 두려워 한다.
⑤ 지능이 정상범위이다.

> 해설 [자폐스펙트럼장애]
> 사회적 상호작용 장애, 반복적이고 제한적인 행동, 정상범위 이하의 지능, 사람이 아닌 물건에 관심(부모나 주 양육자를 포함한 사람에게 무관심)

04. 눈맞춤이 되지 않고, 엄마가 불러도 반응이 없고, 안거나 업어주려 할 때 몸을 뻗치며 거부를 하는 아이가 자폐 스펙트럼 진단을 받았다. 간호목표로 옳은 것은?

① 학업 성취도가 향상된다.
② 자신 또는 타인에게 해를 주지 않는다.
③ 자신의 욕구 만족을 지연시킬 수 있다.
④ 사회적 상호교류가 증진된다.
⑤ 타인의 권한을 침해하지 않는다.

> 해설 [자폐 스펙트럼 간호목표]
> 사회적 의사소통과 사회적 상호교류 증진, 비효율적이고 반복적인 행동 감소

05. 주의력 결핍 과잉행동장애 아동에게 제공할 간호중재로 적절하지 않은 것은?

① 자신의 충동 감정을 표현하도록 돕는다.
② 규칙적인 생활을 위한 시간표를 만들도록 한다.
③ 공격적 행동 시에는 가벼운 벌을 준다.
④ 사회성 훈련을 위해 사람이 많은 곳에 간다.
⑤ 놀이치료를 통해 에너지 배출을 촉진시킨다.

> 해설 [ADHD 간호중재]
> 사소한 자극에도 과도한 반응을 보이므로 사람이 많은 장소는 가능한 피하기

06. 주의력 결핍 과잉행동장애 아동이 수업시간에 돌아다녀 수업진행을 방해하고, 점심 식사 시간에는 줄 서기를 못하고 뛰어 나가는 행동을 한다. 가능한 간호 진단은?

① 만성적 자존감 저하
② 신체상 혼란
③ 언어적 의사소통 장애
④ 타인에 대한 폭력의 위험
⑤ 비효과적 역할수행

해설 ① 만성적 자존감 저하 : 자신의 능력에 대한 지속적인 부정적 자기 평가 또는 느낌
② 신체상 혼란 : 자기 신체에 대한 심상의 혼동
③ 언어적 의사소통 장애 : 기호체계를 받아 처리, 전달, 사용하는 능력의 감소 또는 지연
④ 타인에 대한 폭력의 위험 : 타인에게 신체적, 정신적, 성적 해를 입히는 행동을 할 수 있는 취약한 상태
⑤ 비효과적 역할수행 : 환경적 맥락, 규정과 기대에 맞지 않는 개인의 행동이나 자기표현 양상

06. ⑤

2권 지역사회·정신·간호관리
간호사 국가고시

간호관리학

3 과목

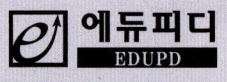

온라인 교육의 명품브랜드 — www.edupd.com

2권 지역사회·정신·간호관리
간호사국가고시

2권 지역사회·정신·간호관리
간호사국가고시

간호 전문직의 이해

PART 1

CHAPTER 01. 간호 역사
CHAPTER 02. 간호전문직관
CHAPTER 03. 간호윤리
CHAPTER 04. 간호사의 법적 의무와 책임

CHAPTER 01 간호 역사

> 간호사국가고시 대비

UNIT 1 세계 간호의 역사

1 세계 간호

1) **원시시대 간호** 기출 03, 08, 11

    자기간호 및 가족간호, 물활론과 정령신앙, 보호본능과 경험적인 치료 및 간호, 미신적 간호

2) **고대국가의 간호**

    (1) 바빌로니아(메소포타미아)

    ① 함무라비 법전
    - "눈에는 눈, 이에는 이" : 불필요한 수술 금지 및 가난하고 병든 자들을 위한 인도주의
    - 위생시설과 의료행위에 대한 구체적 조문을 바탕으로 환자를 보호

    ② 천문학, 수학, 점성술 연구를 바탕으로 의학이 천문학과 뒤섞이게 되면서 마술적인 의학이 성행

    (2) 이집트(Egypt) 기출 08

    ① 파피루스(Papyrus) : 의료에 관한 가장 오래된 기록, 원인, 증상, 처방이 기재
    ② 임호텝(Imhotep) : 역사상 최초의 신부의사(Priest physician)

    (3) 팔레스타인(Palestine)

    ① 모세법(health code) : 뛰어난 공중위생법(질병예방법)을 실현
    ② 예방의학의 일환으로 나환자와 전염병환자를 격리

    (4) 인도(India)

    ① "브라만"이라는 승려 계급에서 의사가 배출, 왕으로부터의 허가
    ② 베다(Veda) : 힌두교 경전, 아편사용과 천연두 예방법 등에 대해 기재, 질병예방 중시
    ③ 아소카왕 : 역사상 최초로 병원을 설립, 자선사업과 위생사업 시행
    ④ 마누법전 : 식이요법, 개인과 가족의 위생규칙 기재

    (5) 중국(China) 기출 06, 07, 10, 14

    ① 예방과 혈액순환에 중점, 진맥이론과 기술이 발달
    ② 병의 원인과 치료방법을 자연에서 찾으려 함

③ 음양오행의 조화, 사람의 체질에 따른 치료법이 발달
④ 약초, 침과 뜸 이용, 오염된 식수를 끓여 마시면서 차 문화가 발달
⑤ 내과치료 수준이 가장 높았고, 외과치료는 거세와 상처치료에 국한

(6) 그리스(Greece)
① 신화를 통해 사람들의 기운, 건강, 질병, 의료실무 언급
② 히포크라테스(Hipocrates) : 의학의 아버지, 의학적 기틀을 마련
③ 아리스토텔레스 : 해부학, 생리학의 기초를 수립
④ 환자보호시설
  • 테트리온(Tatrion) : 이동진료 서비스를 제공, 외래진료소와 유사한 형태
  • 제노도키움(Xenodochium) : 보호소의 형태, 지방병원의 시초
⑤ 공중위생 : 물 위생 관리, 말라리아를 감소시키기 위한 습지 배관시설 설치
⑥ 심신일원론 : 육체와 정신건강은 관련되어 있음, 체육관, 스타디움, 온천 활용

(7) 로마(Rome)
① 군대의학이 매우 뛰어났으며, 야전병원, 앰뷸런스, 군대병원을 설립
② 갈렌(Galen) : 해부학자, 실험 생리학의 선구자
③ 셀서스(Celsus) : 외과의사로 처음으로 의학역사서 저술
④ 간호 사업에 종사하는 로만메트론(마르셀라, 파비올라, 파울라) 등장
⑤ 공중보건에 영향을 미치는 건축기술이 발달(급배수시설, 도로건설, 중앙난방시스템, 목욕시설, 치료목적의 스팀, 좌욕, 수로 등)

2 초기 기독교 시대의 간호 기출 07, 09, 12, 13, 15

1) 초기 기독교 신앙의 영향과 간호
① 박애주의, 이타주의, 실천봉사, 계급타파 정신이 간호발달 영향
② 타인과 사회봉사로서의 간호를 시작
③ 푀베(Phoebe) : 최초의 여집사, 최초의 방문간호사
④ 여집사단을 중심으로 한 조직화된 간호가 시작 : 과부 집사단, 처녀 집사단
⑤ 로마의 귀부인 간호사업가들(로만메트론) : 간호업무와 자선사업의 시초
⑥ 의료와 의료기관 기출 07
  • 다이아코니아(Diakonia) : 오늘날 보건소와 병원외래 진료실의 전신
  • 제노도키아(xenodochia) : 오늘날 종합병원과 유사한 업무 수행, 입원환자 치료, 자선기관의 기원, 성바실 제노도키움(나환자 격리수용, 기숙사 등) 시설 갖춤

3 중세시대의 간호(A.C 500~1,000) 기출 02, 04, 05, 10, 13, 14

1) 중세 전반기의 특징
① 암흑기 : 사회가 교회에 의해 지배, 과학적·기술적 의료 쇠퇴
② 특수 계층에만 교육의 기회 → 왕족과 귀족들이 간호활동에 종사
③ 여집사들의 직위는 남자교역자와 동등 : 대규모 간호서비스 제공

2) 봉건제도 하의 간호 기출 10

(1) 수도원 제도
① 이방인들의 침략 → 교회가 안식처를 제공
② 의료사업은 전적으로 수도원에서 행해짐 → 극빈자를 위한 무료진료소와 병원 설립 → '병자를 돌보는 것은 모든 일에 우선' → 중세 전반기에 많은 성자간호사 배출

(2) 질병에 대한 개념
① 전염병은 신의 섭리로 여김 → 원인 제거나 예방에 소홀
② 중세 전기 간호에 영향을 준 특징 3가지 : 수도원 제도, 봉건 제도, 이슬람교

(3) 수도원 간호사
① 힐데가르데(Hildegarde) : 의학과 간호학의 기술 교육 및 저술, 질병의 원인과 증상에 따라 직접 간호를 제공
② 성 라데군데(St. Radegunde) : 개인위생의 중요성을 인식, 나환자들의 치료에 관심
③ 성 브리지드(St. Brigid) : 병자간호와 나병 치료, 심리요법을 적용, 수호성인으로 불림

3) 중세 후반기의 간호 기출 07, 11, 12, 15

(1) 중세 후반기 간호의 특징
① 높은 지식과 사회적 배경을 바탕으로 간호가 공공기관 밖으로 이동
② 남자간호사 배출, 성자간호사의 배출

(2) 십자군 전쟁 : 중세 후기 간호사업에 가장 큰 영향, 기사 간호단의 창설동기

(3) 기사간호단(Military Nursing Orders)
군인남자로 구성, 전쟁과 간호를 동시에 수행, 오늘날의 앰뷸런스 서비스 제공

(4) 탁발수도단(걸인간호단) 기출 05, 11
① 급속히 퍼지는 질병과 페스트의 공포로 간호를 위한 사회집단이 형성
② 자신의 지위와 소유를 버리고 생계를 구걸하며 맨발에 누더기를 걸치고 다니며 전도와 간호 시행

4 근대와 간호 : 전문직으로의 변환기

1) 근대간호에 영향을 끼친 역사적 배경 : 르네상스와 종교개혁

2) 종교개혁
① 간호의 암흑기를 초래한 직접적인 원인 기출 14
② 간호에 미친 영향
- 근대간호가 직업적 간호로 정착되는 전환기가 됨
- 병원간호의 어려움
- 간호사의 질적 수준 저하(간호요원의 부족)
- 교회가 경영하던 병원 의료 및 구호사업의 중단

3) 사회개혁과 초기간호사업

(1) 종교적 자선간호단
① 병원 개선과 자선간호를 통해 사회개혁을 실시한 체계화된 단체
② 간호의 암흑기에서 현대기로 넘어오면서 중세 후기 간호사업에 가장 큰 영향을 미침

(2) 근대간호의 탄생
① 19세기 초 간호의 암흑시대를 현재 간호 사업으로 전환시킨 중요한 역할을 함
② 독일 카이저스베르트 간호사 양성소 : 가난한 환자들을 위한 질적 간호에 목적을 두고 작은 병원을 세우고 여신자들을 훈련시킴

5 나이팅게일과 간호 : "제 1의 간호혁명" 기출 01, 02, 03, 05, 07, 09, 10, 13, 14, 17, 21

1) 나이팅게일의 업적
① 근대 간호학과 간호교육 확립
② 간호, 군 관리 제도의 혁신, 군대 위생의 혁신에 공헌
③ 통계방법을 적용한 간호의 과학화 기출 21

2) 크리미아 전쟁 당시 나이팅게일의 활동
① 간호사 선출과 군대 간호사의 재훈련
② 군대 위생제도의 혁신과 관리제도 개선
③ 군대 내 의학실험과 군의학교 설립에 기여
④ 급식제도 개선 : 중환자에게 영양식을 제공
⑤ 군인의 복지문제 : 휴게소 설치, 군인가족 돕기, 우편제도 확립

3) 크리미아 전쟁 이후의 나이팅게일 업적
① 질병과 사망의 합리적 분류 시도, 병원 보고의 도표화
② 영국 군대의 의무 행정을 위한 개선안 작성
③ 미국의 남북 전쟁 시 군인들을 위한 구호사업을 위한 참고자료 제시
④ **나이팅게일 간호학교 설립** : 성 토마스 병원 내의 설립(1860)
   ㉠ 경제적으로 독립한 최초의 학교
   ㉡ 비종교적 배경에서의 교육, 병원과 독립된 운영체계
   ㉢ 미국 간호학교 설립 시 자문역할
   ㉣ 설립목적
     • 병원간호사 양성 : 임상간호사
     • 간호사를 가르칠 간호사 양성 : 간호교육자
     • 병들고 가난한 지역주민을 간호할 간호사 양성 : 지역사회 간호사

4) 나이팅게일의 간호 이념

① 간호는 직업이 아닌 사명이다.
② 간호란 질병을 간호하는 것이 아니라 병든 사람을 간호하는 것이다.
③ 간호 사업은 비종교적이어야 하고, 간호사의 신앙은 존중되어야 한다.
④ 간호사는 어디까지나 간호사이지 의사는 아니다.
⑤ 간호의 일체는 간호사를 위해 관리되어야 한다.
⑥ 환자에 대한 차별 없는 간호 주장
⑦ 간호사 면허등록 제도 반대 : 형식적인 제도가 간호사의 사명감과 헌신적인 태도를 약화
⑧ 예방간호와 정신간호의 중요성을 강조
⑨ 간호사는 자신을 희생하는 것이 아니라, 자신의 긍지와 가치관에 따라 간호활동을 하는 것이다.

6 현대 간호

1) 영국 간호 기출 04, 05, 06 : 현대 간호의 모체

(1) 구빈법 제정(1834) : 오늘날 사회보장제도의 기초
(2) 영국 초기 병원간호의 특징 : 입원환자의 임상간호에 총력, 실무교육 중시
(3) 나이팅게일 간호학교 : 세계적으로 간호활동과 철학 전달 → 직업적 전문간호사로서의 발전
(4) 제2간호혁명 기출 07, 11, 14, 19, 25 : 펜위크 여사에 의해 주도

① 간호사를 위한 조직적 활동
- 면허시험 제도의 도입과 간호사를 독자적인 직업으로 공식적 인정을 요구
- 1887년 영국 간호협회(BNA) 조직
- 1899년 국제 간호협의회(ICN) 창설 기출 19, 23
- 1919년에는 면허시험제도 의회 통과 기출 17, 19

② 면허시험 제도가 늦어진 이유
- 영국 정부와 병원관리자가 간호를 독자적인 직업으로 인정 반대
- 나이팅게일의 면허제도 반대(결국 30년 투쟁 후 나이팅게일 사후 9년 뒤 도입)

2) 미국간호 기출 09, 13, 15

(1) 미국이 현대 간호 사업을 주도하게 된 요인 기출 06

① 창의력과 개척정신, 풍부한 자원을 간호사업에 적용
② 미국의 실용주의 정신 : 전문직업에 적용, 간호사업의 발전 도움
③ 여성의 공고한 위치 : 간호 지도자들이 적극적으로 교육 정책에 참여
④ 간호교육의 충실화를 위한 간호지도자들의 헌신적인 노력

(2) 간호교육 기관

① 나이팅게일 신념의 학교
- 나이팅게일 신념을 기반으로 교육 진행 : 교육을 근본 목표로 함
- 간호학교는 행정상으로 병원과 분리되어 있어야 함
- 학생과 간호사를 교육시키는 사람은 간호사여야 함을 주장(수간호사, 교장, 교사)

② 간호학교 발전과정 기출> 09, 13, 15

나이팅게일식 학교(1873년)	벨뷰 간호학교, 보스턴 간호학교, 커네티컷(록펠러 재단 후원, 예일간호대학이 됨) 간호학교
콜롬비아 대학	• 간호교육이 처음으로 대학수준에서 이루어진 곳(1899) • 처음으로 간호사를 대학교수로 임용함 – 너팅(M. A. Nutting)
미네소타 대학교(1909년)	4년제 간호학과 설치(1907)
볼튼법규(1943년)	간호교육을 위한 특별 기금지원
브라운 보고서 발표(1948년)	'미래를 향한 간호' 미국 간호의 발전방향을 제시

(3) **미국간호사협회(ANA)의 설립 목적** : 등록간호사를 위한 전문직 단체 기출> 10
(4) **미국간호연맹(NLN)** : 간호사와 비간호사로 이루어진 단체
(5) **간호계의 지도자**
① 왈드 : 미국 보건간호협회 창립 및 초대회장, 방문간호의 개척자, 뉴욕의 빈민가 헨리가에서 빈민 간호 → '헨리가 집단부락' 기출> 13
② 너팅 : 간호계 최초 대학교수
③ 구드리치 : 군간호학교 초대회장, 헨리가 집단 부락 방문간호사의 지도를 맡음
✒ 왈드, 너팅, 구드리취 : 뉴욕 '헨리가의 3총사', 보건 간호사업에 기여

3) 유럽, 동양, 기타 여러 나라의 간호

(1) **독일**
① 독일 카이저스베르트 간호사 양성소 : 나이팅게일이 간호훈련을 받은 곳
② 모관제도 : 모관을 나온 간호사를 자유 간호사라고 일컬음
③ 간호사 면허시험제도 실시(1907)

(2) **프랑스**
해밀턴 여의사 : 나이팅게일 원칙에 따른 프랑스 개혁 시도, 해밀턴 보르도 나이팅게일 간호학교 설립(환자 중심의 직업적 간호의 기반)

(3) **뉴질랜드**
모자보건 사업이 잘 발달, 세계에서 두 번째로 면허등록법이 실시

(4) **중국**
① 간호교육의 발전을 저해하는 문화 : 여자 간호사가 남자를 간호하는 것을 기피하여 남자 간호사를 양성하게 됨
② 근대 이후 북경대학교 의학부 간호학과 개설

(5) **일본**
① 독일의 학문과 실무의 영향을 크게 받음, 조산사업의 발달
② 의사가 간호사를 관리하는 제도 : 간호사의 지위가 낮음

(6) 인도 : 동양 최초로 ICN 회원국 가입(1912년)

> **참고** 동양 간호와 유럽 간호의 현대화 저해의 공통적인 특징 기출 11
> ① 직업적 간호가 기독교 선교사 간호사에 의해 소개된 점
> ② 동양사회의 여성에 대한 관습과 풍습 때문에 여성의 독점적인 직업인 간호사가 받아들여지기가 어려웠던 점
> ③ 20세기에 들어와서 서구문명의 수입, 과학의 발달, 여성의 교육열로 간호 사업이 하나의 전문화된 여성직업으로 기반을 가지게 됨

7 간호 관련 국제 조직 기출 09

1) 국제간호협의회(International Council of Nurses, ICN) 기출 02, 09, 17, 19

발달과정	• 1899년 영국 펜위크 여사를 주축으로 국제간호협회 발기 준비위원회 구성 • 독립적인 비정부기구, 스위스 제네바에 본부를 두고 4년마다 개최 • 국제적으로 가장 오랜 역사를 지닌 직업 여성 단체 • 국가의 정치, 사상, 종교를 초월한 순수 전문 단체 • 한 주권국에서 한 단체만을 회원국으로 인정 • 1949년 한국이 정식회원국으로 가입 • 1989년 제19차 총회 서울에서 개최 • 2015년 국제간호협의회 각국 대표자회의와 국제학술대회가 서울에서 개최
주요기능 (역할) 기출 17	• 간호사의 자질 및 전문직으로서의 지위 향상 • 간호의 수준을 향상시키기 위한 활동 • 전문직 간호실무의 표준화 • 국제사회에서 간호와 간호사를 대변하는 공식기구 • 간호사업의 국제적 통계 및 정보 관리 • 국제적인 정치, 경제, 의료 및 보건단체들과 횡적인 교류 • 회원국의 간호 협회 지원 • 국가 단위로 할 수 없는 일 수행 • 전 인류의 건강 증진과 인권 옹호를 위한 사업 수행 • 세계 보건의료 발전 주도

2) 세계보건기구(World Health Organization, WHO) 기출 07, 08, 12

• 국제연합(UN)전문기구로 1948년 정식 발족
• 본부 : 스위스 제네바, 6개 지구로 나누어 우리나라는 서태평양 지역에 속함

(1) **설립목적** : 세계 온 인류의 건강을 가능한 한 최고수준에 도달하게 하기 위함 기출 22

(2) **기능**

① 보건의료 강화를 위한 정부지원
② 역학, 통계서비스를 포함한 행정, 기술적 서비스 확립과 유지

③ 영양, 주거, 위생, 근무환경, 환경위생의 증진
④ 보건 관련 국제회의와 동맹 제의
⑤ 보건 분야 연구 추진과 지휘
⑥ 식품, 의약품, 약품에 대한 국제적 기준 개발
⑦ 우리나라에 말라리아, 결핵, 나병 등의 예방과 박멸사업에 중요 기술 원조 및 보건 요원 훈련을 지원함

3) 국제적십자사 기출 18, 20

(1) 설립목적
① 전시나 사변 시 중립적인 대우의 의료와 간호, 구호 활동
② 재해방지, 안정, 구호, 예방을 위한 국제협력 조직단체

(2) 1859년 앙리 듀낭이 창설, 나이팅게일 도움으로 1863년 국제 적십자 운동 시작

(3) 매 2년마다 나이팅게일 기장 수여 : 국제 적십자 위원회에서 선정

UNIT 2 한국 간호의 역사

1 조선시대 간호 기출 09

1) 조선시대 간호상황

보양, 수발, 시중, 돌봄 등을 간호로 여기고 여성에 의해 간호행위가 이루어짐

2) 의녀제도 기출 05, 07, 12

① 여성전문 직업인 양성을 위한 첫 시도
② 여성의료인의 필요성과 역할을 명확히 인식한 계기
③ 국가가 정규교육과정을 통해 체계적 교육을 시행, 기초 과학 발달에 공헌
④ 조산, 진맥, 침구술, 명약(투약), 전문 직업인으로서의 간호행위를 규명
⑤ 의녀의 사회적 지위가 낮아 현대 간호학 발전에 저해요소로 작용(연산군 시절 약방기생)
⑥ 의녀들은 국가 기관에 소속, 한정된 장소에서만 의료 활동 가능

2 근대 간호(1867~1910, 구한말) : 현대 간호의 도입기 기출 02, 07, 11

1) 선교 간호사가 초기 한국 간호에 미친 영향 기출 02, 05, 09

① 헌신적인 봉사로 간호사업의 내용과 체계가 확립
② 한국 간호사업의 현대적 간호교육의 기초를 마련 기출 21

③ 공식적인 간호교육 시작, 전문직으로서의 간호직이 등장하는 계기 마련
④ 조직적 간호사업, 간호교육기관 설립, 최초의 간호사회 조직 → 여성의 사회참여 촉구

2) 초기 선교 간호사 기출 14, 25

히드코트	영국성공회에서 파송한 한국에 온 최초의 선교간호사, 정동에 부녀자 진료소 개설
웹스터	장로교 해외선교부에서 파송한 최초간호사, 제중원에서 근무(1897)
쉴즈	• 한국의 나이팅게일로 불림 • 두 번째의 간호교육기관인 세브란스 간호사 양성소 설립 • 세브란스 병원 내에 사회사업과 설치 • 최초 간호사협회인 재조선 서양인 졸업 간호사회를 조직
에드문드 기출 18	• 1902년 보구여관의 간호원으로 파견 • 1903년 보구여관에 최초의 간호교육기관 설립
로렌스	쉴즈에 이어 세브란스 간호사 양성소 소장

3) 간호사 양성소

(1) 보구여관 양성소 → 이화여대 간호대학

1903년 에드문드에 의해 우리나라 최초의 간호사 훈련과정(3년) 설치

(2) 세브란스 양성소 → 연세대학교 간호대학

1906년 Shields에 의해 두 번째 양성소를 세브란스 병원에 설립

(3) 대한의원의 조산사, 간호사 양성 → 서울대학교 간호대학

1907년 정부에서 공식적으로 실시한 최초의 간호교육

3 일본 제국주의 지배기의 간호(1910~1945) : 간호사업의 수난기 기출 01, 06, 08

1) 일제 강점기 때의 보건의료 정책의 특징

(1) 일제에 의한 공공보건사업

① 한국에 거주하는 일본인의 건강보호를 최우선
② 수직적·권위적인 의료계와 병원제도 → 의사 위주
③ 선교계 병원의 설립을 억압
④ 1914년 : 우리나라에서 간호에 대한 법률이 최초로 제정

(2) 간호제도

① 환자 간호보다 의사 보조역할에 치중
② 개별적 간호법 중심의 수기와 치료에 중점을 둠
③ 간호의 현대화 과정에서 서양 간호의 영향보다는 독일 계통의 방법을 받아들임
④ 간호교육은 1년 반~3년의 짧은 양성기관, 입학수준이 낮음

(3) **선교계에 의한 민간보건간호**
① 간호사와 조산사 면허제도 규정(1914)
② **보건간호활동** : Hall과 Rogenberger에 의해 1923년 기독교 공중보건회관인 태화여자관이 조직되면서 시작
③ **모자보건사업(1923)** : 태화여자관을 중심으로 부분적인 모자보건사업 시작
④ 1929년 "경성연합 아동 복지회"가 설립
⑤ **공중보건사업에 헌신한 사람** : 한신광, 이금전, 이효경, 김정선 등

2) 간호면허제도

(1) 1914년 산파 규칙, 간호부 규칙(간호에 대한 법률이 최초로 제정)
(2) 1922년 개정된 간호부 규칙 : 간호사 면허 자격 강화, 간호업무에 관한 규정 추가
(3) 1942년 간호인력을 공급하기 위해 제도적으로 법 개정
① 간호사가 될 수 있는 연령 : 18세 → 17세(1942) → 16세(1944)로 하향조정
② 조산사의 자격 연령은 20세에서 19세로 하향조정

3) 간호교육제도 [기출] 15

1910년대	관립 간호교육기관(중앙 : 조선총독부의원, 지방 : 각 도 자혜의원의 간호부)
1911년	관립 간호부과 1년 6개월, 조산부과 2년의 교육제도 구체화
1912년	한국인과 일본인, 남녀의 차별없이 입학 가능
1915년	기독교계의 학교에서의 종교교육을 통제
1920년	사립간호교육기관의 인가(지식+실무실습), 태화여자관에서 보건간호 실습 [기출] 10, 13
1922년	입학자격 상향('보통학교 졸업 후 2년 이상의 중등교육 이수한 자')
1930년 이후	전시상황에 따라 간호인력을 충당하기 위한 법 개정

4 현대 간호 Ⅰ : 대한민국 건국기(1945~1961) – 간호사업의 성장기 [기출] 03, 04, 05, 10

1) 미군정기 : 해방직후의 간호(1945~1948) [기출] 12, 19

(1) **간호 행정 조직변화**
① 1945년 : 일제 강점기의 경무청 위생과를 보건후생국으로 승격
② 1946년 : 보건후생부로 개편, 보건후생부 내 간호사업국 설치, 간호교육제도 개편 [기출] 19
    → 간호교육, 행정 등 간호사업의 중요성을 인식시키는 계기로 작용

(2) **간호교육제도 개편**
① 전국 간호교육의 교과과정 재정
② 간호입학 자격을 최종 중졸 이상, 교육연한 3년으로 통일 [기출] 10
③ 간호부 양성소 폐지, 고등간호학교로 명칭 개칭(1946)
④ 면허소지자에 대한 재교육 실시 : 현대 간호강습과정 실시 [기출] 12
⑤ 간호사 자격 검정고시제 폐지운동(1948년까지 3년 이상 경험자에게 기회 → 1949년 폐지 → 6·25 이후 다시 복구 → 1962년 완전 폐지)

2) 대한민국 정부수립기 이후의 간호(1948~1960) 기출 05, 14

(1) 간호사업 행정조직의 변화
① 1948년 : 간호사업국이 의정국 내 간호사업과로 축소·개편
② 간호인력 대폭 감소, 지방 간호사의 처우 부실, 시·도 간호사업계를 유지 못함
③ 1949년 : 사회부 소속의 보건국이 보건부로 독립하면서 의정국, 약정국, 방역국의 체계를 갖추었으나 간호는 여전히 의정국 소속에 있었음

(2) 정부수립 이후 군 간호단의 활동 기출 13
① 1948년 8월 26일 : 육군 간호장교단 창설, 민간간호교육기관에 위탁하여 교육
② 여수·순천 반란 사건 때 처음으로 부상병 간호에 참여, 월남전에서 많은 활약

(3) 대한 간호협회 창립
1923년 조선 졸업간호부회로 시작 → 1946년 조선간호협회 → 1948년 대한간호협회로 명칭 변경 → 1949년 국제간호협의회 정회원국으로 가입 → 1953년 제10회 총회에서 정회원국으로 참석 → 1972년 보건간호사회 가입, 간호사 윤리강령의 통과와 발표

(4) 간호사 면허제도의 변경
① 조산교육과정을 간호교육과정에 포함 : 졸업 후 간호사와 조산사 자격 동시에 부여
② 1949년 : 전국 간호사, 조산사 면허의 중앙화 및 검정고시제 폐지

(5) 한국전쟁과 전후 복구기의 간호
① 1951년 : 국민의료법 제정(명칭 변경(간호부 → 간호원), 간호사 자격 검정고시제 부활)
② 1952년 : 고등간호학교를 간호고등기술학교로 개칭

(6) 한국 간호사 파견(한국간호를 세계에 널리 알리는 계기가 됨)
① 1950년 : 스위스, 호주, 일본 등의 국가로 진출
② 1960년 : 서독 파견
  • 민간차원으로 시작하여 정부차원으로 전환 → 국내 간호인력 부족 현상 초래 → 간호조무사 제도 확립의 계기, 국내 간호인력 확충을 위해 간호교육의 양적 증대
  • 외화 회득으로 국가 경제 성장에 공헌, 선진국의 지식과 기술 습득으로 선진국화에 기여

5 현대 간호 Ⅱ : 대한민국 발전기(1962~) - 간호사업의 발전기 기출 04, 08

1) 의료법 개정에 따른 간호의 변화

(1) 1962년 의료법 개정
① 정규교육과정이 끝난 졸업자들에게만 국가고시 응시기회 부여, 면허를 위한 국가고시제 시행 (1962년 보건사회부에서 시행) 기출 12, 16
② 조산사의 교육과정 분리 : 간호사 면허 소지자로 조산 수습과정을 1년간 이수
③ 간호사 자격 검정고시제도가 완전히 폐지 기출 20
④ 의료업자의 연차신고제의 도입 : 매년 5월 중에 취업동태를 보건사회부에 보고

(2) 1967년 간호조무사법을 포함 : 부족한 간호사의 수급 대책 명분
(3) 1973년 의료법 개정
① 간호고등기술학교 폐지
② 업무분야별 간호사 제도 신설 기출 22 : 보건, 정신, 마취 간호사의 자격인정
③ 간호사 보수교육의 명문화
(4) 1980년대 이후의 법 개정의 변화
① 1980년 : 농어촌 보건의료를 위한 특별조치법 공포, 보건진료원을 배치
② 1981년 : 의료인 보수교육 의무화
③ 1987년 : 명칭변경(간호원 → 간호사)
④ 1990년 : 가정간호사 포함한 전문간호사가 도입
⑥ 2006년 : 전문간호사가 13개 분야로 확대

2) 간호교육 일원화의 노력
① 3년제 교육과정을 마친 졸업간호사들에게 간호학사 학위를 취득할 수 있는 기회를 제공
② 2011년 고등교육법 개정을 통해 4년제 간호교육 일원화를 이룸

6 우리나라 간호교육의 역사

연도	내용
1903~1945년	간호부 양성소(1903년 보구여관, 1906년 세브란스병원)
1946년	고등간호학교
1952년	간호고등기술학교로 변경되면서 1973년 완전 폐지
1954년	중앙간호 연구원이 개원
1955년 기출 10, 15	이화여자대학교 4년제 간호학과 설치(1960년 이화여대 대학원 석사과정 개설)
1957년	연세대 간호학과 개설(1963년 연세대 대학원 석사과정 개설 → 1978년 최초 박사과정 개설)
1962년	전국 23개 간호고등기술학교 중 19개교는 초급 대학령에 준한 간호학교로 승격되어 3년제 교육제도가 실시되었으며, 입학자격을 고등학교 3년 졸업 이상으로 제한함
1971년	간호학교가 간호전문학교로 승격
1979년	전국 36개 간호전문학교가 간호전문대학으로 승격
1987년	간호원 → 간호사로 명칭 변경(의료법 개정)
1990년	전문간호사에 가정간호 분야 추가(의료법 개정)
2004년	간호교육인증평가 실시
2006년	전문간호사 13개 분야 자격인정(보건, 마취, 정신, 가정, 응급, 산업, 호스피스, 노인, 감염관리, 임상, 아동, 종양, 중환자)
2011년	학사학위 프로그램으로의 일원화 법제화(고등교육법 제50조의 3)
2016년	간호교육인증평가 의무화 법제화(고등교육법 제11조의 2)

CHAPTER 02 간호전문직관

간호사국가고시 대비

UNIT 1 전문직의 이해

1 전문직의 특성 기출 00, 01, 02, 05, 07, 10, 14, 15, 19, 20, 21

파발코(Eliza K. Pavalko) – 1971년	일반적인 특성 기출 19, 20 21
• 이론적 기술과 지적 기술 보유 • 사회가치와 관련성 높음 • 고도의 전문직 활동일수록 교육기간이 장기간 • 전문직의 선택 동기 : 이타적 • 전문직 윤리강령이 고도로 발달 • 직업적으로 자율성 높음 • 전문직 구성원 간의 공동체 의식 높음 • 구성원간의 약속 이행	• 장기간의 교육훈련을 거쳐 체계적인 지식체계를 수립 • 지식에 근거한 권위를 사회적으로 인정 • 직업의 자율성이 보장, 전문직 문화 • 윤리강령 및 전문직으로서의 행위의 규범을 가짐 • 고유하고 비표준화된 업무 수행

2 전문직 사회화의 이해

1) 전문직 사회화의 개념 기출 22

전문직 역할을 수행하기 위해 구체화된 지식, 기술, 태도, 가치, 규범을 내면화하고 발달시키는 과정을 의미

2) 간호전문직 사회화가 일어나는 시기

① 간호학생이 대학에서 정규교육을 받으면서 생김
② 신규 간호사로서 일하게 되는 때
③ 직장 또는 부서를 옮기는 경우에도 전문직 사회화 과정이 일어나게 되므로 전문직 사회화 과정은 평생의 과정임

3 전문직의 특성과 간호의 위치 : Pavalko의 직업 – 전문직 연속 모델 [기출] 14, 15

차원	직업	전문직	간호
이론, 지적기술	없음	있음	제한적으로 있음
사회가치와의 관련	낮음	높음	높음
훈련기간	단기	장기	기간 다양
직업동기	자기의 관심	이타적 봉사	이타적 봉사
직업적 자율성	없음	높음	제한적
종사기간	단기간	장기간	비교적 단기
공동체 의식	낮음	높음	최소한의 기준 충족
윤리강령	미발달	고도로 발달	고도로 발달

UNIT 2 전문직으로서의 간호

1 간호전문직

1) 전문직 간호실무의 특성 [기출] 07, 08, 12, 14, 21

① 간호는 과학인 동시에 예술, 능숙성을 지님
② 직업에 헌신, 독립적으로 행동하는 권한과 자율성을 가짐
③ 단체를 조직, 활발한 활동으로 고유한 간호조직문화를 형성
④ 업무과정 및 결과에 대해 법적·도덕적 책임을 이행

2) 간호실무의 영역과 기술

① 돕는 역할 : 치유적 분위기 및 관계 형성, 안위제공, 정서적·정보적 지지 제공
② 교육-코치 역할 : 환자의 질병 회복과 생활양식의 통합을 도움
③ 진단적 환자 감시 기능 : 환자의 상태 변화에 대해 발견과 기록
④ 급변하는 상황에 대한 효과적인 관리
⑤ 치료적 중재와 처방의 수행과 감시
⑥ 의료의 질 보장과 감시
⑦ 조직 및 업무역할에 관한 기술 : 조정, 지시, 회의, 치료 팀의 구성과 유지

3) 간호전문직 발전의 저해요인 [기출] 04, 07, 18

① 대중의 간호사에 대한 부정적 이미지
② 간호단독법의 부재 및 자율성과 파워의 부족

③ 표준화된 교육체계의 결핍과 올바른 직업관의 부재 등
④ 건강 관련 분야의 부적절한 리더십
⑤ 업무과중으로 인한 높은 이직률 등의 사회적 요인
⑥ 임금차별과 기혼간호사의 재취업제도의 부재

4) 간호전문직의 직업적 성장개선을 위한 전략 및 과제 기출 11, 13
① 표준화된 간호교육체제 확립
② 간호서비스에 대한 이미지 개선
③ 간호리더십과 관리기술의 개발
④ 올바른 직업관 확립
⑤ 타 전문인과 협력
⑥ 연구를 통한 이론의 개발
⑦ 역할확대를 통한 자율성 증진
⑧ 전문성 신장을 위한 근거중심 간호의 제공 기출 13 : 최상의 과학적 근거를 가지고 간호수행
  🔑 근거중심 간호의 4가지 요소 : 최상의 근거, 환자의 선호도와 가치, 활용 가능한 자원, 간호사의 임상 전문성

2 간호의 전문화

1) 간호의 전문화의 긍정적 결과
① 간호의 각 분야에 종사하는 간호사가 전문적인 능력을 갖추게 됨
② 간호서비스의 질이 높아짐
③ 서비스 비용면에서 도움이 되고 전문인으로서의 만족감 증가

2) 전문간호사 제도의 장점
① 전문적인 지식을 바탕으로 국민이 요구하는 다양하고 질 높은 간호 서비스를 제공
② 질병 예방과 치료기간 단축으로 국민의료비 절감 및 보험재정 절감에 기여
③ 의료인력 대체인력 활용으로 의료기관의 인력난 해소에도 기여

3) 전문간호사의 역할
① 전문 영역별로 역할을 개발하고 간호계획을 수립·시행
② 역할의 모델이 되는 행정 및 변화촉진자 역할 수행
③ 전문적 성숙도를 가지면서 직접적인 간호제공 역할
④ 전문분야를 발전시키기 위한 연구자 역할
⑤ 환자의 교육을 담당하고 간호활동을 증진시키는 교육자 역할

4) 면허제도 기출 12, 17
① 면허 : 학문상의 허가, 국가시험을 통해 승인
② 자격 : 일정 요건을 갖춘 자격시험으로 인정, 공적 증거력 부족

③ 간호사면허제도
- 의료인으로서 최소한의 능력을 국가나 사회가 합법적으로 인정
- 전문적인 지식과 실무능력을 사정하고 측정할 수 있는 근거
- 자격이 없는 무능력한 간호사들로부터의 대중 보호
- 전문 인력 파악을 위한 통계적 정보 제공

3 간호사의 전문직 사회화 과정 기출 12, 16

1) Dalton의 모델
① 1단계 : 도움과 지시를 받아 일상적인 업무를 수행
② 2단계 : 독립적으로 활동하는 단계
③ 3단계 : 타인을 안내하고 지도
④ 4단계 : 조직의 방향이나 중요한 사항에 영향력을 행사

2) Benner의 모델 기출 12, 25 : 초보자에서 전문가로
① 1단계(초보자 단계) : 단순지식, 경험과 기술부족, 규칙과 다른 사람의 기대와 지휘에 의존, 간호학생에 해당
② 2단계(신참자 단계) : 최소한의 전문적 기술을 이용, 원리와 이론을 사용하여 주어진 간호업무 수행, 다수의 경험을 통해 상황적 요소를 파악하지만 우선순위 결정 능력 부족, 신규 간호사에 해당
③ 3단계(적임자 단계) : 2~3년의 경험을 가지고 조직적으로 업무수행, 계획과 목적을 설정, 분석적 사고와 여러 가지 업무를 동시에 조정가능
④ 4단계(숙련가 단계) : 미묘한 변화를 인식하여 환자를 총체적인 관점에서 파악, 우선순위를 쉽게 설정하며 장기목적에 집중
⑤ 5단계(전문가 단계) 기출 16 : 매우 능숙하며 상황 자체를 직관적으로 파악하고 행동, 전문성이 발휘됨

3) Kramer의 모델 : 현실충격 4단계
① 밀월기 : 모든 일이 다 좋아보이고 의욕이 넘치는 시기
② 충격기 : 모든 일이 나쁘게만 보이는 시기
③ 회복기 : 상황에 대해 객관적으로 생각, 상황 예견하며 흥미가 생김, 재적응 시기
④ 해결기 : 상황에 대해 여러 관점에서 바라보고 판단할 여유가 생김

CHAPTER 03 간호윤리

UNIT 1. 간호윤리의 이해

1 간호윤리

1) 간호윤리의 중요성
① 환자와 간호사와의 관계는 인간의 존엄성과 개별성을 중요시하는 윤리적 바탕 위에서 이루어짐
② 간호사가 환자의 생명에 영향을 줄 수 있는 중요한 의사결정에 참여
③ 사회적으로 간호사의 위치와 역할이 변화, 책임과 활동 한계의 범위가 명확하지 않음
④ 현대사회가 전문직 간호사로서 책임 있는 행동을 요구
⑤ 환자와 그 가족들의 권리와 주장에 대한 책임이 증가

환자의 권리와 의무	
환자의 권리	알 권리 : 병명, 병의 진전, 진료계획 등을 설명받을 권리
	자기 결정권 : 진료 등에 대해 결정할 권리
	비밀을 보호받을 권리 : 신체상, 건강상의 비밀이 지켜질 권리
	진료 받을 권리 : 적절한 보건의료서비스를 받을 권리
	상담·조정을 신청할 권리 : 내·외부 기관에 상담 및 조정을 신청할 수 있는 권리
	존엄성과 위엄 있는 죽음
환자의 의무	의료인에 대한 신뢰·존중 의무
	부정한 방법으로 진료 받지 않을 의무

2 윤리이론 기출 00, 06, 07, 12

1) 공리주의와 의무론

	공리주의(=목적론, 결과주의) 기출 12, 14, 22	의무론(=비결과주의, 형식주의) 기출 12, 17
특징	• 행동의 옳고 그름은 그 결과에 달려 있다는 결과주의의 대표적 이론 • 최대다수의 최대행복 • 신축성 있는 도덕규칙을 적용, 판단	• 옳은 행동을 오로지 그것이 옳다는 이유로 택하는 선의지를 강조 • 도덕 규칙의 절대 가치를 중시하는 비결과주의 대표적 이론(절대성 강조)
장점	• 딜레마나 도덕적 갈등에 대한 합리적인 방향을 제시 • 일반원칙에 따라 분명한 절차를 제시 • 신축적으로 결과의 예외를 인정	• 행위의 일반원칙 제시 → 상황에 좌우되지 않음 • 인간관계의 복잡성과 과거 행위를 고려
단점	• 효용의 원리가 도덕적 의무보다 더 중요시 • 개인의 권리는 다수의 이익을 위해 무시됨	• 결과와 무관하게 도덕적으로 옳은 행위를 수행 • 도덕규칙 간에 상충이 있을 때 문제해결이 어려움
분류	'무엇을 효용성으로 보느냐' • 쾌락적 공리주의 : 고통 최소, 쾌락 최대 • 선호 공리주의 : 다수의 선호도에 따라 선택 • 다원적 공리주의 : 다양한 내재적 가치 수용 '효용의 원리를 어떻게 적용하느냐' • 행위 공리주의 : 매 행위마다 최대의 효용을 줄 수 있는 행위 선택 • 규칙 공리주의 : 최대한의 효용을 가져오는 규칙에 따라 행위 선택	'판단의 기본인 원리의 수효' • 일원론적 의무론 : 유일한 한 개의 원리를 적용하여 옳고, 그름 판단 • 다원론적 의무론 : 다양한 기본규칙과 원리 적용 '규칙을 어떻게 적용하느냐' • 행위 의무론 : 직관에 의해 개별 행위 판단 • 규칙 의무론 : 선택, 판단, 추론에 있어 절대적인 규칙이나 원칙 따름

2) 덕윤리
아리스토텔레스의 윤리론을 기초로 한 이론, 어떤 규칙이나 법칙에 초점을 두지 않고 행하는 사람의 미덕이나 관습에 초점을 두어야 한다고 주장 → 행하는 사람의 미덕을 강조

3 도덕발달이론

1) 콜버그(L. Kohlberg)의 도덕발달이론
① 도덕성을 도덕적으로 옳은 행위와 원칙으로 단정, 정의와 법 준수
② 합리적 보편성과 객관성, 도덕판단의 합리성을 중시
③ 행위자와 대상자의 구체적 상황을 고려하지 않음
④ 객관적 입장을 도덕적 관점으로 정의

2) 길리건(C. Gilligan)의 도덕발달이론
① 도덕성은 인간관계를 통해 실현, 관계와 보살핌을 중요시
② 도덕적 관점을 개인이나 타인 모두 상황적이고 특수화되어 있다고 주장
도덕원칙에 있어서 보편성이나 일반화를 인정하지 않음

UNIT 2 간호윤리의 원칙

1 자율성 존중의 원칙 [기출] 06, 07, 13, 14, 19, 22

① 의사는 환자에게 치료과정과 방법, 필요한 약품의 효능과 부작용 등을 거짓 없이 상세히 설명하고, 환자는 자신의 치료에 대해 충분한 설명에 근거하여 스스로 치료를 선택하고 행위할 수 있는 권리인 자율성을 존중하라는 원칙
② 사전연명의료의향서를 작성하는 것도 이에 해당 [기출] 13, 14, 17, 19

> **참고 ✓ 사전동의**
> - 치료와 관련된 모든 정보를 제공, 충분한 설명에 근거한 환자동의는 환자의 자율성을 보장하기 위한 법적인 장치
> - 기본요소
>   - 동의할 사람이 동의할 능력, 필요한 지식이나 정보를 이해할 수 있는 능력 보유
>   - 결정에 있어 외부의 간섭이나 강요 없이 자율성 보장
>   - 충분한 정보를 바탕으로 결정한 계획에 대해 대상자로부터 승인을 득할 것
> - 일반적 기준
>   - 전문직에서 시행되는 모든 것, 환자가 알고 싶어하는 것, 보편적이고 합리적으로 알고 싶어 하는 것에 대해 충분한 정보 제공
>   - 거부할 권리가 있음을 설명
> - 연구 대상자에게서의 사전동의
>   - 연구 절차, 연구 목적, 피실험자의 역할, 사생활 비밀유지 이행약속
>   - 연구 참여에 있어 발생될 위험이나 손해, 중도포기(불이익 없음을 같이 설명), 참여 거부 할 수 있음을 설명

2 악행금지의 원칙(무해성의 원칙) [기출] 10, 21

① 대상자에게 의도적으로 해를 입히거나 해를 입히는 위험을 초래하는 것을 금지한다는 원칙-소극적인 선
② 치료과정에서 대상자에게 신체적·정신적으로 고통을 주어서는 안된다는 것 의미
③ 대상자에게 해가 될 행동이나 해가 될 위험을 피하도록 하는 것
④ 나이팅게일 선서의 "나는 인간의 생명에 해로운 일은 어떤 상황에서나 하지 않겠다."는 내용은 악행금지의 원칙에 해당

3 선행의 원칙 [기출] 13, 14, 15, 16, 20, 22

① 발생할 수 있는 악결과를 미리 예측하여 예방할 의무와 당장의 해악을 제거할 의무
② 대상자에게 예방 및 이득을 제공하는 적극적인 선을 의미
③ 해악이 되는 행위를 피하는 것을 넘어서 적극적인 실행을 요구

1) 선의의 간섭주의(온정적 간섭주의) [기출] 13, 14, 15, 16

① 의료인의 선행의 원칙과 환자의 자율성 원칙이 상충할 때 대상자의 이익을 위해 대상자의 자유나 자율성 존중의 원칙이 무시되는 것
② 정당화 요건
- 자율성의 조건 : 대상자가 관련 정보를 전혀 모르거나 합리적인 사고를 할 수 없을 때
- 해의 조건 : 대상자의 결정에 동의할 경우 반드시 손상을 입게 되는 경우
- 승인의 조건 : 대상자의 합리적인 사고가 회복되거나 지식을 얻게 될 경우에 동의할 것

4 정의의 원칙 [기출] 13, 14, 18, 20

① 해악과 이득이 공존하는 상황에서 이득을 분배하는 것
② 공정함과 공평함을 의미(예 응급환자 분류체계를 적용하는 것)
③ 사회적 재화나 자원이 부족한 상태에서 발생
④ 분배의 기준
- 균등한 분배 : 선착순 지급
- 획일적 분배 : 동일한 몫의 분배
- 필요에 의한 분배 : 건강보험 혜택
- 투여된 노력과 성과에 따른 분배
- 공적에 따른 분배

5 윤리규칙 [기출] 18 : 생명윤리 원칙의 하위개념

1) 정직의 규칙 [기출] 22

- 다른 사람을 존중하고 선을 위해서 진실을 말해야 하는 의무(truth telling)
- 약속 이행, 선한 것, 무해한 것, 정의와 같은 독립적인 원리와 함께 행해져야 함

2) 신의의 규칙(비밀보장의 규칙) [기출] 14, 15, 16, 25

- 대상자의 사생활을 유지시킬 의무와 대상자의 비밀을 지킬 의무
- 대상자의 정보를 제 3자에게 공유 또는 발설하지 않을 의무
- 간호사의 법적의무에 해당 : 의료법 제19조 비밀누설 금지
- 비밀유지의 의무 예외 : 본인의 동의가 있는 경우, 법령에 의해 요구되는 경우(전염병, 아동학대), 정당한 업무행위(직장검진 시 알게 된 감염성 질환의 회신)

3) 성실의 규칙
- 약속을 이행해야 한다는 규칙
- 기본적인 도덕규칙으로 간주

UNIT 3 생명윤리의 이해

1 생명윤리의 개념
① 급변하는 현대사회에서 도덕적 가치관의 변화로 생명윤리 출현
② 수많은 연구들이 진행되는 가운데 연구대상자들에 대한 권리를 보상하려는 사회적 관심이 증가되고 인간의 정체성에 대한 우려가 높아지면서 미국의 종양학자인 포터가 처음으로 생명윤리(Bioethics)를 제창
③ 간호라는 학문은 사람을 대상으로 하는 분야이기에 생명윤리의 윤리적 원칙과 규칙이 시시각각 발생하는 특수한 상황에 어떻게 적용시킬 것인가를 검토하는 응용학문으로 봄

2 의료기관의 윤리위원회

1) 병원윤리위원회
초기에는 의사, 병원직원, 지역사회 일반인 등으로 구성되어 병원의 임상현장에서 발생할 수 있는 다양한 윤리문제를 해결하는 방법으로 시작되었으며 현재는 의사, 간호사를 비롯하여 병원행정가, 변호사, 사회사업가, 성직자, 윤리학자, 가족, 관심 있는 지역주민 등으로 구성되어 운영
① 임상현장에서 발생 가능한 문제에 대하여 가족이나 타 보건의료인 등 다양한 전문가들의 충고를 통해 문제해결을 모색
② 병원윤리위원회의 역할
- 병원직원과 학생의 교육
- 의뢰된 사례분석과 해결
- 병원정책의 윤리적 측면 검토
- 의료인, 병원직원, 환자가족들이 지지와 충고를 받을 수 있는 자원을 제공

2) 생명의학연구윤리심의위원회(IRB)
① IRB(Institutional Review Board, 생명의학연구윤리심의위원회)는 인간 또는 인체유래물을 대상으로 하는 연구에 참여하는 연구대상자의 권리·안전·복지를 보호하기 위해 설치된 독립적 윤리위원회
② 병원 내에서 행해지는 인간 및 인체유래물 연구계획서의 윤리적·과학적 측면 심의, 수행 중 연구과정 및 결과에 대한 조사·감독 등을 통하여 연구자 및 연구대상자 등을 적절히 보호할 수 있도록 노력

3) 헬싱키 선언 기출 19

① 1964년 핀란드의 수도 헬싱키에서 열린 세계의사협회 제18회 총회에서 채택된 선언이다.(뉘른베르크 강령을 수정 및 보완하여 만들어짐)
② 의학 연구자가 스스로를 구제하기 위해 채택된 인체실험에 대한 윤리 규범
③ 정식명칭은 '사람을 대상으로 한 의학 연구에 대한 윤리적 원칙'

4) 뉘른베르크 강령

① 인체 실험에 대한 윤리적 기준을 담은 조항으로 연구 윤리에 대한 최초의 국제적 지침
② 인체 실험에 대한 비윤리성 비판, 대상자의 자발적인 동의가 없으면 어떠한 실험도 할 수 없다는 내용을 제정

3 윤리적 의사결정 기출 20

1) 간호실무에서의 윤리적 의사결정의 근거

① 양심 : 인간의 윤리적 능력 중에서 가장 핵심을 이룸
② 종교적 원리
③ 전문직 의무 : 전문직 윤리강령(한국간호사 윤리강령)을 따름
④ 윤리적 사고의 단계

윤리적 판단과 행동	특정한 상황에서 윤리적 의사결정과 행동을 결정
윤리규칙	• 신의 · 정직 · 성실 등이 적용 • 윤리원칙에서 발생하여 보다 구체적임
윤리원칙	• 자율성 · 무해성 · 선행 · 선의의 간섭주의 · 사전동의 · 정의 등을 적용 • 윤리이론에서 유도되는 일반적이며 기본적인 원칙
윤리이론	• 공리주의와 의무주의를 적용 • 가장 이론적이며 보편적인 수준의 윤리적 판단으로서 개인이나 집단의 규범 이론 제공

⑤ 윤리적 의사결정 단계

> 문제확인 → 자료수집 → 대안탐색 → 대안평가 → 해결책 선택 → 수행 → 평가

2) 윤리적 의사결정에서 간호사의 역할

① 간호사는 윤리적 딜레마 상황에서 윤리적 의사결정에 참여해야 함
  - 윤리적 딜레마 : 두 개 혹은 그 이상의 바람직하지 않은 대안 중의 하나를 선택해야만 하는 상황을 일컬음
    → 본질적 속성으로 인해 한가지의 좋은 해결책은 없음
② 간호사는 정보를 수집 → 딜레마를 명확히 하고 계획 수립 → 우선순위 → 대안을 선택
③ 간호과정의 순환적 속성으로 어느 단계든지 피드백이 가능, 순환의 반복 가능

4 한국 간호사 윤리강령 : 간호신념의 집단적 표현으로 간호행위의 일반적 원칙을 제공

1) 윤리강령의 기능

① 전문적 집단 구성원이 따라야 하는 윤리적 가치와 행동을 규정
② 전문직의 직업적 자율성을 행사하기 위한 수단이며 전문직으로서의 책임과 의무를 다할 것을 사회에 알림
③ 전문직이 허용하는 최소한의 품위 있는 행동에 대한 표준 제공
④ 도덕적 문제의 체계적 탐구를 시작하기 위한 출발점
⑤ 행동결정에 있어 전문직이 참고해야 하는 윤리적 고려점의 일반조건 암시

2) 윤리강령 제정 및 개정 과정

① 1966년 대한간호협회 내에 윤리위원회 발족
② 1972년 제39회 대한간호협회 정기총회에서 윤리강령의 제정 및 채택
③ 1983년 1차 개정, 1995년 2차 개정, 2006년 3차 개정, 2013년 4차 개정, 2023년 5차 개정이 이루어짐

3) 한국간호사 윤리강령 기출 18, 19

(1) 윤리강령 서문

간호의 근본이념은 인간 생명의 존엄성과 기본권을 존중하고 옹호하는 것

① 간호사의 책무 : 인간 생명의 시작으로부터 끝에 이르기까지 건강을 증진하고, 질병을 예방하며, 건강을 회복하고, 고통을 경감하도록 돕는 것
② 간호사의 역할 : 간호사는 간호대상자의 자기결정권을 존중하고, 간호대상자 스스로 건강을 증진하는 데 필요한 지식과 정보를 획득하여 최선의 선택을 할 수 있도록 돕는 것
③ 제정목적 : 대한간호협회는 국민의 건강과 안녕에 이바지하는 전문인으로서 간호사의 위상과 긍지를 높이고, 윤리의식의 제고와 사회적 책무를 다하기 위하여 제정

(2) 한국간호사 윤리강령 각론(제5차 개정) 3영역, 16개 항목

구분	간호사와 대상자 영역	전문인으로서의 간호사 의무 영역	간호사와 협력자 영역
제5차 2023년 기출 19	① 평등한 간호 제공 ② 개별적 요구 존중 ③ 사생활 보호 및 비밀유지 ④ 알 권리 및 자기결정권 존중 ⑤ 취약한 간호 대상자 보호 ⑥ 건강환경 구현 ⑦ 인간의 존엄성 보호	⑧ 간호표준 준수 ⑨ 교육과 연구 ⑩ 정책참여 ⑪ 정의와 신뢰의 증진 ⑫ 안전을 위한 간호 ⑬ 건강 및 품위 유지	⑭ 관계윤리 준수 ⑮ 간호 대상자 보호 ⑯ 첨단 생명 과학 기술 협력과 경계

(3) 한국간호사 윤리지침 일부
① **일반적 윤리** : 간호사의 사명, 인권존중, 윤리적 간호 제공, 건강 및 품위 유지
② **간호 대상자에 대한 윤리** 기출 19 : 평등한 간호제공, 개별적 요구 존중, 인격 존중과 사생활 보호, 비밀유지, 의무 기록 관리 책임, 알 권리 존중, 자기 결정권 존중, 취약한 간호 대상자 보호, 건강한 환경구현, 인간 존엄성 보호와 생명과학 기술, 장기 이식과 간호, 연명 의료와 간호, 말기 및 임종 과정의 간호
③ **전문직으로서의 윤리** 기출 15 : 간호표준 준수, 자율성과 책임, 간호 업무의 위임, 옹호자 역할 수행, 비윤리적 행위 거부, 비윤리적 행위 보고, 비공인 간호 행위 금지, 간호사의 자기계발, 간호 연구 활동, 전문직 단체 활동, 간호 정책 참여, 정의와 신뢰의 증진
④ **협력자에 대한 윤리** : 보건의료인의 존중과 협력, 대외협력, 첨단 생명 과학 기술 협력과 경계

(4) 한국간호사 윤리강령의 한계점 기출 15, 16, 21
① 도덕적 문제에 대해 최소한의 지침을 제공하는 것이지 해답을 주는 것이 아님
② 규약은 상반되는 지침을 피할 수 없고, 그에 따라 광범위한 수용 불가피
③ 규약이 간결성과 단순의 유용성을 잃게 되면 많은 양의 부피를 갖게 됨
④ **규약은 항상 불완전** : 모든 상황에 분명한 지침은 있을 수 없음
⑤ 시대적 상황에 따른 변화

CHAPTER 04 간호사의 법적 의무와 책임

간호사국가고시 대비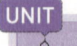

UNIT 1 간호사의 법적 의무와 간호업무의 법적 근거

1 간호사의 법적 의무

1) **주의의무** 기출 07, 09, 10, 11, 18

   (1) 주의의무의 개요 기출 07, 10
   - ① 유해한 결과가 발생하지 않도록 의식을 집중할 의무
   - ② 과실유무의 판단은 일반인(통상인)이 아닌 간호사로서 요구되는 일반적인 지식수준을 갖춘 간호사의 주의 정도를 말함
   - ③ 주의의무를 태만히 하여 타인의 생명과 건강에 위해를 초래할 경우 민·형사상 책임 발생
   - ④ 주의의무를 태만히 한 경우를 '과실'이라 함

   (2) 주의의무 내용
   - ① **결과 예견의무** : 특정된 영역의 통상인이라면 행위 시 결과발생을 예견하여야 할 의무, 해야 할 행위를 하지 않는 것도 주의의무 위반으로 취급
   - ② **결과 회피의무** : 예견가능한 위험이 발생하는 경우에는 이를 피할 수단을 강구해야 할 의무, 나쁜 결과의 회피의무 기출 04

2) **설명 및 동의 의무** 기출 05, 07, 10, 19

   (1) 설명 및 동의 의무의 정의

   환자의 자기결정이 요구되는 경우, 환자에게 의료행위를 받을지의 여부를 결정하는 데 필요한 정보를 제공하고 동의를 구하여야 할 의무

   (2) 설명의무의 목적 : 알권리를 통한 대상자의 자기결정권 존중

   (3) 설명의 방법
   - ① 간호사가 시술자 대신 직접 서면동의서를 받아서는 안 되며, 시술자가 받는 것이 원칙
   - ② 설명은 구두로 하여야 하며 정형화된 서면으론 대체불가
   - ③ 대상자가 설명을 이해하고 자기 의사표현을 할 능력이 있어야 하며, 그렇지 못한 경우 법적 대리인이나 부모에게 동의를 구함

④ 대상자가 동의서에 서명하는 과정에서 부당함이나 협박이 없어야 하며, 충분한 설명을 들을 수 있어야 그 동의서가 법적 효력을 지님

(4) 설명의무의 면제(전단적 의료)

① 위험이 중대하거나 시간적으로 급박한 경우(응급상황)
② 환자가 설명 청취를 포기한 경우
③ 환자에게 악영향을 미칠 가능성이 있는 경우
④ 설명하였더라도 환자가 승낙할 것임을 입증할 경우(가정적 승낙)
⑤ 환자에게 발생할 위험이 매우 비전형적이고 발생 개연성이 낮은 경우
⑥ 환자가 이미 위험을 알고 있었을 경우

> **참고 전단적 의료**
> 의료인이 어떤 위험성이 있는 의료행위를 실시하기 전에 환자의 동의를 얻지 않고 의료행위를 시행하는 행위, 전단적 의료가 가능한 경우를 제외하곤 불법행위이며 민·형사상 책임을 지게 됨

3) 확인의무 기출 05, 06, 08, 13

(1) 간호의 내용 및 그 행위가 정확하게 이루어지는지를 확인해야 하는 의무

(2) 간호단위의 확인의무

① 위임한 간호보조인력의 행위를 지도·감독
② 동료의료인의 행위가 실무표준행위에 위반되는지 여부 관찰
③ 의사처방의 적절성에 대한 확인의무
④ 수혈 시 수혈용 보존혈의 오염 여부 확인
⑤ 의료기구 및 장비의 사용 전 확인의무

(3) 의약품 및 의료용 재료사용 시 확인의무 기출 17, 22, 23, 25

① 피투여자(환자)의 확인
② 의약품 및 재료의 변질 여부 확인
③ 의약품의 용량, 부위, 방법의 확인
④ 투여 또는 사용의 필요성 및 시기의 확인

4) 비밀누설금지의무 기출 01, 02, 08

(1) 업무상 비밀유지의무 기출 01, 02, 08, 24

① 직무상 알게 된 환자에 관한 정보를 공개하지 않은 의무
② 비밀유지의무는 절대적인 것이 아니라 환자개인의 이익보다 공공의 이익 우선

(2) 비밀누설금지의무의 면제

① 환자의 동의가 있는 경우
② **법령에 의해 요구되는 경우** : 감염병환자의 신고
③ **정당한 업무행위** : 집단 검진 시 감염병환자의 고지
④ 업무상 알게 된 사실로 중대한 공익상의 필요가 있어 법원에서 증언을 하는 경우

UNIT 2 | 간호사고

1 간호사고의 정의

① 간호업무 수행 중 발생되는 모든 사고로 예측된 간호의 효과 외에 나쁜 결과가 발생하는 것
② 간호사의 고의, 태만, 기타 원인으로 발생
③ 간호수행으로 인한 환자의 상해, 사망, 건강상의 변화 등 부정적 결과가 초래
④ 간호사고가 간호사의 의무에 반하여 발생한 업무상 과실로서 인정되면 기소되어 법적인 책임을 지게 된다.

2 개념 정리 및 비교 기출 13, 14

1) 간호사고(Nursing accident)
① 간호행위로 인하여 발생한 예상하지 못하고 원치 않았던 불상사의 총칭
② 가치중립적인 개념

2) 간호과오(Nursing malpractice)
간호행위를 함에 있어 평균적인 간호사에게 요구되는 업무상의 주의의무를 게을리하여 환자에게 손해를 입힌 경우

3) 간호과실(Nursing negligence) 기출 11, 12
① 간호과오가 있었다는 것이 객관적으로 입증되거나 인정되어 법적 판단을 받은 경우
② 법률적 개념
③ 간호과실은 간호사고에서 기인되나 모든 간호사고의 원인이 과실은 아님
④ 과실의 판단기준은 주의의무

4) 주의의무태만
업무능력이 있는 사람이 주의해야 할 의무를 다하지 않음으로써 남에게 손해를 입히게 하는 것, 간호사의 업무상 과실은 대부분 주의의무태만으로 발생

5) 부정행위
① 고도화된 전문직업인의 주의의무태만
② 간호사가 저지를 수 있는 부정행위 : 낙상, 무균술의 실패, 더운 물주머니로 인한 화상, 투약사고, 수술 시 거즈나 물품 수 확인 상의 실수 등

3 간호사고에 대한 법적 책임

1) 민사책임 기출 09, 13, 14, 21

목적 : 발생된 손해를 가해자에게 배상(금전적 배상)하게 함으로써 피해자를 구제하는 것

	채무불이행 책임(계약불이행책임)	불법행위책임
정의	• 의료계약은 위임계약 • 의료인으로서의 의무(주의의무, 설명 및 동의, 확인의무)를 다하지 못한 경우	고의 또는 과실에 대한 위법한 행위로 남에게 손해를 끼치는 경우
성립요건 기출 10, 12	• 간호사의 고의·과실(주의의무 위반) • 불완전한 이행 • 손해의 결과 발생 • 불완전한 이행과 손해의 인과관계	• 간호사의 고의·과실(주의의무 위반) • 위법한 간호행위 • 손해의 결과 발생 • 간호행위와 손해의 인과관계
입증책임	간호사가 귀책사유 없음을 입증	환자가 간호사의 귀책사유 입증
배상주체	• 의료기관의 간호사 : 이행보조자의 고의·과실은 채무자(병원개설자)의 고의·과실과 동일 • 간호사의 독립적 요양원 개설시 계약상의 채무자이므로 배상책임 짐	• 의료기관의 간호사 : 병원개설자의 사용자 책임 기출 20 • 의사진료 협조 : 의사 단독 또는 간호사와 공동 불법행위 책임 • 간호사 고유업무 : 간호사 단독 또는 병원 개설자와 공동불법행위 책임

2) 형사책임

① 목적 : 국가가 범죄자를 처벌함으로써 범죄를 억제하고 가해자를 제재하기 위한 것
② 간호업무와 관련된 형법상의 죄 : 허위진단서 작성, 위조 등의 사문서의 행사, 업무상 비밀누설죄, 낙태, 명예훼손, 업무상 과실치사상죄 등

4 간호사고의 예방방안 기출 07, 17

개인적 예방방안	조직적 예방방안
• 대상자와 좋은 인간관계, 신뢰관계 형성 • 간호실무표준을 기초로 최선의 간호 수행 • 근거에 의하여 충분한 설명을 제공 • 사소한 내용이라도 환자나 보호자의 호소를 가볍게 넘기지 않음 • 자신이 속한 기관의 정책과 관련규정, 지침을 숙지	• 실무관련 법적 의무에 대한 사례 중심의 문제해결식 교육을 강화 • 사건보고와 인사고과를 분리하여 효과적인 의사소통체계 마련 • 근본적 원인 해결을 위하여 필요하다면 병원의 구조적 변화를 요청 • 조직적 위험관리를 제도화, 과학적이고 체계적인 위험 분석 및 예방 전략을 구축

PART 1 간호전문직의 이해

01. 1962년 의료법 개정에서 간호사의 전문성을 높이기 위해 실시한 것은?

① 간호사 면허국가고시 실시
② 가정간호사 인정
③ 간호고등기술학교 폐지
④ 간호전문대학 개설
⑤ 간호사의 보수교육 명문화

해설 [1962년 의료법 개정]
- 정규교육과정이 끝난 졸업자들에게만 국가고시 응시기회 부여, 면허를 위한 국가고시제 시행(1962년 보건사회부에서 시행)
- 조산사의 교육과정 분리 : 간호사 면허 소지자로 조산 수습과정을 1년간 이수
- 간호사 자격 검정고시제도가 완전히 폐지
- 의료업자의 연차신고제의 도입 : 매년 5월 중에 취업동태를 보건사회부에 보고

02. 간호발전을 통한 인류건강 증진과 인권옹호에 앞장서는 간호전문단체는?

① 세계보건기구
② 국제적십자사
③ 국제간호협의회
④ 미국간호사회
⑤ 대한간호협회

해설 [국제간호협의회 주요기능]
- 간호사의 자질 및 전문직으로서의 지위 향상
- 간호의 수준을 향상시키기 위한 활동
- 전문직 간호실무의 표준화
- 국제사회에서 간호와 간호사를 대변하는 공식기구
- 간호사업의 국제적 통계 및 정보 관리
- 국제적인 정치, 경제, 의료 및 보건단체들과 횡적인 교류
- 회원국의 간호 협회 지원
- 국가 단위로 할 수 없는 일 수행
- 전 인류의 건강 증진과 인권 옹호를 위한 사업 수행
- 세계 보건의료 발전 주도

정답 01. ① 02. ③

03. 대한민국 정부 수립 이후의 간호사업과 관련된 설명이 아닌 것은?

① 정부 내 간호조직의 확대 개편
② 육군간호장교단 창설
③ 여수·순천 사건 때 처음으로 부상병 간호에 참여
④ 제9차 국제간호협의회 정회원 등록
⑤ 고등학교에서 간호고등기술학교로 개칭

해설 [대한민국 정부수립 이후 간호사업]
- 간호사업 행정조직의 변화 : 1948년 간호사업국이 의정국 내 간호사업과로 축소·개편
- 정부수립 이후 군 간호단의 활동
  - 1948년 8월 26일 : 육군 간호장교단 창설, 민간간호교육기관에 위탁하여 교육
  - 여수·순천 반란 사건 때 처음으로 부상병 간호에 참여, 월남전에서 많은 활약
- 대한 간호협회 창립
  - 1923년 조선 졸업간호부회로 시작 → 1946년 조선간호협회 → 1948년 대한간호협회로 명칭 변경 → 1949년 국제간호협의회 정회원국으로 가입 → 1953년 제10회 총회에서 정회원국으로 참석 → 1972년 보건간호사회 가입, 간호사 윤리강령의 통과와 발표
- 한국전쟁과 전후 복구기의 간호
  - 1951년 : 국민의료법 제정(명칭 변경(간호부 → 간호원), 간호사 자격 검정고시제 부활)
  - 1952년 : 고등간호학교를 간호고등기술학교로 개칭

04. 재정적으로 독립한 세계 최초의 간호 교육기관을 설립한 간호이론가는?

① 펜위크　　　　　　　　② 나이팅게일
③ 에드먼드　　　　　　　④ 쉴즈
⑤ 너팅

해설 [나이팅게일 간호학교 설립 : 성토마스 병원 내의 설립(1860)]
- 경제적으로 독립한 최초의 학교
- 비종교적 배경에서의 교육, 병원과 독립된 운영체계
- 미국 간호학교 설립 시 자문역할
- 설립목적
  - 병원간호사 양성 : 임상간호사
  - 간호사를 가르칠 간호사 양성 : 간호교육자
  - 병들고 가난한 지역주민을 간호할 간호사 양성 : 지역사회 간호사

05. 응급실에서 내원 순서에 따라 선착순으로 의료자원을 분배하는 원칙은?

① 악행금지의 원칙　　　　② 선행의 원칙
③ 정의의 원칙　　　　　　④ 무해성금지의 원칙
⑤ 공적에 따른 분배

03. ①　04. ②　05. ③

해설 [정의의 원칙]
- 해악과 이득이 공존하는 상황에서 이득을 분배하는 것
- 공정함과 공평함을 의미(예 응급환자 분류체계를 적용하는 것)
- 사회적 재화나 자원이 부족한 상태에서 발생
- 분배의 기준
  - 균등한 분배 : 선착순 지급
  - 획일적 분배 : 동일한 몫의 분배
  - 필요에 의한 분배 : 건강보험 혜택
  - 투여된 노력과 성과에 따른 분배
  - 공적에 따른 분배

06. 4차개정 된 「한국간호사 윤리강령」에서 제시하고 있는 '전문가로서의 간호사의 의무'에 해당하는 것이 아닌 것은?

① 간호표준 준수 ② 취약한 대상자 보호
③ 정의와 신뢰의 증진 ④ 안전한 간호제공
⑤ 건강 및 품위 유지

해설

전문가로서의 간호사 의무 영역		
⑧ 간호표준 준수	⑨ 교육과 연구	⑩ 정책참여
⑪ 정의와 신뢰의 증진	⑫ 안전을 위한 간호	⑬ 건강 및 품위 유지

07. 수술 후 호흡기 합병증을 예방하기 위해 환자에게 기침과 조기이상을 격려하지만 환자는 통증으로 움직이기를 거부하고 있다. 이와 관련된 윤리적 갈등은?

① 자율성 존중과 정의의 원칙 ② 자율성 존중과 선행의 원칙
③ 무해성과 선행의 원칙 ④ 무해성과 정의의 원칙
⑤ 자율성 존중과 악행금지의 원칙

해설 [자율성 존중의 원칙]
의사는 환자에게 치료과정과 방법, 필요한 약품의 효능과 부작용 등을 거짓 없이 상세히 설명하고, 환자는 자신의 치료에 대해 충분한 설명에 근거하여 스스로 치료를 선택하고 행위할 수 있는 권리인 자율성을 존중하라는 원칙
[선행의 원칙]
- 발생할 수 있는 악결과를 미리 예측하여 예방할 의무와 당장의 해악을 제거할 의무
- 대상자에게 예방 및 이득을 제공하는 적극적 선을 의미
- 해악이 되는 행위를 피하는 것을 넘어서 적극적인 실행을 요구

08. 간호사의 주의의무태만으로 의료소송문제가 발생했을 때 병원에서 지게 될 법적 책임은?

① 형사 책임 ② 업무상 과실치사상 책임
③ 윤리적 책임 ④ 피용자 과실 책임
⑤ 사용자 책임

정답 06. ② 07. ② 08. ⑤

🌿해설 [불법행위 책임]

정의	고의 또는 과실에 대한 위법한 행위로 남에게 손해를 끼치는 경우
성립요건	• 간호사의 고의·과실(주의의무 위반)　• 위법한 간호행위 • 손해의 결과 발생　• 간호행위와 손해의 인과관계
입증책임	환자가 간호사의 귀책사유 입증
배상주체	• 의료기관 간호사 : 병원개설자의 사용자 책임 • 의사진료 협조 : 의사단독 또는 간호사와 공동불법행위 책임 • 간호사 고유업무 : 간호사 단독 또는 병원 개설자와 공동불법행위 책임

09. 다음 공리주의 이론에 대한 설명으로 옳은 것은?

① 결과주의 원리가 기본
② 옳은 행위는 도덕적 규칙에 부합
③ 도덕적 갈등이나 딜레마에 대한 절차가 불명확
④ 소수 개인의 인권까지 중요하게 생각
⑤ 인간관계의 복잡성을 고려

🌿해설 [공리주의]
- 행동의 옳고 그름은 그 결과에 달려 있다는 결과주의의 대표적 이론
- 최대다수의 최대행복
- 신축성 있는 도덕규칙을 적용, 판단
- 단점 : 효용의 원리가 도덕적 의무보다 더 중요시되며 개인의 권리는 다수의 이익을 위해 무시됨

10. 의약품 사용 전 변질여부 및 용량, 부위를 반드시 살펴야 하는 간호사의 의무는?

① 설명 및 동의 의무　② 결과 예견의무
③ 비밀유지 의무　④ 결과 회피의무
⑤ 확인의 의무

🌿해설 [확인의무]
- 간호의 내용 및 그 행위가 정확하게 이루어지는지를 확인해야 하는 의무
- 간호단위의 확인의무
  - 위임한 간호보조자의 행위를 지도·감독
  - 다른 보건의료인의 행위가 실무표준행위에 위반되는지 여부 관찰
  - 의사처방의 적절성에 대한 확인의무
- 의약품 및 의료용 재료사용 시 확인의무
  - 피투여자(환자)의 확인
  - 의약품 및 재료의 변질 여부 확인
  - 의약품의 용량, 부위, 방법의 확인
  - 수혈 시 수혈용 보존혈의 오염 여부 확인
  - 의료기구 및 장비의 사용 전 확인의무

09. ①　10. ⑤

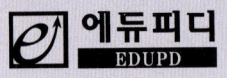

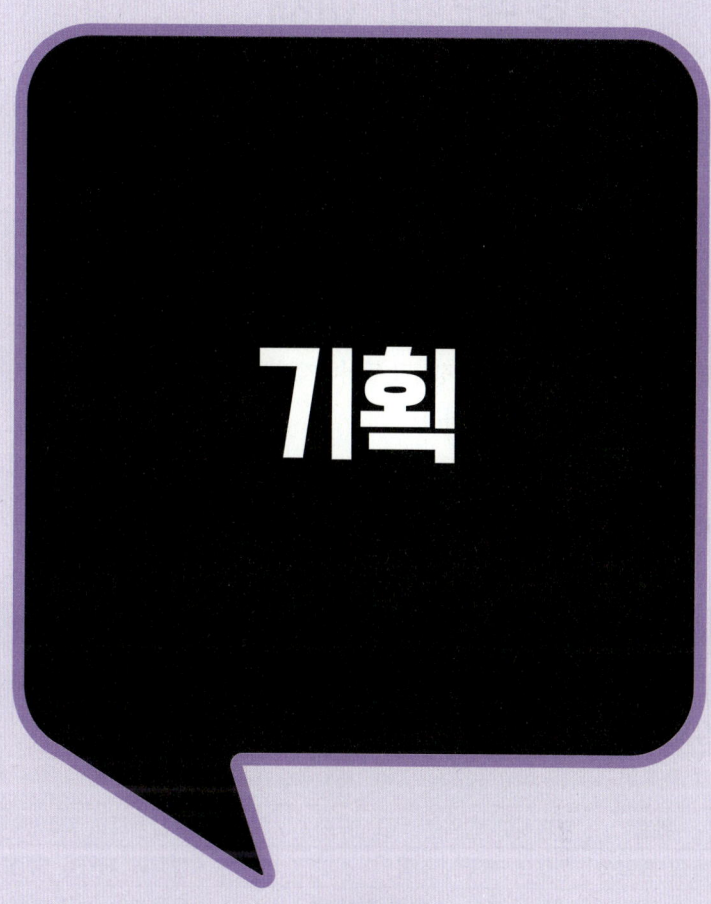

기획

PART 2

CHAPTER 01. 간호관리의 이해
CHAPTER 02. 기획과 의사결정
CHAPTER 03. 예산과 의료비 지불제도
CHAPTER 04. 간호 서비스 마케팅

CHAPTER 01 간호관리의 이해

1 관리와 행정

1) **관리의 정의** : 조직 공동의 목표를 설정하고 달성하기 위한 조직구성원의 조력과 자원을 활용하여 기획-조직-인사-지휘-통제하는 일련의 과정
2) **행정** : 공동 목표를 달성하기 위한 체계적이고 합리적인 수행 방법을 사용하는 일련의 과정
3) **관리와 행정**

[관리와 행정의 유사점 및 차이점]

구분		관리	행정
유사점		• 관료제적 성격 • 목표 달성을 위한 수단 • 조직 내에서 이루어지고 인적 요소가 중요 • 최선의 대안을 선택·결정하고자 하는 협동행위	
차이점	목표	분명하고 단일한 목표 추구	불분명하고 복잡한 목표, 공익 추구
	법의 제약성	법령의 제약이 적음	법령의 제약을 엄격히 받음
	능률성	경쟁성 도모, 능률성 향상	독점성이 높고 경쟁성에 제한
	평등성	덜 강조	• 법 앞에서 평등한 개념 • 고도의 합법성 요구
	권력성	정치권력과 무관	• 정치권력을 포함, 강제성이 있음 • 행정은 국가정책에서 출발

4) **관리의 목표** : 최소의 자원으로 최대의 목표를 달성(생산성 향상) 기출 16

   (1) **생산성** : 일정기간 동안의 투입과 산출의 비율을 의미

   $$생산성 = 산출(output) / 투입(input)$$

   ① 동일한 투입량으로 산출량을 증가시킬 때 생산성 향상
   ② 투입을 감소시키고 산출량이 유지될 때 생산성 향상

   (2) **효과성과 효율성** 기출 12, 13, 16
   ① 효과성 : 목적에 부합했는가를 보는 것으로 목표 달성의 정도
   ② 효율성 : 자원을 최소로 활용하여 목표를 달성했는가에 대한 능률성

[효과성과 효율성의 비교]

효과성(effectiveness)	효율성(efficiency)
• 목적달성 정도를 측정 • 계획된 목표의 달성여부 측정 • 목적의 의미 강조 : 가치추구 개념	• 최소의 자원으로 목표달성 여부 측정 • 자원이용 및 수단과 관련된 개념 • 투입된 양과 질, 산출된 양과 질의 비례관계

2 간호관리의 개념

1) 간호관리의 정의

① 투입을 산출로 바꾸는 전환과정
② 간호관리의 목표인 양질의 간호서비스를 제공하기 위해 간호사들이 알고 행해야 할 지식과 기법
③ 간호조직이 추구하는 목적을 보다 효율적이고 효과적으로 달성하기 위한 수단
④ 환자에게 양질의 간호서비스를 제공하기 위해서 간호직원들의 노력과 모든 자원의 활용을 기획, 조직, 인사, 지휘, 통제하는 과정과 기능(Gillis, 1989)

2) 간호관리과정 기출 14, 16, 21, 24 : 기획 → 조직 → 인사 → 지휘 → 통제의 단계로 진행

기획 (planning)	• 조직의 목표를 설정하고 달성하기 위한 활동과 구체적인 행동방안을 계획하고 선택하는 과정 • 조직의 절차, 목적, 목표, 정책, 규칙, 장단기 계획, 예산 계획, 구체적인 업무를 계획
조직 (organizing)	• 목표 성취를 위해 업무, 권한, 자원 등을 배당하는 과정 • 공식적 조직 구성, 직무내용 편성, 권한과 책임 명확화, 간호전달체계를 업무 활동에 배치
인적자원관리 (staffing)	• 유능한 인력을 조달·유지·개발하며 이를 활용하는 과정 • 모집과 선발, 채용, 배치, 경력개발, 협상 등이 포함
지휘 (directing) 기출 20	• 업무의 지시·감독·조정하는 과정 • 리더십을 발휘하고 조직 구성원들에게 동기부여 • 의사소통, 갈등관리, 주장행동, 스트레스관리 등이 포함
통제 (controlling) 기출 25	• 실제 수행된 업무성과와 계획된 목표가 일치하는지 확인, 계획대로 진행되는지 평가한 후 피드백을 통해 목표 성취에 필요한 계획을 수정하는 과정 • 간호표준설정과 질 관리, 훈육, 표준에 근거한 성과측정, 표준과 성과간의 차이를 파악하여 개선활동 시행 등

3 간호관리 체계모형 기출 08, 11, 12, 14, 15, 21, 22

1) 투입 기출 22, 24

① 간호인력, 물자(시설, 건물, 장비), 자금(재정), 정보, 기술, 시간
② 인력 구분
  • 소비자 투입 : 환자의 상태와 간호요구도
  • 생산자 투입 : 간호직원의 기술, 경험, 태도, 교육 및 훈련 등

2) 전환(간호관리과정)

① 관리과정

기획	의사결정, 재무관리, 시간관리
조직	조직구조, 직무관리, 조직문화, 조직변화
인사	확보관리, 간호전달체계, 개발관리, 직무수행평가, 보상관리, 유지관리, 노사협상
지휘	리더십, 동기부여, 주장행동, 의사소통, 갈등관리, 스트레스관리
통제	간호의 질 관리, 환자안전 관리

② 관리지원 기능 : 의사결정, 의사소통, 동기부여 및 갈등관리 등

3) 산출 기출 23

① 환자 측면 : 간호서비스의 양과 질, 환자 만족도, 재원일수, 환자의 간호상태 등
② 간호사 측면 : 직원개발(간호직원의 성장 및 만족), 연구(간호연구 성과), 간호직원의 결근율 및 이직률, 간호사 만족도 등

4) 환류(feedback) : 재정보고서, 질 평가 보고서, 직원에 대한 동료평가, 인준조사 보고서

4 간호관리자

1) 관리자의 계층 기출 00, 02, 05, 09, 11, 12

최고관리자	• 조직의 장기적 목표, 전략 및 정책 등을 결정 • 조직 전체에 장기적 또는 전반적으로 영향을 미치는 의사결정자 • 간호부원장, 간호이사, 간호본부장, 간호부장 등
중간관리자	• 최고관리자가 설정한 조직의 목표, 전략, 정책을 위한 제반활동 수행 • 최고관리자와 일선관리자의 관계를 조정, 일선관리자를 지휘 및 감독 • 전술적 목표, 세부 행동절차 결정 • 간호차장, 간호과장, 간호감독, 간호팀장 등
일선관리자 기출 17	• 현장에서 실제로 업무를 수행 • 조직구성원을 직접 지휘 및 감독하는 관리층 • 실무적 역할조정, 현장의 지휘 및 감독, 운영적 목표를 결정 • 병동 수간호사(간호 파트장), 사례관리자, 팀리더

2) 카츠(Katz) 관리기술 기출 07

(1) 개념적 기술(conceptual skill) 기출 23

① 비정형적 의사결정이 중심적 역할인 최고관리자에게 가장 많이 필요한 기술
② 조직의 목적과 간호 단위 내의 목표를 연결시키는 능력
③ 조직문제를 규명, 대안을 모색, 해결책을 찾아 수행하는 능력
④ 변화하는 보건의료체계, 환경, 조직을 이해하고 빠르게 대처하는 능력
⑤ 조직을 전체로 보고 각 부분이 어떻게 의존관계를 유지하는지 통찰할 수 있는 능력

(2) 인간적 기술(human skill)
① 다른 사람들과 성공적으로 상호작용하고 의사소통할 수 있는 능력
② 동기부여와 효과적인 리더십 적용, 위협적이지 않은 개방적 환경을 조성하는 능력 포함
③ 모든 계층의 관리자에게 요구되는 기술이나 상대적으로 중간관리자에게 더 중요

(3) 실무적 기술(전문적·기능적·업무적 기술, technical skill) 기출 25
① 업무수행에 필요한 지식, 방법, 기구 및 설비를 사용할 수 있는 능력
② 전문화된 분야에서 고유한 도구, 절차, 기법을 사용할 수 있는 능력
③ 특정 분야를 감독하는 데 필요한 지식, 방법, 테크닉을 의미
④ 일선관리자에게 가장 많이 요구되는 기술 경험, 교육, 훈련으로부터 습득

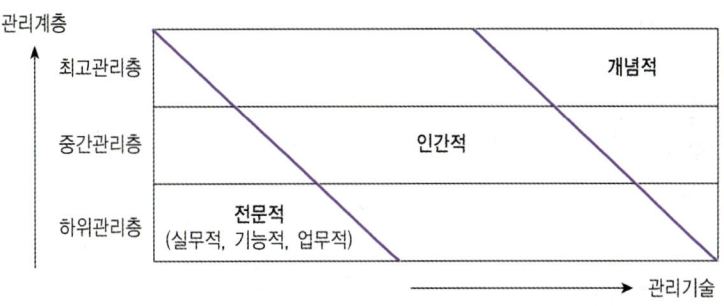

[관리기술의 상대적 중요성]

3) 민츠버그의 관리자 역할 기출 08, 09, 11, 12

대인관계 역할	대표자	조직을 대표, 공적·법적·사회적으로 요구되는 의식적인 임무수행
	지도자	구성원들을 조정·통제, 동기부여, 채용과 훈련 등을 담당
	섭외자	타부서의 사람들과 상호작용, 네트워크 유지하는 역할
정보적 역할	모니터(정보수집자)	직·간접적으로 정보 수집, 정보를 탐색하고 획득하는 역할
	전달자	받은 정보를 조직구성원들과 공유, 전달, 전파
	대변인	조직의 공식입장(계획, 정책, 활동, 결과)을 외부인에게 알리는 전문가로서의 활동
의사결정자 역할	기업가(변화촉진자)	조직과 환경에서 기회 모색, 변화를 위한 사업 추진
	고충처리자 (문제해결자)	조직이 당면한 문제해결을 위한 방법을 모색하는 역할
	자원분배자 (자원할당자)	조직의 모든 자원을 할당
	협상자(중재자)	중요한 협상에서 조직을 대표

5 간호관리학 이론

1) 고전적 관리이론(시대에 의한 분류) : 과학적 관리론, 행정관리론, 관료제 이론

(1) 과학적 관리론 기출 07, 10, 12, 18, 19 : 테일러(F. Taylor)에 의해 1890년대에 시작

특징 기출 09, 10, 12, 13	• 근로자의 효율성과 생산성을 향상시키는 방법에 과학적 원칙을 적용 • 직무의 표준화 도입으로 생산성 향상, 생산율에 따른 보수 지급 제도 • 전문화·분업화의 원리에 따라 기계적 능률성 추구 • 업무에 맞는 능력과 기술을 지닌 사람 선발, 규칙과 절차에 따른 훈련
장점	• 시간-동작연구에 의한 업무의 표준화와 일일 과업량을 설정 • 간호업무기준, 작업표준, 지침서 등 실무나 연구 분야에 과학적 체계론적 기틀을 마련함 • 과학적 원칙을 적용하여 생산성 증대 • 업무분석을 통해 불필요한 동작 제거
단점	• 인간성이 경시된 편향적 관리, 개인차 고려되지 않음 • 관리자의 일방적인 명령과 통제에 의한 관리
한계	• 공식조직만 중시, 비공식조직은 경시 • 과업의 표준화를 위해 지나치게 유일 최선의 방법(one-best-way)을 강조 • 인간을 기계화, 비인간화, 일방적인 경영관리

(2) 행정관리론 : 페이욜(H. Fayol)에 의해 1930년대에 주창

특징	• 관리자의 기능을 기획, 조직, 지휘, 조정 및 통제로 구분 • 14개의 원칙을 제시 • 조직을 관리하는 보편적인 원리와 관리자의 역할에 중점을 둔 이론
장점	• 효율적인 행정원리를 발견 • 권한과 책임을 합리적으로 배열하고 이행하도록 통제장치를 마련
단점	• 관리를 정태적이고 비인간적 과정으로 파악 • 원칙들 간의 충돌과 타당성 검증 제한
한계	• 원칙들 간의 의미가 애매하여 구체적 실제상황에서는 효과를 기대하기 어려움 • 원칙이 서로 중복되어 충돌하며 이율배반적 원칙이 많음

(3) 관료제 이론 기출 10, 12, 13, 18 : 막스 베버(Max Weber, 1864~1920)에 의해 주창

특징	• 합법적인 권한에 기초를 둔 관료제 모형 • 효율성과 효과성을 극대화하기 위해 조직의 공식적인 시스템 강조 • 인간보다는 규칙, 호의보다는 능력 중시
이론의 적용	업무수행 규칙과 절차의 공식화, 계층에 따른 분업화, 계층에 따른 책임과 권한을 구체적으로 규정, 의사결정의 공식화(문서화), 경력제도
장점	자원의 효율적 배분 가능, 원칙이 잘 지켜지면 조직의 업무 능률이 극대화
단점 및 한계	• 인간적인 측면 경시, 비공식적 요인의 중요성 간과 • 지나친 규칙과 절차를 강조하여 조직의 경직 초래 • 의사결정에 시간이 많이 걸리며, 빠르게 변하는 환경에 적용이 어려움

2) 신고전적 관리이론 : 인간관계론, 행태과학론, 의사결정론

(1) 인간관계론 기출 07, 10, 12, 17, 22

특징	• 메이요(Elton. Mayo)의 호손효과(Hawthorne effect) 연구 • 생산성은 물리적 환경보다는 인간의 심리적, 사회적 욕구충족에 의해 결정 • 비공식조직 및 소집단을 중시하고 인간중심의 관리, 민주화 강조
장점	• 비공식조직, 집단역할, 직장이라는 사회적 장소의 중요성을 인식 • 개방적 의사소통의 중요함을 인식하게 해주어 인사담당제도, 고충처리제도, 제안제도 등의 발달을 유도
단점	사회인이 지나치게 강조, 조직 없는 인간이라는 비판을 받음

(2) 행태과학론(행동과학론)

① 특징
  ㉠ 리더십이론, 동기이론을 중심으로 발전
  ㉡ 인간행위에 대한 다학문적인(심리학, 사회학, 인류학 등) 접근을 시도하는 이론

② 행태과학론이 관리에 미친 영향
  ㉠ 의사결정 과정에 구성원의 참여기회 확대
  ㉡ 인간에 대한 긍정적 태도 및 관리훈련의 중요성을 알게 됨
  ㉢ 근로자의 욕구충족, 성취감 향상
  ㉣ 상황에 적합한 감독 활동

3) 현대적 관리이론 : 체계이론, 상황이론

(1) 체계이론 기출 08, 12, 14, 15

① 체계이론의 특징
  ㉠ 조직을 하나의 체계로 보면서 조직에 있어서 인간의 행동은 태도, 성격, 의사소통, 보상제도 등과 같은 다양한 요소의 상호작용에 의해 결정
  ㉡ 조직은 상호 의존하는 하부체계와 상호 관련이 있는 하부체계로 구성
  ㉢ 조직은 투입, 과정, 산출, 피드백이 계속 반복, 균형 상태를 유지하고자 함
  ㉣ 조직은 개방적이고 역동적이며 많은 목표와 기능을 가짐

(2) 상황이론 기출 08, 18

① 상황이론의 특징
  ㉠ 조직은 하위체계들로 구성된 하나의 개방체계
  ㉡ '모든 조직과 모든 상황에 맞는 유일한 조직이론은 없다.'며 상황에 따른 관리기법을 적용해야 한다는 이론
  ㉢ 상황이론의 3가지 고유변수 : 상황변수, 조직특성변수, 조직성과 변수

② 상황이론이 관리에 미친 영향 기출 12
  ㉠ 조직특성과 상황간의 관련성을 연구할 수 있는 개념적 틀 제공
  ㉡ 조직과 상황 간의 적합·부적합 관계를 규명하여 조직의 효율성을 높임

(3) 관리과학론(경영과학이론 = 계량적 관리론)

① 과학적인 방법과 테크닉을 사용하여 관리자의 의사결정을 도움
② 경제적이고 효과적인 평가기준, 수학적 모델에 의존, 컴퓨터 활용

CHAPTER 02 기획과 의사결정

간호사국가고시 대비

1 기획의 개념 기출 01, 02, 03, 04, 06, 14, 18, 19

1) 기획의 정의 기출 02, 04, 14, 18
기획은 관리과정의 첫 단계이며, 달성해야 할 목표를 설정하고 효율적으로 달성하기 위하여 구체적인 행동방안을 모색하고 여러 대안 가운데 최선의 대안을 선택하여 의사결정 하는 것

2) 기획의 특성 기출 06, 14
① 미래지향적, 행동지향적 과정, 목표지향적 활동
② 최선의 대안을 선택하는 합리적 의사결정 과정
③ 설정된 목표를 달성하기 위해 구체적인 방법을 제시하는 활동

3) 기획의 목적 : 조직의 목표달성, 내·외적 환경변화에 적절한 대처, 자원낭비의 최소화, 통제의 기준설정

4) 기획의 필요성 기출 06, 14
① 활동보다 결과에 초점을 두어 성공의 기회 증가
② 의사결정의 질을 향상
③ 자본과 인적자원을 예측, 통제하여 미래 상황에 효과적으로 대처
④ 위기상황을 대처하도록 의사결정의 융통성을 제공
⑤ 제한된 자원을 효율적으로 활용하도록 하므로 비용 효과적
⑥ 변화에 대처할 수 있는 기준을 제공
⑦ 성과 측정의 기초를 제공, 통제 시 실제 성과와 차이를 비교
⑧ 구성원들의 능동적인 행동 유도, 참여 증대, 의사소통 향상

5) 기획의 원칙 기출 09, 10, 11, 13, 19, 24

(1) **목적부합의 원칙(= 목적성의 원칙)** : 낭비를 줄이기 위해 명확하고 구체적인 목적 제시, 공동목적 달성을 위한 계획안 작성, 목적의식이 있어야 함

(2) **간결성(단순성) 원칙** : 전문적인 용어나 수식어는 피하고 간결하고 명료하게 표현

(3) **탄력성(융통성) 원칙** : 변화하는 상황에 대처하여 융통성과 탄력성을 가지고 필요에 따라 수정가능하도록 수립

(4) **안정성의 원칙** : 안정성이 높으면 효과적이고 경제적, 빈번한 수정은 기획 방향을 잃을 수 있음

(5) **경제성(능률성 = 효율성)의 원칙** 기출 19
① 주어진 비용으로 최대의 효과를 내기 위해 기존 자원을 최대로 활용
② 현재 사용 가능한 자원을 최대한 활용하고 새로운 자원은 최소화(최소투입, 최대효과)

(6) **장래예측성의 원칙** : 외부환경의 여러 가지 변화와 불확실성을 예측하고 이에 대처
(7) **포괄성의 원칙** : 계획안의 수행 단계에서 인원, 물자, 설비, 예산의 부족 등으로 차질이 생기지 않도록 충분한 사전검사가 필요
(8) **균형성의 원칙** : 관련된 다른 기획과 업무 사이에 적절한 균형과 조화가 이루어져야 함
(9) **필요성의 원칙** : 정당한 이유에 근거를 둔 필요한 것이어야 함
(10) **계층화의 원칙** : 가장 큰 것부터 시작하여 구체화 과정을 통해 연차적으로 기획을 파생시킴
(11) **일반성의 원칙** : 특수한 관리계층만의 독특한 기능이 아니고 모든 관리 기능이기 때문에 일반성을 갖는다고 할 수 있음

6) 기획의 과정

(1) **목표 설정** : 능력의 범위 내에서 목표를 구체화
(2) **상황분석 및 문제점 파악** : 상황 간의 차이점으로 발생할 수 있는 장애요인을 규명
(3) **대안의 제시와 선택** : 시행 가능 여부, 기대효과, 효율성, 합리성 등을 충분히 검토 후 대안을 선택
(4) **대안의 결정** : 한정된 자원 내에서 우선순위 설정
(5) **업무 수행** : 결정된 최종안에 따라 적합한 간호활동 수행
(6) **평과와 회환** : 현 업무의 효율성을 분석, 업무방향 설정, 업무 내용 개선

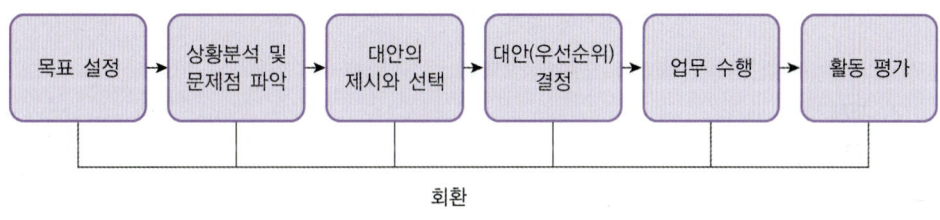

[기획과정의 단계]

2 기획의 계층화 개념 기출 06, 09, 11, 12, 14, 18, 23

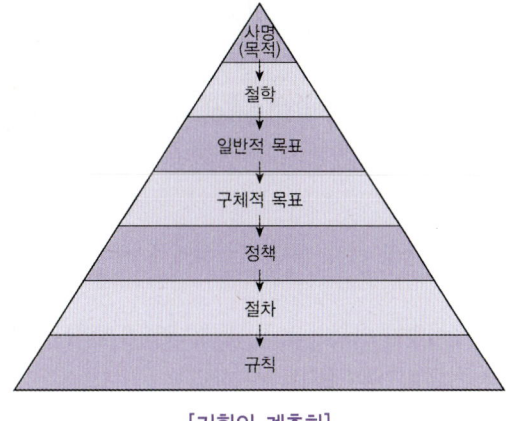

[기획의 계층화]

1) 기획의 계층별 내용 기출 10, 11, 12

(1) 목적 및 사명 : 조직의 사회적 존재 이유 혹은 존재가치로서 조직의 사명을 명시

(2) 철학 : 조직의 목적 달성을 위해 조직구성원을 움직이게 하는 가치 또는 신념을 진술

> **참고**
>
> 🔸 간호부서의 철학에는 다음과 같은 내용이 포함
> - 간호부의 철학은 병원 철학과 일치
> - 간호 대상자인 인간에 대한 신념을 반영
> - 간호 개념에 대한 진술, 간호 행정의 의미, 교육과 연구에 대한 진술, 타 분야 및 타 학문과의 관계에 대한 진술

(3) 목표 기출 18 : 목적을 구체적 수치로 표현, 조직의 비전을 실현하고 목적과 사명 및 철학을 실천하기 위한 구체적인 행동지침

① **일반적 목표** : 목적과 철학을 달성하기 위한 행위를 진술, 측정 가능하고 현실적
② **구체적 목표** : 언제, 어떻게 성취할 것인지 구체적 진술, 측정가능하고 구체적인 달성 기준
③ **조직 목표 설정 시 고려해야 하는 원칙** 기출 20
  - 현실적으로 타당하며 예측 가능한 것이 좋음
  - 조직구성원과 협의하여 설정
  - 서면화하여 실무자 및 관련 타부서에서도 내용을 알림
  - 목표의 달성 정도는 적기에 평가
  - 목표는 목적이 성취된 정도를 측정할 수 있는 결과로 서술

(4) 정책 기출 11, 12

① 조직의 목표를 성취하기 위한 방법을 제시하고, 목표를 행동화하기 위한 과정 및 활동범위를 알려주는 포괄적인 지침
② 조직의 의사결정을 안내, 구성원들의 사고와 행동 방침을 결정하는 지침
③ 조직의 계획을 조정하고 업무통제를 도와주어 일관성 있는 관리를 가능하게 함
④ 조직의 갈등을 방지하고 공평성을 증진
⑤ 간호서비스 정책들은 간호 표준과 간호사들의 업무 지침서로 제공됨

(5) 절차

① 간호활동을 단계적·순서적으로 기술하여 특정 업무를 수행하는 관계나 방법을 제시
② 정책보다 자세한 업무행위의 지침으로 행동의 시행순서나 필요한 단계를 기술 기출 20

(6) 규칙 기출 25

① 절차에 관련되어 행동을 지시, 특별한 상황에서 행해야 할 것과 금지해야 할 것을 알려주는 명확한 지침
② 자유재량권이 주어지지 않으며 조직 내 도덕을 유지하는데 필요한 지침
  예 근무표 신청은 전월 1일에 한다고 공지하였다.

3 기획의 유형

1) 시간에 따른 분류
   (1) **단기기획** : 1년 미만, 대개 1년 이내의 예산
   (2) **중기기획** : 1년 이상 ~ 5년
   (3) **장기기획** : 5년 이상

2) 적용범위에 따른 분류

전략적 기획 기출 01, 04, 05, 08, 11, 16, 17, 24, 25	• 최고관리자(상층관리자)가 수립하는 기획 • 장기기획, 장기적인 기업목적과 관련 • 5년 이상의 종합적·포괄적인 조직 전체의 활동계획 • 위험하고 불확실한 환경에서의 기획 • 조직이 지향하는 목표와 방향 제시
전술적 기획	• 중간관리자에 의해 수행되는 기획 • 중기기획 및 장기적인 목적의 수행과 관련 • 덜 위험하고 낮은 확실성의 환경에서의 기획
운영적 기획 기출 10, 15, 21, 22	• 일선관리자에 의해 수행되는 기획 • 1일~1년 동안의 단기기획 • 단기 목표를 달성하기 위한 세부적 계획 • 실제 업무수행에 필요한 활동계획 • 단용계획, 상용계획

4 기획의 방법

1) PERT(Performance Evaluation Review Technique) 기출 13, 20
① 불확실한 상황에서 확률적인 방법으로 활동의 소요시간과 비용을 계산하는 방법으로 각 하위과업이 달성되는데 소요되는 시간을 세 가지(낙관적, 확률적, 비관적 시간)로 추정하여 전체 완성까지의 기대소요량을 결정
② 완성기간이 불확실한 상태, 대규모의 복잡한 일과성 사업에서 기획과 통제를 위해 사용

2) 주경로기법(CPM : Critical Path Method)
활동기간이 확실한 사업에서 한 가지의 추정시간만을 사용하는 관리기법

3) 간트챠트(흐름도) : 일정의 시작과 끝을 수평 막대 형태로 표시하여 일정 전체를 한 눈에 볼 수 있는 관리기법

5 목표에 의한 관리(MBO : Management By Objectives) 기출 07, 09, 10, 12, 13, 14

1) MBO의 개념
① MBO는 결과지향적이고 단기적인 목표를 추구, 구성원의 참여, 목표 설정, 피드백 과정이 구성요소로 포함
② 목표의 달성도를 측정·평가하여 피드백을 통해 조직운영 활동을 강화
③ 명확한 목표를 제시하여 효과적인 통제의 수단으로 사용, 권한과 책임소재를 명확히 하여 스스로를 통제하는 과정
④ 상급자와의 협의에 의해 공동목표설정, 양적으로 측정 가능, 구체적이며 단기적인 성취목표를 설정한 다음 스스로 업적목표의 달성도를 평가해서 그 결과를 보고하게 하는 관리체제

2) 목표관리의 구성요소 : 목표설정, 구성원의 참여, 피드백

(1) 목표설정 기출 17, 22, 23, 24, 25
① 구체적이고 명확한 목표, 결과를 측정 가능, 단기적, 계량 가능한 목표로 설정
② 조직 전체의 목표와 조화를 이루고, 기획의 기술적인 측면과 인간적인 측면을 동시에 고려
③ 공식화, 유연성, 구두나 문서형식으로 검토
④ 측정과 관찰 가능한 행동용어로 기술
⑤ 상급자와 구성원의 협의에 의해 공동목표 설정

(2) 구성원의 참여 : 공동의 목표설정으로 구성원들의 직무 만족도와 생산성이 증가

(3) 피드백 : 명확한 피드백을 통해 집단의 문제해결 능력 증진, 구성원의 직무수행능력 향상

3) MBO의 장점과 단점

장점	단점
• 업무의 효율성 증대와 생산성의 향상 • 기획과 통제의 수단 • 공정한 업적 평가와 반영 • 조직구성원의 활성화, 능력개발 촉진 • 조직구성원의 참여, 신규직원의 동화가 용이 • 관리자의 능력 향상	• 목표 설정의 어려움 • 단기목표와 계량적인 측정 강조 • 장기적이고 질적인 목표 경시 • 환경변화에 대해 비신축적인 경향 • 불확실하고 유동적인 상황에서 적용 곤란 • 계층성과 권력성이 강한 관료제 조직에 적용 어려움 • 부서간의 지나친 경쟁의식 초래

6 의사결정(decision making) 기출 06, 13

1) 의사결정과 문제해결
① 의사결정 정의 : 설정한 목표를 달성하기 위하여 이용 가능한 여러 대안 가운데 하나의 대안을 선택하는 과정으로 반드시 문제해결로 귀결되지 않음
② 문제해결 : 문제의 실제적 원인이 된 상황분석에 초점을 두는 체계적 과정으로 항상 의사결정과정을 거침
③ 경험적 의사결정 : 과거의 경험적 자료를 근거로 다양한 기법과 절차를 혼합적으로 사용
④ 비판적 사고 : 상황을 평가할 때 철학적 질문, 능동적인 사고과정, 세심한 판단을 하는 능력

⑤ 창조적 사고 : 대안 선택에 대한 초점이 아닌 대안의 독창성을 강조
  🖋 창조적 사고의 단계 : 욕구 → 준비(창조적 아이디어가 나타나는 단계) → 숙고 → 조명(대안을 발견하는 단계) → 검증

2) 의사결정의 특성 기출 11
① 기획의 전 과정에서 일어나며 목표 달성을 위한 수단이자 지속적인 과정
② 미래 행동에 영향을 미치는 동적인 과정
③ 변화를 위한 핵심적 과정이자 행동지향적 과정

3) 의사결정 과정(4단계로 구분) 기출 23

| 문제인식 → 대안의 개발 및 선택 → 대안의 실행 → 결과의 평가 |

① 문제인식 : 문제의 존재와 그 문제의 증상을 감지, 원인 분석 및 파악, 문제를 명확히 하는 단계
② 대안의 개발 및 선택 : 다양한 정보수집과 정보의 조직화를 통해 문제를 해결할 수 있는 대안을 찾아내고 각각의 대안을 평가하여 문제해결에 가장 적절하다고 평가된 대안을 선택하는 단계
③ 대안의 실행 : 선택된 대안을 실행에 옮기는 단계
④ 결과의 평가 : 선택된 대안을 실행함으로써 소기의 목적을 달성했는지 평가하고 그 결과를 다음 의사결정 과정에 피드백 하는 단계

4) 의사결정 유형에 따른 분류

의사결정의 유형은 문제의 적용수준, 문제의 구조화 정도, 문제의 분석대상, 문제의 결과예측 가능성에 따라 분류될 수 있다.

(1) 문제의 적용수준에 따른 유형 기출 13, 15, 17, 19

전략적 의사결정	• 최고관리층이 내리는 의사결정 • 조직의 목표 정립, 자원배분, 조직과 환경과의 균형 확립 • 장기적인 기획, 비정형적, 비구조적인 의사결정
전술적 의사결정	• 중간관리층이 내리는 의사결정 • 전략적 의사결정을 구체화, 자원의 조직화, 조달, 개발 등이 해당 • 중·단기 기획의 의사결정
운영적 의사결정	• 일선관리자가 내리는 의사결정 • 일상적으로 수행되는 업무에 관한 계획, 세부 운영계획 등이 해당 • 정형적이고 구조적인 의사결정

(2) 문제의 구조화 정도에 따른 유형 기출 13, 15, 16, 17

① 정형적 의사결정 : 반복적이고 주기적, 일정한 형태의 의사결정
② 비정형적 의사결정 : 과거의 경험이나 선례가 없는 불규칙이고 일정하지 않은 업무상황에서 내리는 경우로 의사결정자의 경험, 판단력, 창의력, 쇄신이 요구되는 의사결정

(3) 결과예측 가능성에 따른 의사결정

① 확실한 상황에서의 의사결정 : 의사결정의 결과를 확실하게 예측할 수 있을 경우
② 불확실한 상황에서의 의사결정 : 고도의 불확실성이 존재하는 경우
③ 위험하에서의 의사결정 : 확실성과 불확실성의 중간

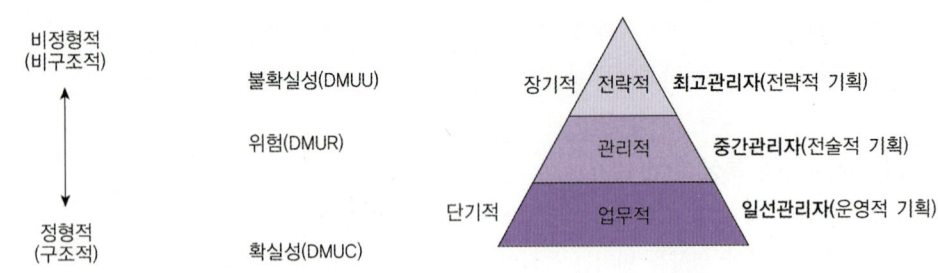

[의사결정 유형의 분류]

5) 개인적·집단적 접근방법 기출 06, 07, 10, 14, 15, 18, 19, 21

	개인적 의사결정	집단적 의사결정
특징	• 개인의 평가기준, 인격 등에 근거 • 비정형적, 직관적 • 선택기준: 신속성, 창의성, 비용절감이 중요한 경우	• 집단에 의해서 이루어지는 의사결정 • 선택기준: 의사결정의 질, 결정사항의 수용성, 정확성, 정당성과 합법성이 요구되는 경우
장점	• 독창성(창의성) • 신속성 • 비용 절감 • 분명한 책임소재	• 풍부한 정보와 지식, 다양한 견해 제공 • 결정의 시행이 용이 • 정당성과 합법성이 높아짐 • 결정에 대한 수용과 만족 증가
단점	• 합리성이 낮음 • 정보의 한계	• 많은 시간 필요 → 신속한 결정과 행동 방해 • 집단사고의 위험성 → 개인의견 무시 • 획일성에 대한 압력 존재 • 구성원들의 책임소재 불분명 • 개인의 창의성이 제한받음 • 집단 내 갈등 • 최적안보다 타협안 선택 가능성

6) 창의적인 의사결정 기법 기출 12, 16, 19

집단의사결정을 창의적으로 할 수 있는 방법에는 브레인스토밍, 명목집단기법, 델파이기법, 전자회의 등이 있다.

(1) **브레인스토밍(Brainstorming)** 기출 22 : 대면 토의 방법으로 개방적 분위기에서 자유롭게 아이디어를 창출하는 집단회의, 어떤 아이디어도 비판하거나 평가하지 않고 대량의 아이디어를 발상

(2) **명목집단기법** 기출 12, 16, 19 : 구성원들이 서로 대화나 토론 없이 종이에 각자 아이디어를 적어 제출한 후 제출된 내용을 모아 토론 후 투표로 의사결정을 하는 기법

(3) **델파이법** 기출 18 : 다수 전문가의 독립적인 아이디어를 우편으로 수집, 분석, 요약한 후 응답자들에게 회신하는 방법으로 전반적인 합의가 이루어질 때까지 논의를 반복하는 의사결정으로 전문가 집단의 신뢰성 높은 의사결정을 얻어내기 위한 기법

(4) **전자회의** : 고도의 컴퓨터 기술과 명목집단기법을 혼합한 의사결정 방법으로 익명, 정직, 신속성이 장점

CHAPTER 03 예산과 의료비 지불제도

1 재무관리

1) 재무관리의 개념
기업가치를 극대화하기 위한 의사결정을 수행, 조직운영에 필요로 하는 자금을 합리적으로 조달, 효율적으로 운영하는 관리기능

2) 재무제표
(1) **개념** : 일정 기간 동안의 기업 경영활동과 재정상태를 기록·계산한 회계자료
(2) **대차대조표** : 일정시점의 기업의 재무상태(자산, 자본, 부채)를 나타낸 재무상태보고서

차변	대변
자산	부채 / 자본

(3) **손익계산서** 기출 08, 09 : 일정 기간의 비용과 수익을 대응시켜 기업의 경영성과를 나타내는 재무제표
(4) **현금흐름표** : 일정 기간 동안 현금의 유입과 유출 내역을 보여주는 보고서
(5) **재무제표의 비교**

구분	내용
대차대조표	일정시점(예를 들어 연초 또는 연말)에 기업의 재무구조 건전도, 기업의 유동성과 지급능력을 알 수 있음
손익계산서	병원이 특정 기간(예를 들어 1년) 동안 경영활동에 대한 성과 측정, 미래 순이익 흐름을 예측할 수 있는 수익성의 지표
현금흐름표	현금 흐름에 대한 정보 제공

2 예산

1) 예산의 개념 기출 01, 02, 12
① 조직활동의 기대되는 결과를 화폐가치로 표현한 업무계획서
② 조직의 목표 달성을 위해 과거의 재정경험을 토대로 현재의 계획과 미래의 특정 기간에 걸친 계획을 기술

2) 예산의 장점

① 간호의 제반활동을 분석, 계획의 실현가능성을 조기에 알 수 있음
② 통제를 위한 준거수단으로 활용
③ 매 계획 수행 시 절차상의 승인 및 교섭 등의 번거로움을 피함
④ 문제와 위기를 예측, 효율적 대처, 종합적인 활동에 대한 사전계획 가능(미래지향적)
⑤ 병원 조직 전체의 균형 유지, 목표 달성을 위한 동기부여

3) 간호부 예산의 유형 기출 05, 10, 18

운영예산 기출 18	• 1년 이내에 소비하거나 사용할 서비스나 재화가 포함 • 간호단위 관리자가 가장 많이 관여하는 예산 • 환자간호에 직·간접으로 사용되는 비용
자본예산 (자본지출예산)	• 투자예산 : 장기계획과 관련된 땅, 건물, 연구개발등에 대한 예산 • 설비예산 : 주요 설비나 장비의 구입을 위한 예산 • 병원확장, 연구소의 설립과 유지에 대한 예산 등이 포함됨
인력예산	• 구성원이 제공하는 노동력에 대한 비용 • 간호부 전체예산에서 인력예산이 가장 큰 비중을 차지 • 생산시간(급여)와 비생산시간(신규 채용자 오리엔테이션, 이직, 병가 및 휴가, 교육시간 등)을 위해 지불하는 시간 고려 **간호조직이 인력예산을 세울 때 고려해야 할 사항** ㉠ 현재 시행 중인 간호업무 분담체계 ㉡ 간호인력의 구성 ㉢ 간호서비스의 수준 ㉣ 입원환자수와 병상 가동률, 환자 중증도 ㉤ 간호사의 휴가, 병가, 이직, 결근, 교육시간에 대한 대체 인력
현금예산	• 자본예산을 제외한 사실상의 운영예산 • 현금의 입출금(급여, 세금, 이자, 외상매입금 등)을 의미

4) 예산 수립 방법

(1) **품목별 예산제도(LIBS : Line Item Budgeting System) - 통제지향 예산**

지출의 대상이 되는 물품 또는 품목 등을 기준으로 하는 예산

(2) **기획 예산제도(PPBS : Planning Programming Budgeting System) - 기획지향 예산**

장기적 기획과 단기적 예산편성의 실행계획에 관해 합리적이고 일관성 있는 예산배분을 위한 예산제도

(3) **영기준 예산제도(ZBB : Zero-Base Budgeting system) - 감축지향 예산** 기출 19

① 전년도 예산을 기준으로 하지 않고 "영(0)"을 기준으로 각각의 효율성과 효과성, 중요성 등을 분석하여 우선순위가 높은 사업을 선택하여 실행예산을 결정하는 예산제도

② 장·단점

장점	단점
• 구성원들의 예산관리 참여로 혁신적인 분위기 촉진 • 의사결정의 질 향상 • 우선순위를 고려하여 자원을 효율적으로 사용 • 관리자들 간의 상호이해와 위임능력 촉진 • 자원의 최적배분, 예산 낭비 최소화 가능	• 과정이 복잡하여 시간이 많이 소요 • 예산 수립 방법에 대한 지식과 기술을 배우기 위해 시간과 비용을 투자해야 함

(4) 점진적 예산제도(IB : Incremental Budgeting system) - 목표지향 예산

전년도의 경비에 근거하여 차기년도의 물가상승률이나 소비자물가지수 등을 추가하거나 곱하여 예산을 세우는 화폐중심적 방법

5) 예산의 수립 과정

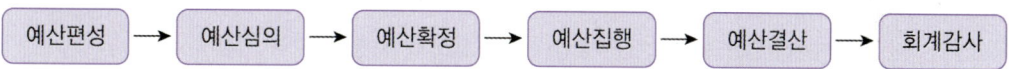

(1) **예산편성** : 예산편성 지침의 작성부터 예산안 확정까지 예산안을 작성하는 일련의 과정
(2) **예산심의** : 감독기관으로부터 심사와 의결을 받는 과정
(3) **예산확정** : 조직에 필요한 예산을 확정
(4) **예산집행** : 예산의 심의, 확정된 후 실행되는 수익과 지출 관련 행위
(5) **예산결산** : 조직의 수익·지출 실적을 사후적으로 정리하는 재정보고의 단계, 예산에 입각하여 지출이 이루어졌는지 평가, 다음 예산편성과 재무활동 계획 수립에 중요한 자료로 활용
(6) **회계감사** : 조직의 재산 및 영업상황의 기록을 확인·검증하기 위해 제 3자가 체계적으로 감사하는 것

3 진료비 지불제도

1) **진료비 지불제도의 개념** : 의료기관이 대상자에게 제공한 의료서비스에 대해 의료비를 산정하는 방식

2) **진료비 지불제도의 유형**

(1) **행위별수가제(fee-for-service)**
① 진료의 내용과 서비스의 양에 따라 항목별로 의료비가 책정
② **산출방법** : 기출 20, 24 상대가치 점수(업무량, 진료비용, 위험도(의료사고 위험도)로 구성) × 환산지수(상대가치 점수당 단가)
③ **장점** : 양질의 의료서비스 제공, 의료의 다양성 반영, 의사의 생산성 증가
④ **단점** : 과잉진료와 과잉검사 조장, 국민 의료비 증가

(2) **포괄수가제** 기출 25
① DRG 분류체계(우리나라-질병기준)을 이용하여 의료서비스의 양과 관계없이 질병의 종류에 따라 미리 정해진 일정액을 지불하는 방식

- 적용질병군 : 백내장수술, 편도 및 아데노이드수술, 충수절제술, 항문수술, 탈장수술, 제왕절개분만, 자궁의 수술
② 일당수가제와 방문수가제는 포괄수가제의 일종으로 봄
- 일당수가제 : 환자의 입원 1일 또는 외래방문 1일당 정해진 일정액의 수가를 산정하는 방식
③ **장점** : 의료비 절감 및 증가 억제, 진료비 청구 간소화, 과잉진료 억제, 경영과 진료의 효율화, 진료 표준화
④ **단점** 기출 22 : 의료서비스의 질적 저하, 의료서비스의 최소화 우려, 의료행위의 자율성 감소

4 간호료 지불제도 : 간호수가 기출 04, 06, 07, 11

1) 간호료 지불제도 : 환자와 가족에게 제공한 간호서비스에 대한 간호비의 산정

(1) 병원 입원환자에게 적용중인 간호관리료
① 일당수가방법으로 의료기간 등급(현재7등급으로 운영)에 따라 가중치 적용
② 간호제공행위자의 구분없이 일반 진료수가 공통으로 적용

2) 간호수가

개념 기출 06, 17, 11	• 간호사가 제공한 간호행위의 대가로 지불되는 금액 • 간호원가 : 간호사가 입원환자에게 수행한 간호행위에 필요한 비용 또는 경비 • 우리나라 간호수가는 행위별수가제(30여 항목)와 일당수가제 적용 • 간호수가 = 간호원가 + 일정액의 이익
필요성	• 간호가 지출보다 이익을 창출하는 활동임을 인식시키기 위함 • 비용-효과적인 간호서비스의 개발과 양질의 간호 제공으로 국민의료비 절감
산정방법 기출 12, 13, 15	
일당수가 기출 21	• 가장 전통적인 방법으로 환자 1인당 일일 평균비용을 산출하는 방법 • 환자별, 질병별 투입자원이나 서비스의 강도는 반영되지 않음 • 간호간병통합서비스 : 입원관리료와 간호·간병료로 구성되며 일당수가제 적용 • 노인장기요양보험의 시설수가는 일당수가와 환자분류군별 수가 적용
방문당 수가	• 가정간호수가체계 = 기본방문료 + 진료행위별수가 + 교통비 • 노인장기요양 방문간호수가 : 소요시간별로 수가 책정
간호관리료 차등제 기출	• 간호사 수 부족으로 인한 간호서비스의 질 저하를 해결하고 간호서비스의 질 향상을 위해 간호사 확보 수준에 따라 건강보험 입원료를 차등하여 지급하는 제도 • 일당 수가로 지급(간호관리료 25%) • 7등급으로 운영(1~5등급 : 가산, 6등급 : 기준등급, 7등급 : 감산) • 산정기준 : 간호사 1인당 병상 수에 따라 산정, 일부요양기관(지방의 병원급 의료기관)은 간호사 1인당 환자 수
행위별수가 기출 16	• 간호 각각 개별행위에 수가 산정(30여 항목에만 적용) • 일당수가와 병행하여 사용 • 방문간호서비스에서 방문당수가와 행위별수가 병행

간호간병 통합서비스 수가	• 입원환자에 대한 간호간병서비스를 직접 제공하기 위한 수가 • 기본입원료 : 입원관리료와 간호·간병료를 포함 • 6구간으로 구분하여 가산구간에 해당하는 금액을 간호·간병료에 입원 1일당으로 가산
환자 분류군별 수가	환자의 중등도에 따른 간호요구량에 따라 동질적인 몇 그룹으로 분류한 후 분류군별 수가를 산정하는 방법

CHAPTER 04 간호 서비스 마케팅

간호사국가고시 대비

1 마케팅

정의 교환이나 판매를 통해 판매자와 구매자 모두의 만족과 이익을 추구하는 활동

2 서비스 마케팅

1) 서비스의 특성 기출 15, 19

	특성	문제점	해결전략
무형성 기출 13, 19	물리적 재화와 달리 뚜렷한 형태가 없음, 가치의 파악이나 평가 어려움	저장 불가능, 진열이나 만질 수 없음, 가격설정의 곤란, 서비스가 주관적임	신뢰감 있는 조직 이미지 창조, 브랜드 가치 향상, 유형적 단서 제공, 구전소통(입소문) 적극적 활용, 구매 후에도 의사소통 강화 등
비분리성 (동시성)	생산과 소비가 동시에 발생	서비스 생산과정에 고객참여, 직접판매만 가능, 집중화된 대량생산 불가	서비스 인력의 선발 및 교육에 비중을 둠, 서비스 제공자의 자동화 강화, 세심하고 친절한 고객관리 필요, 서비스망을 여러 지역에 구축, 서비스 접점에 대한 관리 강화
이질성 (가변성)	제공되는 서비스의 내용이나 질이 제공자나 시간에 따라 다를 수 있음	서비스의 표준화와 품질관리가 어려움	서비스 표준의 설계 및 수행, 서비스의 개별 맞춤화 시행
소멸성	생산과 동시에 소멸	재고로 보관 불가능, 수요 및 공급의 균형문제	수요와 공급의 조화 유지, 변동적 수요대응 전략 수립

2) 서비스 마케팅 삼각형

(1) 외부마케팅 – 약속 정하기

의료기관을 이용하는 외부소비자에게 의료서비스를 제공하고 이용자 만족도를 통하여 기업의 가치를 창출, 의료기관이 제공하는 대부분의 마케팅 활동, 모든 일상적인 업무를 통해 공개와 의사소통하는 것, 핵심 의료서비스를 포함하여 의료서비스 수가와 체계, 서비스 제공방법, 촉진활동 등을 포함

(2) 내부 마케팅 – 약속 가능하게 하기 기출 22

① 서비스를 제공하기 위한 기술, 능력을 갖추고 동기부여되어 고객에게 약속한 서비스를 제공할 수 있도록 조직원을 훈련하고 동기부여하는 마케팅 활동
② 활동사례 : 노사화합대회, 각종 행사, 워크숍, 역량강화프로그램, 종합검진, 고충상담실, 휴게실 운영 등

(3) 관계 또는 상호작용 마케팅 – 약속 지키기

서비스 제공자와 소비자가 강한 유대관계를 형성, 유지, 발전시키는 과정으로 서로 상호작용을 통해 향상된다는 가정에 입각한 마케팅

3) 서비스 마케팅 믹스의 구성요소

① 4P's : 제품, 가격, 유통, 촉진
② 7P's : 4P's + 사람, 물리적 증거, 과정

3 의료 및 간호서비스 마케팅

1) 의료서비스 마케팅의 특징

① 노동집약적 · 전문적 · 개별적인 서비스
② 공공의 책임으로 인해 사회적으로 많은 규제를 받음
③ 병원은 이원화 구조(관리-의료)로 운영상에 갈등 발생
④ 의료서비스를 제공 받은 대상과 서비스에 대한 보상 주체가 다름
⑤ 의료서비스를 소비하기 전까지 결과를 알 수 없고 소비 후에는 질 평가가 어려움

2) 간호서비스 마케팅의 정의 기출 13

이윤동기보다 서비스 동기를 갖고 대상자는 효과적인 간호서비스를 이용하고 간호제공자는 간호의 가치관과 전문성을 발휘하여 서로 간의 만족을 도모하는 계획적인 활동

3) 간호서비스 마케팅의 필요성 : 급변하는 의료환경, 의료시장의 개방이 가시화, 병원간의 치열한 경쟁, 의료계의 마케팅 개념 확산, 간호서비스 분야에도 마케팅의 필요성 대두

4) 간호서비스 마케팅 과정

1단계	시장기회 분석	• 환경분석–환경요인별 전략 • 시장세분화	
		효과적인 시장세분화 요건	측정가능성, 접근가능성, 실질적 규모, 실행가능성
		간호서비스 시장의 세분화	• 내부시장 : 간호사, 의사, 병원행정가, 병원직원 • 간호의뢰시장 : 의사, 의료관련 전문단체 • 간호고객시장 : 환자 및 그 가족, 간호대상자 • 영향자시장 : 국회, 정부 등

			• 공급업자시장 : 의료용품 제조 및 공급업자 등 • 간호리쿠르트시장 : 간호학생, 유휴인력
			• 표적시장 선정 : 차별화, 비차별화, 집중화, 일대일 마케팅 • 포지셔닝 : 어느 한 제품이 시장에서 차지하는 상대적 위치(장소)
2단계	마케팅 전략 수립		• 차별화 전략 • 위치화 전략 • 새로운 의료서비스 전략
3단계	마케팅 믹스 전략 기출 09, 11, 12, 13, 14, 16, 17, 21	제품 기출 25	• 간호사가 직접 제공하는 간호서비스 자체, 서비스의 양(구체적 서비스의 종류와 내용)과 질(만족도)을 의미 • 전략 : 전문화된 간호서비스 개발, 간호서비스의 양과 질 향상, 간호로봇, 가상현실 재활프로그램 등
		가격 기출 12, 13	• 서비스를 이용하거나 소비하기 위해 지불해야하는 비용 • 전략 : 새로운 간호수가체계의 개발과 이를 보험수가로 적용, 가격 차별화
		유통 기출 09, 10, 12, 13, 20, 22	• 주로 고객의 편리를 추구하는 접근성과 관련된 개념 • 전략 – 물리적 접근성의 제고 : **원격진료시스템**, 가정간호서비스, 통원수술, **인터넷을 통한 환자상담** – 서비스 전달체계의 다원화 : 스마트 어플리케이션 적용, 지역사회 간호서비스센터 운영, 전화나 인터넷을 이용한 건강 및 간호상담 등 – 정보적 접근성 : 전문적인 수준을 갖춘 간호인력을 확보하여 상담이나 설명, 조언 등을 수준 높게 제공 – 시간적 접근성 : 병원예약시스템, 대기시간단축, 진료시간의 연장, 야간진료 등
		촉진 기출 10, 12, 14, 16, 17, 24	• 간호조직과 간호표적시장 양자 간에 간호서비스와 관련된 모든 정보에 관하여 적절히 의사소통하는 것 • 전략 : 브로셔나 소책자 발간, 안내서, 사회활동, 봉사활동, 건강교실, 신의료기술 및 설비광고, 홍보 및 광고, 이미지 제고 및 향상, 왕진 등
4단계	마케팅 실행 및 통제		마케팅 결과를 측정, 평가, 수정 및 보완

PART 2 기획

간호사국가고시 대비

01. 간호관리체계 모형에서 다음의 내용은 어디에 속하는가?

- 간호서비스의 양과 질
- 간호사만족도
- 환자의 합병증발생률

① 조정 ② 변화
③ 산출 ④ 투입
⑤ 전환

해설 [간호관리체계 모형]

투입	전환	산출
• 간호인력, 물자(시설, 건물, 장비), 자금(재정), 정보, 기술, 시간 • 소비자 투입 : 환자의 상태와 간호요구도 • 생산자 투입 : 간호직원의 기술, 경험, 태도, 교육 및 훈련 등	• 관리과정 : 기획, 조직, 인사, 지휘 및 통제 • 관리지원 기능 : 의사결정, 의사소통, 동기부여 및 갈등관리 등	• 환자 측면 : 간호서비스의 양과 질, 환자 만족도, 재원일수, 환자의 간호상태 등 • 간호사 측면 : 직원개발(간호직원의 성장 및 만족), 연구(간호연구 성과), 간호직원의 결근율 및 이직률, 간호사 만족도 등

02. A병원 간호부장은 의료기관 서비스 평가를 앞두고 간호 질 향상을 위해 성과급제를 도입하고 간호인력을 재배치하였다. 이는 민츠버그의 관리자 역할 중 어떤 역할인가?

① 대표자 역할 ② 의사결정자 역할
③ 섭외자 역할 ④ 지도자 역할
⑤ 대인관계적 역할

해설

의사결정자 역할	기업가(변화촉진자)	조직과 환경에서 기회 모색, 변화를 위한 사업 추진
	고충처리자(문제해결자)	조직이 당면한 문제해결을 위한 방법을 모색하는 역할
	자원분배자(자원할당자)	조직의 모든 자원을 할당
	협상자(중재자)	중요한 협상에서 조직을 대표

01. ③ 02. ②

03. 간호기획 과정 수립시 가장 먼저 해야 할 일은?

① 현황분석 및 문제 확인 ② 목표설정
③ 대안의 탐색과 선택 ④ 대안결정
⑤ 수행 및 평가

해설 [기획의 과정]
- 목표 설정 : 능력의 범위 내에서 목표를 구체화
- 상황분석 및 문제점 파악 : 상황 간의 차이점으로 발생할 수 있는 장애요인을 규명
- 대안의 제시와 선택 : 시행 가능 여부, 기대효과, 효율성, 합리성 등을 충분히 검토 후 대안을 선택
- 대안의 결정 : 한정된 자원 내에서 우선순위 설정
- 업무 수행 : 결정된 최종안에 따라 적합한 간호활동 수행
- 평가와 회환 : 현 업무의 효율성을 분석, 업무방향 설정, 업무 내용 개선

04. 기획의 원칙 중 기획에 소요되는 자원을 비용 효과적으로 활용해야한다는 원칙은?

① 목적부합의 원칙 ② 안정성의 원칙
③ 포괄성의 원칙 ④ 경제성의 원칙
⑤ 필요성의 원칙

해설
- 목적부합의 원칙(= 목적성의 원칙) : 낭비를 줄이기 위해 명확하고 구체적인 목적 제시, 공동목적 달성을 위한 계획안 작성, 목적의식이 있어야 함
- 안정성의 원칙 : 안정성이 높으면 효과적이고 경제적, 빈번한 수정은 기획 방향을 잃을 수 있음
- 포괄성의 원칙 : 계획안의 수행 단계에서 인원, 물자, 설비, 예산의 부족 등으로 차질이 생기지 않도록 충분한 사전검사가 필요
- 경제성(능률성=효율성)의 원칙
  − 주어진 비용으로 최대의 효과를 내기 위해 기존 자원을 최대로 활용
  − 현재 사용 가능한 자원을 최대한 활용하고 새로운 자원은 최소화(최소투입, 최대효과)
- 필요성의 원칙 : 정당한 이유에 근거를 둔 필요한 것이어야 함

05. 메이요의 인간관계론을 적용하여 간호관리자가 조직을 관리할 때 취할 수 있는 행동으로 적절한 것은?

① 간호관리자는 규칙과 표준절차를 명확하게 규정한다.
② 간호사 각각의 지위에 대한 공적권한과 책임을 명확하게 규정한다.
③ 계층화된 조직구조를 유지하여 보고체계를 명확히 한다.
④ 신규간호사의 사회적·심리적 어려움을 해결하기 위해 주기적으로 고충상담을 한다.
⑤ 간호업무지침서를 마련하고 이를 준수하도록 교육한다.

정답 03. ② 04. ④ 05. ④

해설 [인간관계론]

특징	• 메이요(Elton. Mayo)의 호손효과(Hawthorne effect) 연구 • 생산성은 물리적 환경보다는 인간의 심리적, 사회적 욕구충족에 의해 결정 • 비공식조직 및 소집단을 중시하고 인간중심의 관리, 민주화 강조
장점	• 비공식조직, 집단역할, 직장이라는 사회적 장소의 중요성을 인식 • 개방적 의사소통의 중요함을 인식하게 해주어 인사담당제도, 고충처리제도, 제안제도 등의 발달을 유도
단점	사회인이 지나치게 강조, 조직 없는 인간이라는 비판을 받음

06. 기획의 계층 중 "간호사의 교대 근무시간은 각각 8시간을 엄수해야 한다"는 어디에 해당하는가?

① 목표
② 정책
③ 절차
④ 규칙
⑤ 편람

해설 [규칙]
• 절차에 관련되어 행동을 지시, 특별한 상황에서 행해야 할 것과 금지해야 할 것을 알려주는 명확한 지침
• 자유재량권이 주어지지 않으며 조직 내 도덕을 유지하는데 필요한 지침

07. 만성질환자를 위한 프로그램 안내책자 등을 만들고, 암 예방을 위해 캠페인을 벌이는 마케팅 믹스 전략은?

① 제품전략
② 유통전략
③ 수가전략
④ 촉진전략
⑤ 서비스

해설 [마케팅 믹스 전략 중 촉진 전략]
• 간호조직과 간호표적시장 양자 간에 간호서비스와 관련된 모든 정보에 관하여 적절히 의사소통하는 것
• 전략 : 브로셔나 소책자 발간, 안내서, 사회활동, 봉사활동, 건강교실, 신의료기술 및 설비광고, 홍보 및 광고, 이미지 제고 및 향상, 왕진 등

08. 목표관리(MBO)에 대한 설명으로 옳지 않은 것은?

① 구체적인 목표와 측정방법을 계획함으로써 조직성과를 향상시킨다.
② 성과의 양적 측면보다는 질적 측면을 강조한다.
③ 계량적 목표 측정만을 강조한다.
④ 객관적인 직무수행평가와 통제 활동을 돕는다.
⑤ 단기적인 성취목표에 치중한다.

06. ④ 07. ④ 08. ②

> **해설** [목표관리(MBO) 개념]
> - MBO는 결과지향적이고 단기적인 목표를 추구, 구성원의 참여, 목표 설정, 피드백 과정이 구성요소로 포함
> - 목표의 달성도를 측정·평가하여 피드백을 통해 조직운영 활동을 강화
> - 명확한 목표를 제시하여 효과적인 통제의 수단으로 사용, 권한과 책임소재를 명확히 하여 스스로를 통제하는 과정
> - 상급자와의 협의에 의해 공동목표 설정, 양적으로 측정 가능, 구체적이며 단기적인 성취목표를 설정한 다음 스스로 업적목표의 달성도를 평가해서 그 결과를 보고하게 하는 관리체제

09. 구성원들이 상호간의 대화나 토의없이 각자 서면으로 아이디어 제출 후 토론하여 결정하는 의사결정기법은?

① 명목집단법
② 델파이법
③ 브레인스토밍
④ 전자회의
⑤ 유추법

> **해설** [창의적인 의사결정 기법]
> - 브레인스토밍(Brainstorming) : 대면 토의 방법으로 개방적 분위기에서 자유롭게 아이디어를 창출하는 집단회의, 어떤 아이디어도 비판하거나 평가하지 않고 대량의 아이디어를 발상
> - 명목집단기법 : 구성원들이 서로 대화나 토론 없이 종이에 각자 아이디어를 적어 제출한 후 제출된 내용을 모아 토론 후 투표로 의사결정 하는 기법
> - 델파이법 : 다수 전문가의 독립적인 아이디어를 우편으로 수집, 분석·요약한 후 응답자들에게 회신하는 방법으로 전반적인 합의가 이루어질 때까지 논의를 반복하는 의사결정으로 전문가 집단의 신뢰성 높은 의사결정을 얻어내기 위한 기법
> - 전자회의 : 고도의 컴퓨터 기술과 명목집단기법을 혼합한 의사결정 방법으로 익명, 정직, 신속성이 장점

10. 기획수립시 최고관리자가 사용하는 의사결정 유형으로 옳은 것은?

① 정형적, 구조적, 운영적 의사결정
② 비정형적, 비구조적, 전술적 의사결정
③ 정형적, 비구조적, 전술적 의사결정
④ 비정형적, 비구조적, 전략적 의사결정
⑤ 비정형적, 구조적, 운영적 의사결정

> **해설**
> | 전략적 의사결정 | • 최고관리층이 내리는 의사결정
• 조직의 목표 정립, 자원배분, 조직과 환경과의 균형 확립
• 장기적인 기획, 비정형적, 비구조적인 의사결정 |
> |---|---|

정답 09. ① 10. ④

11. 프로젝트 수행에 필요한 활동을 순서대로 나열한 후 각 활동에 소요되는 시간을 사용하여 현실적으로 소요되는 시간을 추정하는 방법은?

① Gantt Chart
② Case Management
③ CPM
④ PERT
⑤ PPBS

해설 [PERT(Performance Evaluation Review Technique)]
- 불확실한 상황에서 확률적인 방법으로 활동의 소요시간과 비용을 계산하는 방법으로 각 하위과업이 달성되는데 소요되는 시간을 세 가지(낙관적, 확률적, 비관적 시간)로 추정하여 전체 완성까지의 기대소요량을 결정
- 완성기간이 불확실한 상태, 대규모의 복잡한 일과성 사업에서 기획과 통제를 위해 사용

12. 의료서비스 마케팅에 대한 설명으로 옳은 것은?

① 가변성은 생산과 소비가 동시에 이루어지는 것을 뜻한다.
② 서비스의 무형성으로 상품을 만지거나 진열할 수 없다.
③ 이질성은 서비스 제공자와 소비자가 분리되는 어려움을 말한다.
④ 재고로 보관될 수 없는 특성을 비분리성이라고 한다.
⑤ 소멸성은 서비스의 질이나 수준, 내용, 과정이 항상 같을 수 없음을 뜻한다.

해설

	특성	문제점
무형성	물리적 재화와 달리 뚜렷한 형태가 없음, 가치의 파악이나 평가 어려움	저장 불가능, 진열이나 만질 수 없음, 가격설정의 곤란, 서비스가 주관적임
비분리성(동시성)	생산과 소비가 동시에 발생	서비스 생산과정에 고객참여, 직접 판매만 가능, 집중화된 대량생산 불가
이질성(가변성)	제공되는 서비스의 내용이나 질이 제공자나 시간에 따라 다를 수 있음	서비스의 표준화와 품질관리가 어려움
소멸성	생산과 동시에 소멸	재고로 보관 불가능, 수요 및 공급의 균형문제

11. ④ 12. ②

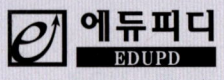

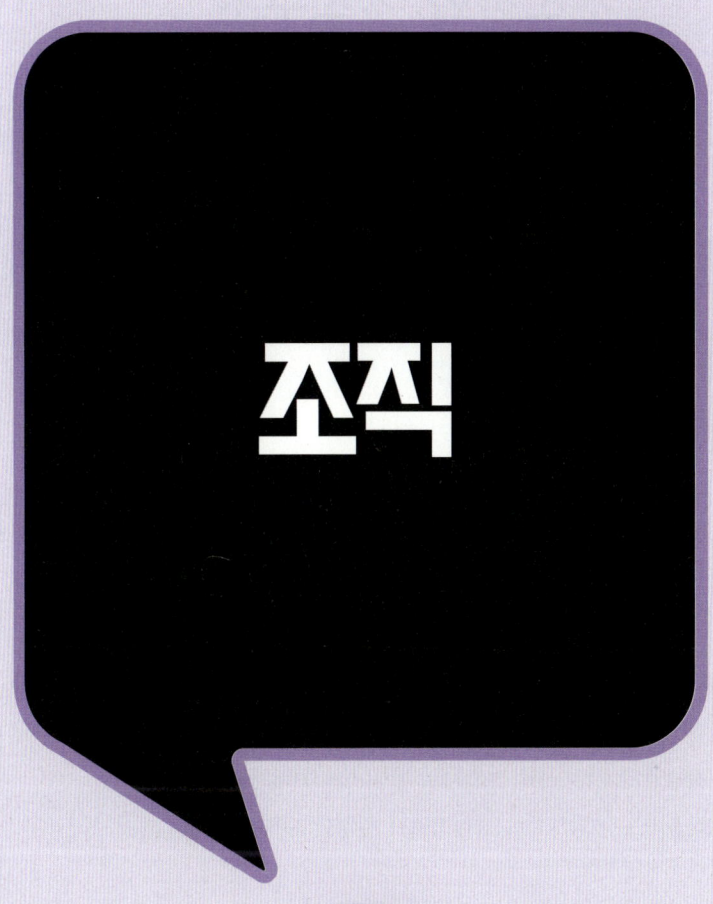

PART 3

CHAPTER 01. 조직화와 조직구조
CHAPTER 02. 직무관리
CHAPTER 03. 간호전달체계
CHAPTER 04. 조직문화와 변화

CHAPTER 01 조직화와 조직구조

간호사국가고시 대비

UNIT 1 조직의 이해

1 조직의 정의 기출 13

조직은 조직화라는 과정에 의해 형성되어지는 결과의 구조로 조직의 일정 목적을 달성하기 위해 인간들의 상호작용 속에서 이루어지는 하나의 사회를 의미

2 조직의 특성

① **복수의 개념** : 많은 개인이 모여 공동의 목표를 달성하기 위해 노력
② 계층구조를 이루고 각 조직마다 추구하는 목적이나 사명을 가짐
③ 환경과 상호작용하는 개방체계로 동태적이며 일정한 수명이 있음
④ 인공적이고 목표지향적임

UNIT 2 조직화

1 조직화의 개념

효과적인 조직의 목표달성을 위해 조직의 기본구조를 만들어가는 역동적인 과정이며 조직화의 결과로 조직이 형성

2 조직화의 기본원리 기출 06, 07, 09, 13, 14, 15

1) 계층제의 원리 기출 13, 14, 18

(1) 역할의 수직적 분담체계로서 권한, 책임, 의무 정도에 따라 구성원 간 상하의 등급(계층)을 설정하여 각 계층 간에 명령계통과 지휘·감독체계를 확립하는 것

(2) 계층제의 장점

① 조직 내 명령통일, 의사결정, 권한과 책임위임, 내부통제, 업무배분의 통로
② 의사결정의 책임소재 분명
③ 지휘와 감독을 통한 조직의 질서와 안정성 유지
④ 승진 유인의 통로가 되어 사기의 증진을 도모

(3) 계층제의 단점

① 조직의 경직성을 초래, 융통성 있는 인간관계의 형성을 저해
② 계층 수가 많아질수록 의사소통 시 직원에게 과중한 부담을 주어 의사소통의 왜곡, 누락, 편중의 현상 발생
③ 급변하는 환경 속에 즉각적인 적응력 약화
④ 인간의 개성을 상실, 창의성이나 자율성 저해, 소속감 약화

2) 명령통일의 원리 기출 09, 11, 19

(1) 한 사람의 직속상관으로부터만 명령과 지시를 받고 보고하는 책임을 지는 것

(2) 명령통일의 장점

① 책임소재가 명백하여 부하에 대한 통제가 가능
② 조직 지위의 안정성, 의사전달의 효용성 확보, 의사소통의 혼란 최소화

(3) 명령통일의 단점

① 기능적 전문가의 영향력이 감소하고 횡적 조직 간의 조정 곤란
② 환경변화에 신속하고 융통성 있게 적응하기 어렵게 됨
③ 행정의 분권화와 권한위임을 저해하여 행정의 지연 초래
④ 계층적 권위의 과도한 노출로 의사소통의 과중한 부담 야기

3) 통솔범위의 원리

(1) 한 사람의 관리자가 효과적으로 지도 · 감독 · 관리할 수 있는 하급자의 수는 일정한 범위를 벗어나서는 안 된다는 원리

(2) 통솔범위에 영향을 주는 요인

통솔범위가 넓음(수평적 · 분권화 · 자율적)	통솔범위가 좁음(수직적 · 집권화 · 통제적)
• 통솔자의 능력과 시간이 많을수록 • 피통솔자의 자질 의식구조가 높을수록 • 감독할 업무가 획일적, 반복적, 표준화, 단순화, 기계적일 때 • 스태프의 지원 능력이 높을수록 • 객관적 표준, 평가 기준이 명확할수록 • 조직의 공식화 정도가 높을수록	• 감독할 업무의 성질이 복잡하고 전문적일 경우 • 작업장소가 지리적으로 분산되어 있을 경우 • 구두로 전달해야 하는 업무일수록 • 관리자의 기획 · 조정 기능이 많은 경우

(3) 통솔범위의 계층의 수

① 통솔범위와 계층의 수는 반비례 관계

② 계층의 수가 줄어들면 통솔범위는 넓어지고, 계층의 수가 많아지면 통솔범위는 좁아짐
③ 통솔범위의 원리와 계층제의 원리는 밀접한 관계를 가짐
④ 최근에는 계층의 수는 줄어들고 통솔범위는 넓어지는 경향을 보임

4) 분업-전문화의 원리 기출 11, 15

(1) 조직의 업무를 조직구성원들에게 분담시켜 한정된 업무를 책임지고 수행하도록 하여 전문적인 지식과 기술을 습득, 능률의 향상을 기대할 수 있는 원리

(2) 분업-전문화의 장점
① 업무의 단순화 및 기계화, 신속한 수행 가능
② 업무가 분업-전문화될수록 효과성과 능률성 향상

(3) 분업-전문화의 단점
① 업무의 단순화로 인해 흥미와 창의력 상실, 개인의 능력개발 저해
② 업무의 기계화로 비인간화가 초래
③ 지나친 분업화로 업무의 중복 초래
④ 재정적 낭비와 책임회피를 초래
⑤ 개인과 부서 간 할거주의가 야기, 조직 단위 내 통합과 조정이 어려워짐

5) 조정의 원리(=목표통일의 원리) 기출 09, 12, 13

(1) 조직의 공동목표 달성을 위해 조직구성원들의 행동을 질서있게 배열함으로써 조직의 존속과 효율화를 도모하는 원리, 조직의 분업화·전문화가 심화될수록 조정이 필요

(2) 분업 및 전문화가 발달된 조직의 효과적인 조정방법

조직의 목표 설정, 계획수립, 분명한 책임과 권한 구조, 조직 내 규정과 절차를 마련하여 의사결정의 지침으로 활용, 구조적·기능적으로 수평적 통합, 업무분석을 통한 조정 및 통합

6) 책임과 권한의 원리

권한, 책임, 책무의 의무는 삼위일체가 되어야 함을 의미(삼면등가의 원칙)

UNIT 3 권력, 권한, 권한위임

1 권력

1) 권력(power)의 개념

권력은 다른 사람을 움직일 수 있게 하는 권리나 특권 또는 복종, 지배, 통제할 수 있는 힘이나 능력 등을 의미

2) 권력의 유형(J. French & B. Raven) 기출 11

공식적 (조직적) 권력	보상적 권력	권력의 근원으로서 타인이 원하는 것을 보상해줄 수 있는 자원과 능력을 가진 경우
	강압적 권력	부하직원을 해고하거나 징계할 때 또는 봉급을 제한할 때 등의 권력을 의미
	합법적 권력 (권한)	권력 행사자가 보유하는 지위(직위)에 바탕을 둔 권력으로, 이를 권한이라 한다. 합법적 권력은 공식적 지위가 높을수록 더욱 높아짐
비공식적 (개인적) 권력	준거적 권력 기출 21	개인이 갖는 특별한 자질에 기반을 둔 권력으로 다른 사람들이 호감과 존경심을 갖고 권력 행사자를 닮으려고 할 때 생기는 권력(종교 지도자, 영화배우, 유명 스포츠맨 등)
	전문적 권력	전문성, 기술, 지식 등에 기반을 둔 권력으로 특정 분야나 상황에 대하여 높은 지식을 가질 때 생기는 권력(의사의 지시)
	정보적 권력	권력 행사자가 유용한 정보에 쉽게 접근할 수 있다거나 희소가치와 중요성이 있는 정보를 소유하고 있다는 사실에 기반
	연결적(관계적) 권력	중요한 인물이나 조직 내의 영향력 있는 사람과 연줄을 갖고 있다는 사실에 기반

2 권한

1) 권한의 개념

조직에서 직위에 따른 공식적인 힘으로 직무를 수행할 수 있는 자유재량권, 공동의 목표달성을 지향하며 행사하는 권력을 의미, 권한은 부하의 비자발적인 복종까지 포함

2) 권한위임 기출 06, 07, 10

(1) 권한위임의 정의

상급자가 하급자에게 업무의 할당과 업무수행활동을 위한 재량권을 부여하는 것

(2) 권한 위임 과정 : 업무에 대한 책임을 분명하게 제시 → 권한부여 → 분명한 책무감을 인식시킴

(3) 권한위임시 영향을 주는 요인

① 조직의 규모가 클수록 권한위임의 정도가 높아짐
② 전문적인 지식과 견해가 필요할수록 전문가에게 위임
③ 하급자의 능력과 자질이 뛰어나고 하급자의 능력을 신뢰하는 조직에서 위임의 정도가 높아짐
④ 사안이 크고 중요하거나 비용이 많이 들수록 권한의 위임 정도가 낮아짐

(4) 권한위임 시 고려사항

① 책임절대성의 원칙 적용 : 권한은 위임했어도 최종 책임은 상위관리자에게 있음을 의미
② 부하의 능력에 맞게 위임, 위임되는 권한의 성문화, 상부에서 하부로의 연쇄적 위임

(5) 권한위임의 장·단점

장점	• 신속하고 융통성 있는 의사결정을 통해 급변하는 환경에 적절한 대응 가능 • 상급자는 고차원적이고 중요한 업무에 매진, 하급자는 능력과 잠재력 개발 → 상·하위층 모두 자신의 전문성 향상 • 효과적·효율적 업무수행 가능
단점	• 조직구조가 분산되어 비용 증가 • 각 부서의 목표와 이익추구로 인해 부서 우선의식 팽배 • 상급자의 통제력 약화와 책임소재의 모호함 발생 가능성

UNIT 4 조직구조

1 조직구조의 구성요인 기출 10, 11, 12

1) **조직구조를 결정하는 구성요인** : 복잡성, 공식화, 집권화

<table>
<tr><td rowspan="2">복잡성</td><td colspan="2">• 조직 내 존재하는 과업 분화의 정도(하부단위로 세분화되는 과정)
• 수평적 분화 : 횡적분화, 분업화된 여러 과업들을 수평적으로 조정(부문화), 직무의 전문화로 인해 증대
• 수직적 분화 : 최상위부터 하위까지의 깊이 및 계층의 수를 의미, 통제범위의 원칙과 관련
• 수평적 분화가 커질수록 부서 간 조정이 필요하게 되므로 수직적 분화가 발생
• 복잡성이 증대될수록 의사결정은 분권화 됨
• 조직의 부문화 정도가 낮을수록 의사결정은 집권화 됨</td></tr>
<tr></tr>
<tr><td rowspan="2">공식화</td><td colspan="2">• 조직 내 직무의 표준화 정도 기출 12, 18
• 통제 위한 절차와 규칙의 명시화된 정도
• 효율성(최소비용으로 최대효과) 증진 위해 공식화 필요</td></tr>
<tr><td>공식화 정도 높음
• 단순, 반복적인 직무
• 규정과 규칙이 많을수록
• 개인의 재량권이 낮을수록</td><td>공식화 정도 낮음
고도로 전문화된 업무</td></tr>
<tr><td rowspan="2">자원배분과 직무수행에 관련된 의사결정의 집중도에 따라 구분 기출 11</td><td colspan="2">| 장점 | 단점 |</td></tr>
<tr><td>집권화
(상부조직에 집중)</td><td>장점
• 행동 통일성 촉진
• 신속한 명령 전달 체계
• 위기에 신속한 대처
• 중복과 혼란 피함
• 경비절약

단점
• 권위주의와 획일주의 만연
• 의사소통 문제 유발
• 자발적 혁신 방해
• 자율성, 창의성, 자주성 저해
• 조직의 융통성 결여</td></tr>
</table>

분권화 (하층까지 확대)	• 신속한 의사결정 • 업무의 전문화 가능 • 대규모 조직에 효용성과 효율성 향상		• 업무의 중복과 낭비 초래 • 단일한 방침의 유지 어려움 • 중앙통제의 약화 • 부서간의 협동 부족, 조정 어려움

2 공식 조직과 비공식 조직 기출 10

구분	공식 조직	비공식 조직
발생	인위적·계획적 조직	자생적 조직
특징 및 형태	• 조직의 목표 달성 • 제도적, 외면적, 정태적, 문서화 • 높은 분화 • 직무중심적	• 조직구성원의 욕구충족 • 비제도적, 내면적, 동태적 • 낮은 분화 • 인간관계를 중시
대인관계	능률의 논리에 따라 구성, 미리 규정	감정의 논리, 상호욕구나 필요에 의함
리더십	임명	자연 부상되거나 선출
행동의 통제	상벌로 구성원의 행동을 통제	상벌이 아닌 욕구충족을 통해 통제
장점	권한, 통제, 의사소통경로, 책임 명확	• 유기적 상호관계, 의사소통 원활 • 조직의 생리현상 파악 가능
단점	의사소통 부족, 경직된 분위기 조성	• 파벌·할거주의 초래 • 부당한 정보나 소문유포로 인한 사기저하

3 공식적 조직의 유형

1) 라인 조직 기출 16, 23

① 공식 조직의 가장 오래된 조직구조로 상·하층간의 수직적 계층 구조를 이루는 조직
② 계층제, 명령통일, 통솔범위의 원리에 따른 분업화에 중점을 두는 조직구조
③ 장점 : 조직구조의 단순성으로 조직의 이해가 용이, 권한과 책임의 명확성, 신속한 의사결정가능, 업무수행 용이, 관리자가 강력한 통솔력 발휘 가능, 효율성 증가
④ 단점 : 창의적 업무 기회 감소, 업무중복으로 인한 능률성 저하와 혼란 초래, 조직의 경직성 초래, 의사결정자의 주관적·독단적인 업무처리 가능

2) 라인-스태프 조직(계선-막료 조직)

① 조직이 대규모화, 업무내용의 복잡화로 인해 라인 관리자의 업무를 지원하고 조언해주는 스태프(staff)의 기능이 조합된 조직
② 스태프의 기능과 역할
  • 라인조직의 구성원에게 명령이나 지휘권은 없음
  • 조언, 조력 기능 : 라인 조직이 조직체의 전체적 목적을 원활히 수행할 수 있도록 지원
    정책 및 통제 기능 : 전문가로서의 관련정책 입안과 통제하는 기능
  • 스태프 기구 : 간호질보장위원회, 간호교육위원회, 감염관리위원회, 정책차장, 간호연구차장 등

③ 장점 : 최고관리자의 통솔범위 확대, 합리적 의사결정이 가능, 효과적인 조직관리, 조직을 신축적이고 융통성 있게 조정 용이
④ 단점 : 라인-스태프 사이의 권한과 책임의 소재 불명확, 의사소통 경로의 혼란 가능성, 행정 지연, 운영경비 증가, 상호간의 갈등과 대립, 상호의존성으로 인한 관리활동 지장 초래, 조직의 비대화

3) 직능 조직 기출 17
① 스태프기구가 충고나 조언의 기능을 넘어 라인조직에 명령할 수 있도록 직무를 비슷한 유형별로 통합하여 기능적으로 조직을 구조화한 것
② 최고관리자의 총괄 감독 하에 전문화된 기능에 따라 부서 구성, 권한을 부여받은 전문가 스태프가 부서를 지휘 · 감독
③ 직능 조직이 효과적인 경우
  - 조직이 안정되고 확실한 환경일 때
  - 조직이 중 · 소규모일 때
  - 사용기술이 관례적이며 상호 의존성이 낮을 때
  - 기계적 효율성과 기술적인 질을 중요시할 때
④ 장점 : 효율적인 자원 이용, 기술적 발전과 숙련도 향상, 조직의 통합성 유지, 조직 기능간에 조정력 강화
⑤ 단점 : 기능을 초월할 때 조정력이 약화, 다기능적인 업무를 수행할 때 책임소재가 불분명

4) 프로젝트 조직 기출 14, 20, 22
① 특정한 목표 또는 목적, 업무를 달성하기 위해서 임시로 조직의 인적 · 물적 자원을 결합한 조직
② 특징
  - 조직구성원의 책임과 권한이 상하관계가 아닌 좌우관계(수평관계)
  - 상황변화에 신속하고 합리적으로 대응가능
  - 달성해야 할 분명한 목적과 마감시간이 존재
  - 프로젝트가 완성되면 본래의 조직으로 돌아가는 탄력적인 조직
  - 기술개발, 신규사업, 경영혁신 등에 적용 가능
③ 프로젝트 조직이 효과적인 경우
  - 과업의 성공여부가 조직에 결정적인 영향을 미치는 중요한 과업일 때
  - 특정 과업이 구체적 · 시간적 제약과 성과기준을 지니고 있을 때
  - 특정 과업이 예전에 비해 독특하고 생소한 것일 때
  - 특정 과업의 수행이 상호의존적인 기능을 필요로 할 때
④ 장점 : 환경변화에 민감하게 반응, 인적 및 물적 자원을 탄력적으로 운영가능, 조직에 기동성 부여
⑤ 단점 : 빈번한 차출은 명령계통과 일차적인 기본업무 집단에 대한 충성심이 약화, 조직의 명령계통과 권한관계의 혼란, 본연 업무에 일관성을 유지하기 어려움

5) 매트릭스 조직(행렬조직) 기출 09, 11, 13, 17, 24
① 프로젝트조직이 라인 조직에 완전히 통합된 조직으로, 기능적 구조(수직적)와 생산 또는 서비스(수평적) 구조, 생산과 기능의 이중구조로 불확실한 환경변화에 적합한 조직구조

② 특성
- 명령통일 원칙에 위배(두명의 상사로부터 명령과 지시 받음)
- 의사결정의 분권화

③ 장점
- 조직의 기능적·생산적 관리 모두 가능
- 조직 내 인적자원의 효율적 활용
- 급변하는 환경에 신속히 대응

④ 단점 : 이중명령체계로 인한 혼란과 좌절 발생, 책임에 대한 혼란 야기, 이중적 부문화로 인한 관리비용 증가

6) 위원회 조직 기출 21

① 여러 사람으로 구성된 합의제 기관으로 업무조정, 정보수집과 분석, 충고, 합리적인 의사결정 등의 기능을 가진 조직

② 특징 및 장점
- 다수의 참여로 의사결정에서 합의성과 민주성을 가짐
- 특정한 주제를 심의, 결정, 조직 내부의 각 부문의 조정을 촉진
- 관리상의 과도기 조직인 경우에 적용 가능

③ 단점
- 시간과 에너지, 재정 등의 비용낭비 초래
- 최적의 의사결정이 아닌 타협안이 될 가능성이 높음
- 업무 지연, 책임을 전가, 독재 우려

7) 팀 조직(team organization) 기출 16, 18, 21

① 공동목표를 가진 두 사람 이상이 모여 시너지를 내기 위하여 만들어진 조직
② 특징 : 인적 자원의 유용한 활용, 의사결정의 신속화, 명령계통의 단축 등 수평적 조직 원리를 바탕, 공동 목적 및 업무수행, 상호보완적 기능의 소수정원으로 구성
③ 목적 : 각 분야의 최고전문가로 기능을 발휘함으로써 생산적인 조직으로 만드는 것
④ 팀의 조건 : 소수의 정원

8) 학습 조직(learning organization)

학습지향적 성격을 지니며 정보화 사회의 가속화에 발맞추어 조직도 배워야 한다는 것을 기본 이념으로 갖는 조직

9) 프로세스 조직

① 고객가치를 가장 이상적으로 반영할 수 있도록 근본적으로 리엔지니어링하는 조직
② 현재 진행되고 있는 일이 무엇인지, 더 개선할 방법이 있는지 완전히 이해하여 불필요한 단계를 제거하고 필수적인 작업만이 효과적으로 이루어질 수 있도록 조직을 설계

CHAPTER 02 직무관리

UNIT 1 직무관리 개념

1 직무관리

① 의의 : 조직구조를 구성하는 직무를 설계하여 직무체계를 형성하고 각 직무분석을 통해 과업내용과 직무를 수행하는 구성원의 자격조건을 결정하고 직무설계 → 직무분석 → 직무분류 → 직무평가와 관련된 일련의 활동
② 특징
- 효과적 · 효율적인 목적달성을 위해 조직을 생산적으로 구성
- 조직의 직위나 업무 배분, 평가
- 바람직한 방법으로 조직을 재설계

UNIT 2 직무설계(job design)

1 직무설계의 의의

① 조직의 과업을 세분화하여 직무를 배정하는 과정
② 직무의 내용, 직무 기능, 직무 간 관계 등을 규정하여 직원 개개인의 능력 및 희망과 일치하도록 작업이나 작업환경, 노동조건 등을 조직화 과정

2 직무설계의 기능과 목적

① 조직 전체의 비용 절감과 직무만족도 향상
② 직무 자체에 만족과 의미를 부여받도록 구성원들에게 동기부여하고 조직 전체의 성과를 향상

3 직무설계의 방법 기출 15, 18, 22

1) 직무단순화
① 가능한 한 사람이 담당할 과업 수를 줄여 직무를 단순화하는 것
② 세분화, 단순화, 표준화, 전문화하여 직무의 전문성과 합리성, 생산성 강조

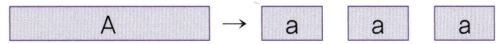

2) 직무순환(job rotation) 기출 25
① 한 직무에서 다른 직무로 체계적으로 순환 → 다양한 과업(각 부서의 업무특성과 차이를 익힘)을 수행할 수 있도록 하는 방법
② 장점 : 다양한 경험과 자극으로 업무 능률 향상, 직무를 조직전체의 관점에서 생각할 수 있음
③ 단점 : 새로운 직무에 익숙해질 때까지 업무의 효율성이 저하되고 비용이 증가, 잦은 업무 변경으로 인해 무력감이나 좌절감 느낄 수 있음

3) 직무확대(job enlargement) 기출 15, 17
① 단순하고 반복적인 업무를 하나의 작업으로 통합하여 업무범위를 확대하는 것
② 수평적 직무확대로 흥미롭게 직무를 수행할 수 있도록 여러 가지 과업을 한 사람에게 모두 맡기는 방법
③ 장점 : 지나친 직무의 단순화로 인한 조직구성원들의 싫증을 해소하는 데 효과적, 조직구성원의 도전감을 증대, 직무만족도 향상으로 결근율과 이직률 감소
④ 단점 : 업무의 추가로 인해 불평불만이 늘어날 수 있음

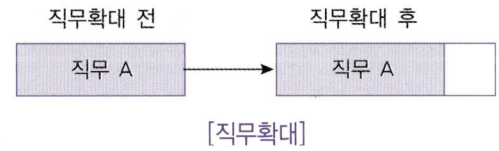

[직무확대]

4) 직무충실화(job enrichment) 기출 18, 22
① 수직적 직무의 부담, 직무의 질을 높이고 깊이를 증가시킬 수 있는 방법
② 직무가 동기부여 될 수 있도록 직무를 재구성하는 방법
③ 직접적 피드백, 새로운 학습의 기회, 일정 수립의 기회 제공, 의사소통의 증가, 능력배양, 개인적 책임의 확대를 포함
④ 장점 : 직무에 대한 성취감, 안정감, 만족감 부여, 개인적인 성장 경험
⑤ 단점 : 개개인의 높은 자질이 요구됨

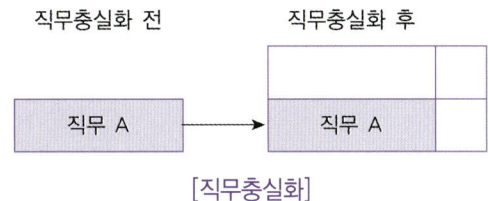

[직무충실화]

5) 직무특성 모형(job characteristics model) 기출 17

① 직무충실화 개념에 기본을 두고 직무특성을 파악, 개인차에 따른 다양성을 고려, 현재의 직무를 진단, 기존 직무설계를 수정하여 동기부여 할 수 있는 직무를 설계하는 것
② 동기부여할 수 있는 직무의 핵심적 특성 : 기능의 다양성, 과업의 독자성, 과업의 중요성, 과업의 자율성, 피드백

> **참고 ✓ 직무설계 요약정리**
> ① 직무단순화는 한 사람이 담당할 과업 수를 줄이는 것
> ② 직무순환은 한 직무에서 다른 직무로 순환
> ③ 직무확대는 여러 과업을 묶어 직무의 범위를 넓히는 것
> ④ 직무충실화는 직무를 수직적으로 확대하는 것
> ⑤ 직무특성화는 개인 간의 차이에 의한 다양성을 고려, 동기부여 가능한 직무 설계

UNIT 3 | 직무분석

1 직무분석 개요 기출 00, 04, 16, 19

① 조직 내 특정 직위를 수행하기 위해 필요로 하는 지식, 기술, 태도, 적성, 성격 요건 등 직무 수행에 관한 기본 정보자료를 수집, 분석, 정리하여 조직 내에 존재하는 직위의 본질과 기능요건을 규명하는 것
② 직무분석의 결과는 신규 직원의 모집, 채용, 오리엔테이션, 직원개발 프로그램, 근무성적평가, 배치, 전근, 승진, 급여, 법적 자료 등으로 사용
③ 직무분석을 통해 직무기술서와 직무명세서를 개발

2 직무분석 방법

1) **질문지법(설문지법)** : 직무수행자에게 설문지를 배부하고 작성하도록 함
2) **관찰법** : 가장 효과적으로 작업정보를 얻는 방법으로 조사자가 직접 직무담당자의 업무수행을 관찰하는 방법
3) **자가보고법** : 스스로의 업무를 보고하는 형식으로 일기를 쓰듯이 기술하는 방법
4) **면접법** : 직무를 담당하는 수행자와 직접 면담하는 방법, 가장 널리 이용되는 방법
5) **작업표본방법** : 분석자가 일정 기간 동안 작업 중인 직원의 활동을 관찰, 기록한 후 전체 근무시간과 비교하여 각 과업에 소요되는 시간을 비율로 계산하는 방법 기출 21
6) **중요사건방법** : 성공적인 직무수행 사례를 중심으로 직무를 분석하는 방법
7) **작업기록법** : 직무수행자의 작업일지를 토대로 해당 직무에 대한 정보를 수집하는 방법

3 직무 분석의 결과

직무 기술서 기출 16	직무 명세서 기출 19
• 직무특성에 대한 설명 • 직무수행에 필요한 사항들을 계량화하여 구체적으로 서면화 • 내용 : 직무명, 근무위치, 직무의 개요, 직무의 내용, 기구와 장비, 물품과 서식, 감독, 근무조건, 위험 등 • 직무 평가를 위한 기록자료로 이용 • 직원채용, 급여결정, 승진, 배치 훈련 등 인적자원관리의 기초가 됨	• 직무에 필요한 인적 요건에 대한 설명 • 특정 직무를 수행하기 위한 개인적 여건과 특성을 구체적으로 계량화하며 명시 • 내용 : 성격, 태도, 기술, 지식, 체력, 교육수준, 경험 등

UNIT 4 직무평가

1 직무평가의 개념 기출 15

직무기술서와 직무명세서를 기초로 조직 내외의 유사직무와 비교해서 특정 직무가 지닌 상대적 가치를 측정

2 직무평가의 목적

① 공정한 지위와 공정한 급여 체계의 확립
② 승진, 인력개발, 인력확보 및 인력배치의 객관성 제고

3 직무평가의 방법

1) **서열법(ranking)**

   ① 가장 오래되고 전통적인 방법으로 조직의 직무를 최상위부터 최하위까지 비교·평가하여 순위별로 계층화하는 것
   ② 장점 : 사용이 쉽고 간단, 서열을 신속하게 구분할 수 있음
   ③ 단점 : 직무에 대한 판단기준 모호, 직무가 많을 때는 서열화 불가능

2) **직무분류법(job-classification method : 직무등급법)**

   ① 서열법에서 발전한 것으로 직무에 대한 등급기술서를 작성하는 것
   ② 유사한 직무는 사전에 만들어 놓은 등급에 따라 평가하는 방법
   ③ 사전에 작성된 등급기술서 필요

④ 장점 : 직무의 차이를 구체적으로 밝혀주고 평가기준의 이해가 쉬어 지위와 임금문제 설명가능
⑤ 단점 : 직무가 많을 경우에는 등급분류 어려움, 분석자에 따라 결과가 다를 수 있어 일관성 유지 곤란

3) 요소비교법(factor comparison method) 기출 20, 24

① 조직의 모든 직무를 보상요소별로 분류하여 계량화하는 방법
② 조직 내의 가장 중심이 되는 직무(key job)를 선정한 뒤 직무들을 비교함으로써 조직에서 각 직무가 차지하는 상대적 화폐가치를 정하는 방법
③ 장점 : 직무의 평가가 비교적 용이, 급료의 합리적인 평가가 가능
④ 단점 : 시간과 노력이 많이 요구, 기준직무 선정이 어려움

서열	항목(요소)	A 직무 단위(천원)	B 직무 단위(천원)	C 직무 단위(천원)
1	정신적 요건	1,500	200	1500
2	책임	1,300	700	1700
3	숙련	900	900	1000
4	신체적 요건	500	300	300
5	근무 조건	300	400	500
임금		4500	2500	5000

4) 점수법(point rating method) 기출 23

① 직무의 가치를 점수로 나타내는 것으로 평가요소별 중요정도에 따라 점수로 평가 후 합산하여 화폐단위로 표시하는 방법
② 장점 : 분석적인 평가 척도로 객관성 확보, 점수에 의해 상대적 차이 비교 용이
③ 단점 : 준비단계가 필요하여 시간과 비용이 많이 소요, 고도의 숙련된 기술이 요구, 적절한 평가요소의 선정과 평가요소별 가중치를 결정하기 어려움

평가요소		중요도에 따른 가중치(%)	
숙련(기술)	교육(교육수준별 점수차등)	14	50
	경험	22	
	창의	14	
노력	육제적 노력	5	10
	정신적 노력	5	
책임	설비	5	20
	원료 및 제품	5	
	타인의 안전	5	
	타인의 작업	5	
작업조건 (직무조건)	작업환경	10	20
	위험	10	
합계		100	100

CHAPTER 03 간호전달체계

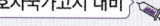

UNIT 1 간호전달체계의 개념

① 간호업무분담 체계라고도 하며 간호를 제공하고 조직하는 방법
② 구조적인 업무분담을 통하여 간호대상자들에게 효율적이고 효과적인 간호를 제공하는 방법

UNIT 2 간호전달체계의 유형

1 사례방법(case method)

1) 사례방법의 개념

① 가장 오래된 전인적인 간호방법으로 한 명의 간호사가 한 명의 대상자를 돌보는 것
② 중환자, 격리환자, 간호학생 교육에 활용

2) 장점 : 한 명의 간호사로부터 일관성 있는 간호를 제공받음, 전인간호가 가능, 총체적이고 지속적인 간호제공, 간호사의 책임과 의무가 명확함, 간호사에게 자율성과 책임감 부여

3) 단점 : 환자의 비용 증가, 근무번에 따라 간호의 일관성 유지 곤란, 같은 기구가 여러 개 필요하여 비경제적

2 기능적 간호 방법(functional method) 기출 09, 11, 13, 14, 20, 22, 25

1) 간호인력이 적고 단시간에 업무를 수행해야 할 때 기능별로 간호업무를 분류하고 특정 업무를 배정하여 그 업무만을 기능적으로 수행하게 하는 방법

2) 특징 : 응급 시나 바쁠 때, 신규간호사 비율이 높을 때 등 짧은 기간에 적당

3) 장점 : 물품과 시간 절약, 가장 경제적이고 효율적인 간호제공 수단, 단시간에 많은 업무 처리 가능, 반복적인 업무 수행으로 인해 업무지향적 사고를 고조시켜 간호기술 개발 가능, 낮은 저임금의 간호인력 활용으로 인한 비용 절감

4) **단점** : 동기부여가 낮아 업무 만족도 저하, 책임의 소재가 불분명, 기계적인 간호활동으로 비인간화, 단편화된 간호 제공, 간호사의 잠재적 능력 개발 어려움, 간호사가 자신의 업무 결과에만 집중(전반적인 환자간호에는 관심 저하)

3 팀 간호 방법(team nursing method) 기출 09, 10, 11, 12, 16

1) **정의 및 특징**
   ① 다양한 간호인력이 팀(팀 리더 간호사 + 일반간호사 + 보조인력)을 구성하여 몇 명의 환자를 공동으로 간호하는 방법으로 기능적 간호의 문제점을 보완하여 간호 제공
   ② 팀 리더는 팀에 주어진 모든 환자의 상태와 요구를 확인하고 개별적 간호를 수립
   ③ **팀 리더의 역할** : 팀 구성원의 업무지원, 중환자에게 직접 환자간호 제공 및 교육, 의사소통을 위한 정기적인 간호집담회를 주도하고 조정

2) **장점**
   ① 팀원 간의 의사소통을 통하여 환자에게 양질의 간호를 제공
   ② 팀원 개인의 특별한 능력이나 기술을 발휘, 개인의 능력 향상
   ③ 팀원들 간의 활발한 의사소통이 이루어지면 환자의 만족도 증가
   ④ 팀 집담회를 통해 팀원의 참여의식과 소속감, 협동과 의사소통, 사기 증진
   ⑤ 저임금의 보조인력을 효율적으로 이용, 위임과 조정으로 간호업무의 효율성 향상
   ⑥ 팀원 각자가 분담된 업무수행에 자율성을 갖고 간호활동 수행

3) **단점**
   ① 업무량이 많을 때는 팀 간호를 계획하거나 팀원 간의 의사소통 부족으로 분담된 업무만을 기능적으로 수행
   ② 책임과 실수의 소재가 불분명
   ③ 비전문직을 포함하므로 업무수행에 착오나 실수 발생 가능성 있음
   ④ 간호직원을 교육하고 팀 구성원을 감독·조정하는데 많은 시간과 능력이 필요

4 일차간호방법(primary nursing method) 기출 08, 09, 11, 15, 19

1) **일차간호의 개념**
   ① 한 명의 간호사가 담당하는 환자의 입원에서 퇴원까지의 24시간 전체의 간호를 책임지는 방법
   ② 일차간호에서의 모든 간호는 간호사에 의해 제공
   ③ 한 명의 일차간호사가 4~5명 정도의 환자에게 24시간 간호를 계획하며 수행
   ④ 전인간호가 이루어질 수 있는 가장 확실한 방법
   ⑤ 일차간호사가 주체적·주도적 역할을 수행, 수간호사는 조정자 역할을 수행
   ⑥ 일차간호사가 비번 시 일차간호사가 미리 세워놓은 간호계획에 따라 간호 수행
   ⑦ 가정간호, 호스피스간호 등에 적용

2) **장점** : 직접적인 간호활동시간의 증가로 환자와 간호사의 만족도가 높음

3) **단점** : 능력있는 간호인력이 많이 필요하므로 비용이 증가, 이차간호사의 만족도 저하, 일차간호사의 능력 부족 시 업무수행 어려움

5 모듈방법(modular method) : 팀간호방법 + 일차간호방법 기출 11, 12, 18, 23, 24

1) 모듈방법의 개념
① 간호사, 간호조무사, 보조원 등이 팀을 이루는 방법은 팀 간호와 유사하고 환자의 입원에서 퇴원, 추후관리, 재입원 시 그 환자를 담당한 모듈의 간호사가 간호를 맡는 점이 일차간호방법과 유사
② **일차간호방법과의 차이점** : 일차간호사가 24시간 환자의 간호를 책임지는 것과 달리 모듈에서는 2~3명의 간호사가 책임을 공유
③ 각각의 간호사가 일정 수의 환자들에게 직접 간호 수행, 비전문인들로부터 도움 받음

2) 장점 : 한 모듈에 동일한 간호사가 배치되면 간호의 일관성이 유지, 비전문직 간호요원의 활용으로 경제적, 총체적 간호 제공

3) 단점 : 책임과 의무의 한계가 불분명, 모듈별 물품구매로 인한 비용 증가

6 사례관리(case management) 기출 17, 21

1) 사례관리의 개념
① 포괄수가제(DGR) 개념이 도입되면서 적용된 방법으로 표준진료지침서를 이용하여 질병의 전 과정을 관리 ✎ 표준진료지침 : 특정 질병에 대한 진료 및 치료에 대해 미리 정해둔 실무 지침서
② 특정 기간 내 수행될 건강관리팀의 의무와 이를 통해 기대되는 환자의 결과를 미리 예상하여 건강 서비스를 제공

2) 장점
① 입원환자의 재원기간을 단축, 비용을 절감
② 의료서비스의 지속성을 확보하고 간호의 질을 보장, 환자와 그 가족의 만족도 증대
③ 환자간호에 대한 표준설정의 기틀을 마련, 교육을 위한 자료 제공
④ 다학제적 접근을 통한 전인간호, 간호사의 책임감과 자율성 증가

3) 단점
① 진료의 자율권이 침해
② 표준진료지침에서 정해둔 기간 동안만 진료를 받을 수 있기 때문에 의료과실의 발생 위험과 의료서비스의 질 저하를 초래

CHAPTER 04 조직문화와 변화

간호사국가고시 대비

UNIT 1 조직문화

1 조직문화의 정의 기출 10, 16, 19, 23, 25

조직구성원 모두가 공유하는 가치와 신념, 규범과 전통, 관리 관행, 행동 양식, 지식과 이념, 습관과 기술, 상징과 이미지 등을 포함하는 거시적이고 복합적인 개념으로 조직구성원의 가치판단과 행동패턴, 정체성 형성에 영향을 주는 것을 말함

2 조직문화의 특성 기출 15

① 인간의 사고와 행동을 결정하는 결정요인 → 조직문화를 학습하고 공유
② 새내기와 후속 세대에 전수 → 역사의 산물로서 현대를 과거·미래와 연결
③ 스스로 통합성을 유지, 변화저항적인 특성을 지님 → 그러나 필요에 의해 서서히 변함
④ 문화를 공유하는 집합체 → 조직구성원 개개인의 특성은 반영되지 않음

3 조직문화의 중요성과 기능

1) 조직문화의 중요성
① 조직의 모든 관리과정에 광범위하게 영향을 미침
② 구성원의 만족도와 생산성에 영향을 미치며 조직의 성과와 관련

2) 조직문화의 기능
① 집단적 몰입이 가능
② 정체성과 행동의 지침을 제공
③ 외부환경에 적응하고 살아남을 수 있는 능력을 강화
④ 사회적 체계에 안정성을 제공

4 조직문화 유형(퀸과 맥그레스, 1985) 기출 22

관계지향문화	• 조직 구성원의 단결, 협동, 공유가치, 의사결정 과정에 참여 중시 • 개인의 능력개발에 높은 관심, 인간적 배려와 가족적인 분위기 조성
혁신지향문화 기출 22	• 조직의 변화와 유연성 강조 • 당면한 외부환경에 대한 변화지향성과 신축적 대응성에 중점 • 조직 구성원의 도전의식, 창의성, 혁신성, 자원획득 등을 중시 • 조직의 성장과 발전에 높은 관심
과업지향문화	• 조직의 성과목표 달성과 과업 수행, 생산성 강조 • 목표달성, 계획, 능률성, 성과 보상의 가치를 강조
위계지향문화	• 공식적 명령과 규칙, 집권적 통제와 안전지향성 강조 • 관료제의 가치와 규범 반영, 관료적 문화의 특성 지님 • 안정성과 통제에 대한 필요성과 조직 내부적 유지와 통합에 중점

UNIT 2 조직변화

1 조직변화의 개념

환경에 대한 조직의 적응 수준을 변화시키고 조직구성원의 내부적 행동형태를 변화시켜서 조직의 효율성을 유지, 성장, 발전시키려는 과정

2 조직변화의 유형

1) 자연적 조직 변화
① 시간이 경과함에 따라 자생적으로 적합·순응하는 과정
② 조직의 변화를 사후적으로 받아들이기만 하고 사전에 변화를 고안하거나 변화에 영향을 줄 수 있는 노력을 수행하지 않아도 일어나는 자연적 변화

2) 계획적 조직 변화
① 조직의 변화를 이끌기 위해 사전에 변화를 기획하고 실행하는 것
② 의식적이거나 계획적으로 변화를 기획·설계·이행하는 것
③ 사전에 바람직한 목표설정, 효율적 달성을 위한 전략과 전술 개발, 외부환경에 적응할 수 있도록 탄력적인 계획 수립, 피드백 주면서 변화해 가는 과정
④ 계획적 조직변화를 위한 전략 기출 21, 24

경험적-합리적 전략	• 자신에게 유리한 쪽으로 행동한다는 가정 • 변화로 인해 얻어지는 이득을 구체적으로 가시화 예 고객만족도 향상을 위해 간호부서에서는 고객응대메뉴얼을 개발하고 이를 수행한 간호사에게 혜택을 준다고 한다.
규범적-재교육적 전략	사람은 교육과 구성원들로부터의 영향에 의해서 가치관과 태도가 변화될 수 있다고 가정 예 환자중심치료정책을 도입하고 그 원칙에 대해 교육하고 정책수행 우수자를 선정하여 정책수행이 어려운 자들을 코칭할 수 있도록 하는것
권력-강제적 전략	권력자의 지시와 계획에 따른다는 것을 가정
동지적 전략	높은 사회적 욕구와 자존심을 필요로 하는 사람들을 변화시키는 데 효과적인 전략
정책적 전략	공식적·비공식적 권력구조를 확인하여 영향력 있는 사람을 이용
경제적 전략	경제적 요소(자원, 금전적 보수등)를 활용
학문적 전략	연구결과나 학문의 이론을 활용
공학기술적 전략	환경을 변화시켜야 한다는 전략 예 병동의 구조를 개선하여 직접간호시간을 늘리고 질적간호를 제공하는 것

3 레빈의 조직변화의 과정 기출 15, 20

1) 해빙 단계(unfreezing)
① 변화 욕구를 불러일으켜 개인들이 변화 욕구를 의식하는 과정
② 변화의 필요성과 문제를 인식시켜 문제해결을 통한 변화하고자 하는 동기 유발

2) 변화 단계(움직이기, moving)
① 새로운 것을 받아들일 준비가 된 상태로 동일시와 내면화가 이루어지는 단계
② 변화의 필요성과 문제를 확인하고 구체적인 계획의 수립과 대안을 탐색, 목적과 목표를 설정, 대안선택결정과 선택된 대안을 실천하는 단계

3) 재결빙 단계(refreezing)
① 변화가 바람직한 상태로 정착되는 단계
② 변화된 상태의 지속을 위해 구성원들에게 지원과 강화 활동, 철저한 사후 검토, 계속적인 통제 필요
예 변화된 행동을 정착시키기 위한 관리자의 지지와 통제

PART 3 조직

01. 권한과 책임 정도에 따라 공식적으로 직무를 구성하고 상하조직단위 사이를 지휘, 감독하게 하는 것을 의미하는 것은?

① 통솔범위의 원리
② 계층제의 원리
③ 명령일원화의 원리
④ 분업-전문화의 원리
⑤ 권력과 권한의 원리

해설 [조직화의 기본원리]
- 계층제의 원리 : 역할의 수직적 분담체계로서 권한, 책임, 의무 정도에 따라 구성원 간 상하의 등급(계층)을 설정하여 각 계층 간에 명령계통과 지휘·감독체계를 확립하는 것
- 명령통일의 원리 : 한 사람의 직속상관으로부터만 명령과 지시를 받고 보고하는 책임을 지는 것
- 통솔범위의 원리 : 한 사람의 관리자가 효과적으로 지도·감독·관리할 수 있는 하급자의 수는 일정한 범위를 벗어나서는 안 된다는 원리
- 분업-전문화의 원리 : 조직의 업무를 조직구성원들에게 분담시켜 한정된 업무를 책임지고 수행하도록 하여 전문적인 지식과 기술을 습득, 능률의 향상을 기대할 수 있는 원리
- 조정의 원리(=목표통일의 원리) : 조직의 공동목표 달성을 위해 조직구성원들의 행동을 질서있게 배열함으로써 조직의 존속과 효율화를 도모하는 원리

02. 리더의 법적 지위에 기반을 둔 권력으로 권력수용자가 권력행사의 적당한 영향력의 행사권을 인정하고 수용하는 권력은?

① 강압적 권력
② 전문적 권력
③ 합법적 권력
④ 준거적 권력
⑤ 보상적 권력

해설 [권력의 유형]

공식적 (조직적) 권력	보상적 권력	권력의 근원으로서 타인이 원하는 것을 보상해줄 수 있는 자원과 능력을 가진 경우
	강압적 권력	부하직원을 해고하거나 징계할 때 또는 봉급을 제한할 때 등의 권력을 의미
	합법적 권력 (권한)	권력행사자가 보유하는 지위(직위)에 바탕을 둔 권력으로, 이를 권한이라 한다. 합법적 권력은 공식적 지위가 높을수록 더욱 높아짐

01. ② 02. ③

비공식적 (개인적) 권력	준거적 권력	개인이 갖는 특별한 자질에 기반을 둔 권력으로 다른 사람들이 호감과 존경심을 갖고 권력 행사자를 닮으려고 할 때 생기는 권력(예 종교 지도자, 영화배우, 유명 스포츠맨 등)
	전문적 권력	전문성, 기술, 지식 등에 기반을 둔 권력으로 특정 분야나 상황에 대하여 높은 지식을 가질 때 생기는 권력(예 의사의 지시)
	정보적 권력	권력 행사자가 유용한 정보에 쉽게 접근할 수 있다거나 희소가치와 중요성이 있는 정보를 소유하고 있다는 사실에 기반
	연결적(관계적) 권력	중요한 인물이나 조직 내의 영향력 있는 사람과 연줄을 갖고 있다는 사실에 기반

03. 어떤 특수한 목표 또는 복잡하고 중요한 업무를 달성하기 위해 임시적으로 조직된 조직유형은?

① 라인-스태프 조직　　② 프로젝트 조직
③ 매트릭스 조직　　　　④ 위원회 조직
⑤ 팀 조직

🔍해설 [공식적 조직의 유형]
- 라인 조직 : 공식 조직의 가장 오래된 조직구조로 상·하층간의 수직적 계층 구조를 이루는 조직
- 라인-스태프 조직(계선-막료 조직) : 조직의 대규모화, 업무내용의 복잡화로 인해 라인 관리자의 업무를 지원하고 조언해주는 스태프(staff)의 기능이 조합된 조직
- 직능 조직 : 스태프기구가 충고나 조언의 기능을 넘어 라인조직에 명령할 수 있도록 직무를 비슷한 유형별로 통합하여 기능적으로 조직을 구조화한 것
- 프로젝트 조직 : 특정한 목표 또는 목적, 업무를 달성하기 위해서 임시로 조직의 인적·물적 자원을 결합한 조직
- 매트릭스 조직(행렬조직) : 프로젝트조직이 라인 조직에 완전히 통합된 조직으로, 기능적 구조(수직적)와 생산 또는 서비스(수평적) 구조, 생산과 기능의 이중구조로 불확실한 환경변화에 적합한 조직구조
- 위원회 조직 : 여러 사람으로 구성된 합의제 기관으로 업무조정, 정보수집과 분석, 충고, 합리적인 의사결정 등의 기능을 가진 조직
- 팀 조직(team organization) : 공동목표를 가진 두 사람 이상이 모여 시너지를 내기 위하여 만들어진 조직

04. 개인의 특성을 고려, 성취욕구가 높은 사람들에게 개인적인 성장과 성취감을 느낄 수 있도록 하는 직무설계 방법은?

① 직무특성모형　　② 직무충실화
③ 직무확대　　　　④ 직무순환
⑤ 직무단순화

🔍해설 [직무충실화(job enrichment)]
- 수직적 직무의 부담, 직무의 질을 높이고 깊이를 증가시킬 수 있는 방법
- 직무가 동기부여 될 수 있도록 직무를 재구성하는 방법
- 직접적 피드백, 새로운 학습의 기회, 일정 수립의 기회 제공, 의사소통의 증가, 능력배양, 개인적 책임의 확대를 포함
- 장점 : 직무에 대한 성취감, 안정감, 만족감 부여, 개인적인 성장 경험
- 단점 : 개개인의 높은 자질이 요구됨

05. 직무분석의 결과로 도출되는 것으로 특정직무를 수행하기 위한 개인의 여건과 능력을 명시화한 것은?

① 직무명세서 ② 직무기술서
③ 직무평가서 ④ 직무설계
⑤ 직무등급표

해설 [직무분석의 결과]

직무기술서	직무명세서
• 직무특성에 대한 설명 • 직무수행에 필요한 사항들을 계량화하여 구체적으로 서면화 • 내용 : 직무명, 근무위치, 직무의 개요, 직무의 내용, 기구와 장비, 물품과 서식, 감독, 근무조건, 위험 등 • 직무 평가를 위한 기록자료로 이용 • 직원채용, 급여결정, 승진, 배치 훈련 등 인적자원관리의 기초가 됨	• 직무에 필요한 인적 요건에 대한 설명 • 특정 직무를 수행하기 위한 개인적 여건과 특성을 구체적으로 계량화하며 명시 • 내용 : 성격, 태도, 기술, 지식, 체력, 교육수준, 경험 등

06. 간호전달체계 유형 중 24시간 간호과정 적용, 입원시부터 퇴원까지 책임지며 간호하는 방법은?

① 사례방법 ② 개별간호
③ 팀 간호방법 ④ 일차간호방법
⑤ 기능적 분담방법

해설 [일차간호의 개념]
- 한 명의 간호사가 담당하는 환자의 입원에서 퇴원까지의 24시간 전체의 간호를 책임지는 방법
- 일차간호에서의 모든 간호는 간호사에 의해 제공
- 한 명의 일차간호사가 4~5명 정도의 환자에게 24시간 간호를 계획하며 수행
- 전인간호가 이루어질 수 있는 가장 확실한 방법
- 일차간호사가 주체적·주도적 역할을 수행, 수간호사는 조정자 역할을 수행
- 일차간호사가 비번시 일차간호사가 미리 세워놓은 간호계획에 따라 간호 수행
- 가정간호, 호스피스간호 등에 적용

07. 신규간호사의 비율이 높은 간호단위의 관리자가 단시간에 선택할 효과적인 간호업무 분담방법은?

① 기능적 분담방법
② 모듈간호방법
③ 일차간호방법
④ 사례방법
⑤ 팀 간호

해설 [기능적 분담방법]
- 간호인력이 적고 단시간에 업무를 수행해야 할 때 기능별로 간호업무를 분류하고 특정 업무를 배정하여 그 업무만을 기능적으로 수행하게 하는 방법
- 특징 : 응급 시나 바쁠 때, 신규간호사 비율이 높을 때 등 짧은 기간에 적당
- 장점 : 물품과 시간 절약, 가장 경제적이고 효율적인 간호제공 수단, 단시간에 많은 업무 처리 가능, 반복적인 업무 수행으로 인해 업무지향적 사고를 고조시켜 간호기술 개발 가능, 낮은 저임금의 간호인력 활용으로 인한 비용 절감
- 단점 : 동기부여가 낮아 업무 만족도 저하, 책임의 소재가 불분명, 기계적인 간호활동으로 비인간화, 단편화된 간호 제공, 간호사의 잠재적 능력 개발 어려움, 간호사가 자신의 업무 결과에만 집중(전반적인 환자간호에는 관심저하)

08. 각 조직이 공동으로 공유하고 있는 가치와 신념, 규범과 전통, 지식과 이념, 가치체계 등을 포괄하는 종합적이고 총체적인 것을 무엇이라 하는가?

① 조직특성
② 조직변화
③ 조직분위기
④ 조직유효성
⑤ 조직문화

해설 조직문화 : 조직구성원 모두가 공유하는 가치와 신념, 규범과 전통, 관리 관행, 행동 양식, 지식과 이념, 습관과 기술, 상징과 이미지 등을 포함하는 거시적이고 복합적인 개념으로 조직구성원의 가치판단과 행동패턴에 영향을 주는 것을 말함

09. 다음 설명은 어디에 해당하는가?

해빙기, 움직이기, 재결빙기 등의 과정을 거친다.

① 조직변화
② 조직구조
③ 조직화
④ 조직기능
⑤ 조직문화

해설 [레빈의 조직변화의 과정]
- 해빙 단계(unfreezing)
  – 변화 욕구를 불러일으켜 개인들이 변화 욕구를 의식하는 과정
  – 변화의 필요성과 문제를 인식시켜 문제해결을 통한 변화하고자 하는 동기 유발

정답 07. ① 08. ⑤ 09. ①

- 변화 단계(움직이기, moving)
  - 새로운 것을 받아들일 준비가 된 상태로 동일시와 내면화가 이루어지는 단계
  - 변화의 필요성과 문제를 확인하고 구체적인 계획의 수립과 대안을 탐색, 목적과 목표를 설정, 대안선택결정과 선택된 대안을 실천하는 단계
- 재결빙 단계(refreezing)
  - 변화가 바람직한 상태로 정착되는 단계
  - 변화된 상태의 지속을 위해 구성원들에게 지원과 강화 활동, 철저한 사후 검토, 계속적인 통제 필요

10. 직무담당자가 직무수행자의 업무를 일정기간 관찰하고 기록한 후 전체근무시간과 비교하여 각각의 일에 소요되는 시간을 계산하는 직무분석 방법은?

① 관찰법
② 질문지법
③ 작업기록법
④ 작업표본방법
⑤ 중요사건방법

해설 [직무분석 방법]
- 질문지법(설문지법) : 직무수행자에게 설문지를 배부하고 작성하도록 함
- 관찰법 : 가장 효과적으로 작업정보를 얻는 방법으로 조사자가 직접 직무담당자의 업무수행을 관찰하는 방법
- 자가보고법 : 스스로의 업무를 보고하는 형식으로 일기를 쓰듯이 기술하는 방법
- 면접법 : 직무를 담당하는 수행자와 직접 면담하는 방법, 가장 널리 이용되는 방법
- 작업표본방법 : 분석자가 일정 기간 동안 작업 중인 직원의 활동을 관찰, 기록한 후 전체 근무시간과 비교하여 각 과업에 소요되는 시간을 비율로 계산하는 방법
- 중요사건방법 : 성공적인 직무수행 사례를 중심으로 직무를 분석하는 방법
- 작업기록법 : 직무수행자의 작업일지를 토대로 해당 직무에 대한 정보를 수집하는 방법

10. ④

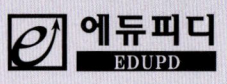

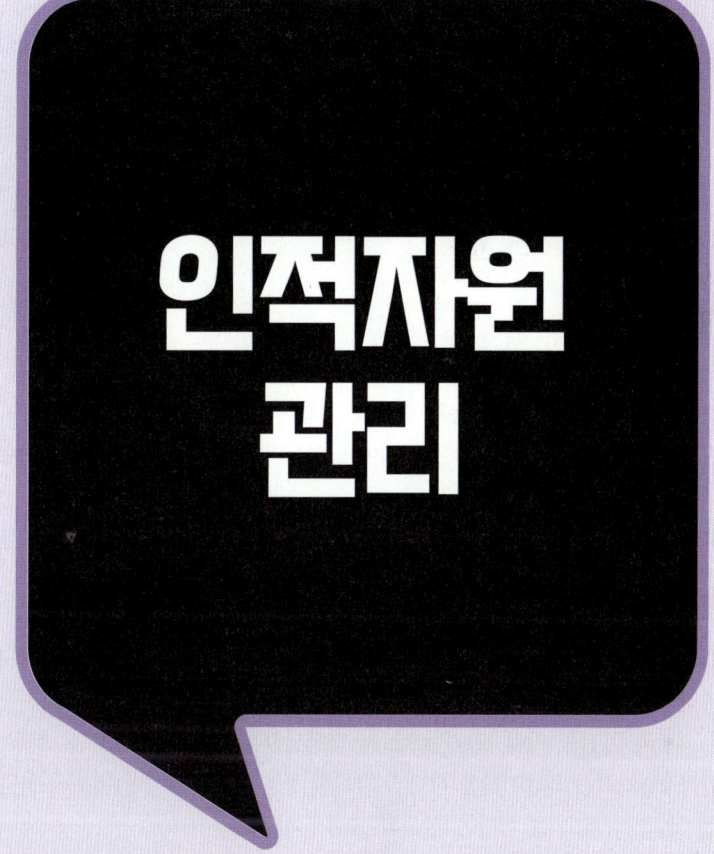

PART 4

CHAPTER 01. 인적자원관리의 이해
CHAPTER 02. 인적자원의 확보관리
CHAPTER 03. 인적자원의 개발관리
CHAPTER 04. 인적자원의 보상 및 유지관리

CHAPTER 01 인적자원관리의 이해

간호사국가고시 대비

1 인적자원관리의 개념 기출 07, 08, 12

1) 인적자원관리
① 개념 : 조직의 목표를 효율적으로 달성하기 위해 인적자원의 계획과 확보, 활용과 유지, 보존, 보상과 개발, 노사관계를 포함한 모든 기능과 활동을 포함한 관리활동
② 목표 : 조직의 성과 향상과 질 향상을 동시에 달성하기 위해 조직목표와 개인 목표를 통합하고 균형을 유지하는 것
③ 특징 : 효율성과 만족감, 능력 개발 등을 동시에 추구, 성과지향적·인간 중심적 경영관리기능

2) 간호인적자원관리의 중요성
① 간호사들의 자발적이고 적극적인 참여를 유도할 수 있고, 간호기술의 숙련성과 역량 증가로 간호성과 향상과 조직목표달성에 기여,
② 간호사의 성장과 발전을 지원, 관리함으로써 직장생활뿐만 아니라 삶의 질 향상
③ 윤리적 인적자원관리는 의료기관을 하나의 사회적 공동체로 인식하여 내부 구성원이 잘 되어야 의료기관이 잘 되고, 사회도 잘 된다는 상생의 관점

3) 인적자원관리 과정 기출 11, 12

직무관리	확보관리	개발관리	보상관리	유지관리
• 직무설계 • 직무분석 • 직무평가	• 간호인력의 예측 및 계획 • 모집, 선발 및 배치	• 간호인력관리 제도 • 교육훈련 • 인사고과	• 보상의 개념 • 임금관리 • 복리후생과 내적 보상	• 인간관계관리 • 이직관리 • 노사관계관리 • 협상

CHAPTER 02 인적자원의 확보관리

1 확보관리의 개념

조직의 목표달성에 필요한 적합한 자질과 능력을 갖춘 사람을 모집 및 선발, 배치, 유지하는 활동

2 적정 간호인력 산정 기출 08, 12, 13

1) 간호업무량 기출 14, 20, 21, 22

① 간호조직에 필요한 간호인력을 파악하기 위해 환자간호 목표 달성에 필요한 간호활동이 반영된 간호업무량의 예측이 필요
② 간호업무량 = 직접간호시간 + 간접간호시간 + 개인시간

직접간호시간	• 환자에게 직접 제공되는 간호활동 • 신체적·정신적 요구와 관련된 간호활동 • 영양, 위생, 운동, 측정 및 관찰, 의사소통, 투약, 처치, 배설, 흡인, 산소투여, 열요법 등 11개 영역의 59항목
간접간호시간	• 직접간호를 준비하거나 수행하기 위한 일련의 활동으로 환자가 없는 상황에서도 이루어짐 • 기록, 확인(간호순회, 업무인수인계 등), 물품관리, 의료팀 또는 관련부서와의 의사소통, 각종 교육 및 훈련, 식사배선참여, 의사지시 확인 등 7개영역
개인시간	• 근무시간 내에 수행하는 직접·간접 간호활동을 제외한 시간 • 휴식시간, 식사시간 등

③ 간호단위의 업무량에 영향을 주는 요인 : 환자수, 각 환자의 간호요구량, 환자체류시간, 간호업무 분담방법, 스킬 믹스, 적절한 간호인력 범위의 결정 등

2) 간호인력 산정을 위한 접근방법 – 길리스(Gillies)의 분류

(1) 서술적 방법(descriptive method)

① 간호관리자의 경험을 근거로 주관적으로 간호요원의 수와 종류를 결정하는 방법
② **간호사 대 환자의 비율을 결정하는 방법** : 한국의 「의료법」에 근거하여 입원환자 5명당 간호사 2명, 외래환자 30명당 간호사 1명으로 책정
③ **장점** : 쉽고 빠르게 간호인력 산정
④ **단점** : 환자의 중증도에 따른 간호인력요구의 증감을 반영하지 못함

(2) **산업공학적 방법(industrial engineering method)** : 양적접근 기출 23
① 모든 간호활동을 분석하고 각각의 활동에 소요된 간호시간을 측정하여 간호업무의 흐름을 분석하고 각 업무에 필요한 간호인력을 산정하는 방법
② 생산성 향상을 위해 시간-동작 분석과 같은 기술을 이용
③ 양적인 측면을 반영한 방법으로 수행된 간호의 질에 대한 평가가 포함되지 않음
④ 산식(환자당 간호시간 × 환자 수 = 총 간호시간)을 이용하여 간호 인력 산출 기출 24

$$\text{연간필요한 간호사 수} = \frac{(1일\ 평균\ 환자\ 수 \times 환자\ 1인당\ 필요한\ 간호시간 \times 7일 \times 52주) \times 간호사\ 부담률}{간호사\ 1인\ 주당\ 근무시간 \times 간호사\ 1명당\ 연간\ 근무\ 주수}$$

- 간호사 1인 주당 근무시간 : 40시간
- 간호사 1인당 연간 근무 주수 : 52주(연가, 월차, 비번등을 제외)
- 환자 1인당 필요한 간호시간 : 입원환자 1인에게 필요한 간호시간
- 간호사 부담률 : 전체 간호량 중에서 간호사가 실시해야 하는 분량을 %로 나타냄

(3) **관리공학적 방법(management engineering method)** : 질적접근
① 환자의 간호요구에 따라 분류한 후 각 분류분에 따라 필요한 시간을 산출하여 총 간호업무량에 따라 간호사를 배치 기출 20
② 일련의 종합적 데이터(간호의 질, 돌보아야 할 환자의 유형과 수, 병원의 인원이나 병상 수용능력, 운영예산)에 근거하여 인력산정 결정
③ 산정방법 기출 20
  - 1일 총 간호업무량 = 1일 총 직접간호활동시간 + 1일 총 간접간호활동시간 + 1일 총 개인시간
  - 적정 간호사 수 계산 기출 23

$$\frac{간호단위\ 총\ 업무량 = 간호단위\ 총\ 직접간호시간 + 간호단위\ 총\ 간접간호시간}{8(일평균\ 근무시간)} \times 1.3$$

  ※ 정수 1.3 : 교대근무 간호사의 월 평균 근무일수 24일 기준으로 인력수요 산정 시 비번, 각종 청가, 휴가처리 인력으로 30%를 가산한 것, 이 비율은 달라질 수 있음

  - 간호단위 총 직접간호시간 계산 방법 기출 22
    (I군 환자 수×I군 직접간호시간)+(II군 환자 수×II군 직접간호시간)+(III군 환자 수×III군 직접간호시간)+(IV군 환자 수×IV군 직접간호시간) = 총 직접간호시간
  - 간접간호시간 계산 : 간호단위 총 환자 수 × 환자 1인당 간접간호시간

3) **환자분류체계** 기출 07, 10, 11, 16, 19

(1) **환자분류체계의 개념(PCS : Patient Classification System)** 기출 17
① 환자의 간호의존도에 따른 간호시간, 양, 복잡성에 따라 환자를 분류하는 방법
② 환자분류군에 따라 필요한 간호시간을 산출하여 간호인력산정의 근거로 사용하는 환자분류방법
③ 환자의 간호요구도에 따라 적정 간호인력을 투입하여 질적인 간호를 제공하기 위한 도구

(2) 환자분류체계의 목적 기출 16, 19

① 환자들의 다양한 간호요구를 합리적으로 결정하여 간호인력 산정 및 배치, 병원표준화 실현, 생산성 감지기능, 간호수가 산정, 간호비용분석, 예산수립 및 간호의 질 평가 등 간호행정 및 관리를 위함
② 의료비 상환문제를 해결하는데 결정적 정보를 제공

(3) 환자분류체계의 접근방법 기출 10, 11, 16, 17

① 원형평가체계 : 환자를 3~5군으로 나누어 각 범주를 대표하는 환자의 특성을 평가하고 각 범주별로 간호요구량을 광범위하게 기술한 다음 개별환자의 특성이 어느 분류군의 특성과 유사한지 비교 평가하여 환자를 분류하는 주관적인 방법, 분류기준이 모호하고 주관적임, 객관성과 정확성이 부족
② 요인평가체계
- 특정한 요소나 질병의 위급 정도를 나타내는 요소들을 이용하여 환자를 분류하는 객관적인 방법
- 직접간호 요구의 대표적 지표를 설정하고 해당지표의 간호의존도를 점수화하여 총점으로 환자 분류

3 모집 및 선발 기출 08

1) 모집

(1) 개념 : 조직에 필요한 유능한 인력이 적극적으로 지원하도록 정보를 제공하고 동기화하는 일차적인 확보과정

(2) 모집방법

① 내부 모집(원내 모집)과 외부 모집(원외 모집)으로 구분

	장점	단점
내부 모집	• 간호조직 안에서 특정한 직무를 수행할 적임자를 찾아내는 것 • 원내 공개모집, 내부추천 등	
	• 직원의 사기와 응집력이 향상됨 • 동기유발, 능력개발 강화 • 고과기록 보유로 적재적소 배치 가능 • 신속한 충원과 비용 절감	• 모집범위 제한으로 유능한 인재모집의 한계 • 동창, 친족관계, 동향관 등으로 파벌 조성이 가능 • 연쇄적인 내부이동으로 인해 혼란 야기 • 인력개발비용 증가 • 창의성 결여로 조직발전 저해
외부 모집	• 조직 외에서 필요 인력을 모집하는 것 • 연고자에 의한 추천, 광고, 인턴쉽 제도, 개별 또는 수시모집 등	
	• 유능한 인재 확보 가능 • 인력개발 비용이 절감 • 새로운 정보·지식이 제공되고 조직에 활력 제공 • 조직을 홍보하는 효과가 있음	• 기관 내부에 파벌이 불화 조성의 우려 • 내부인력의 사기 저하 우려 • 채용에 따르는 비용이 소요

2) 선발

(1) 개념 : 조직이 필요로 하는 직무에 가장 적합한 자질을 갖춘 인력의 고용을 결정하는 과정

(2) 선발 절차 : 모집공고 → 지원서의 제출과 평가 → 선발시험 → 선발면접 → 경력조회 → 신체검사 → 선발결정

(3) 선발시험 기출 18
① 필기시험 : 전문지식 및 응용능력을 측정, 시험 방법 중 가장 많이 사용
② 실기시험 : 직무에 대해 실제 수행해 보게 하여 평가, 타당도를 확보하기 쉬운 방법
③ 성격검사 또는 인성검사 : 개인의 동기, 욕망, 정서적 성격, 적응력 등의 개인의 성향을 파악하기 위한 시험
④ 직무적성검사 기출 18 : 잠재능력을 측정하기 위한 것, 개인의 성격, 능력, 흥미 등을 고려한 구체적 직무의 분별이 가능
⑤ 성취도 검사 : 업무수행검사나 능력검사로서 이미 가지고 있는 능력 측정

(4) 선발면접
① **정형적 면접** : 직무명세서를 기초로 미리 질문의 내용목록을 준비하여 질문하는 방법으로 구조적 또는 지시적 면접이라 함
② **비지시적 면접** : 면접자의 일반적이고 광범위한 질문에 지원자가 자유롭게 표현하는 방법으로 고도의 질문기술과 훈련이 필요
③ **블라인드 면접** : 면접자의 편견을 제거하기 위한 방법으로 피면접자의 정보에 대한 기초자료없이 면접하는 방법
④ **집단면접** : 집단별로 특정 문제에 대해 자유토론을 할 수 있는 기회를 부여하고 토론과정에서 개별적으로 적격여부를 판단하는 방법

(5) 신체검사 : 직무수행에 필요한 건강상태 검사, 의료인 채용 시 특히 중요

4 배치

1) 개념 : 선발된 지원자를 조직 내 각 부서에 배속시켜 직무를 할당, 적정배치 중요

2) 배치·이동의 4가지 원칙 기출 09, 12

적재적소주의	개인이 소유한 능력과 성격 등을 고려, 최적의 직위에 배치, 최상의 능력을 발휘하게 하는 것
실력주의 (=능력주의)	능력을 발휘할 수 있는 영역에 배치하고 올바른 평가와 만족할만한 대우를 제공하는 것
인재육성주의	상사에 의한 육성 및 자기 육성의 의욕을 개발하는 것
균형주의	전체와 개인의 조화를 고려하는 것, 개인뿐만 아니라 조직 모든 사람에 대해 평등한 적재적소 및 직장 전체의 적재적소를 고려할 것

3) 간호사 배치를 위한 근무일정표 기출 13

(1) 근무일정표 : 근무자의 근무시간을 주별 또는 월별 간격으로 조정한 간호단위별 인력배치표

(2) 근무일정표 작성의 원칙 기출 17

① 환자와 직원의 요구는 최대한 반영하되 간호자원의 유용성이 균형을 이룰 것
② 업무수행을 위한 직원규모의 변화를 최소화
③ 간호직원의 수는 침상점유율 목표에 대비해서 계산
④ 짜여진 시간표에 대해서 구성원들은 긍정적으로 수긍
⑤ 유급휴가, 공휴일, 평균결근율을 고려하여 정규직원의 1.4~1.6배 가량의 충원예산 수립
⑥ 환자수요와 환자상태의 변화를 고려하여 간호요구에 대한 계획 수립
⑦ 직원을 임의로 이동시키지 않을 것
⑧ 충분한 여유를 두고 근무일정표를 미리 제시
⑨ 공휴일, 휴가, 비번 등을 고려하여 공정하게 배정하고 모든 직원을 평등하게 대할 것
⑩ 질병이나 재난등의 비상사태에 대비하여 조정할 수 있도록 배려

(3) 근무일정표 작성방법

① **집권적 근무일정표** 기출 25 : 직원에 대한 배치·조정을 중앙화한 것, 중앙 간호부서의 인력관리자가 근무일정표를 작성, 각 간호단위에 배치하여 간호직원의 형평성을 이루도록 하는 방법
② **분권적 근무일정표** : 간호단위의 일선관리자가 소속단위 직원들의 일정표를 작성
③ **자기 근무일정표** : 간호사와 동료간호사들이 협력하여 직접 일정표를 조정하는 방법
④ **주기적 근무일정표** : 일정 주기로(4,6,7주 또는 12주) 짜여진 근무일정의 반복
⑤ **순환번표** : 낮번, 초번, 밤번 등의 세 가지 번표가 교대로 바뀌는 방법
⑥ **고정근무번** : 개인의 생활에 알맞은 근무번을 택하여 근무

CHAPTER 03 인적자원의 개발관리

간호사국가고시 대비

1 인력개발의 개념 기출 16

1) **개념** : 조직이 현재와 미래의 목표달성에 필수적인 역량을 구성원들이 습득할 수 있도록 지원하는 관리활동
2) **인적자원개발의 3가지 구성요소**
   ① **개인개발** : 구성원 개인에게 부족한 지식과 기술 향상을 위한 교육과 훈련 제공
   ② **경력개발** : 구성원 개인의 경력에 대한 욕구와 조직의 추구하는 목표를 일치시키기 위한 활동으로 경력계획, 경력관리가 포함
   ③ **조직개발** : 조직 효과성과 구성원의 복지와 만족도를 높이기 위한 조직차원의 의도적 활동
3) **간호인력개발의 필요성**
   ① 조직의 목표달성에 간호사는 중요한 인적자원
   ② 교육훈련을 통해 개발된 간호인력의 지식과 기술수준은 간호생산성을 높이고 간호사의 가치를 향상시킴
   ③ 의료환경과 기술의 발달에 따른 조직 변화에 대응하기 위해 간호사의 의식과 태도 변화가 필요
   ④ 조직의 성장과 경쟁력 확보를 위해 간호인력 개발이 필요

2 인력개발의 교육프로그램 유형 기출 06, 07, 10, 11

1) **대상자에 의한 교육**

예비교육	신규간호사가 효과적으로 역할수행할 수 있도록 준비시키고 조직에 소속감을 갖도록 개별화 교육 시행
	1. 유도/입직교육 기출 19 • 병원의 역사, 목표, 경영방침, 조직체계, 일련의 규칙과 원칙, 구성원으로서의 행동이나 태도, 예절등을 포함 • 조직사회화, 즉 조직에 잘 적응하도록 돕는 프로그램 2. 직무 오리엔테이션 • 유도훈련이 끝난 후 신규 직원이 해야 할 특정업무 교육 및 훈련 • 구체적 간호직무를 효과적으로 수행할 수 있도록 하는 교육프로그램 • 간호표준, 병동업무수행 지침, 투약 및 주사관리, 검사물 관리, 간호과정 적용, 환자교육, 입퇴원관리, 인수인계, 간호기록 등 현장위주의 직접적인 교육 포함

	• 프리셉터와 1:1로 짝을 지어 신규간호사의 직무습득을 지원 ※ 프리셉터십: 프리셉터 간호사가 신규간호사와 1:1 상호작용을 통해 이론에 근거한 통일된 방법과 내용으로 간호기술을 교육, 습득하도록 돕는 교육
실무교육	• 재직 간호사의 직무수행력이나 직무전문성 향상을 위해 병원에서 제공하는 모든 현장 교육 • 새롭게 변화된 환자간호 방법, 절차, 새로운 진단 및 치료기술, 기구의 적절한 관리와 사용법, 의사소통 등에 관해 교육
보수교육 기출 25	• 간호사의 면허 취득 이후 의료법에 따라 의무적으로 이수(의료기관에 종사하는 의료인 : 매년 1회 이상, 연간 8시간 이상 이수) • 임상실무를 강화하기 위한 목적으로 지식·기술 및 태도를 향상시키기 위해 기관 내·외에서 제공되는 교육
간호 관리자 교육	조직의 핵심가치와 목표 달성을 위해 간호사들을 지휘, 감독하는 관리계층을 대상으로 체계적인 관리능력을 개발시키는 교육

2) 장소에 따른 분류

(1) **직장 내 교육훈련(OJT : On-the Job Training)**

훈련방법 가운데 가장 보편적으로 사용되는 방법으로 직무에 관한 구체적인 지식과 기술을 습득하게 하는 방식, 임상에서 프리셉터(preceptor)를 이용한 교육훈련이 한 예

(2) **직장 외 교육훈련(Off-JT : Off-the Job Training)**

직무현장으로부터 분리시켜 일정 기간 교육에만 전념, 교육훈련을 담당하는 전문 스태프의 책임 아래 교육 시행

3 경력개발

1) 개념 : 조직의 욕구와 개인의 욕구가 일치될 수 있도록 각 개인의 경력을 개발하는 활동

2) 경력개발의 목적 기출 16

① 개인차원 : 자기개발을 통해 심리적 만족감
② 조직차원 : 조직목표달성을 위해 필요한 자질을 갖춘 인적자원의 개발
③ 궁극적 목적 : 조직구성원의 자기계발을 통한 조직의 유효성(목표달성) 증대

3) 간호사 경력개발시스템

(1) **임상등급 = 경력 사다리** 기출 21

① 간호사의 실무능력을 평가하는 것으로 임상간호실무나 관리, 교육 및 연구역할과 관련하여 기술과 능력의 수준들을 구별하는 등급 구조
② 해당등급의 실무수준을 달성하였을 때 간호사의 성과를 인정하는 승진제도 실행
③ 달성된 목표 기준에 따라 임금의 범위가 다름
④ 간호능력을 개발하고 지원하면서 동시에 간호실무능력 평가

(2) 경력개발제도

임상간호사들의 간호능력을 개발하고 지원하면서 간호실무능력을 평가하는 시스템으로 승진 및 보상과 연계된다.

4 직무수행평가

1) 직무수행평가의 개념 기출 07
① 직원의 능력과 업적을 측정·평가하고 구성원에게 피드백하는 과정
② 구성원이 가지고 있는 능력, 근무성적, 자질 및 태도 등을 객관적으로 평가함으로써 조직 내에서 구성원의 가치를 평가하는 절차

2) 직무수행평가의 목적 : 관리와 직원개발, 인력배치 및 이동, 성과측정 및 보상, 인력계획을 위한 기초정보 산출, 조직개발 및 근로의욕 증진, 채용 및 승진의 효과성 평가를 위한 기초정보 산출, 사내 커뮤니케이션 시스템

3) 직무수행평가의 유형

(1) 서열법 : 업적에 따라 순위를 매겨 최고부터 최저 순위까지 상대서열을 결정하는 방법

(2) 강제배분법
① 사전에 인위적으로 정해놓은 비율에 따라 피평가자들의 평가성적이나 등급을 강제로 할당하는 방법
② 중심화(집중화)경향, 관대화 경향을 최소화 할 수 있는 방법 기출 20, 23

(3) 도식 평정척도법
① 평정요소마다 우열의 등급을 나타내는 연속적인 척도의 도표를 이용하여 해당하는 곳에 표시하는 방법
② 장점 : 간단한 작성, 평정 용이
③ 단점 : 등급간 비교기준이 모호, 인간관계에 의한 영향과 연쇄효과, 집중화, 관대화 경향 가능성

(4) 행태중심(행동중심=행위기준) 평정척도법 기출 13 : 도표식 평정척도법에 중요사실기록법이 더해진 방법, 각 등급별로 판단의 근거가 되는 구체적인 행동기준을 제공하여 행위나 업적에 대하여 등급을 정함

(5) 중요사건기록법
① 조직의 목표달성여부에 영향이 큰 중요사건을 중점적으로 기록, 검토하는 방법
② 객관적이며 능력개발과 승진에 관한 중요한 자료를 제공

(6) 에세이 평가법 : 평가자가 부하직원의 직무관련 강점과 약점을 기술하는 방법

(7) 대조표법(체크리스트 평정법)
   ① 표준업무 수행목록을 미리 작성해두고 이 목록에 가부 또는 유무를 표시하는 방법
   ② 의견이나 태도 조사에 적합하고 평정하기가 용이

(8) 목표관리법(MBO)
   조직의 상하구성원이 공동으로 조직의 목표를 설정하고 달성된 성과를 측정·평가하여 환류시키는 방법, 직무를 수행하는 간호사 당사자의 자율성을 강조하는 평가방법

4) **평정자를 기준으로 한 직무수행평가** : 자기평정법, 동료평정법, 상급자 평정, 하급자 평정

5) **직무수행평가의 오류**

(1) 후광 효과(헤일로 효과, 연쇄 효과) 기출 17 : 피평정자의 특출한 특정 요소에 의해 다른 평가요소도 높게 평가받는 경향

(2) 혼 효과 : 후광효과의 반대로 어느 특성이 '부족하다'는 인상을 갖게 되면 다른 특성도 '부족하다'고 평가해 버리는 경향, 평가자가 지나치게 비판적이어서 피평정자가 실제 능력보다 낮게 평가되는 것

(3) 관대화 경향 기출 20 : 평정자가 지나치게 관대하여 피평정자의 실적과 상관없이 높은 점수를 받게 되는 경향

(4) 중심화 경향(집중화 경향) : 모든 직원들에게 중간범위의 점수를 주는 경향

(5) 근접착오(근접오류) : 시간적 오류로 평정자의 최근의 실적이나 능력 중심으로 평정

(6) 규칙적 착오(총체적 착오) 기출 18, 22, 24 : 평정자의 평정기준이 일정하지 않아서 언제나 후한 점수 또는 언제나 나쁜 점수를 주는 경향

(7) 선입견에 의한 착오(상동적 착오) : 평가요소와 관계없는 성별, 종교, 연령, 출신학교, 출신지 등에 선입견을 갖고 평정

(8) 논리적 착오 : 2가지 평정요소 간에 논리적인 상관관계가 있는 경우, 어느 한 요소가 우수하면 다른 요소도 우수하다고 쉽게 판단하는 경향

(9) 연공오류 : 근속연수, 연령 등 연공에 좌우되어 발생하는 오류

(10) 대비오류 : 피평정자를 다른 피평정자와 비교하게 되면서 대비적으로 낮게 혹은 높게 평가하는 경향

(11) 자기확대효과 : 관리자가 자신에 대한 호의적인 견해를 창출하도록 평가하는 경향

(12) 투사 : 평가자가 자신의 특성이나 관점을 피평가자에게 전가하는 주관의 객관화 경향

CHAPTER 04 인적자원의 보상 및 유지관리

간호사국가고시 대비

1 보상관리

1) 보상의 개념 기출 09, 13, 16, 17
조직구성원과 조직에 대한 공헌도에 상응하는 대가로 제공되는 혜택, 동기부여의 수단이며 금전적, 비금전적인 것을 포함하는 개념

2) 보상의 종류 기출 09, 16, 17

(1) 내적 보상 기출 23, 24
① 비금전적인 형태의 보상, 구성원 개인이 느끼는 심리적인 보상 : 직무 만족감, 성취감, 소속감, 탄력적 근무시간 제도, 인정감과 책임감, 개인적 성장 기회, 의사결정의 참여 등
② 내적 보상의 중요성 기출 16
• 외적 보상에 비해 보상으로서의 영향력이 큼
• 외적 보상보다 동기를 유발시키는 데 효과적
• 외적 보상의 한계성 극복(외적보상은 한정성이 있음)
• 직무내용에 내적 보상이 담기면 직무비용의 절감 효과 발생

(2) 외적 보상 기출 22, 25 : 금전적인 보상
① 직접 보상 : 임금, 상여금, 수당, 퇴직금, 유급휴가 등
② 간접 보상 : 4대보험과 퇴직금, 유급휴가, 시설이용 지원, 교육비지원, 급식, 통근, 주택공제 및 금융제도 등의 복리후생

3) 보상체계의 구성요소 기출 18

(1) 기준임금

① 기본급

연공급	호봉표를 두고 간호사의 근속일수, 학력, 면허증, 연령 등을 고려하여 결정되는 보수로 근무연수가 많아짐에 따라 임금 상승
직무급 기출 21	• 직무가 지닌 책임성과 난이도, 강도 등에 따라 상대적 가치를 분석·평가하여 임금을 결정하는 방법 • 동일한 직무에는 동일한 임금을 지급
직능급 기출 19	• 연공급과 직무급의 여러 요소를 종합적으로 절충한 방식 • 직무의 특성과 직무 수행능력까지 고려하여 임금 결정

성과급 기출 18, 20	달성한 성과의 크기에 따라 임금액을 결정

② 수당(부가급)

	직책 수당	직무수행상의 난이도와 책임감 등을 고려하여 지급하는 수당
정상근무 수당	특수작업 수당	열악한 작업환경에서 근무하는 구성원을 위해 설정
	특수근무 수당	주로 야간에 업무를 담당하는 구성원에게 지급되는 것
	기능 수당	특별한 자격이나 면허에 지급하는 수당
특별근무 수당	초과근무 수당, 교대근무 수당	

2 유지관리

1) 직원훈육의 개념

(1) 직원훈육의 정의 기출 07 : 직원의 행위가 교정되도록 동기부여를 하는 것

(2) 직원훈육의 원칙 기출 14, 16, 18, 22, 25

① 긍정적 태도를 유지하며 사람이 아닌 문제의 행위에 중점
② 문제행위에 대해 명확히 알려주고 적절한 수정행위를 구체화
③ 구성원들과 규칙과 규정에 대해 충분히 의사소통한 뒤 적용
④ 신속하게 대처, 주의 깊게 사실을 조사하여 자료 수집
⑤ 훈육의 규칙과 규정을 명확히 설정, 일관성 유지
⑥ 프라이버시를 지켜주며 비공개적으로 훈육
⑦ 건설적 행동을 유도하고 훈육 후 행동변화의 여부를 확인
⑧ 개인의 상황이나 능력에 따라 유연성 있게 대처

(3) 직원훈육의 과정 기출 17, 19, 20, 23

면담 → 구두견책(비공식 질책) → 서면견책(공식적 견책) → 무급정직 → 해고

3 이직관리

1) 이직이 조직에 미치는 영향 기출 21, 24

순기능	역기능
• 노동비용의 절감 • 저성과 직원교체 : 인간관계의 갈등이나 마찰의 감소, 승진이나 이동의 기회 증가 • 새로운 변화의 기회 : 조직 분위기에 활력을 주고 새로운 기술도입을 자극하거나 조직의 변화를 시도할 수 있음	• 이직비용의 발생 : 남은 직원의 업무부담으로 인한 간호 질 저하와 간호생산성 저하, 신규직원채용과 선발직원 교육비 발생 • 조직분위기 저하 : 남아 있는 직원의 사기저하, 심리적 위축, 사기저하로 인한 팀기능 저하

2) 이직률을 감소시키기 위한 전략

공정한 감독 및 승진관리, 고충처리기구나 인사상담제도 운영, 지속적인 교육의 기회 제공, 임상적 의사결정의 촉진 지원, 평가제도를 개선, 관리자의 직접적·간접적 면담기술 함양, 관리자로서의 일방적인 의사소통이나 비판 제한, 이직률이 높은 어리고 미숙한 간호사에게 특히 관심을 갖고 지지와 격려, 직무환경 개선 및 처우개선, 태움근절 등 건전한 병원 조직문화 조성 등

3) 이직원인 규명을 위한 방법

① 퇴직 면접 및 질문지법 : 퇴직간호사와의 면담이나 질문지 조사법
② 퇴직 후 질문지법 : 퇴직 후 일정시간이 지난 시점에서 우편으로 이직 원인 조사 방법
③ 인사기록 분석법 : 어떤 간호단위에서 어떤 간호사가 이직하는가에 초점을 두고 인사기록을 분석
④ 태도 조사법 : 재직 간호사 대상으로 관심사와 근속이유에 대해 조사

4 협상 기출 02, 03, 04, 05, 06, 09, 10, 14

1) 협상의 개념 기출 14, 22

토론을 통한 타협으로 갈등이 있는 둘 이상의 당사자 간에 상호작용과 상호양보를 통한 합의점에 도달하는 의사소통 과정

2) 협상의 원칙 기출 07, 08, 12, 13, 15, 17, 21, 25

① 개인이나 개인의 행동보다는 문제에 초점을 둠
② **관계와 신뢰를 형성**하고 커뮤니케이션을 유지
③ 창의적이고 다수의 대안을 탐색하기 위해 열린 마음을 유지
④ 관심사를 탐색하고 정보를 수집
⑤ 자신의 입장을 확고히 하기보다는 **이슈에 초점**
⑥ 비용 측면에서 대안을 제시하기보다는 상호이익을 강조
⑦ 사실과 객관적인 표준을 사용하여 해결책을 구체화
⑧ 자신의 가치와 동기를 인식, **상대방의 관점을 이해하기 위해 노력**
⑨ 비난하는 말을 금함
⑩ 경쟁보다는 협력을 촉진

3) 협상의 유형 기출 15, 18

(1) 분배적 협상(distributive negotiation)

① 제로섬(zero-sum)의 가정에 기초 : 어느 한 당사자에게 이익이 될 경우 다른 당사자에게는 그만큼 손해가 된다는 가정
② 가장 보편적인 협상 유형으로 협상주제가 하나이고 한정된 자원의 분배에 대한 협상
③ Win-lose 협상 : 어느 한 집단의 이익이 다른 한 집단의 손해로 이어지는 협상 상황일 경우에 선택하는 것이 효과적

(2) 통합적 협상(integrative negotiation)
① 당사자들의 이해를 조화시킴으로써 더 큰 공동이익을 도출하려는 협상
② win-win 협상 : 상호이익 협상 추구
③ 협상 이슈가 여러 개이고 양 당사자가 갖는 우선순위가 서로 다른 경우에 효과적
④ 협상 당사자와의 관계가 장기적일 때 유용

4) **협상의 과정** : 준비와 계획 → 협상의 기본규칙 설정 → 협상제안의 명확화 → 합의와 실행

5) **협상의 5가지 전략**
① 양보 : 순응전략으로 갈등해결방법
② 대결 : 상대방과 대립하는 공격적인 협상전략
③ 억압 : 협상을 파기하거나 잠정적으로 중단, 철수하는 방법
④ 협력 : 당사자의 모두의 만족을 위해 협동과 통합으로 문제를 해결하는 전략
⑤ 타협 : 상호 획득 가능한 이득에 초점을 맞추고 상호 양보하여 절충안을 마련하는 전략

PART 4 인적자원관리

01. 환자분류방법 중 간호서비스 유형과 양을 결정하는 환자군별 특징을 광범위하게 기술하고 이를 기준으로 유사성에 기초하여 환자를 분류하는 방법은?

① 요인평가법
② 점수평가법
③ 원형평가법
④ 서술평가법
⑤ 환자업무기록방법

해설 [환자분류체계의 접근방법]
- 원형평가체계 : 환자의 전형적 특성과 유사성에 따라 환자를 3~4군의 같은 범주로 나누어 분류하는 주관적인 방법, 분류기준이 모호하고 주관적임, 신뢰성에 한계가 있음
- 요인평가체계
  - 특정한 요소나 질병의 위급 정도를 나타내는 요소들을 이용하여 환자를 분류하는 객관적인 방법
  - 직접간호 요구의 대표적 지표를 설정하고 그에 대한 간호의존도를 영역별로 점수화하여 총점으로 환자 분류

02. 환자분류체계에 따른 환자유형별 간호표준을 설정하고 업무수행 빈도와 난이도에 따라 간호인력 수를 예측하는 방법은?

① 원형적 접근방법
② 요인평가 접근방법
③ 관리공학적 접근방법
④ 산업공학적 접근방법
⑤ 서술적 접근방법

해설 [간호인력 산정을 위한 접근방법 – 길리스(Gillies)의 분류]

서술적 방법	• 간호제공자의 경험을 근거로 환자의 유형을 확인하여 간호표준을 설정하고 주관적으로 간호요원의 수와 종류를 결정하는 방법 • 간호사 대 환자의 비율을 결정하는 방법 : 한국의 「의료법」에 근거하여 입원환자 5명당 간호사 2명, 외래환자 30명당 간호사 1명으로 책정
산업공학적 방법(양적접근)	모든 간호활동을 분석하고 각각의 간호에 소요된 시간과 평균 빈도를 측정하여 필요한 간호인력을 산정하는 방법
관리공학적 방법(질적접근)	환자의 유형에 맞추어 간호표준을 기술한 뒤 그 표준에 따라 정해진 업무수행 빈도와 난이도를 근거로 간호인력의 수를 결정하는 방법

정답 01. ③ 02. ③

03. 간호인력을 모집하기 위한 선발시험 중 잠재능력을 측정할 수 있는 것은?

① 필기시험 ② 면접시험
③ 실기시험 ④ 적성검사
⑤ 인성검사

[해설] [선발시험]
- 필기시험 : 전문지식 및 응용능력을 측정, 시험 방법 중 가장 많이 사용
- 실기시험 : 직무에 대해 실제 수행해 보게 하여 평가, 타당도를 확보하기 쉬운 방법
- 면접시험 : 모든 정보의 심사가 가능한 유일무이한 방법, 개인의 성격과 특성을 측정
- 직무적성검사 : 잠재능력을 측정하기 위한 것, 개인의 성격, 능력, 흥미 등을 고려한 구체적 직무의 분별이 가능
- 성격검사 또는 인성검사 : 사회행동과 관련된 개인의 성향을 파악하기 위한 시험
- 성취도 검사 : 업무수행검사나 능력검사로서 이미 가지고 있는 능력 측정
- 신체검사 : 직무수행에 필요한 건강상태 검사, 의료인 채용 시 특히 중요

04. 수간호사가 근무표를 작성할 때 특별히 유의해야 할 사항은?

① 신규간호사는 되도록 원하는 대로 해준다.
② 직원의 요구와 적정 인력 배치 기준에 따라 작성한다.
③ 경력에 따라 원하는 휴무일을 제공한다.
④ 수간호사의 경험에 따라 임의대로 작성한다.
⑤ 융통적인 근무표 작성을 위해 간호사를 임의로 이동시킨다.

[해설] [근무일정표 작성의 원칙]
- 개별성, 유통성, 책임성, 공정성을 고려
- 업무수행을 위한 직원규모의 변화를 최소화
- 간호직원의 수는 침상점유율 목표에 대비해서 계산
- 짜여진 시간표에 대해서 구성원들은 긍정적으로 수긍
- 유급휴가, 공휴일, 평균결근율을 고려하여 정규직원의 1.4~1.6배 가량의 충원예산 수립
- 환자수요와 환자상태의 변화를 고려하여 간호요구에 대한 계획 수립
- 직원을 임의로 이동시키지 않을 것
- 충분한 여유를 두고 근무일정표를 미리 제시
- 공휴일, 휴가, 비번 등을 고려하여 공정하게 배정

05. 신규직원 채용 후 기관의 조직문화에 잘 적응하도록 기관의 역사, 철학과 목적, 목표, 방침 등을 알리는 교육은?

① 유도훈련 ② 직무 오리엔테이션
③ 보수교육 ④ 실무교육
⑤ 프리셉터십

예비교육	신규간호사가 효과적으로 역할수행할 수 있도록 준비시키고 조직에 소속감을 갖도록 개별화 교육 시행 1. 유도훈련 • 예비교육을 첫 번째 과정으로 처음 2~3일 동안 시행 • 조직의 역사, 철학, 목적, 전반적인 구조와 직무명세서 등에 대해 정보 제공 • 조직에 잘 적응하도록 편안하고 부드럽게 유도되도록 교육 시행 2. 직무 오리엔테이션 • 유도훈련이 끝난 후 신규 직원이 해야 할 특정업무 교육 및 훈련 • 교육 형식 : 집권적 또는 분권적, 표준화 또는 개별화 • 목표 : 간호체제 내로 신속한 동화, 분담업무에 대한 올바른 수행방법
실무교육	• 근무 중인 직원의 직무수행을 강화하기 위해 기관에서 제공하는 모든 현장 교육 • 새롭게 변화된 환자간호 방법, 절차, 새로운 진단 및 치료기술, 기구의 적절한 관리와 사용법, 의사소통 등에 관해 교육 • 직원의 자질 함양, 지식과 기술 증진, 간호의 질 향상을 위해 실시
보수교육	• 졸업 후에 임상실무를 강화하기 위한 목적으로 지식·기술 및 태도를 향상시키기 위해 기관 내·외에서 제공되는 교육 • 목적 : 현재의 직무수행의 향상이 아닌 전반적인 성장과 개발 • 의료기관에 종사하는 의료인 : 매년 1회 이상, 연간 8시간 이상 이수
관리자훈련	지휘 기능을 높이기 위한 교육
프리셉터십	프리셉터 간호사가 신규간호사와 1:1 상호작용을 통해 이론에 근거한 통일된 방법과 내용으로 간호기술을 교육, 습득하도록 돕는 교육

06. 직무평가시 상급자의 점수가 한 곳에 집중되어 있거나 피평가자의 실제업적보다 높게 평가하는 경향을 보일 때 대체방법은?

① 중요사건기록법 ② 강제배분법
③ 도식평정법   ④ 체크리스트 평정법
⑤ 서열법

해설 [직무수행평가의 유형]
• 도식 평정척도법 : 평정요소마다 우열의 등급을 나타내는 연속적인 척도의 도표를 이용하여 해당하는 곳에 표시하는 방법
• 행태중심(행동중심=행위기준) 평정척도법 : 도표식 평정척도법에 중요사실기록법에 더해진 방법, 각 등급별로 판단의 근거가 되는 구체적인 행동기준을 제공하여 행위나 업적에 대하여 등급을 정함
• 중요사건기록법 : 조직의 목표달성여부에 영향이 큰 중요사건을 중점적으로 기록, 검토하는 방법
• 강제배분법 : 사전에 인위적으로 정해놓은 비율에 따라 피평가자들의 평가성적이나 등급을 강제로 할당하는 방법, 중심화(집중화)경향, 관대화 경향을 최소화 할 수 있는 방법
• 서열법 : 업적에 따라 순위를 매겨 최고부터 최저 순위까지 상대서열을 결정하는 방법
• 에세이 평가법 : 평가자가 부하직원의 직무관련 강점과 약점을 기술하는 방법
• 체크리스트 평정법 : 표준업무 수행목록을 미리 작성해두고 이 목록에 가부 또는 유무를 표시하는 방법, 의견이나 태도 조사에 적합하고 평정하기가 용이
• 목표관리법(MBO) : 조직의 상하구성원이 공동으로 조직의 목표를 설정하고 달성된 성과를 측정·평가하여 환류시키는 방법, 직무를 수행하는 간호사 당사자의 자율성을 강조하는 평가방법

정답 06. ②

07. 직무수행평가에서 한 평가자가 다른 평가자에 비해 항상 높은 점수를 주는 오류는?

① 규칙적 오류
② 후광효과
③ 근접 오류
④ 관대화 오류
⑤ 혼효과

해설 [직무수행평가의 오류]
- 후광 효과(헤일로 효과, 연쇄 효과) : 피평정자의 특출한 특정 요소에 의해 다른 평가요소도 높게 평가받는 경향
- 혼 효과 : 평정자가 지나치게 비평적인 성향을 가질 때 피평정자는 실제 능력보다 더 낮게 평가 됨
- 관대화 경향 : 평정자가 지나치게 관대하여 피평정자의 실적과 상관없이 높은 점수를 받게 되는 경향
- 중심화 경향(집중화 경향) : 모든 직원들에게 중간범위의 점수를 주는 경향
- 근접착오(근접오류) : 시간적 오류로 평정자의 최근의 실적이나 능력 중심으로 평정
- 규칙적 착오(총체적 착오) : 평정자의 평정 기준이 일정하지 않아서 언제나 후한 점수 또는 언제나 나쁜 점수를 주는 경향
- 논리적 착오 : 2가지 평정요소 간에 논리적인 상관관계가 있는 경우, 어느 한 요소가 우수하면 다른 요소도 우수하다고 쉽게 판단하는 경향

08. 조직 구성원을 위한 외적보상에 해당하는 것은?

① 의료비 지원과 연금보조
② 탄력적 근무시간 제도 운영
③ 의사결정과정에 참여 기회 제공
④ 개인이 도전 가능한 성장기회 제공
⑤ 책임감이 부여되는 업무 제공

해설 [보상의 종류]
- 내적 보상
 비금전적인 형태의 보상, 구성원 개인이 느끼는 심리적인 보상 : 직무 만족감, 성취감, 소속감, 탄력적 근무시간 제도, 인정감과 책임감, 개인적 성장 기회, 의사결정에의 참여 등
- 외적 보상 : 금전적인 보상
 – 직접 보상 : 임금, 상여금, 수당, 퇴직금, 유급휴가 등
 – 간접 보상 : 의료지원, 연금보조, 시설이용 지원, 교육비지원, 급식, 통근, 주택지원 등

09. 훈육의 과정으로 옳은 것은?

① 구두경고 – 면담 – 서면경고 – 무급정직 – 해고
② 구두경고 – 서면경고 – 면담 – 무급정직 – 해고
③ 면담 – 구두경고 – 서면경고 – 무급정직 – 해고
④ 면담 – 구두경고 – 무급정직 – 서면경고 – 해고
⑤ 면담 – 서면경고 – 무급정직 – 서면경고 – 해고

해설 [직원훈육의 개념]
- 직원훈육의 정의 : 직원의 행위가 교정되도록 동기부여를 하는 것
- 직원훈육의 과정 : 면담 → 구두견책(비공식 질책) → 서면견책(공식적 견책) → 무급정직 → 해고

07. ① 08. ① 09. ③

10. 다음 중 협상의 원칙으로 가장 알맞은 것은?

① 협력보다는 경쟁을 촉진한다.
② 문제보다는 개인의 의견에 초점을 둔다.
③ 창의적 대안의 탐색을 위해 열린 마음을 유지한다.
④ 자신의 입장을 확고히 하고 이슈에 초점을 둔다.
⑤ 상호이익을 위한 협상 당사자들의 비판적 사고가 중요하다.

해설 [협상]
- 협상의 개념 : 토론을 통한 타협으로 갈등이 있는 둘 이상의 당사자 간에 상호작용과 상호양보를 통한 합의점에 도달하는 의사소통 과정
- 협상의 원칙
  - 개인이나 개인의 행동보다는 문제에 초점을 둠
  - 관계와 신뢰를 형성하고 커뮤니케이션을 유지
  - 브레인스토밍을 통해 창의적이고 다수의 대안 탐색
  - 관심사를 탐색하고 정보를 수집
  - 자신의 입장을 확고히 하기보다는 이슈에 초점
  - 비용 측면에서 대안에 대한 상호이익을 강조
  - 사실과 객관적인 표준을 사용하여 해결책을 구체화
  - 자신의 가치와 동기를 인식, 상대방의 관점을 이해하기 위해 노력
  - 시간적 여유를 두고 협상을 시작하며 상호이익 강조
  - 비난하는 말을 금함

11. 직원의 직무수행능력과 연령, 자격, 근무연한, 직무가치 등 직무급의 여러 요소를 종합적으로 고려해서 임금을 결정하는 방법은?

① 직무급
② 직능급
③ 연공급
④ 성과급
⑤ 부가급

해설 ① 직무급 : 동일 직무에 동일 급여로 각 직무의 중요성과 난이도에 따라 상대적 가치 분석 평가
③ 연공급 : 생활유지 목적으로 학력, 성별, 근속연수 등에 따라 지급
④ 성과급 : 구성원의 공헌도, 성과의 크기에 따라 임금액 결정
⑤ 부가급(수당) : 기본급의 미비함을 보완하려는 것

정답 10. ③ 11. ②

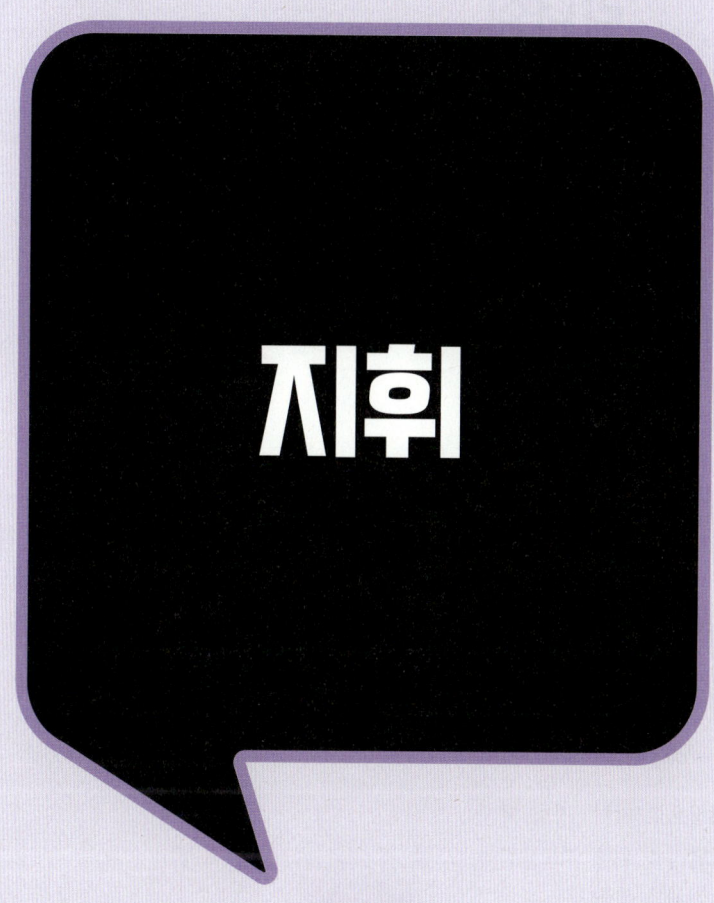

PART 5 지휘

CHAPTER 01. 리더십
CHAPTER 02. 동기부여
CHAPTER 03. 의사소통과 주장행동
CHAPTER 04. 협력과 조정
CHAPTER 05. 갈등과 직무 스트레스 관리

CHAPTER 01 리더십

UNIT 1 지휘의 이해

1 지휘의 개념 기출 07, 15

① 간호부서의 효율적인 목표달성을 위해 간호직원들에게 동기를 부여하고 지도하는 관리기능
② 조직의 목표 달성을 위하여 구성원들의 과업을 적극적으로 수행하도록 유도하고 지시와 명령을 구체화하며 구성원들의 잠재력을 이끌어내어 지도하고 감독하는 것을 의미

2 지휘의 기능 기출 21

① 업무를 구체적으로 지시, 방향 제시
② 조직의 목적달성을 위해 지도, 감독, 조정
③ 집단행동의 전체를 통솔
④ 리더십, 의사소통, 동기부여, 주장행동, 갈등관리, 협력, 스트레스 관리 등이 포함

UNIT 2 리더십의 개념

1 리더십의 정의 기출 06, 09

① 목적설정과 목적달성을 위해 집단 구성원과 집단행동에 영향을 미치는 과정
② 조직의 목표를 달성하기 위하여 조직 내 개인 및 집단의 의욕을 고무하고 능동적으로 활동을 촉진하여 조정하는 기술과 영향력을 행사하는 과정

2 관리자와 리더의 특성 비교 기출 08, 10, 11, 13

관리자	리더
• 공식적 직위	• 혁신과 창조 주도
• 지위에 기초한 합법적 권력	• 위임된 권한은 없지만 다른 의미의 권력 지님
• 특정 기능, 의무, 책임을 수반	• 관리자보다 더 폭넓고 다양한 역할
• 조직의 목적달성을 위해 인간, 환경, 돈, 시간, 다른 자원들을 다룸	• 그룹과정, 정보수집, 피드백, 힘 부여하기에 초점
• 합리성과 통제를 위한 더 큰 공적 책임	• 장기적 전망
• 자발적 · 비자발적 추종자도 지휘	• 사람에 초점, 신뢰에 기초, 인간관계를 강조
• 통제위주, 단기적, 수직적	• 자발적 추종자를 지휘
• 일을 옳게 함	• 수평적, 현상태에 도전
• 현상을 유지	• 옳은 일을 함
• 언제, 어떻게	• 현상을 개발
	• 무엇을, 왜

UNIT 3 리더십 이론

1 리더십 이론

1) 특성이론
특정 자질을 지니고 있으며 상황이나 환경에 관계없이 항상 리더가 될 수 있다고 생각하는 이론

2) 행동이론(행위이론, 행태이론) 기출 13
리더십은 후천적인 훈련과 학습을 통해 가능한 행동으로 가장 효과적인 리더의 행동유형이 있다는 이론

(1) 3가지 리더십 유형 – 전제적, 민주적, 자유방임적 기출 00, 04, 05, 09, 18, 19

구분	전제적(독재적)	민주적	자유방임적
특성	• 집단에 대해 강한 통제 • 강제로 동기부여 • 명령을 통해 지휘 • 상의하달식 의사소통 • 독단적 의사결정 • 직위의 차이 강조 • 비건설적, 처벌적 비판	• 집단에 대한 통제 최소화 • 칭찬, 포상, 자존감증진으로 동기부여 • 제안과 안내로 지시 • 상의하달식과 하의상달식 의사소통 • 의사결정의 전 과정에 구성원 참여 • '우리' 강조 • 건설적 비평 허용	• 허용적이고 통제가 전혀 없음 • 구성원의 요청이 있을 때 지지 하고 동기부여 • 지시 자제 • 의사소통 통로 다양 • 의사결정에 구성원 참여 • 집단 강조 • 비평하지 않음
장점	• 구성원이 지도자의 능력을 절대적으로 신뢰 • 구성원의 지식과 경험이 미숙할 때, 위기상황, 특수상황 유용 • 혼돈의 완화로 생산성 증대	• 구성원의 책임감과 만족감 증진 • 자발성과 능력 개발 용이 • 구성원 간의 협동과 조정을 통한 팀워크 형성	• 개인의 의사결정 및 선택의 자유 • 모든 구성원이 자기지시적이고 동기부여 될 때 창의성과 생산성 증대 • 대안적 해결이 필요한 경우에 효과적
단점	• 구성원의 낮은 성장과 낮은 만족감 • 구성원의 집단의 참여 저해 • 창의성, 동기부여, 자율성 감소	• 위기상황에서 신속한 대응이 어렵고 혼란 가중 • 의사결정 시 많은 시간이 요구 • 구성원이 많을 경우 통솔곤란	• 비지시적으로 인해 불안정, 비구조화, 비효율성과 혼돈이 발생 • 리더의 무감동, 무관심을 야기

① 생산성은 평상시에는 민주형이, 응급상황이나 위기 발생시에는 전제형이 효과적
② 자유방임형은 어느 경우에서나 가장 나쁜 행태

(2) 오하이오 주립대학의 배려-구조주도 리더십 : 리더의 배려와 구조화가 모두 높을 때 높은 성과

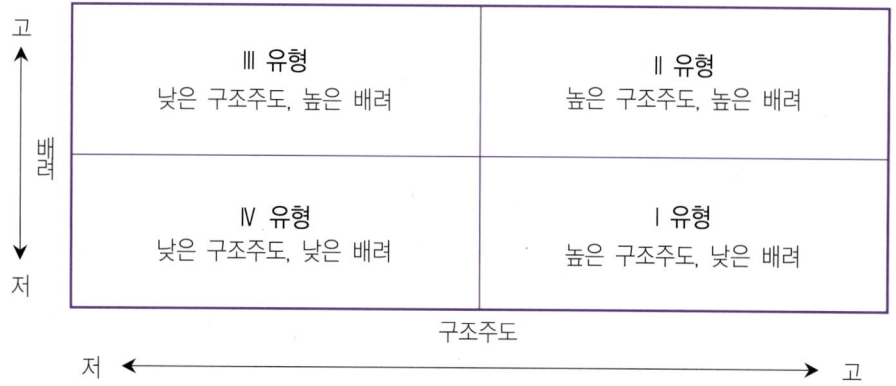

(3) 블레이크(R. R. Blake)와 모턴(J. S. Mouton)의 관리격자 이론

가장 이상적인 지도성 유형은 팀형(9.9)으로 생산과 인간 모두에게 관심을 높이도록 리더의 행위를 개발하는 것이 목표

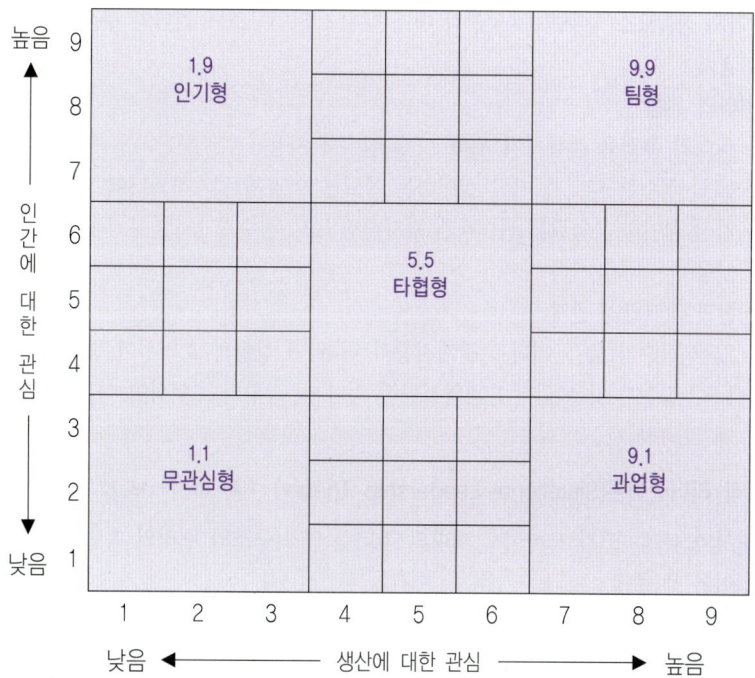

① 무관심형(1·1형) : 생산과 인간에 대한 관심이 모두 낮아서 리더는 조직구성원으로서 자리를 유지하기 위해 필요한 최소한의 노력과 관심을 기울이는 무력한 리더형
② 인기형(1·9형) : 리더는 인간에 대한 관심은 매우 높으나 생산에 대한 관심은 매우 낮은 형
③ 과업형(9·1형) : 리더는 생산에 대한 관심이 매우 높으나 인간에 대한 관심은 매우 낮음, 리더는 일의 효율성을 높이기 위해 인간적 요소를 최소화하도록 작업조건을 정비하고 과업수행 능력을 가장 중요하게 생각
④ 중도형(타협형, 5·5형) : 리더는 생산과 인간에 대해 적당히 관심 갖고 과업의 능률과 인간적 요소를 절충하여 적당한 수준에서 성과를 추구

⑤ **팀형(9 · 9형)** : 가장 이상적인 지도성 유형으로 리더는 인간과 생산 모두에 대한 관심이 매우 높아 구성원과 조직의 공동목표 및 상호의존 관계를 강조하고, 상호 신뢰적이고 존경적인 관계와 구성원의 몰입을 통하여 과업을 달성

3) 상황이론 [기출] 05, 06, 18

리더십 유형을 상황과 관련시켜 서로 다른 종류의 리더와 리더십 행동이 부하와 상황에 따라 결정된다는 이론

(1) 상황적합성 이론 [기출] 16, 20

① **피들러(F. Fiedler)의 상황적합성 이론** : 상황에 적합한 효과적인 리더십 스타일을 개념화한 것으로 상황을 고려한 최초의 리더십이론
② 효과적인 리더십은 지도자와 구성원간의 상호작용 유형과 상황과의 관계에 따라 결정 → 상황에 따라 효과적인 리더십 유형이 달라짐을 강조
③ **상황의 호의성** : 그 상황이 리더로 하여금 자기 집단에 자신의 영향력을 행사할 수 있게 하는 정도 → 호의성은 3가지 상황요소(상황변수=상황적 매개변수)에 의해 결정
④ **3가지 상황요소**(상황변수=상황적 매개변수) : 과업구조 + 리더와 구성원 간의 관계 + 리더의 직위권력
⑤ 리더의 유형
 • 리더의 유형을 분류하기 위해 LPC 점수를 사용
 • LPC 점수란 리더가 가장 싫어하는 동료를 어떻게 평가하느냐에 대한 점수
 • 가장 싫어하는 동료를 관대하게 평가하면 LPC 점수가 높고, 부정적으로 평가하면 LPC 점수가 낮음
⑥ 상황과 리더와의 관계
 • LPC 점수가 높은 리더 : 관계지향적 리더 → 상황의 호의성이 중간정도일 때 효과적
 • LPC 점수가 낮은 리더 : 과업지향적 리더 → 상황의 호의성이 아주 높거나 아주 낮은 상황일 때 효과적

(2) 상황적 리더십이론(Situational Leadership Theory) [기출] 09, 11, 16, 22

① 허시와 블랜차드가 오하이오 대학의 리더십 연구(구조와 배려의 측면)를 바탕으로 "상황적 리더십이론"을 주창
② 리더의 행위를 과업지향과 관계지향의 2차원적 축에 상황적 요인으로 구성원의 성숙도를 추가하여 3차원 모형을 제시
③ 리더십 효과가 부하의 성숙도 수준에 달려 있으며 하급자의 성숙도를 높이는 것이 리더의 임무
④ 가장 이상적이고 최선의 리더십 유형은 없으며, 그때그때의 상황에 따라 달라져야 한다고 주장
⑤ **구성원의 성숙도(maturity)** : 가장 낮은 단계인 R1에서부터 가장 높은 단계인 R4로 구성
 • R1 : 부하들이 직무를 수행할 수 있는 능력과 동기, 자신감도 없는 상태
 • R2 : 능력은 없지만 어느 정도의 동기와 자신감을 가지고 있는 상태
 • R3 : 능력은 있지만 동기가 낮은 단계
 • R4 : 능력과 동기 모두 성숙된 단계

⑥ 리더십 유형과 상황의 효과성 기출 22, 23

구성원의 성숙도	효과적인 리더십 유형
R1 능력無, 의지無	S1 : 지시형–높은 과업지향성, 낮은·관계지향성–리더는 구성원에게 기준제시, 지도, 리더중심의 의사결정
R2 능력無, 의지有	S2 : 설득형–높은 과업지향성, 높은 관계지향성–구성원에게 의견을 제시할 기회제공, 쌍방적의사소통과 공동 의사결정
R3 능력有, 의지無	S3 : 참여형–낮은 과업지향성, 높은 관계지향성–구성원과의 관계를 중시, 아이디어 공유, 의사결정과정에 구성원을 참여시킴
R4 능력有, 의지有	S4 : 위임형–낮은 과업지향성, 낮은 관계지향성–의사결정과 과업수행에 대한 책임을 구성원들에게 위임, 자율적으로 과업 수행하도록 함

(3) 경로–목표이론 기출 11, 13

① 구성원들의 기대(목표경로)와 유의성(목표에 대한 매력)에 영향을 미치는 정도에 따라서 리더의 유형과 행위에 대한 동기가 나타난다는 것
② 동기이론 중 기대이론에 기반
③ 리더의 유형과 상황요인 관계

리더십 유형	특징	효과적인 상황
지시적 리더십	구성원에게 구체적으로 제시, 지도, 규정마련, 일정수립	• 직무의 구조화가 덜 되어 있거나, 복잡하고 모호한 과업 • 업무수행 능력이 낮거나, 안전욕구가 강한 구성원일 경우 • 비상상황이나 시간이 촉박할 경우
지원적 (후원적) 리더십	구성원의 욕구와 복지에 관심, 친밀한 분위기 조성	• 과업이 반복적이고 구조화되어 있는 경우 • 좌절과 긴장감, 스트레스를 유발하는 과업 • 구성원들이 자신감 결여, 실패에 대한 두려움, 높은 소속의 욕구·존경욕구가 있을 때
참여적 리더십	의사결정과정에 구성원을 참여시켜 의견의 반영, 팀중심의 관리	• 업무가 모호한 경우 • 구성원이 내재론자이거나 높은 자율욕구를 가질 때 • 조직의 상황이 불확실하거나 보상이 적절하지 않을 때
성취지향적 리더십	높은 수준의 목표에 도전하고 최고 수준의 업적을 달성하도록 자극	• 복잡한 과업을 수행하는 성취지향적인 구성원일 경우 • 도전 없는 과업

4) 현대적 리더십

(1) 거래적 리더십과 변혁적 리더십

구분	거래적 리더십	변혁적 리더십 기출 09, 11, 12, 13, 17
구성 요소	• 상황에 따른 보상(조건적 보상) : 노력과 업적에 따라 칭찬과 보상 • 예외에 의한 관리 : 규칙과 표준을 이행하지 않았을 때 개입하여 시정조치 취함	• 리더의 카리스마 : 구성원들에게 비젼과 미션을 제시, 자신감을 높여주며 존경과 신뢰를 얻음 • 영감적(고무적) 동기부여 : 목표를 쉽게 설명하고 기대를 갖도록 하며 동기부여시키고 영감을 불어 넣어줌 • 지적자극 : 새로운 관점에게 상황을 분석하고 해결할 수 있도록 함 • 개별적 배려 : 존중과 관심으로 개별적으로 코치하고 조언함

(2) 팔로워십

팔로워가 조직의 목표달성을 위해 역량을 키워나가고 적극적인 참여를 통해 주어진 역할에 최선을 다하는 과정으로 모범형, 소외형, 순응형, 실무형, 수동형의 다섯가지 유형이 있음

(3) 셀프 리더십(self leadership)

스스로를 리드하는 데 필요한 행동이나 사고와 관련된 일련의 전략

(4) 서번트 리더십(섬김 리더십=봉사적 리더십)

① 섬김과 지도가 끊임없이 이어지며 추종자의 성장을 돕고 나아갈 방향을 제시하며 팀워크와 공동체를 형성하는 리더십
② 특징 : 마음 열고 듣기, 구성원에게 동정심 갖기, 구성원을 치유하고 설득하기, 깨닫기, 개념화하기, 예지력, 청지기로서 살기, 남을 성장시키는 데 몰두하기, 공동체 형성하기 등

CHAPTER 02 동기부여

UNIT 1 동기부여의 개념

1 동기부여의 정의

구성원으로 하여금 조직에서 바라는 결과를 산출하기 위해 자발적이고 지속적인 노력을 하도록 유도하는 관리활동

2 동기부여의 특성

① 목표지향적인 행동과 관련
② 만질 수도 볼 수도 없는 심리적 과정
③ 신체적 움직임과 정신적 움직임까지 포함
④ 내면적 충동에서 시작되는 행동의 유발원인과 관련됨
⑤ 결핍된 욕구로부터 시작되는 하나의 과정이 행동을 유발

3 내재적 동기부여와 외부적 동기부여

1) **내적 동기부여** : 일 자체에서 발생하는 성취감, 도전감, 확신감 등과 같은 내재적 보상들
2) **외적 동기부여** : 일 자체가 아닌 직무환경과 같은 외부요인에서 발생하는 동기부여

4 의료조직에서 동기부여의 필요성

① 목표달성을 위한 시간단축 및 비용절감, 직무만족도와 성과 향상
② 급여, 승진, 감독권 위양 등을 통한 환자간호의 질 향상으로 병원 생산성 향상에 기여

UNIT 2 동기부여 이론

1 내용이론과 과정이론의 비교

내용이론	매슬로우의 욕구단계이론, 허즈버그의 동기-위생 2요인론, 앨더퍼의 ERG이론, 맥클리랜드의 성취동기이론, 맥그리거의 X·Y이론, 아지리스의 성숙·미성숙이론 등
과정이론	아담스의 공정성 이론, 브룸의 기대이론, 로크의 목표설정이론, 스키너의 강화이론 등

2 내용이론(content theories of motivation)

인간의 행동을 유발하게 하는 인간의 욕구나 만족에 초점을 둔 이론

1) 욕구단계이론(매슬로우) 기출 10, 18

인간에게 동기부여할 수 있는 욕구는 욕구의 강도와 중요성에 따라 단계적으로 나타난다는 이론

(1) 욕구단계이론의 특징
① 인간의 욕구체계는 매우 복잡하며 계층을 형성
② 만족된 욕구는 더 이상 동기부여의 요인이 아님
③ 하위 순위의 욕구가 우선 충족되어야 상위 욕구에 대한 동기부여가 발생
④ 두 가지 욕구가 동시에 작용할 수 없음을 가정, 욕구는 단계적으로 발생

(2) 5가지 기본욕구

욕구단계		특징	동기부여 요소
5단계	자아실현 욕구	계속적인 자아발전과 성장, 자신의 잠재력 극대화, 자아 완성하려는 욕구	도전적 과업, 창의성 개발, 잠재능력 발휘, 사명감 고취, 성공과 승진 등
4단계	존경의 욕구 (자존 욕구)	타인으로부터의 인정, 존경, 지위를 확보하려는 욕구	상위직 승진, 성과급 증가, 책임감 부여, 중요한 업무 부여
3단계	사회적 욕구 (소속감과 애정 욕구)	집단에의 소속이나 친교, 사랑, 우정 등을 나누고 싶은 욕구	비공식조직의 안정, 화해와 친교 분위기, 우호적인 팀 관계 등
2단계	안전의 욕구	신체적 및 감정적인 위협이나 재해로부터의 안전 욕구	고용·신분의 안전성, 물가상승에 따른 임금인상, 안전한 업무환경
1단계	생리적 욕구	가장 기초적인 욕구로 의식주와 성욕, 호흡 등의 신체적 욕구	최저임금, 휴식, 통풍, 난방장치 등

2) ERG 이론(앨더퍼) 기출 12, 14, 17

① 욕구단계설을 3단계로 줄여서 개인의 욕구를 존재(existence), 관계(relatedness), 성장(growth)으로 제시

㉠ **존재욕구** : 생리적 안전 및 안정, 배고픔, 목마름 등과 같은 생리적·물질적 욕구를 의미, 임금이나 쾌적한 물리적 작업환경과 조건 등이 포함
㉡ **관계욕구** : 안정욕구, 소속 및 애정, 일부 자존 욕구와 유사, 조직에서 타인과의 대인관계와 관련된 것들이 포함
㉢ **성장욕구** : 자아실현, 성취, 권력 및 전문적 성장, 개인의 성장을 위한 노력과 관련된 욕구
② 욕구충족의 과정은 하위 단계에서 상위 단계로 진행
③ 두 가지 이상의 욕구가 동시에 작용 가능
④ 고차원적인 욕구로 진행을 위한 하위욕구의 충족이 이루어져야 한다는 점을 배제
⑤ 욕구 충족이 좌절되었을 때 그보다 하위 욕구에 대한 바람이 증대된다는 좌절-퇴행요소가 추가, 욕구의 신축성을 제시
⑥ 개별적인 충족보다는 통합적인 욕구의 자극을 강조하며 개인차를 인정

3) 동기-위생이론(허즈버그, 2요인론) 기출 08, 11, 13, 15, 21, 22, 24, 25

매슬로우의 이론을 확대하여 2요인론인 동기-위생이론을 제안, 이질적인 2가지 욕구가 동시에 존재한다고 주장

(1) 위생요인
① 직무환경과 관련된 불만요인, 불쾌한 것을 회피하려는 욕구
② **급여, 복지시설, 정책, 지위, 작업환경, 작업조건, 직장의 안정성 등**
③ 충족되더라도 동기부여 시키지 못함
④ 불만요인의 제거는 근무만족을 위한 필요조건이지 충분조건이 아님

(2) 동기요인
① 직무내용과 관련된 만족요인, 자신의 잠재력을 현실화하고자 하는 욕구
② **성취감, 안정감, 책임감, 직무자세, 직무충실, 승진, 성장가능성, 일 자체 등**
③ 충족되면 근무의욕이 향상, 자기실현이 달성, 장기적으로 업무효과 향상
④ 충족되지 못하면 만족을 느끼지 못하나 불만이 발생하지 않음

4) 성취동기이론(맥클리랜드) 기출 17, 20, 23
① 인간의 욕구를 친교욕구·권력욕구·성취욕구 세 가지로 분류한 이론
② 성취동기이론의 3가지 욕구

성취욕구	• 발전적인 직무수행을 할 수 있게 하는 동기유발의 요인 • 성취욕구가 강한 사람은 과업지향성, 결과에 대한 높은 관심과 미래지향적 태도를 지님 • 표준을 달성하고 나아가 표준을 능가하려는 욕구
권력욕구	• 권력에 의해 동기부여가 되며 영향력과 통제를 행사하는 것을 원함 • 개인의 위신과 권력에 관심이 많아 지도자의 일을 찾음
친교욕구	• 생산성보다 윤리성에 중점을 둠 • 우정, 상호관계, 존경 등을 중시

③ 성취동기가 높은 사람의 특징 기출 14
• 적절한 위험(risk)을 즐기며 도전적인 목표를 추구
• 일 자체의 성취에 더 많은 관심을 가지며 과정과 결과에 대한 피드백을 원함

- 목표를 실현할 때까지 과업에 전념
- 성과지향적인 동료와 일하는 것을 원함

5) X-Y이론(맥그리거) 기출 12

① X와 Y이론적 인간관으로 구분하고 유형에 따라 적절한 동기부여와 관리전략을 펼쳐야 한다고 주장
② X-Y이론의 인간관과 관리전략

구분	인간관	관리전략	동기부여
X이론	• 인간은 일하기 싫어함 • 지시받기를 선호 • 창의적이지 못함	• 집권·권위주의적 리더십 • 강제, 명령, 위협, 벌칙에 의한 통제와 감독	생리적 욕구와 안전욕구에 의함
Y이론	• 여건이 갖추어 지면 일하는 것을 자연스럽게 여김 • 인간은 창의력을 지닌 존재	• 분권·권한의 위임 • 창의적 문제처리 • 자발적으로 목표 달성 • MBO, 의사결정의 민주화 • 자율에 의한 통제	매슬로우의 다섯 가지 모든 욕구에 의함

3 과정이론(process theory of motivation)

1) 기대이론(브룸) 기출 08, 13

(1) 자기 자신이 가장 중요하고 가치 있는 결과를 가져올 것이라는 믿음이 행동을 결정짓게 한다고 주장

(2) 동기는 유인가(사람들이 어떤 일을 원하는 정도)와 기대치(일을 성취해 낼 수 있는 가능성의 정도)에 의해 작용

(3) 동기부여의 3가지 주요 변수(행동을 선택하는 중요한 동기요인)
① 기대감 : 노력하면 필요한 성과를 달성할 수 있으리라는 주관적인 확률
② 유인가(유의성) : 결과(보상)에 대해 갖는 매력의 강도
③ 수단성 : 성과를 달성하면 보상을 얻을 것이라는 주관적 믿음

(4) 기대이론 공식 : 동기부여(M) = 기대감(E) × 수단성(I) × 유인가(V)

기대감, 수단성, 유인가 모두 개인의 주관적 믿음 또는 주관적 확률

2) 공정성이론(아담스) 기출 10

① 직무에 대한 만족은 업무상황의 지각된 공정성에 따라 결정된다고 보는 이론
② 동시에 비슷한 상황에 있는 타인들과 비교하여 자신이 공정하게 대우받는다고 생각할 때 동기가 부여된다는 것
③ 개인의 투입에 대한 산출물이 타인과 비교하여 그 비율이 일치하면 공정성을, 불일치하면 불공정성을 지각한다는 상대적 관계 개념
④ 지각된 불공정성은 동기를 감소시킴

3) 목표설정이론(로크) 기출 19

① 조직에서 가장 효과적이고 널리 적용되는 동기부여이론으로 MBO의 토대가 되는 이론
② 목표의 설정과 달성유무가 구성원의 동기행동, 과업의 성패에 영향을 미침
③ 효과적 목표의 특성 기출 19
  ㉠ 목표의 구체성 : 구체적인 목표
  ㉡ 목표의 곤란성 : 다소 어려운 목표
  ㉢ 목표 설정에 참여 : 구성원들이 목표 설정 과정에 참여할 때 직무만족도와 성과 향상, 동기부여 높임 기출 19
  ㉣ 노력에 대한 피드백 : 목표 달성에 대한 피드백과 보상이 동기부여에 중요
  ㉤ 목표의 수용성 : 수용성이 높을수록 높은 성과를 가져옴

4) 강화이론(스키너)

① 강화란 행위자의 일정한 행위반응을 얻기 위해 보상을 제공하여 동기를 부여하는 것
② 강화요인 : 긍정적 강화, 부정적 강화, 소거 및 처벌

긍정적 강화요인	칭찬, 금전 등 보상, 승진 등을 제공
부정적 강화요인	환경 내 부정적인 요소나 바람직하지 않은 것을 제거
소거	긍정적 강화요인을 억제함으로써 행동개선을 유도
처벌	바람직하지 않은 행동에 대하여 불쾌한 결과를 주는 것

4 임파워먼트 기출 15, 25

① 권한위임, 동기부여, 조직개발을 기반으로 실무자들의 업무수행 능력을 향상시키고, 리더가 지닌 권한을 실무자에게 이양하여 그들의 책임 범위를 확대하는 것
② 구성원들이 보유한 잠재능력 및 창의력을 최대한 발휘하도록 동기부여 하는 방법
③ 임파워먼트의 효과
  • 구성원의 잠재능력을 최대한 발휘하게 하고 그들의 직무 몰입을 극대화
  • 구성원들이 대상자들에게 적절하게 대응함으로써 품질과 서비스 수준을 제고
  • 고객 접점에서의 탄력적이고 신속한 대응
  • 지시, 점검, 감독, 감시, 연락, 조정 등에 필요한 노력과 비용이 절감
④ 성공적인 임파워먼트를 위한 전략
  • 명확한 비전과 원칙 제시
  • 내적보상과 공정한 보상 제공
  • 참여유도와 실패에 대한 격려
  • 능력과 리더십의 조화
  • 개인적 성장과 혁신활동 지원
  • 인적자산을 중시하는 기업 문화 구축
⑤ 임파워먼트 리더십의 핵심은 권한의 공유(power sharing)와 혁신

CHAPTER 03 의사소통과 주장행동

간호사국가고시 대비

UNIT 1 의사소통

1 의사소통의 정의

두 사람 이상의 사이에 어떤 기호를 사용하여 사실·생각·의견·감정의 교환 등을 통해 공통의 이해를 형성하고 상호교류과정을 통해 상호간의 의식이나 태도, 행동의 변화를 일으키게 하는 일련의 과정

2 효과적인 의사소통 방안

1) 의사소통의 일반 원칙 기출 20, 23
① 명료성의 원칙 : 알기 쉽고 정확하게 내용을 전달
② 일관성의 원칙 : 논리적이고 일반성을 유지
③ 적시성의 원칙 : 너무 이르거나 너무 늦지 않도록 적당한 시기에 전달
④ 적량성(적정성)의 원칙 : 적당한 양의 정보 제공
⑤ 분포성(분배성)의 원칙 : 모든 사람에게 가능한 널리 전달되도록 행함
⑥ 적응성과 통일성의 원칙 : 융통성과 신축성, 통일성을 확보하여 전달
⑦ 관심과 수용성의 원칙 : 수신자가 관심과 받아들일 가능성이 있을 때 효과적

2) 효과적인 하향적 의사소통 방안
① 하급자에게 업무 지시에 대한 내용과 배경을 충분히 설명하고 기대하는 것을 명확하게 제시
② 수행이나 실적과 관련된 피드백 제공
③ 다양한 의사소통 경로로 반복 전달
④ 공식적인 경로로 수신자에게 직접 전달

3) 효과적인 상향적 의사소통 방안
① 일상적인 것은 지침대로 진행하고 예외적이거나 특별히 중요한 사항만 보고
② 내용을 간추려 핵심만을 전달
③ 보고할 내용이 많을 때는 중요도에 따라 순서대로 보고

④ 의견을 제시할 수 있는 조직분위기 조성

3 간호현장에서의 의사소통 활용 기출 00, 03, 07, 10, 18

오류, 선입견, 왜곡 등의 커뮤니케이션 장애가 발생되는 경우에 간호보고, 직무기술서, 인수인계, 건의함, 핸드북, 회의, 게시판, 위원회, 구내방송, 기관소식지 등을 이용하여 해결

UNIT 2 의사소통의 유형

1 언어적-비언어적 의사소통

1) 언어적 의사소통

(1) 구두적 의사소통
① 전달속도가 빠르고 의문이나 동의에 대한 즉각적인 피드백 가능
② 종류 : 대면적 대화, 연설, 전화통화 등
③ 한계점 : 의사소통 상대가 많아지면 효과적인 의사소통 불가, 정보저장과 활용능력의 한계

(2) 문서적 의사소통
① 전달내용이 중요하거나 기록은 남겨야 하는 경우 효과적
② 종류 : 편지, 전자우편, 보고서, 안내서, 협조공문, 회람 등
③ 장점 : 정확하고 일관성 있는 지시로 능률적
④ 단점 : 지시이행에 동기부여 감소, 지나친 사용은 관료적 조직이 되기 쉬움

2) 비언어적 의사소통

① 몸짓, 얼굴표정, 눈 접촉, 목소리, 억양, 자세, 옷차림 등의 비언어적 수단을 사용
② 언어적 메시지와 비언어적 메시지가 불일치할 때 일반적으로 비언어적 메시지의 영향력이 큼

2 공식적-비공식적 의사소통 기출 16

1) 공식적 의사소통

공식적 조직에서 계층체계적 경로와 과정을 거쳐 공식적으로 행하여지는 의사소통

장점	단점
• 상관의 부하에 대한 권위관계를 유지·향상 • 의사전달이 확실하고 용이 • 책임소재 명확	• 법규에 의거, 신축성이나 융통성이 없음 • 형식주의 경향 • 배후사정을 전달하기 어려움 • 포괄적으로 표현하기 곤란 • 끊임없는 변화에 신속한 적응 곤란

(1) 하향적(상의하달식) 의사소통

① 공식적인 경로를 거쳐 상급자가 하급자에게 의사를 전달하는 과정
② 명령이나 업무지시, 정책제시, 편람(manual), 핸드북, 게시판, 기관지, 구내방송, 면담, 직무기술서 등

(2) 상향적(하의상달식) 의사소통

① 하급자에서 상급자에게로 의사가 전달되는 과정
② 면접, 면담, 제안제도, 직장여론조사, 직장회의, 인사상담, 상향적 보고, 품의, 고충처리 등

(3) 수평적 의사소통

조직 내 같은 지위에 있는 개인 또는 집단 간의 횡적 의사소통으로 사전협조제도, 회람, 회의, 위원회 제도, 간호사의 인수인계 등이 포함

(4) 대각적 의사소통

① 계층이 서로 다른 개인 또는 부서 간, 부서가 다른 상급자와 하급자 또는 일반간호사와 내과부장 간의 이루어지는 다각적 의사소통(라인과 스탭 간의 의사소통)
② 열린 의사소통, 협동심 존중, 참여적 관리 강화, 각 부서 간의 상호작용 촉진 필요

2) 비공식적 의사소통

(1) 비공식 조직에서 비공식 통로를 통해서 이루어지는 의사소통 : 그레이프바인, 소문

> **참고** 그레이프바인(grapevine)
> ① 개념 : 조직변화의 필요성을 경고하고 조직문화 창조에 매개 역할, 집단응집력을 높이며 구성원들 간에 아이디어를 전달하는 경로
> ② 특성
>   ㉠ 전달속도가 빠르고 정보전달이 선택적, 임의적
>   ㉡ 직무에 관한 정보가 공유되며 관리자에 의해 통제되지 않음
>   ㉢ 조직구성원들이 불안하거나 변화에 직면했을 때 사용

(2) 인간관계를 기반으로 이루어지기 때문에 의사소통 현상을 파악하기 어려움

(3) **단점** : 모호하고 왜곡된 정보로 공식적 의사소통 기능 마비, 조정·통제 곤란, 책임 추궁 불명확, 루머·소문 등의 확산으로 관계 악화

3 의사전달망에 따른 분류 기출> 08, 10, 12, 16, 22

유형	사슬형(연쇄형)	Y형	수레바퀴형(윤형)	원형 기출> 16, 22	완전연결형(개방형)
특징	• 공식적인 명령계통과 수직적인 경로로 의사소통 • 관료적 조직이나 공식화가 진행된 조직에서 쉽게 발견	• 리더는 없지만 집단을 대표할 수 있는 인물이 있는 경우 • 라인-스태프 조직에서 발견	• 팀에 강력한 중심적 리더가 존재 • 정보전달이 리더에 의해 이루어지며 의사전달이 중심에 있는 사람에게 집중되는 형태	• 동등한 입장에서의 수평적 의사소통 • 위원회나 태스크포스 팀에 적용	• 자유로운 정보 교환 • 창의적인 아이디어 산출 가능 • 브레인스토밍 과정에서 많이 사용
의사소통 속도	빠름	빠름	단순한 과업 : 빠름 복잡한 과업 : 느림	근접 : 빠름 분산 : 느림	빠름
권한의 집중	높음	중간	매우 높음	낮음	매우 낮음
구성원 만족도	낮음	중간	낮음	높음	높음
형태	(사슬형 그림)	(Y형 그림)	(수레바퀴형 그림)	(원형 그림)	(완전연결형 그림)

UNIT 3 주장행동

1 주장행동의 개념 기출> 07, 16, 19

상대방의 권리를 침해하거나 상대방이 불쾌하지 않는 범위 내에서 자신의 권리, 욕구, 생각, 느낌 등을 그대로 솔직하게 상대방에게 직접 표현하는 행동

2 간호현장에서 주장행동의 필요성 기출> 07, 11

① 인간관계의 개선 및 의사소통 증진 : 효과적인 의사소통으로 생산적인 인간관계 지속
② 간호업무능력의 향상 : 인간관계 개선으로 간호의 질 향상
③ 능력개발 : 자신의 능력을 최대한 발휘할 수 있게 함
④ 정신건강의 예방 및 증진 : 억제된 감정을 사전에 예방하거나 해소하여 정신건강 증진

3 주장행동의 구성요소 기출 19

언어적 요소	비언어적 요소
• 분명한 입장과 분명한 내용을 전달 • 상대방에게 예절 지키기, 경청, 공감, 타협 • 상대방의 감정을 예견하고 이유를 설명 • 솔직하게 말하기 • 대화 초반에 말하기 • 직접 말하기 • '나' 전달법 사용하여 하고 싶은 말하기	• 단호하고 또렷한 음성과 생동감 있는 억양 • 적절한 거리와 목소리, 시선의 접촉 유지 • '음' 등 사용하지 않기 • 거리를 유지하며 주저하거나 서두르지 않기 • 말하고 있는 내용과 일치하는 얼굴 표정과 몸짓 • 자연스러운 자세와 몸짓

4 비주장행동

자신의 권리나 욕구, 의견이나 감정을 적절하게 표현하지 못하는 행동으로 자신의 감정과 권리를 상대방이 침해하도록 두는 소극적 행동과 상대방의 감정을 손상시키거나 권리를 침해하면서 표출하는 공격적 행동이 포함된다.

CHAPTER 04 협력과 조정

UNIT 1 협력과 조정

1 협력 기출 23

1) **정의** : 두 사람 이상이 모여 공동목표를 달성하기 위해 상호 유기적으로 목표활동을 분담하여 함께 수행하면서 서로 돕는 행동

2) **전문직 간 협력**
   ① 간호사-의사의 협력의 중요성 : 각 분야의 전문가로서 지식과 기술을 이용하여 환자 치유에 시너지 효과를 낼 수 있는 상호작용을 통해 양질의 의료서비스를 제공하는 역할 수행
   ② 간호사-의사의 협력 촉진방안 : 간호사의 전문적인 지식함양과 의사소통기술 개발, 협력적 조직문화 조성, 갈등 예방과 해결을 위한 제도 마련, 합리적인 보상시스템

2 조정

1) **정의** : 둘 이상의 관계를 효과적으로 연계하여 적절한 상호작용을 통해 조직목적 달성을 위해 모든 부분의 활동을 통합·조화시키는 활동
2) **보건의료의 케어서비스 조정** : 둘 이상의 참여자(환자포함)가 환자 케어활동을 신중하고도 체계적으로 구성하여 적절한 케어서비스를 제공하는 활동
3) **조직 내 조정 기전(민츠버그)** : 상호조정, 직접 감독, 업무수행과정과 기술 및 산출의 표준화
4) **조직에서 사용할 수 있는 조정 방법** : 권한과 책임의 명료화, 목표의 명확화와 참여 촉진, 계획 및 피드백, 정형화 및 표준화, 위원회나 조직구의 활용, 구조적 개편, 재집권화, 객관적 인사관리 등

3 팀 협력

1) 팀의 정의 기출 16 : 상호보완적 기능을 가진 소수의 전문가가 공동의 목표달성을 위해 구성된 집합체

2) 팀의 발달단계 : 형성기 → 격동기(갈등기) → 규범기 → 성과달성기

3) 팀빌딩

(1) 정의 : 팀이 형성되고 발전되는 과정을 자연적인 프로세스에 맡기지 않고 인위적인 개입을 통해 팀의 형성과 발전과정을 도와주고 촉진하는 활동

(2) 팀 빌딩에 있어 가장 중요한 사항 : 명확한 목적의식 공유, 그 목적을 성취하려는 의욕을 고취시키는 것

(3) 팀 빌딩의 단계 기출 22, 23

① 팀 목표 설정 및 활동 규칙의 설정
② 팀원의 역할과 책임을 규정
③ 팀워크의 촉진 : 피드백 장려, 갈등 해결, 창의력 촉진, 참여적인 의사결정
④ 팀 성과의 확인과 동기 유지 : 공동목표의 달성 정도, 팀원의 의사소통 수준, 갈등해결과 팀워크의 유지수준, 결정사항에 대한 팀원의 만족도 등을 평가하고 성과를 공유

4) 팀워크

(1) 정의 : 공동목표 달성을 위해 팀원이 각자의 역할에 따라 책임을 다하고 협력적으로 행동하는 것, 팀 내의 협력적인 상호작용의 정도

(2) 효과적인 팀워크를 위한 운영 방안 기출 21, 22, 24 : 공동목표의 설정과 달성, 협력적 행동 지향, 개방적 의사소통 중시, 개인의 책임완수 및 독립성 인정, 타협과 조정의 필요

(3) 팀워크 촉진방안 : 피드백 장려, 갈등해결, 창의력 촉진, 참여적 의사결정

CHAPTER 05 갈등과 직무 스트레스 관리

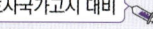 간호사국가고시 대비

UNIT 1 갈등의 개념 및 원인

1 갈등의 개념 기출 08, 09, 12

① 개인 또는 집단 사이의 생각, 태도, 느낌, 행위에 차이가 있을 때 일어나는 과정
② 상반되는 2개 이상의 욕구 또는 동기가 동시에 존재하여 한쪽을 만족하려고 하면 다른 한쪽이 만족하지 않은 상태에서 발생

2 갈등의 기능

갈등의 순기능	갈등의 역기능
• 문제인식 증가	• 불안, 스트레스, 불신, 적대감 조성
• 침체현상 방지, 활력 조성	• 의사소통 감소나 단절
• 상호이해와 상호관계 증진	• 업무관계 악화, 파벌의식 증가
• 발전에 필요한 변화 촉진	• 생산성 감소
• 문제해결능력 향상, 창의성과 유연성 증진	• 조직의 안정성, 조화성, 통일성 저하

3 갈등의 원인

1) 개인 간 갈등의 원인과 대처방안

(1) 원인 기출 16

개인적 요인	업무적 요인	조직적 요인
• 상반된 가치관	• 공동책임의 업무	• 한정적 자원
• 지나친 기대	• 무리한 업무, 시간적 압박	• 의사소통의 부재
• 억압된 갈등	• 업무처리의 애매한 기준	• 조직 계층의 복잡성
• 타인의 감정을 손상시키는 언행	• 중복되는 업무	• 불명확한 정책, 원칙, 규범 등

(2) 효과적인 대처방안

갈등관리 유형	적합한 상황
협력형	• 양측의 관심사가 모두 중요하며 통합적인 해결안이 필요할 때 • 양측의 관여를 확보하고자 할 때나 양측의 참여나 합의가 절대적으로 필요할 때
수용형	• 논제가 상대방에게 더 중요할 때 • 향후 논제에 대한 사회적 신뢰를 쌓는 것이 필요가 있을 때
강압형	• 신속하고 결단성 있는 해결이 필요할 때 • 비용절감이나 규칙 강요와 같은 인기 없는 조직의 시행이 필요할 때
회피형	• 논제가 사소하고 다른 논제의 해결이 더 급할 때 • 사람들을 진정시키고 생각을 가다듬게 할 필요가 있을 때
타협형 (협상형)	• 복잡한 문제에 대해 임기응변적인 해결이 요구될 때 • 상호배타적인 목표를 달성하기 위해 노력할 때 • 상호배타적인 목표를 가지면서 자신의 입장을 강력하게 주장하는 상황일 때

2) 집단 간 갈등의 원인과 대처방안 기출 19, 25

원인	대처방안
• 업무의 상호의존성, 모호한 업무의 한계 • 부문화와 부서 간 차별성 : 집단이기주의 • 자원의 부족과 분배의 불일치 • 목표와 이해관계, 가치관의 태도와 인지 차이 • 의사소통의 장애 • 불균형한 종속성, 지위의 부조화 • 지나친 과업의 강조	• 대면(confrontation)을 통한 문제해결 • 상위목표(superordinate goals)의 설정(공동목표설정) • 자원의 확충과 증대 • 제도화, 권한 사용 • 의사소통의 활성화 • 조직구조의 혁신, 조직의 개편 • 회피, 강압, 상사의 명령, 경쟁 등

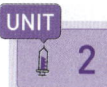

UNIT 2 | 직무 스트레스

1 직무 스트레스의 개념

조직에서 직무와 관련하여 발생하는 스트레스로 정상적 흐름을 방해하는 내외적 사건으로 인한 항상성의 파괴 상태, 자극과 유기체 간의 상호작용, 생리적·정신적·행동적 반응을 의미

2 직무 스트레스 요인

① **개인차원** : 역할과중, 역할갈등, 역할모호성, 역할 과소, 책임감
② **집단차원** : 집단응집력 결여, 집단 내·집단 간의 갈등, 지휘·신분상의 문제
③ **조직차원** : 조직분위기, 조직구조 및 설계, 경영관리스타일, 인사정책 및 보상제도, 설비 및 기술수준, 업무 환경 및 조건

3 직무 스트레스가 직무와 조직에 미치는 영향

① 직무만족과 직무몰입 감소
② 책임감 감소, 일탈행위 증가, 근무태만
③ 의사소통 단절과 대인관계 악화, 비능률적인 업무관계
④ 판단오류, 의사결정의 과오 유발
⑤ 결근율 상승
⑥ 성과와 생산성 저하
⑦ 사고 발생

4 간호사의 직무 스트레스 관리방안 기출 17, 20, 24

개인 차원의 관리방안	조직 차원의 관리방안
• 스트레스 수용하기 • 스트레스에 대한 자기 인식의 확대 • 휴가나 산책 등 여가활동으로 완전히 벗어나기 • 변화에 대한 계획과 회복력 키우기 • 긍정적 자기 지각 • 과도한 업무분담 감소시키기 • 건강한 상태유지와 신체 돌보기	• 간호사 개인의 스트레스 수준 파악 및 적정 수준 유지 • 직무분석과 직무설계를 통한 간호사의 역할·책임·권한부여 • 간호직무에 대한 흥미·자율성·성취기회 증진 • 간호인력 및 물적 자원의 확보 • 공정한 보상과 인사관리, 적재적소의 배치 • 능력개발과 성장기회 제공 • 분권화와 참여적 관리 • 간호관리자의 리더십과 관리능력 개발 • 간호사를 위한 지지집단의 활용

PART 5 지휘

01. 의사결정 과정에서 나타나는 리더의 행동에 따라 지도성을 전제형, 민주형, 자유방임형으로 분류하여 설명한 이론이다. 이 중 올바르지 못한 것은?

① 전제형은 어느 경우에나 가장 나쁜 유형이다.
② 전제형은 업무 중심적이다.
③ 민주형은 의사결정의 권한을 집단에 위양한다.
④ 자유방임형이 가장 바람직하다.
⑤ 생산성의 측면에서는 민주형과 전제형의 우열을 가리기 어렵다.

해설 [행동이론(행위이론, 행태이론) 특징]
- 리더십은 후천적인 훈련과 학습을 통해 가능하다는 이론
- 생산성은 평상시에는 민주형이, 응급상황이나 위기 발생 시에는 전제형이 효과적
- 자유방임형은 어느 경우에서나 가장 나쁜 행태

구분	전제형	민주형	자유방임형
특성	• 집단에 대해 강한 통제 • 강제로 동기부여 • 명령을 통해 지휘 • 상의하달식 의사소통 • 독단적 의사결정 • 직위의 차이 강조 • 중앙집권화 • 권위주의적 • 업무중심적 • 성취지향적	• 집단에 대한 통제 최소화 • 경제적 보상, 자아보상으로 동기부여 • 제안과 안내로 지시 • 상의하달식과 하의상달식 의사소통 • 의사결정의 전 과정에 구성원 참여 • '우리' 강조 • 건설적 비평 허용	• 허용적이고 통제가 전혀 없음 • 구성원의 요청이 있을 때 지지하고 동기부여 • 지시 자제 • 의사소통 통로 다양 • 의사결정에 구성원 참여 • 집단 강조 • 비평하지 않음

02. 조직 과업의 구조화가 잘 이루어져 있으며, 리더와 구성원의 관계가 원활하고, 리더에게 적절한 직위권력이 주어진 매우 호의적인 상황에서 피들러의 상황적합성 이론을 적용했을 때 가장 효과적인 리더는 어느 유형인가?

① 민주형 리더십
② 위임적 리더십
③ 관계지향적 리더십
④ 과업지향적 리더십
⑤ 설득적 리더십

정답 01. ④ 02. ④

> 해설 [상황적합성 이론]
- 피들러(F. Fiedler)의 상황적합성 이론 : 상황에 적합한 효과적인 리더십 스타일을 개념화한 것으로 상황을 고려한 최초의 리더십 이론
- 효과적인 리더십은 지도자와 구성원간의 상호작용 유형과 상황과의 관계에 따라 결정 → 상황에 따라 효과적인 리더십 유형이 달라짐을 강조
- 리더의 유형 : 리더의 유형을 분류하기 위해 LPC 점수를 사용
- 상황과 리더와의 관계
  - LPC 점수가 높은 리더 : 관계지향적 리더 → 상황의 호의성이 중간정도일 때 효과적
  - LPC 점수가 낮은 리더 : 과업지향적 리더 → 상황의 호의성이 아주 높거나 아주 낮은 상황일 때 효과적

03. 블레이크(R. R. Blake)와 무턴(J. S. Mouton)의 관리그리드이론 중 인간에 대한 관심과 생산에 대한 관심이 모두 높으며 구성원들에게 공동목표와 상호의존관계를 강조하고 상호신뢰를 중시하는 리더십은?

① 인기형
② 타협형
③ 팀형
④ 무관심형
⑤ 과업형

> 해설 [블레이크(R. R. Blake)와 무턴(J. S. Mouton)의 관리격자 이론]
- 무관심형(1·1형) : 생산과 인간에 대한 관심이 모두 낮아서 리더는 조직구성원으로서 자리를 유지하기 위해 필요한 최소한의 노력과 관심을 기울이는 무력한 리더형
- 인기형(1·9형) : 리더는 인간에 대한 관심은 매우 높으나 생산에 대한 관심은 매우 낮은 형
- 과업형(9·1형) : 리더는 생산에 대한 관심이 매우 높으나 인간에 대한 관심은 매우 낮음. 리더는 일의 효율성을 높이기 위해 인간적 요소를 최소화하도록 작업조건을 정비하고 과업수행 능력을 가장 중요하게 생각
- 중도형(타협형, 5·5형) : 리더는 생산과 인간에 대해 적당히 관심 갖고 과업의 능률과 인간적 요소를 절충하여 적당한 수준에서 성과를 추구
- 팀형(9·9형) : 가장 이상적인 지도성 유형으로 리더는 인간과 생산 모두에 대한 관심이 매우 높아 구성원과 조직의 공동목표 및 상호의존 관계를 강조하고, 상호 신뢰적이고 존경적인 관계와 구성원의 몰입을 통하여 과업을 달성

04. 허시와 브랜차드의 상황적 리더십 이론 중 리더가 업무를 지시하기보다는 구성원들 간의 아이디어 공유를 지원하고 관계를 중시하는 리더십 유형은?

① 민주형 리더
② 설득형 리더
③ 위임형 리더
④ 성취형 리더
⑤ 참여형 리더

> 해설 [리더십 유형과 상황의 효과성]

구성원의 성숙도	효과적인 리더십 유형
R1 능력無, 의지無	S1 : 지시형-높은 과업지향성, 낮은 관계지향성-리더는 구성원에게 기준제시, 지도, 리더중심의 의사결정
R2 능력無, 의지有	S2 : 설득형-높은 과업지향성, 높은 관계지향성-구성원에게 의견을 제시할 기회제공, 쌍방적의사소통과 공동 의사결정

03. ③ 04. ⑤

R3 능력有, 의지無	S3 : 참여형-낮은 과업지향성, 높은 관계지향성-구성원과의 관계를 중시, 아이디어 공유, 의사결정과정에 구성원을 참여시킴
R4 능력有, 의지有	S4 : 위임형-낮은 과업지향성, 낮은 관계지향성-의사결정과 과업수행에 대한 책임을 구성원들에게 위임, 자율적으로 과업 수행하도록 함

05. 허츠버그의 2요인 이론 중 동기요인으로 구성된 것은?

① 성취감, 안정감, 책임감
② 성취감, 급여, 정책
③ 급여, 정책, 작업환경
④ 전문적 성장, 정책, 작업환경
⑤ 직무지체, 성취감, 급여

해설 [동기-위생이론(허츠버그, 2요인론)]
- 위생요인 : 급여, 복지시설, 정책, 지위, 작업환경, 작업조건, 직장의 안정성 등
- 동기요인 : 성취감, 안정감, 책임감, 직무자세, 직무충실, 승진, 성장가능성, 일 자체 등

06. 단순한 문제를 해결할 때 효과적인 의사소통 방법으로 특정한 리더에 의해 정보전달이 이루어지는 유형은?

① 사슬형
② Y형
③ 수레바퀴형
④ 원형
⑤ 완전연결형

해설 [의사전달망에 따른 분류]

특성 \ 유형	사슬형 (연쇄형)	Y형	수레바퀴형 (윤형)	원형	완전연결형 (개방형)
특징	• 공식적인 명령계통과 수직적인 경로로 의사소통 • 관료적 조직이나 공식화가 진행된 조직에서 쉽게 발견	• 리더는 없지만 집단을 대표할 수 있는 인물이 있는 경우 • 라인-스태프 조직에서 발견	• 팀에 강력한 중심적 리더가 존재 • 정보전달이 리더에 의해 이루어지며 의사전달의 중심에 있는 사람에게 집중되는 형태	• 동등한 입장에서의 수평적 의사소통 • 위원회나 태스크포스팀에 적용	• 자유로운 정보 교환 • 창의적인 아이디어 산출 가능 • 브레인스토밍 과정에서 많이 사용
의사소통 속도	빠름	빠름	단순한 과업 : 빠름 복잡한 과업 : 느림	근접 : 빠름 분산 : 느림	빠름
권한의 집중	높음	중간	매우 높음	낮음	매우 낮음
구성원 만족도	낮음	중간	낮음	높음	높음
형태					

정답 05. ① 06. ③

07. 상대방의 권리를 침해하거나 상대방을 불쾌하게 하지 않는 범위 내에서 개인의 권리와 느낌에 대하여 표현하는 것을 무엇이라고 하는가?

① 설득
② 강화훈련
③ 타협
④ 협상
⑤ 주장행동

해설 주장행동 : 상대방의 권리를 침해하거나 상대방이 불쾌하지 않는 범위 내에서 자신의 권리, 욕구, 생각, 느낌 등을 그대로 솔직하게 상대방에게 직접 표현하는 행동

08. 효과적인 팀 워크를 위한 운영방안으로 옳은 것은?

① 공동의 목표보다 개인의 목표달성을 강조한다.
② 리더의 업무지시에 무조건적인 수용을 강요한다.
③ 팀원은 개인 스스로의 역량을 개발하기 위해 노력한다.
④ 팀원간에 비판적인 평가 분위기를 조성한다.
⑤ 빠른 업무 추진을 위해 다양성보다는 획일성을 강조한다.

해설 [팀 워크]
- 정의 : 공동목표 달성을 위해 팀원이 각자의 역할에 따라 책임을 다하고 협력적으로 행동하는 것, 팀 내의 협력적인 상호작용의 정도
- 효과적인 팀워크를 위한 운영 방안 : 공동목표의 설정과 달성, 협력적 행동 지향, 개방적 의사소통 중시, 개인의 책임완수 및 독립성 인정, 타협과 조정의 필요

09. 집단간 갈등을 해결하기 위한 방안이 아닌 것은?

① 개인목표 재설정
② 대면을 통한 문제해결
③ 제도화
④ 의사소통 활성화
⑤ 자원의 증대

해설 [집단 간 갈등의 대처방안]
- 대면(confrontation)을 통한 문제해결
- 상위목표(superordinate goals)의 설정(공동목표설정)
- 자원의 확충과 증대
- 제도화, 권한 사용
- 커뮤니케이션의 활성화(의사소통의 활성화)
- 조직구조의 혁신, 조직의 개편
- 회피, 강압, 상사의 명령, 경쟁 등

07. ⑤   08. ③   09. ①

10. 간호사의 직무 스트레스를 관리하기 위한 조직차원의 방안으로 옳지 않은 것은?

① 보상체계를 개선한다.
② 간호관리자의 리더십을 개발한다.
③ 적정수준의 간호인력 확보와 업무량을 조정한다.
④ 집권화 및 지시적 관리 방법을 실시한다.
⑤ 업무환경을 개선한다.

해설 [조직차원의 스트레스 관리 방안]
- 간호사 개인의 스트레스 적정 수준의 제고
- 직무분석과 직무설계
- 간호인력 확보와 업무량 감소
- 공정한 보상과 인사관리, 적재적소의 배치
- 체계적인 훈련과 경력개발
- 분권화와 참여적 관리
- 간호관리자의 리더십과 관리능력 개발
- 간호사를 위한 지지집단의 활용
- 개방적인 의사소통 실시
- 물리적인 업무환경의 개선

정답 10. ④

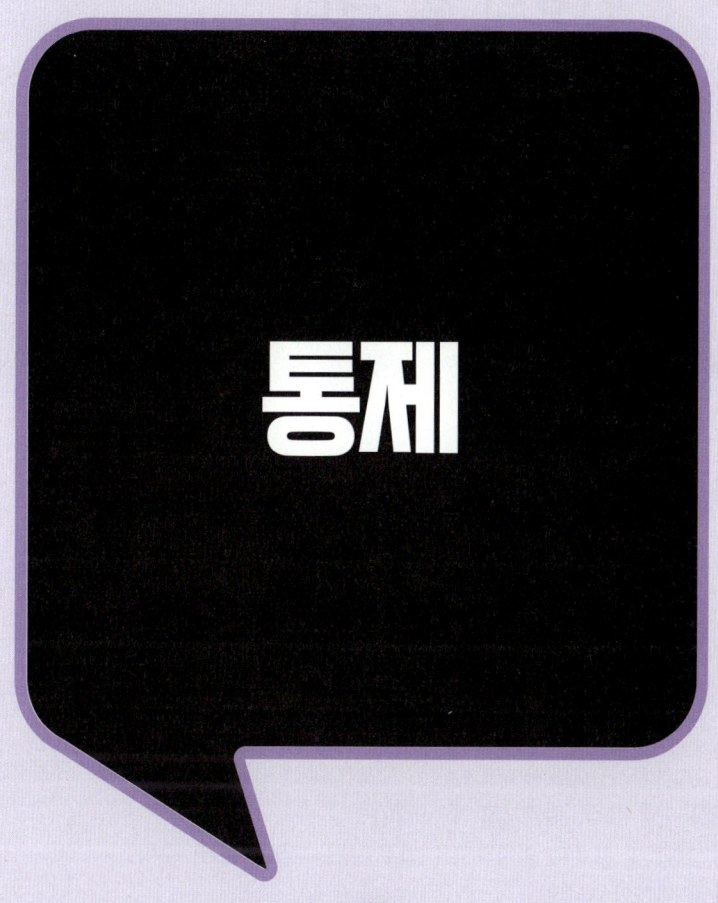

PART 6

CHAPTER 01. 간호의 질 관리
CHAPTER 02. 환자안전

CHAPTER 01 간호의 질 관리

UNIT 1 통제의 개념

1 통제의 정의 [기출] 06, 14, 19

표준을 세우고, 표준에 대한 업무의 수행을 측정하며 그 결과를 보고하고 교정을 취하는 활동으로 간호조직에서의 통제란 간호사들의 활동이 표준을 따르고 있는가의 여부를 검토 및 분석을 하여 실제의 차이를 시정하는 관리활동

2 통제의 기능

① 표준설정, 업무수행 측정, 결과보고 및 교정활동
② 미리 설정된 계획 및 표준과 일치하도록 업무수행을 검토, 평가, 수행
③ 피드백을 통한 결과의 재수립

3 통제의 필요성 [기출] 14

① 급변하는 의료환경에 따른 조직환경의 불확실성
② 조직규모가 증대됨에 따른 통합과 조정을 위함
③ 인간능력의 한계
④ 권한위임과 분권화의 증대는 최종책임자에 대한 통제장치가 필요
⑤ 비용효과적인 관리의 필요성 증대
⑥ 간호조직의 목표달성과 조직형태의 효과적 유지
⑦ 외부평가 및 객관적인 평가의 강화를 위해

4 통제의 과정 [기출] 08, 15

표준설정 → 성과측정 → 성과 비교 → 개선 활동

1) **표준설정** : 목표, 인력, 업무설계
2) **업무성과의 측정** : 자료수집, 결과분석
3) **성과 비교** : 표준과의 비교, 원인 파악
4) **수정활동** : 표준점검, 계획안 수정, 개선활동 선택

5 효과적인 통제전략

① 통제는 미래지향적, 목적적, 경제적, 객관적이어야 함
② 활동의 특성을 반영, 특수한 상황에 맞게 설계
③ 융통성 있는 대안으로 유연한 통제
④ 모니터링은 초기와 중요한 시점에서 확인
⑤ 잠재적·실세적 차이는 신속히 보고되어 시정조치가 취해져야 함
⑥ 업무의 책임소재를 확인하여 교정행동이 가능해야 함
⑦ 조직문화에 알맞고 조직구성원이 이해할 수 있어야 함

6 통제의 기법 기출 13

재무적 통제	• 비용효과분석(CEA) : 투입은 화폐단위, 산출은 비화폐단위 • 비용편익분석(CBA) : 투입과 산출 모두 화폐단위 • 기획예산제도(PPBS) : 장기적인 계획수립과 단기적인 예산편성을 유기적으로 연관시킴 • 작업망 체계모형(PERT) : 불확실한 상태에서 기획과 통제를 하는데 사용되는 기법 • 주경로기법(CPM) : PERT와 유사하나 프로젝트를 위한 하나의 완성시간만을 추정하는 방법 • 흐름도(Gant chart) : 계획한 업무의 순서와 책임 등을 날짜별로 기록하여 그 흐름을 한눈에 파악
관리감사제도	• 조직의 전체시스템과 하위시스템을 검토함으로써 조직의 목적성취도, 능률성, 공익성을 평가하는 제도 • 효율적인 관리체계, 질 관리 등
인적자원회계	• 직원들의 기술, 능력, 사기 등을 재산으로 고려하는 것 • 인력정책, 성과평가, 교육훈련을 통한 직원의 능력개발수준, 직원훈육 등

7 통제의 유형

① **예방적 통제** : 실수를 줄여 문제 발생 여지를 최소화
② **수정적 통제** : 조직의 성과가 목표와 차이가 있을 때 그 원인을 찾아 수정하는 활동

UNIT 2 | 의료의 질 관리

1 질(quality)의 개념 기출 06

간호의 질은 일반적으로 인정된 양질의 간호실무에 대한 표준과 기대되는 결과의 달성에 부합되는 정도를 의미

2 의료의 질 구성요소 기출 12, 18

1) **효과성** : 건강 수준의 향상에 기여한다고 인정된 의료서비스의 수행 정도, 올바른 산출과 관련된 개념
2) **효율성** : 의료서비스의 제공 시 자원의 효율적인 활용정도, 최소 자원의 투입으로 최대의 건강수준을 얻을 수 있는 정도
3) **기술 수준** : 의료서비스의 기술적인 수준
4) **접근성** : 시간, 거리, 비용 등 의료서비스를 쉽게 이용할 수 있는 정도
5) **가용성** : 필요한 서비스를 제공할 수 있는 여건의 구비 정도
6) **적정성(적절성)** : 비용에 대한 상대적인 의료의 효과, 비용간의 균형정도
7) **합법성** : 윤리적 원칙, 가치, 규범, 풍속, 법과 규제 등 사회의 선호도에 순응하는 정도
8) **지속성** : 의료서비스의 시간적, 지리적 연결 정도와 상관성
9) **적합성** : 대상 인구 집단의 요구에 부합하는 정도
10) **형평성** : 보건의료의 분배 및 대상집단의 혜택에서 공정성을 결정하는 원칙에 대한 순응 정도
11) **이용자 만족도** : 의료서비스에 대한 이용자의 판단

3 질 보장(QA)과 총체적 질 관리(TQM) 기출 08, 11, 12, 13, 17

구분	질 보장(QA)	총체적 질 관리(TQM)
목표	환자진료의 질 향상	환자와 고객을 위한 모든 서비스와 진료에 대한 질 향상
범위	• 임상적 의료의 과정 및 결과 • 환자에게 취해진 활동	• 임상·비임상을 포함한 조직 전반 • 질 향상을 위해 취해진 모든 활동
목적	• 발생한 문제의 특별한 원인을 규명 • 문제해결	• 지속적인 질 향상 • 특별한 것과 일반적인 원인 모두 강조하나 일상적인 원인에 주의를 더 기울임
중점	• 결과 중심적 • 수직적 검토 • 표준에 미달된 직원교육	• 예방과 계획, 수평적 검토 • 과정과 결과를 모두 중시 • 모든 사람의 업무수행을 개선
참여자	제한된 참여(위원회, 미달직원 등)	과정에 관련된 모든 사람(전체직원)
활동	역치/표준에서 이탈이 있을 때	지속적으로 표준을 개선

4 질 향상 활동과정

문제발견 → 우선순위 결정 → 문제분석 → 자료수집과 결과분석 → 개선과제 규명 및 계획의 수립 → 개선과정 수행 → 모니터링과 문제 재평가의 순환과정을 가짐

5 질 향상 활동방법

1) PDCA(Plan-Do-Check-Act) cycle

지속적인 품질 개선을 위한 변화를 수행하는 과정모델로 P(plan:계획) - D(do:실행) - C(check:검증) - A(act:개선)의 단계로 반복
① P(plan:계획) : 문제를 정의, 현재상태와 목표상태의 차이를 확인
② D(do:실행) : 설정된 계획을 실행, 진행과정을 지속적으로 모니터링하는 것이 필수
③ C(check:검증) : 실시한 결과를 측정하고 계획과 비교·검토
④ A(act:개선) : 결과에 따라 목표에 달성하지 못한 경우 계획을 리뷰하고 시정조치 등의 피드백

2) 6-시그마(six sigma)

환자와 보호자들의 명시적이거나 묵시적인 요구 사항을 충족시킬 수 있는 간호서비스의 향상에 적용하기에 가장 적합한 기법으로 디매익(DMAIC)으로 대표됨
① 정의단계(define) : 문제선정과 정의
② 측정단계(measure) : 문제의 현 수준을 측정
③ 분석단계(analyze) : 문제의 근본원인을 파악
④ 개선단계(improve) : 최적의 개선안을 도출하는 단계
⑤ 관리단계(control) : 개선결과를 지속적으로 유지하기 위한 관리계획을 수립하고 실행하는 단계

6 질 관리 분석 도구

1) 흐름도(flow chart = 순서도) 기출 19, 22

① 업무과정에 필요한 모든 단계를 순서대로 정확하고 이해하기 쉬운 형태로 도식화한 도구
② 불필요한 작업, 중복으로 인한 지연 또는 개선 작업을 시작할 지점을 확인할 때 사용
③ 질 관리과정을 분석하고 개선하려고 할 때 유용한 도구
④ 직원의 감염노출과 관련된 문제를 규명하기 위해 감염노출 발생부터 추후관리 필요여부까지의 전 과정을 도식화하여 확인할 때 사용

2) 원인-결과도(Cause-effect diagram) 기출 08, 09, 10, 11, 20
① 일의 결과와 특성과 그것에 영향을 미치는 요인이나 원인을 계통적으로 나타낸 것
② 이시카와 다이어그램, 인과관계도, 특성요인도, 물고기 등뼈 그림이라고도 함
③ 결과에 대해 어떤 요인이 어떻게 영향을 미치는지 연결하여 원인을 파악하고 나열

3) 히스토그램(histogram) 기출 20
① 어떤 사건이나 특별한 측정의 빈도와 수를 막대그래프로 나타낸 것
② 자료의 변동과 분포 양상을 명확하게 제시함으로 데이터를 시각화
③ 다양한 자료의 상대적 빈도를 보여줌
④ 어느 유형의 데이터에도 쉽게 적용하여 단순하게 표현

4) 파레토 차트(Pareto chart) 기출 09, 11, 20, 24
① 일의 80%의 결과는 전체 결과에 기인하는 요인 중 20%의 원인에서 비롯
② 히스토그램의 특별한 형태로 왼쪽부터 가장 큰 영향을 주는 요인에서 가장 적은 영향을 주는 요인순으로 나열(내림차순 나열)하고 각 요인의 누적 양을 꺾은선 그래프로 연결한 차트
③ 순위를 매긴 막대그래프와 함께 항목별 누적 백분율을 동시에 표시
④ 문제해결을 위한 가장 큰 영향요인에 초점을 맞출 수 있도록 하며, 문제의 중요성을 간결하고 신속하게 해결할 수 있도록 시각적 형태로 제시

5) 유사성 다이어그램(affinity diagram)
① 작은 범주별로 아이디어를 논리적으로 그룹화하는 집중적 사고의 한 형태이며 아이디어를 유사그룹으로 묶기 위한 접근법
② 많은 아이디어를 작은 범주별로 논리적으로 그룹화하기 위한 집중적 사고의 한 형태

6) 런차트(run chart)
① 시간의 경과에 따른 추이를 보기 위한 꺾은선 그래프
② 기대하는 결과에서 경향이 얼마나 떨어졌는지를 확인가능하게 하여 문제를 발견하고 해결방안이 수행된 이후의 개선정도를 모니터에 이용
③ 중재적용 전후의 성과와 영향을 비교 가능, 경향을 예측하는 데 유용한 정보 제공

7) 관리도(control chart) 기출 21, 23
① 평균, 상한선과 하한선을 표시하여 변이의 의미를 파악하게 함
② 변이와 원인을 조사함으로써 업무수행 과정에서 발생되는 문제를 지속적으로 관찰하고 조절하여 이를 향상시킬 목적으로 이용

8) 레이더차트(radar chart)
① 여러 측정치에 대한 실제적인 수행 정도와 기대되는 수행 정도 간의 차이를 나타냄
② 거미줄 차트라고도 하며 점선은 기대되는 수행 정도를 나타내고 실선은 실제 수행결과를 표시

9) 산점도 : 두 변수들 간의 상관관계를 확인하는데 사용

간호의 질 관리

1 간호실무표준 및 용어의 정의 및 목적 기출 08, 10, 15

1) 간호실무표준
① 간호관리의 원칙과 실무에 기초를 두고 간호의 수행 결과를 측정하는 척도
② 의료기관에 따라 개별적인 표준을 설정
③ 표준 자체가 평가도구는 아니며 질을 측정하기 위한 표준 척도를 제공하는 것

2) 간호실무표준을 설정하는 목적 : 간호의 질 향상, 비용절감, 간호태만의 확인

3) 임상질지표
제공된 진료서비스의 진료양상, 결과와 관련지어 표준에 부합하는지 평가, 관찰, 측정할 수 있는 객관적 변수나 특성

2 간호의 질 향상 접근 방법(A. Donabedian) 기출 13, 15, 16, 18, 19, 22

구분	구조적 평가(구조적 접근) 기출 15, 17	과정적 평가(과정적 접근) 기출 18, 22, 24	결과적 평가(결과적 접근) 기출 19
특징	간호가 수행되는 구조, 작업조건이나 환경, 보건의료제공자의 자원	• 간호실무과정, 간호과정 측정 • 간호사가 환자와 상호작용을 하는 간호활동	• 목표 달성 정도 • 간호의 결과로 나타난 것을 평가
질 평가시 표준	• 정책, 절차, 직무기술서 • 조직구조, 간호인력의 배치 • 교육 및 연구 • 재정, 시설, 장비, 물품 • 업무량	• 환자간호 수행 및 태도 : 의사소통, 숙련성, 기술성 등 • 타부서와의 상호작용 • 관리와 지도성 • 환자 개인 특성에 관한 돌봄, 개인의 권리존중 등	• 질적간호 : 건강상태, 자가간호 수준, 건강유지 관련 지식 유무, 사망률, 재발률, 입원기간, 합병증 유무 등 • 비용 • 환자와 간호사의 만족도
예시	• 적정 간호인력이 배치되어 있는가? • 병동에 안전관리 매뉴얼이 비치되어 있는가? • 신규간호사 오리엔테이션 프로그램이 개발되어 있는가?	• 간호사는 투약 시 5가지 기본규칙(5R)을 올바르게 지켰는가? • 간호사는 환자에게 간호행위를 수행할 때 친절했는가? • 환자가 동통, 오심, 구토 등을 호소할 때 간호사가 주의집중을 했는가? • 수술 후 24시간 후 환자의 조기 이상을 격려한다.	• 환자는 간호의 결과에 어느 정도 만족하는가? • 수술 후 2일째에 환자의 장음이 들린다. • 수술 후 합병증이 예방된다.

3 평가시기에 따른 간호의 질 평가방법 기출 11, 16, 18

구분	소급평가(retrospective review)	동시평가(concurrent review) 기출 11
평가시기	간호행위가 끝난 이후	환자가 입원하고 있는 동안, 간호행위 중
평가방법	환자 면담, 퇴원 시 환자 설문지, 퇴원환자 기록감사, 간호직원 집담회	환자면담 및 관찰, 입원환자 기록감사, 직원면담 및 관찰, 집담회
특징	수행된 간호에서 결점을 발견하여 다음 간호계획이나 교육, 행정의 변화를 통해 시정함으로써 간호의 질 향상	해당 환자의 간호에 평가결과가 반영되어 환자만족도와 간호의 질을 높임
단점	해당 환자에게 수정의 기회가 없음	평가를 위한 인력의 필요로 비용증가

4 의료기관인증제도

1) 제도의 이해와 목적
① 2010년 6월 의료의 질과 환자안전 수준을 제고함으로써 국민건강의 유지·증진에 기여하기 위함
② 인증대상 : 병원급 이상 의료기관(자율적으로 인증신청), 요양병원은 의무인증 대상
③ 의료기관별 종별 : 급성기병원, 요양병원, 정신병원, 치과병원, 한방병원, 재활의료기관은 4개영역(기본가치체계, 환자진료체계, 조직관리체계, 성과관리체계)인증
④ 인증주기 : 급성기병원과 요양병원, 정신병원-4주기, 치과병원과 한반병원 3주기, 재활의료기관 2주기

2) 급성기 인증기준
① 기본가치체계 : 환자안전보장활동
② 환자진료체계 기출 25 : 진료전달체계와 평가, 환자진료, 수술 및 마취진정관리, 의약품관리, 환자권리존중 및 보호
③ 조직관리체계 : 질 향상 및 환자안전 활동, 감염관리, 경영 및 조직운영, 인적자원 관리, 시설 및 환경관리, 의료정보·의무기록 관리
④ 성과관리체계 : 성과관리

3) 인증기준에 따른 필수 충족 기준

기본가치체계 기출 20, 21	1. 환자안전보장활동	1.1 정확한 환자확인 1.2 의료진 간 정확한 의사소통 1.3 수술·시술의 정확한 수행 1.4 낙상 예방활동 1.5 손 위생 수행
조직관리체계	7. 질 향상 및 환자안전 활동	7.1 질 향상 및 환자안전 운영체계 7.3 환자안전 사건관리

	8. 감염관리	8.1 감염예방·관리체계 구축 및 운영
		8.3 감염예방·관리교육
		8.3.2 직원에게 감염관리 교육 시행(상급종합병원만 해당)
	10. 인적자원관리	10.7 직원안전 관리활동
	11. 시설 및 환경관리	11.4 보안관리
		11.4.4 병문안객을 지속적으로 관리(상급종합병원만 해당)
		11.6 화재 안전관리 활동

4) 인증등급

① **등급** : 인증(4년)·조건부인증(1년)·불인증
② 조건부 인증을 받은 경우 1년 이내 재인증을 받아야 함
④ **이의신청** : 평가결과 또는 인증등급을 통보받은 날부터 30일 이내(의료법 제58조의5)
⑤ 인증의 취소 시 1년 이내 인증신청을 할 수 없음

CHAPTER 02 환자안전

UNIT 1 환자안전 관리

1 환자안전의 개념

① 환자안전은 의료제공 과정에서 오류의 예방 및 오류로 인하여 환자에게 발생하는 손상의 제거 및 완화, 또는 의료와 관련된 불필요한 위해의 위험을 최소한으로 낮추는 것(미국환자안전협회)
② 의료와 관련된 불필요한 위해의 위험을 최소한으로 낮추는 것(세계보건기구)

2 환자안전 관련 용어 기출 16

1) 환자안전
의료와 관련된 불필요한 위험을 수용할 수 있는 최소한의 수준으로 감소시키는 것

2) 환자안전사고
환자에게 불필요한 위해를 주었거나 줄 수 있는 사건이나 정황

3) 근접오류(위기일발, 아차사고, near miss)
의료오류가 발생하여 환자에 대한 위해(harm)의 가능성이 있을 수 있었지만, 회복 조치에 의해서 예방된 경우, 의료오류가 있었지만 의료사고로 이어지지 않는 사건

4) 위해 사건(adverse event) 기출 22
① 의료서비스 제공 과정 중에 발생하여 신체적, 정신적 상해 또는 부작용이 발생한 사건
② 기저질환이나 상태 때문이 아니라 병원에서 치료과정 중 발생한 상해나 사망
③ 예 낙상, 입원기간의 연장 등

5) 적신호 사건(sentinel event) 기출 16, 18
① 의료 대상자에게 장기적이고 심각한 위해를 가져온 위해사건으로 강제적 보고의 대상
② 사망이나 신체적·심리적 손상과 관련된 예측되지 않은 사건의 발생과 이를 초래할 위험이 있는 사건
③ 예 잘못된 수술부위, 수술 후 의도하지 않은 이물질의 잔존, 투약오류로 인한 환자 사망이나 심각한 장애 등

3 환자안전의 시스템적 접근

1) 스위스 치즈모형
하나의 사건이 발생하기 위해서는 치즈의 구멍처럼 여러 개의 결함이 동시에 존재한다고 보는 모형으로 사고예방을 위해 치즈구멍과 같은 잠재적 오류를 최소화하고 방어벽을 여러 겹 쌓아 오류가 구멍을 통과할 가능성을 감소시키기 위해 노력하는 것
① 가시적 오류(직접적 오류) 기출 18 : 수술 환자가 바뀌는 등의 사고가 발생된 지점에서의 오류, 부정적인 결과를 발생시키는 사건
② 잠재적 오류 : 환자표준지침의 부재, 과다한 업무로 인한 오류, 환자 안전문제의 부재 등 사고에 대한 근본적인 원인이 조직의 시스템에 있는 경우 예 구두 처방 시 재확인 또는 절차의 미준수, 유사한 약제의 보관방법에 대한 교육 미비 등

2) 하인리히 법칙
대형 사고나 산업재해와 같은 심각한 사고는 갑자기 발생하는 것이 아니라 그 이전에 수많은 경미한 사고와 징후들이 반드시 존재한다는 것을 밝힌 법칙

3) 근본원인분석(RCA) 기출 22, 23, 25
① 사건이 발생한 근본적인 원인을 규명하는 과정
② 적신호 사건과 같은 심각한 위해사건을 **후향적·사후적으로 분석**
③ 사람이 아닌 시스템과 프로세스에 초점

4) 오류유형과 영향분석(FMEA) 기출 21
① 오류발생 가능성을 예측하여 **전향적으로 개선방향을 검토하는 방법**
② 시스템과 프로세스 내에서 발생할 수 있는 모든 사건과 유형을 찾아내어 그 원인과 영향을 분석, 우선순위 선정, 개선계획을 실행하여 사전에 예방하는 것
③ 우선순위 선정 방법 : 심각성, 발생가능성, 발견가능성을 척도로 이용

4 환자안전관리 활동

1) 환자안전사고 보고시스템
보고된 자료를 체계적으로 분석하여, 근본원인을 찾아 시스템을 개선, 추후교육에 반영하여 오류의 재발을 방지

(1) 현장실무에서의 환자안전사고 보고시스템

강제적 보고체계	• 일차적인 목적 : 의료제공자가 책임을 지도록 함 • 중대한 손상 혹은 사망과 관련된 오류에 초점
자발적 보고체계	• 안전의 향상에 초점 • 통상적으로 위해를 일으키지 않은 오류 또는 환자에게 가볍고 경미한 위해를 일으킨 오류의 보고에 초점

(2) 성공적인 보고시스템이 갖추어야 할 요건들 기출 19, 23, 24

① 비처벌성 : 보고의 결과로 처벌을 받을 것이라는 두려움이 없도록 비밀을 보장
② 독립성 : 처벌의 권한을 가진 기관으로부터 독립적이어야 함
③ 전문가 분석 : 임상적 상황의 이해와 시스템 구조상의 원인을 인식하는 훈련을 받은 전문가가 보고서를 분석하도록 함
④ 적시성 : 심각한 위해의 경우 보고서를 신속하게 분석하여 해당자들에게 빠르게 전달
⑤ 시스템 지향성 : 권고안은 개인의 성과보다는 시스템, 프로세스, 제품의 변화에 초점
⑥ 반응성 : 보고서를 받은 기관은 권고안을 전파할 능력을 갖추고, 보고를 참여한 기관은 권고안을 실행할 의지가 있어야 함

2) 환자안전관리시스템 기출 20, 24

① 의료기관의 대형화, 복잡화로 환자안전을 위한 시스템적인 관리가 필요
② 시스템에 포함되는 요소는 단순화, 표준화, 반복확인, 구두처방시 재확인, 팀워크와 커뮤니케이션의 향상, 과거 실수로부터의 학습, 오류의 경험 공유 등
③ 현재 의료기관들은 투약전 환자확인율, 수술부위 확인율, 낙상률 등과 같은 관리지표를 개발하고 유지 중

3) 환자안전 향상 활동

(1) 정확한 환자 확인 기출 21 : 개방형 질문 사용, 최소 두 가지 이상의 지표 사용
(2) 효과적인 의사소통 : 정확하고 완전하며 명확한 정보를 이해할 수 있도록 함
(3) 수술·시술 전 환자 확인
(4) 낙상예방
(5) 화재안전관리 및 최소 연 1회 소방훈련 실시

PART 6 통제

01. 조직의 활동이 계획과 일치하도록 하기 위해 성과를 측정하고, 편차가 발생하는 곳을 발견하고 수정하기 위해 행동을 하는 것은?

① 지휘
② 인사
③ 통제
④ 계획
⑤ 조직

해설 통제의 정의 : 조직의 목표 달성을 위해 조직 구성원이 행동하고 있는가를 확인하는 것으로 계획과 결과, 실시간의 활동 차이를 시정하는 관리활동

02. 통제관리 과정으로 옳은 것은?

① 표준설정 – 표준과 성과 비교 – 업무성과측정 – 개선활동
② 업무성과측정 – 표준설정 – 표준과 성과 비교 – 개선활동
③ 업무성과측정 – 표준과 성과 비교 – 표준설정 – 개선활동
④ 표준설정 – 업무성과측정 – 표준과 성과 비교 – 개선활동
⑤ 표준설정 – 업무성과측정 – 개선활동 – 표준과 성과 비교

해설 [통제 과정]

표준설정 → 성과측정 → 성과 비교 → 개선 활동

- 표준설정 : 목표, 인력, 업무설계
- 업무성과의 측정 : 자료수집, 결과분석
- 성과 비교 : 표준과의 비교, 원인 파악
- 수정활동 : 표준점검, 계획안 수정, 개선활동 선택

03. 외래담당 간호관리자는 환자들의 입원이 지연되는 요인을 찾아내 도식화함으로 문제해결의 실마리를 찾으려고 한다. 이때 가장 유용한 질 관리 분석도구는 무엇인가?

① 런차트
② 원인결과도
③ 히스토그램
④ 업무흐름도
⑤ 파레토차트

01. ③ 02. ④ 03. ②

해설 [질 관리 분석도구]
- 흐름도(flow chart) : 업무과정이나 절차의 실제상황을 순서대로 정확하고 이해하기 쉬운 형태로 도식화한 도구
- 런차트(run chart) : 시간의 경과에 따른 추이를 보기 위한 꺾은선 그래프
- 관리도(control chart) : 평균, 상한선과 하한선을 표시하여 변이의 의미를 파악하게 함
- 원인-결과도(fishbone diagram, 물고기 뼈 그림, 인과관계도) : 일의 결과와 그것에 영향을 미치는 요인들을 계통적으로 나타낸 것
- 히스토그램(histogram) : 어떤 사건이나 특별한 측정의 빈도와 수를 막대그래프로 나타낸 것
- 파레토차트(Pareto chart) : 히스토그램의 특별한 형태로 왼쪽부터 가장 큰 영향을 주는 요인을 순서대로 나열(내림차순 나열)하고 각 요인의 누적 양을 꺾은선 그래프로 연결한 차트
- 유사성 다이어그램(affinity diagram) : 작은 범주별로 아이디어를 논리적으로 그룹화하는 집중적 사고의 한 형태이며 아이디어를 유사그룹으로 묶기 위한 접근법
- 레이더차트(radar chart) : 여러 측정치에 대한 실제적인 수행 정도와 기대되는 수행 정도 간의 차이를 나타냄, 거미줄 차트라고도 하며 점선은 기대되는 수행 정도를 나타내고 실선은 실제 수행결과를 표시
- 산점도 : 두 변수들 간의 상관관계를 확인하는데 사용

04. Q병원 간호부장은 잦은 투약오류와 관련된 문제를 해결하기 위해 의사의 처방부터 간호사의 투약행위까지 전 과정을 순서대로 도식화하여 확인하려고 한다. 적절한 질 향상 활동도구는?

① 인과관계도
② 흐름도
③ 히스토그램
④ 파레토차트
⑤ 관리도

해설 흐름도(flow chart) : 업무과정이나 절차의 실제상황을 순서대로 정확하고 이해하기 쉬운 형태로 도식화한 도구

05. 간호의 질을 평가하기 위한 질 관리 접근방법 중 과정적 평가 지표에 해당하는 것은?

① 환자 대 간호사 비율
② 환자의 투약 순응도
③ 간호사의 전년도 실무교육 이수율
④ 간호기록
⑤ 병원 의료기기 및 설비 현황

해설 [도나베디안의 간호의 질 관리 접근 방법]

구분	구조적 평가(구조적 접근)	과정적 평가(과정적 접근)	결과적 평가(결과적 접근)
특징	간호가 수행되는 구조, 작업 조건이나 환경, 보건의료제공자의 자원	• 간호실무과정, 간호과정 측정 • 간호사가 환자와 상호작용을 하는 간호활동	• 목표 달성 정도 • 간호의 결과로 나타난 것을 평가
질 평가시 표준	• 정책, 절차, 직무기술서 • 조직구조, 간호인력의 배치 • 교육 및 연구 • 재정, 시설, 장비, 물품 • 업무량	• 환자간호 수행 및 태도 : 의사소통, 숙련성, 기술성 등 • 타부서와의 상호작용 • 관리와 지도성 • 환자 개인 특성에 관한 돌봄, 개인의 권리존중 등	• 질적간호 : 건강상태, 자가간호 수준, 건강유지 관련 지식 유무, 사망률, 재발률, 입원기간, 합병증 유무 등 • 비용 • 환자와 간호사의 만족도

정답 04. ② 05. ④

06. 환자가 입원하고 있는 동안 환자간호를 분석하고 그 결과를 반영하여 환자의 만족도를 높이고 간호의 질을 높이는 간호의 질 평가 방법은?

① 동시평가
② 소급평가
③ 구조적 평가
④ 등록평가
⑤ 결과적 평가

해설

구분	동시평가(concurrent review)
평가시기	환자가 입원하고 있는 동안, 간호행위 중
평가방법	환자면담 및 관찰, 입원환자 기록감사, 직원면담 및 관찰, 집담회
특징	해당 환자의 간호에 평가결과가 반영되어 환자만족도와 간호의 질을 높임
단점	평가를 위한 인력의 필요로 비용증가

07. 의료기관 인증제의 인증을 받기 위한 필수기준으로 반드시 충족해야 하는 기준이 아닌 것은?

① 환자안전
② 직원안전
③ 질 향상 운영체계
④ 진료지침 관리체계
⑤ 감염관리

해설 [인증기준에 따른 필수 충족 기준]

기본가치체계	1. 환자안전보장활동	1.1 정확한 환자확인 1.2 의료진 간 정확한 의사소통 1.3 수술·시술의 정확한 수행 1.4 낙상 예방활동 1.5 손 위생 수행
조직관리체계	7. 질 향상 및 환자안전 활동	7.1 질 향상 및 환자안전 운영체계 7.3 환자안전 사건관리
	8. 감염관리	8.1 감염예방·관리체계 구축 및 운영 8.3 감염예방·관리교육 8.3.2 직원에게 감염관리 교육 시행(상급종합병원만 해당)
	10. 인적자원관리	10.7 직원안전 관리활동
	11. 시설 및 환경관리	11.4 보안관리 11.4.4 병문안객을 지속적으로 관리(상급종합병원만 해당) 11.6 화재 안전관리 활동

08. 적신호사건이 발생한 후 사건과 관련된 요인을 규명하기 위해 사용하는 조사방법은?

① 근본원인 분석
② 균형성과표
③ 오류유형과 영향분석
④ 인과관계 분석
⑤ 간호업무평가

06. ① 07. ④ 08. ①

[해설] **[근본원인분석(RCA)]**
- 사건이 발생한 근본적인 원인을 규명하는 과정
- 적신호 사건과 같은 심각한 위해사건을 후향적·사후적으로 분석
- 사람이 아닌 시스템과 프로세스에 초점

09. 다음에서 설명하는 환자안전사고는?

> A간호사는 의사의 처방을 정확히 확인하지 않아 정맥 혼합용 약제를 정맥으로 직접 투여하여 환자에게 심정지가 발생하였다.

① 근접오류
② 부작용
③ 이상반응
④ 적신호사건
⑤ 위해사건

[해설] **[적신호사건(sentinel event)]**
- 의료 대상자에게 장기적이고 심각한 위해를 가져온 위해사건으로 강제적 보고의 대상
- 사망이나 신체적·심리적 손상과 관련된 예측되지 않은 사건의 발생과 이를 초래할 위험이 있는 사건
  - 예) 잘못된 수술부위, 수술 후 의도하지 않은 이물질의 잔존, 투약오류로 인한 환자 사망이나 심각한 장애 등

10. 간호의 질 평가에서 결과적 질 평가요소는?

① 수술 후 2일째 장음이 들린다.
② 간호계획을 환자와 논의하였는가?
③ 환자가 통증을 호소할 때 간호사가 주의 집중을 했는가?
④ 적정 간호 인력이 배치되어 있는가?
⑤ 각 환자의 간호를 계획, 수행한 증거가 있어야 한다.

[해설] **[도나베디안의 간호의 질 관리 접근 방법]**

구분	구조적 평가	과정적 평가	결과적 평가
예시	• 적정 간호인력이 배치되어 있는가? • 병동에 안전관리 매뉴얼이 비치되어 있는가? • 신규간호사 오리엔테이션 프로그램이 개발되어 있는가?	• 간호사는 투약 시 5가지 기본 규칙(5R)을 올바르게 지켰는가? • 간호사는 환자에게 간호행위를 수행할 때 친절했는가? • 환자가 동통, 오심, 구토 등을 호소할 때 간호사가 주의집중을 했는가? • 수술 후 24시간 후 환자의 조기 이상을 격려한다.	• 환자는 간호의 결과에 어느 정도 만족하는가? • 수술 후 2일째에 환자의 장음이 들린다. • 수술 후 합병증이 예방된다.

정답 09. ④ 10. ①

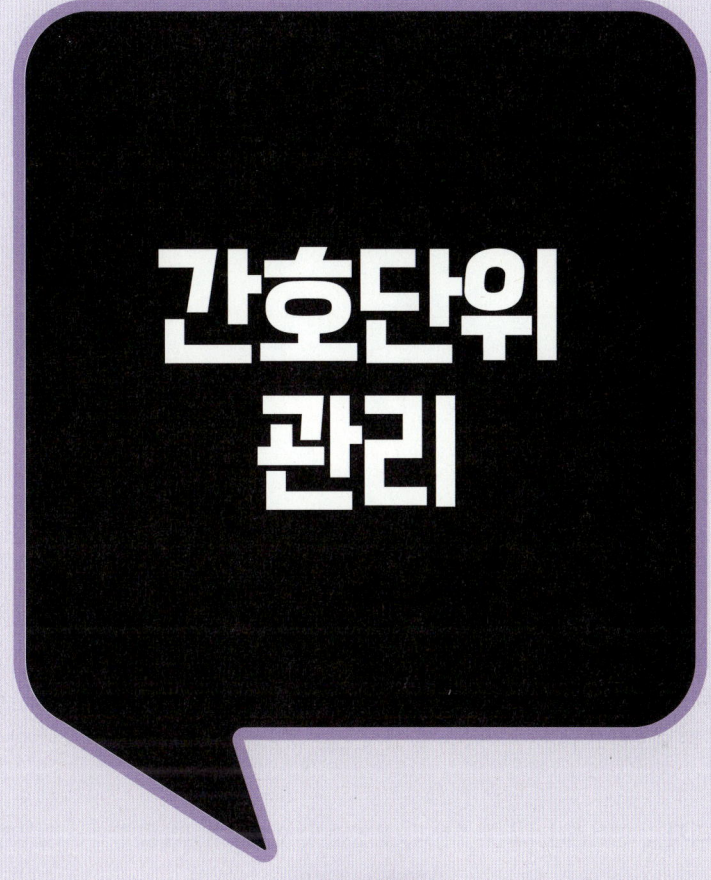

PART 7

간호단위 관리

CHAPTER 01. 간호단위 환자관리
CHAPTER 02. 간호단위관리의 실제
CHAPTER 03. 간호단위 안전관리
CHAPTER 04. 간호정보와 기록관리

CHAPTER 01 간호단위 환자관리

UNIT 1 간호단위관리

1 개념 기출 14

1) **간호단위** : 간호를 수행하는 기본 조직단위로 간호단위관리자의 책임 하에 환자의 간호 요구도에 비례한 일정수의 간호사, 의사 및 기타 직원의 다학제 간 협동과 시설 및 물품을 갖추고 최적의 간호를 제공하는 조직단위

2) **간호단위관리** : 간호단위의 목표달성을 위해 구성원들이 협동하여 합리적이고 효율적인 간호업무를 수행할 수 있도록 지도하고 촉진하는 기능 및 과정으로 양질의 간호를 제공하여 환자의 건강을 회복시키기 위한 과정

3) **간호단위관리자** : 일선관리자로 환자관리, 운영관리, 인적자원관리등에 관한 업무를 계획, 조직, 집행 및 평가하는 통합적 운영을 담당하는 간호단위 조직의 총책임자

2 간호단위 관리의 중요성

1) **환자 측면**

각 단위에서 발생되는 치료적 대인 관계는 간호사의 간호행위에 따라 효율성도 달라질 수 있어 환자에게 중요

2) **간호조직 측면**

간호사의 효율적인 간호행위 → 환자의 건강회복, 건강유지, 증진에 책임과 역할을 다하였다는 경험 → 간호사는 직업적 만족감과 성취감 경험 → 전문적 업무에 대한 자아실현 성취 → 양질의 간호제공에 대한 원동력이 됨 → 간호에 대한 환자 만족도 상승 → 간호에 대한 긍정적 이미지 상승

3) **병원 측면**

의료기관의 목적 : 양질의 의료 제공(일차적 목적), 생산성 향상 및 경제적 가치의 추구(이차적 목적)

3 간호단위관리 목표

1) 환자의 존엄과 권리를 존중, 환자의 안위를 위한 환경 조성
2) 간호에 필요한 인적, 물적 자원의 확보·유지·관리
3) 개별화된 환자의 건강요구에 따른 간호계획과 근거중심의 환자간호실무 표준 수립
4) 환자의 보안 및 안전관리체계 구축 및 수행
5) 타 부서 직원들과의 효과적인 의사소통과 협력관계 유지
6) 지속적 탐구와 연구 수행, 결과를 실무에 활용
7) 환자와 가족에게 건강교육 실시, 간호직원과 간호학생에게 교육 제공
8) 간호단위에서 일하는 직원들의 건강, 복지, 만족 도모
9) 의사의 진단과 치료활동 적극 지원

4 간호단위 관리의 기능

1) 간호의 제공 기능

① **독자적 간호활동** : 간호과정을 적용한 건강문제의 확인·계획수립·수행으로 간호목표를 달성, 간호인력에 대한 지휘 및 통제
② **비독자적 간호활동(보조적 임무수행)** : 의사의 처방에 따른 간호수행, 행정위임 업무수행

2) 교육기능

① **환자 및 보호자의 교육기능** : 전문직 간호실무의 중요한 일면, 환자와 가족의 교육요구도와 학습능력을 파악하여 효과적인 교육과 평가 실시
② **간호사의 학습기능** : 간호단위의 학습 자체가 업무의 통합적인 측면으로 간주되고 업무를 계속되는 학습으로 간주
③ **학생의 교육기능** : 미래의 간호사들로 질 높은 교육을 제공하여 미래 간호의 질향상 도모

UNIT 2 환자간호관리

1 환자관리의 개념

- 대상자 개개인에게 제공되는 간호에 대한 질관리를 하는 것으로 입·퇴원 관리, 전과, 전동시 간호를 포함
- 직접적인 간호활동으로 환자 사정 – 진단 – 계획 및 수행 – 평가에 이르는 모든 활동과 이를 위한 모든 업무를 관리하는 것

2 입원환자 관리

1) 입원 관리
① 입원실의 준비, 장비 및 물품준비
② 담당간호사는 자기소개 및 개방형질문으로 환자 확인 후 입원생활 안내
③ 간호정보 조사

2) 입원 중 관리
간호과정에 따른 환자간호 수행

3 전과 및 전동환자 관리

1) 전동 : 병원 내에서 다른 간호단위로 환자가 이동하는 것
① **전출병동에서의 환자 관리** 기출 22
  ㉠ 원무과에 연락하여 빈 병상 확인 후 전동 요청, 전동될 병동에 전동 가능 여부 확인
  ㉡ 전동시간과 병동을 확인 후 간호사와 담당 의사에게 전동됨을 알림
  ㉢ 환자에게 알린 후 개인 소지품 정리
  ㉣ 의무기록 확인 : 전동 이유, 물품, 환자상태 등 기록
  ㉤ 전동 예정 시간이 되면 지정된 병실로 환자와 의무기록, 카덱스, 남은 약, 물품을 보냄
  ㉥ 환자의 식단 처방 확인 후 영양과에 전동된 병동 알림
  ㉦ 입·퇴원 기록대장과 환자 현황판 관리
  ㉧ 병실 정리 정돈
② **전입병동에서의 환자 관리**
  ㉠ 전출병동에서 연락시 입실 가능시간 확인 후 알림
  ㉡ 인계받은 내용에 따라 환자 상태에 적합한 침상과 물품 준비
  ㉢ 환자 도착시 안전한 침상 이동
  ㉣ 인계받은 내용과 비교하며 환자 상태, 의무기록, 카덱스, 남은 약, 물품, 검사일정 확인
  ㉤ 새 병실에 대한 안내
  ㉥ 전동상황 담당의에게 알리고 병상 등록

2) 전과
① 치료하는 주 진료과의 변경
② **전과업무** : 환자의 의무기록지와 전산정보 정리, 전과되는 진료과와 새로 변경된 주치의에게 환자 전과에 대한 보고 및 확인, 의무기록과 침상카드에 주치의와 담당의사 변경

4 퇴원관리 기출 25

① 퇴원관리는 입원과 동시에 계획되는 것이 필요함
② **퇴원계획** : 환자에게 차후 적절한 수준의 간호 또는 일상생활로 복귀할 수 있도록 체계적으로 고안된 프로그램
③ 퇴원계획의 장점
  ㉠ 입원기간 단축, 질병의 재발 감소, 재입원 감소, 응급실 이용 감소
  ㉡ 서비스의 중복 방지
  ㉢ 추후 간호관리의 필요성과 치료비용에 대한 이해를 도움
④ 구체적 간호 활동
  ㉠ 퇴원 후 약물복용에 관한 교육 : 약 복용의 목적, 효과, 용량, 복용 기간, 복용방법, 부작용, 주의사항 등
  ㉡ 자가간호에 필요한 지식과 기술 교육
  ㉢ 외래진료 방문 절차, 지역사회의 이용가능한 자원 소개
  ㉣ 퇴원 수속 안내 : 퇴원심사완료 확인, 퇴원 계산서, 외래 예약 신청서
  ㉤ 간호기록지에 기록할 사항 : 퇴원 시간, 퇴원 시 상태, 교육내용 등

CHAPTER 02 간호단위 관리의 실제

간호사국가고시 대비

1 환경관리 기출 01, 05, 10, 12, 18, 20, 21

1) 환경관리 : 간호단위관리에 영향을 미치는 물리적 환경(환기, 소음, 조명, 온도와 습도, 청결), 심미적 환경 및 사생활 유지를 위해 관리하는 것

2) 심미적 환경

높은 명도와 채도 고려(낮은 채도로 안정감 제공; 상부는 밝게, 하부는 보다 어둡게)

3) 온도와 습도 기출 18

① 일반적인 쾌적온도 : 18~22℃, 습도 40~70%
② 병원환경 쾌적온도 : 18~23℃, 습도 35~75%

4) 소음

① 소음의 영향 : 안정 방해, 수면 방해, 근육긴장, 불안, 소화불량, 정신적 피로 가중, 업무능률 저하 등
② 적정 소음 기출 21 : 처치실, 준비실, 간호사실 40dB, 중환자실 30~35dB, 병실 30dB 이하로 유지 (보통 대화 소리의 크기 : 40~60dB)
③ 소음 감소 대책 기출 20
  • 소음을 줄이는 바닥재(고무, 리놀륨 등) 사용, 신발 끌지 않기
  • 바퀴에서 소음이 나지 않도록 기름칠하여 관리, 고무바퀴의 사용, 방음장치 설치
  • 방문객 최소화, 조용한 대화, 업무용 전화벨 방치하지 않기
  • 직원 및 환자, 보호자에게 소음방지에 대한 교육 실시

5) 환기

① 지속적 중앙조절식 환기 : 병실의 온도와 습도 조절을 위해 지속적 환기
② 특수 구역(수술실, 회복실, 중환자실, 결핵병동 등) : 헤파필터 사용

6) 조명

① 부적절한 자연 · 인공조명 : 눈의 피로, 불안, 불쾌, 긴장 유발
② 누워있는 환자를 위해 침상 위쪽에 간접조명 설치
③ **처치실 · 중환자실** : 400Lux(처치 후 낮추어 유지), **일반병실** : 100Lux 유지, 처치등을 켰을 때는 200Lux
④ 실내조명은 조명조절기를 사용

7) 청결

① 청소 시 위에서부터 아래로, 오염이 적은 곳에서 오염이 많은 곳으로 하기
② 린넨류의 정기적 교환, 털지 않기
③ 환자의 체액이나 혈액에 의한 오염은 즉시 제거

2 물품관리

1) 간호단위 물품교환체계 개념

간호단위 활동에 필요한 물품의 표준설정, 청구와 공급, 재고조사, 보관 및 유지, 사용자 교육을 포함한 일련의 활동

2) 물품관리의 중요성 기출 15

① 병원 예산의 많은 비중 차지(45~70%)
② 물품관리 소홀은 대상자에게 위험을 초래
③ 시간과 에너지 절약에 효율적
④ 질적 간호 제공에 도움
⑤ 물품관리의 양적·질적인 면을 동시에 고려

3) 물품 : 병원 내에서 소비되거나 사용되고 있는 모든 유형의 자산

① 재고자산 : 약품, 의료소모품, 진료재료, 유류, 가스 등
② 고정자산 : 비품, 기계 시설, 건물 등
③ 소모성 자산 : 사무용품, 기타 소모품

4) 간호단위관리자의 물품관리 기출 17

① 비품과 소모품의 기준량 설정
② 적절한 청구와 교환
③ 합리적인 보관관리
④ 재고목록 활용, 적정 재고 수준 유지
⑤ 물품관리에 대한 직원 교육

5) 물품관리 과정 기출 13, 15, 16, 18, 19

(1) 기준량 설정 기출 16

① 비품은 침상 수에 따라, 소모품은 환자 수에 따라 설정
② 침상 수와 병동가동률, 환자중증도, 환자의 연령, 성별, 질병상태, 간호요구도 고려
③ 처치의 종류, 의료진의 업무, 병동의 특성 고려
④ 물품의 가격, 견고성, 물품 공급방법 및 기간 등 고려

(2) 물품의 청구와 공급 기출 18
　① 정기적인 재고 조사 : 표준량의 확보 여부 파악, 불필요한 물품의 반환 기회, 분실 물품을 찾는 기회, 수선·교환 및 필요 물품 확인
　② 물품청구 기준량 : 예산 소모량과 정확하게 일치시키는 것이 아닌 여유분을 포함해야 함
　③ 적정 재고수준 유지 : 멸균품 정수량은 일평균 사용량의 2.5배, 린넨은 일평균 사용량의 1.5배
　④ 정수교환 : 정기적으로 정수량 만큼 공급부서에서 공급하는 방법(사용빈도 높고, 일정한 소모량, 부피가 작은 물품 대상)
　⑤ 정수보충 : 정기적인 재고량을 파악한 후 공급부서에서 사용량 만큼 채워주는 방법(사용빈도가 높은 물품 중 큰 부피로 자리를 많이 차지하는 물품)

(3) 물품의 구매 : 가치분석기법 적용
　비용절감을 위한 효과적인 방법으로 물품의 기능을 분석하여 불필요한 기능을 제거, 더 높은 성능을 발휘하는 값싼 재료나 물품을 연구하는 방법

(4) 물품의 보관과 사용 기출 08, 10
　① 품명과 규격에 따라 분류하여 보관
　② 간호관리자의 책임 하에 창고나 물품장에 보관
　③ 고액물품, 변질되기 쉬운 것, 고무제품 등은 통풍에 더욱 주의하여 보관
　④ 비품은 유용성, 청결, 안정성을 고려하여 배치
　⑤ 소독품은 소독 날짜가 최근의 것일수록 뒤에 배치(선입선출)
　⑥ 새로운 물품은 사용법과 사용 후 처리에 관한 지침서 제시
　⑦ 모든 간호사가 쉽게 찾을 수 있도록 항상 같은 자리에 두어야 함
　⑧ 유효기간이 지난 물품은 중앙공급실로 보내 재소독 또는 폐기

(5) 재고목록과 정기점검
(6) 물품사용자 교육 : 물품사용방법과 목적, 사용 후 처리법에 대해 교육

3 약품관리 기출 10, 14, 18, 20, 21

1) 약품관리의 개념
　① 병원에서의 모든 약품의 구입, 분류 및 관리로 효율적이고 안전한 투약 제공
　② 약품관리의 책임부분 : 의사(처방), 약사(처방된 약의 조제), 간호사(환자에게 약 제공)

2) 투약오류 예방 지침
　① 정확한 7 Right : 정확한 약, 환자, 용량, 경로, 시간, 기록, 설명
　② 모든 투약은 의사의 입력된 처방에 의해 시행
　③ 약품 준비 및 투약 전 손 씻기, 무균술 지키기
　④ 투약 직전 약 준비가 원칙
　⑤ 투약은 반드시 준비한 간호사가 시행, 경구약은 환자가 먹는 것을 확인
　⑥ 약물 투여 후 부작용 여부 관찰
　⑦ 투약 실수 시 즉시 담당의와 간호관리자에게 보고

3) 구두처방 수행 지침

① 응급상황, 수술 또는 무균적인 시술 중, 외부에 있어 처방의 전산입력이 불가한 경우에만 허용
② 받아적기 – 다시 읽기 – 재확인
③ 구두처방(V/O) 표시 후 구두지시 내용을 의사에게 재확인
④ 처방 의사명과 처방받은 간호사명을 기록하고 수행
⑤ 구두처방 후 24시간 이내에 서면 처방되었는지 확인

4) 약품 관리 방법

① 유효기간이 지났거나 임박한 약은 약제부에 반납
② 유효기간이 기재되지 않은 약품은 수기기록, 연 1회 정기교환
③ 응급약과 비상약은 반드시 인수인계
④ 사용이 중단된 주사약은 즉시 반납
⑤ 환자 약은 경구약과 주사약을 개인별로 관리
⑥ 응급약품은 응급카트 내에 보관

5) 약품의 청구와 공급

① **정규약** : 의사가 전날 처방을 내면 다음날 공급
② **응급약** : 환자상태의 변화에 따라 긴급히 필요한 약품, 처방 즉시 수령
③ **추가약** : 처방변경 또는 입원 시 발행한 약, 처방에 따라 수시로 공급
④ **PRN 처방** : 예견된 상황 등의 실시조건에 따라 간호사가 실시할 수 있는 처방, 처방 직후 수시 공급
⑤ **퇴원약 처방** : 오전에 처방 접수되면 퇴원 당일 오전 중에 간호단위로 퇴원약 도착

6) 약품의 보관

① **냉장보관(2~8℃, 1일 1회 온도 측정하여 기록)** : 인슐린, 백신 등(펜형 인슐린은 개봉 사용 중 환자별로 실온에 보관할 수 있고 유효기간은 28일임)
② **실온, 투약카트, 약품장 보관** : 항생제, 일반주사제, 수액
③ **차광이 필요한 약품** : 차광용 비닐 씌워 관리
④ 약의 개봉, 혼합, 투약 준비 시 수시로 유효기간 확인
⑤ 보관에 관한 사항 숙지 후 사용 용도별 비치 보관
⑥ 고위험 약품, 유사발음, 유사모양, 유사코드 약품 등은 분리보관하고 경고용 라벨 부착 기출 25
  ㉠ **고위험 약품** : 고농도 전해질류, 헤파린 주사제, 항암제 등 잘못 사용시 치명적인 위해를 줄 수 있는 약물
  ㉡ **고위험 약물 보관** : 경구, 주사 등 **제형에 따라 분리 보관**
  ㉢ **동일한 약품명에 함량이 두 가지 이상인 경우** : 동일한 장소에 보관, **경고용 라벨 부착**

7) 마약관리 기출 15, 18, 21, 22, 23, 24

① 마약은 매 근무교대시마다 인수인계와 재고관리 시행, 열쇠는 관리자 또는 선임간호사가 관리
② 마약대장과 함께 반드시 이중 잠금장치가 되어 있는 철제 마약장에 보관
③ 사용할 때 마다 마약대장에 기록, 마약 관련 기록은 2년간 보관
④ **항정신성의약품** : 잠금장치가 있는 곳에 보관, 냉장보관 약의 경우 잠금장치가 부착된 냉장고에 보관

⑤ 파손된 마약 : 즉시 현장 사진을 찍고 조각 보존, 파손된 마약 수거 후 관리자 서명, 마약파손 보고서를 작성하여 약국에 보냄
⑥ 사용하지 않은 마약과 사용 후 남은 마약 : 주사기에 뽑거나 앰플·바이알 그대로 즉시 반납 처리(반납처방 작성)

4 감염관리 기출 06, 12, 19

1) 감염관리 개념

(1) **병원감염** : 입원시 존재하지 않았거나 잠복기에 있지 않았던 감염원이나 독성물질로 인해 획득한 감염, 통상 입원 후 48시간 이후에 발생한 경우

(2) **감염원**
① 내인성 요인
② 외인성 요인(병원 질 관리 활동의 중요 대상) : 병원 환경, 의료인의 손, 의료 기구 등

2) 감염관리의 필요성

(1) **병원 감염의 증가 요인**
① 면역억제제 사용 등으로 면역기능 저하 환자의 증가, 노인인구의 증가로 만성 질환자 증가
② 침습적 시술의 보편화
③ 항생제 내성균 증가
④ 중앙 냉·난방 시설로 냉각수나 공기를 통한 병원 감염 증가

(2) **병원 감염의 증가로 의료의 질 저하 초래** : 유병률의 증가, 치료의 지연, 사망 가능성 증가

(3) **경제적·윤리적·법적·사회적 문제 초래**

3) 병원 감염관리위원회와 감염관리실

(1) **100개 이상의 병상을 갖춘 병원급 의료기관의 장** : 의료관련감염 예방을 위해 감염관리위원회와 감염관리실을 설치·운영하여야 함

(2) **감염관리위원회 심의 사항**
① 병원감염에 대한 대책, 연간 감염예방계획의 수립 및 시행에 관한 사항
② 감염관리요원의 선정 및 배치에 관한 사항
③ 감염병환자 등의 처리에 관한 사항
④ 병원의 전반적인 위생관리에 관한 사항
⑤ 병원감염관리에 관한 자체 규정의 제정 및 개정에 관한 사항

(3) **감염관리실의 업무**
① 병원감염의 발생 감시
② 병원감염관리 실적의 분석 및 평가
③ 직원의 감염관리교육 및 감염과 관련된 직원의 건강관리에 관한 사항

4) 병원감염의 관리 및 예방 기출 10, 13

(1) 손 씻기 기출 19
① 의료인의 손 : 의료관련 감염 전파의 주 매개원
② 교차감염 예방의 기본 : 손 씻기
  ㉠ 혈액, 체액, 분비물(땀 제외), 배설물에 의해 오염된 물건을 만졌을 경우, 장갑 착용 여부와 관계없이 손 씻기
  ㉡ 장갑을 착용하고 혈액, 체액, 분비물, 배설물 등을 만졌을 경우, 다른 환자를 처치하기 전에 반드시 손 씻기
  ㉢ 동일한 환자라도 다른 부위 처치 시 손 씻기
  ㉣ 감염환자 접촉 후, 환자의 분비물에 오염되었거나 항균제 내성균 검출 환자 등과 접촉 후에는 손소독제 사용

(2) 환경 및 기구소독
① 산소공급을 위한 습윤병은 매일 교환, 가습기 물 관리
② 소독 물품의 유효기간 준수, 무균적 사용
③ 감염성 환자의 기구, 린넨, 물품은 구분하여 처리
④ 재사용 물품은 깨끗이 세척하여 멸균, 일회용 물품은 사용 후 폐기
⑤ 균 배양 실시

(3) 격리 기출 14
① 격리 : 감염을 일으킬 수 있는 미생물의 전파를 예방하기 위해 환자를 격리시키는 것
② 역격리 : 환자의 면역력이 매우 약한 경우 일반인들로부터 보호하는 격리
③ 코호트 격리(cohort isolation) : 같은 종류의 균에 감염된 환자가 모여 있는 방으로의 격리
④ 격리실 출입 시 혈액, 체액, 기타 오염된 물품, 손상된 피부, 점막접촉이 예상되는 경우 장갑, 가운, 비닐 앞치마 등 착용
⑤ N95, 헤파필터 마스크 착용 : 홍역, 수두, 활동성 결핵, 메르스
⑥ 다제내성균의 경우 : 청진기, 체온계, 혈압계, 산소포화도 센서 등은 단독 사용

격리종류 및 방법	
표준주의	감염원에의 전파 가능성을 줄이기 위해 환자의 진단명과 감염상태에 관계없이, 병원 내 모든 환자와 오염된 기구 및 물체에 적용
공기전파주의 기출 23	5μm 이하의 작은 입자가 공기 중에 떠돌다가 흡입되는 감염 방지 • 홍역, 수두, 활동성 결핵, SARS, 메르스 • **음압격리실 배치(최소 6회 이상** 공기 순환, 신규설비의 경우 12회 이상 권장), 문은 항상 닫아두기 • N95마스크, 헤파필터 마스크 착용 • 병실입구나 잘 보이는 곳에 공기주의 격리표시 부착 • 모든 의료종사자들은 홍역과 수두에 대한 면역이 형성되어 있어야 함

비말전파 주의	5μm 이상의 큰 입자가 기침이나 재채기 시 단거리에 있는 사람에게 감염시키는 것을 방지 • 디프테리아, 폐렴, 백일해, 풍진, 유행성이하선염, 유행성감기, 아데노바이러스 등 • 가능한 한 1인실에 배치, 1인실이 없을 경우 코호트 구성(동일한 병원체에 감염된 환자들로 배치), **코호트 이격거리는 1.5m 이상 유지** • 수술용 마스크 착용 • 혈액 또는 체액 노출 위험시 장갑과 가운 착용	
접촉전파 주의 기출 22	직접 혹은 간접접촉에 의한 감염 방지, 다제내성균(MRSA, VRE 등)이나 소화기계·호흡기계·피부·창상의 감염 • VRSA, VRE, MRSA, 세균성이질, A형간염, 로타바이러스, 장출혈성대장균감염증 • 1인실 또는 코호트(법정기준 기준거리 유지, 물리적 차단막 설치) • 장갑과 가운 착용	

(4) 폐기물 관리 기출 25

폐기물 구분 (보관기관)		내용	전용용기 (도형색상)	
격리의료폐기물(7일)		감염병예방법 제2조제1항에 따른 감염병으로부터 타인을 보호하기 위하여 격리된 사람에 대한 의료행위에서 발생한 일체의 폐기물		합성 수지 (붉은색)
위해의료폐기물	손상성 폐기물(30일)	주사바늘, 봉합바늘, 수술용 칼날, 한방침, 치과용침, 파손된 유리재질의 시험기구		합성 수지 (노란색)
	조직물류 폐기물	인체 또는 동물의 조직, 장기, 기관, 신체의 일부, 동물의 사체, 혈액, 고름 및 혈액생성물(혈청, 혈장, 혈액제제) ※ 태반은 녹색합성수지		
	병리계 폐기물	시험·검사 등에 사용된 배양액, 배양용기, 보관균주, 폐시험관, 슬라이드, 커버글라스, 폐배지, 폐장갑 등 15일		
	생물·화학 폐기물	폐백신, 폐항암제, 폐화학치료제		
	혈액오염 폐기물	폐혈액백, 혈액투석 시 사용된 폐기물, 그밖에 혈액이 유출될 정도로 포함되어 있어 특별한 관리가 필요한 폐기물		골판 지류 (노란색)
일반의료폐기물 (15일)		혈액·체액·분비물·배설물이 함유되어 있는 탈지면, 붕대, 거즈, 일회용 기저귀, 생리대, 일회용 주사기, 수액세트 등	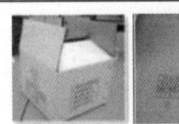 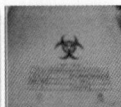	

5) 직원감염

① 정기적인 건강검진과 예방접종 실시
② 감염예방 및 근무자가 감염위험에 노출된 후 관리방법에 대한 병원규정이 있어야 하며 그 지침에 따라 수행
③ 채용 시 신체검사를 통해 감염질환 유무와 예방접종 시행 여부 확인
④ 정기적인 신체검사를 받도록 함
⑤ 주사침이나 수술칼날 등 날카로운 기구는 손상성폐기물 합성수지통에 버림
⑥ 사용 후 주사바늘 뚜껑은 다시 씌우지 않고 분리배출

CHAPTER 03 간호단위 안전관리

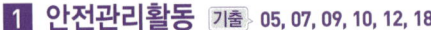

1 안전관리활동 기출 05, 07, 09, 10, 12, 18

1) 안전관리의 개념
위험상황이나 사고를 초기에 파악, 조정 등의 계획을 사전에 수립·수행하는 활동으로 사고 발생 원인을 제거하여 병원 내 위험을 줄임으로써 안전한 간호를 제공하는 것

2) 안전관리 요소
환자의 치료과정에 나타날 수 있는 안전사고 요인으로 환자확인, 수혈, 투약, 낙상, 욕창, 자살, 수술부위 확인, 신체보호대, 무단외출, 탈원, 화재 등

2 안전사고 예방관리 기출 12, 13, 14

1) 안전관리 기출 05, 12

(1) 안전사고의 위험요소
① 기술적 요인 : 부적절한 설비나 불완전한 구조와 도구들
② 환경적 요인 : 운영관리 부실, 조명, 소음, 환기 등의 불안정한 상황, 시설 결함
③ 인적 요인 : 기술, 지식 부족, 부주의, 주의의무태만 등 직원과 관련된 사고

(2) 간호 대상자 중 안전관리에 관심을 기울여야 하는 경우 기출 08, 11, 13
① 연령, 질병, 약물로 인한 무기력 상태
② 졸도, 경련, 뇌출혈, 심장마비 등의 위급 상황
③ 급격한 감정 변화, 정신적 이상으로 인한 판단력 결핍
④ 시력, 청력 장애
⑤ 환자의 부주의, 무관심, 건망증, 협조 거부의 경우

(3) 안전관리를 위한 간호사의 책임
① 간호 관리책임자 : 계속적인 대비와 훈련, 안전교육, 사고분석, 대책수립
② 기구나 기계의 규칙적 점검
③ 환자 교육 : 병동안전 수칙 안내, 교육, 홍보

(4) 안전사고 발생시 대처 기출 19, 24
① 즉시 환자 상태 사정 후 응급조치, 담당의사에게 즉시 보고

② 간호 관리자를 통해 간호부에 보고(근접오류 뿐 아니라 모든 오류 보고 : 작은 문제라도 간과하지 않고 보고하여 철저한 안전관리시스템을 유지)
③ 환자 가족에게 알림
④ 환자 상태, 제공된 치료 및 간호의 내용, 환자의 반응 등을 상세히 간호기록지에 기록, 사고보고서 제출

3 환자안전관리

1) 환자 확인 지침 기출 19
① 개방형 질문을 사용하여 환자 확인
② 최소 두 가지 이상의 지표를 사용하여 확인
③ 환자의 병실 호수나 위치를 알리는 지표는 사용 불가
④ 의식이 없거나 의사표현이 어려운 경우는 별도의 환자확인 방법 이용

2) 낙상예방 지침 기출 10, 12, 14, 15, 17
① 낙상위험 사정 도구를 이용한 위험요소를 사정하고 위험요인 제거
② 환자와 보호자에게 낙상예방 교육 시행(보호자에게 낙상 예방을 위임하지 않기)
③ 호출기(call light)를 환자의 손이 닿는 범위 내에 배치
④ 보행을 시작할 때는 서서히 단계적으로 움직일 수 있도록 계획
⑤ 움직임이나 보행이 불편한 환자는 거동 시 반드시 보조자와 함께 걷기
⑥ 바닥이 미끄럽지 않은 신발 신기
⑦ 혼돈이 심하거나, 주의 깊은 관찰이 필요한 환자의 경우 간호사실 가까운 쪽으로 병실 배치
⑧ 침대난간 올리기, 침대바퀴는 항상 잠금 상태 유지, 침상 높이 낮게 유지
⑨ 변기나 욕조 주위에 손잡이 설치, 낮은 높이의 변기
⑩ 바닥에 미끄러운 용액이나 물이 떨어져 있는지 자주 관찰, 마른상태 유지
⑪ 밤에는 야간등 사용
⑫ 목욕중 환자 혼자두지 않기, 안에서 문 잠그지 않기

3) 보호대적용 지침
① 의사처방에 의해 적용
② 환자와 보호자에게 보호대 적용 전 그 목적과 기간에 대하여 설명
③ 적용 후 주기적으로 환자상태, 적용부위 피부등을 관찰
④ 보호대 적용기록지에 기록
⑤ 필요치 않은 경우 즉시 제거

4) 화재발생 시 환자관리

(1) 화재 예방 조치 기출 20
- 정기적인 검사를 통한 전기화재 예방
- 이상 징후 발생시 안전점검 및 정비 후 사용

- 흡연 장소의 별도 지정 및 소화기 등 화재 안전대책 강구
- 환자 대피 및 수용계획 작성
- 비상 호출망 계획, 전 직원 교육
- 비상구 열쇠, 소화기는 즉시 사용 가능한 곳에 보관, 인수인계 실시
- 전기 및 산소 사용시 안전수칙 준수(병실에서 전열기구 사용 금지)

(2) 화재발생 시 행동 요령

- **최초 발견자** : 상황 파악 → 건물 내 경보 전파 : 화재경보 울리기, "불이야" 외치기 → 최초 소화 활동 실시 : 투척용소화기, 수동식소화기 등 → 환자 대피 → 필요 서류 운반 → 대피한 환자의 수와 상태 확인
- 환자 중 장애 등의 거동이 제한되는 경우 활용 가능한 피난기구 및 시설 이용
- 창살 등이 설치된 경우 피난로의 다양한 확보로 신속한 대피 방법 사전 강구
- 연기와 불을 차단하기 위한 자동 방화문이 닫히도록 설치
- 화재시 엘리베이터는 연기로 인한 질식의 우려가 있으므로 탑승 금지
- 문의 손잡이는 손등을 대어보거나, 손잡이를 만져 뜨겁지 않으면 문을 열고 피난구로 향함(손잡이가 뜨거울 경우 다른 피난로를 찾아 이동)
- 복도에 연기로 인한 이동이 제한되는 경우 자세를 낮추고, 젖은 수건 등을 이용하여 코와 입을 가리고 이동

(3) 화재발생 시 피난 대상 우선순위

① 1차 피난대상 : 화재발생 병실 환자, 화재발생 옆 병실 환자
② 2차 피난대상 : 화재발생 병실에서 가까운 병실의 환자 순서대로 대피

(4) 환자 유형별 대피순위 기출 15

- 경환자부터 중환자, 보호자, 방문객, 조직 구성원 순으로 대피
- 거동 가능 환자부터 대피시키는 것이 생존률을 높이는 최선의 방법
① 1순위 : 독립보행 가능자(자력, 비상계단)
② 2순위 : 조금의 도움으로 보행 가능자(동행, 부축하여 이동)
③ 3순위 : 중환자, 독립보행 불가능 환자(동행, 들것·침대보 사용하여 이동)

CHAPTER 04 간호정보와 기록관리

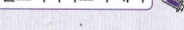

1 병원정보시스템 기출 19

1) 병원정보시스템의 정의
① 병원에서 서비스 생산을 비롯한 병원 내 각종 의료 및 일반 업무에 있어 정보이용자와 컴퓨터를 결합
→ 조직구성원과 병원조직의 전체의 성과 향상을 목적으로 구축되는 통합 시스템
② 환자 진료시 환자의 건강정보를 수집, 저장, 처리를 지원하도록 설계된 시스템
③ 병원에서의 실무, 행정, 연구부문과의 지속적인 상호연계됨

2) 병원정보시스템의 종류

(1) 전자의무기록시스템(EMR)
① 개념 : 전산으로 입력한 전자의무기록에 있는 정보를 정리, 조작, 검색, 보관하는 시스템
② 장점
- 자료의 접근성 향상 : 종이 기록보다 읽기 쉽고 정확함
- 행정관리 효율 향상 : 효율적이고 과학적인 행정, 경영, 관리 가능
- 임상연구 혁신 : 연구정보 제공(신속, 정확한 통계정보)
- 환자정보의 공유와 의료진과의 의사소통 촉진
- 의료의 질 향상, 비용의 절감

(2) 처방전달시스템(OCS)
① 개념 : 병원정보시스템 중 가장 기본이 되는 시스템으로 의사와 간호사가 환자에게 필요한 처방이나 전달사항을 해당 부서에 전달해주는 정보 시스템
② 처방전달시스템의 기능
- 업무처리 절차의 진행 상태를 확인할 수 있음
- 정확하고 신속한 의사전달
- 원무시스템과 연결되어 회계처리 가능

(3) 의료영상저장전송시스템(PACS)
영상정보(X-ray, CT, 초음파등)의 그래픽을 전산화하여 저장하고 검색할 수 있는 시스템

(4) **병원경영정보시스템**(HMIS)
의료진의 환자관리 업무 지원, 관리자의 합리적 의사결정을 지원하는 정보시스템

2 간호정보 관리

1) 간호정보의 개념

(1) **자료** : 관찰이나 측정에 의해 객관적으로 어떤 현상에 관련되어 얻어진 최소 단위의 숫자와 문자 (처리되지 않은 정보)

(2) **정보** : 사용자의 특정한 목적을 위하여 가공된 자료(의미 있고 유용한 형태로 처리된 자료)

(3) **간호정보**(nursing information) : 자료를 활용할 사람들이 이 자료를 같은 의미로 여기도록 분류되고 해석된 간호에 관한 자료

(4) **간호정보체계**(nursing information system)
① 간호 정보를 수용하고 분류하는 하나의 방법
② 간호행정, 환자간호제공, 간호교육과 간호연구를 지원하는데 사용되는 전산화된 정보시스템(미국간호협회)

(5) **데이터베이스** : 상호연관된 자료를 쉽게 검색 가능하도록 집중화하여 체계적으로 조직한 자료의 집합

(6) **빅 데이터** : 기존의 데이터베이스 관리도구로 분석하던 최대 역량을 넘어 대량의 데이터 세트와 데이터로부터 원하는 결과를 분석하여, 가치를 창조하는 포괄적인 기술을 의미

3 간호정보체계(간호정보시스템) 기출 07, 10, 12, 14, 18

1) **개념** : 간호서비스와 자원을 관리, 표준화된 간호수행, 환자간호정보 관리, 간호연구 지원, 교육적인 응용을 간호실무에 적용하는데 필요한 정보를 수집, 저장, 처리하는 정보시스템

2) **목적** 기출 20 : 간호관리를 향상시켜 궁극적으로 간호의 질 향상

3) **활용**
   (1) 많은 양의 자료를 기록하고 저장하고 처리
   (2) 의사결정에 필요한 처리된 자료를 의사소통하고 검색
   (3) 간호의 질과 비용을 통제, 평가하고 필요한 정보를 생성
   (4) 간호지식과 기술을 교육

4) 간호정보시스템의 실제 기출 02, 11, 12, 13

(1) 간호실무(Care) : 간호를 수행하고 기록하고 평가하는 데 사용

① 간호과정시스템 : 각 간호과정에서 간호사의 의사결정을 돕고 지원, 정보의 질향상과 중복기록과 오류의 감소, 부서 간 의사소통이 향상될 수 있음
② 간호기록시스템 : 내용의 표준화, 효율성 증가, 적시성 향상, 접근성 향상, 데이터 검색 기능 강화
③ 원격의료와 간호시스템 : 가정간호에 원격진료를 활용 가능

(2) 간호행정(Administration)

① 환자분류시스템 : 환자의 상태에 따른 간호요구와 간호제공시간을 측정하여 환자의 중증도를 일정한 수준으로 구분하는 것
② 간호인력관리시스템 : 인력자원 운영 관리(근무표 작성)
③ 물품관리시스템 : 환자간호를 위해 필요한 물품(소모품, 린넨, 의료장비 등)을 청구하고 감시하기 위한 시스템
④ 간호 질관리시스템 : 간호서비스의 양과 질을 평가하여 간호의 질 향상에 적용
⑤ 의사소통시스템 : 정보관리체계를 표준화하여 업무 전반에 종합적인 정보서비스 제공

(3) 간호연구(Research)

① 자료관리, 통계분석, 문서관리 작성 및 방대한 자료의 체계적 검색 가능
② 간호접근법, 간호중재유형에 관한 기술적 연구를 수행
③ 간호진단, 간호수행 및 결과와 관련해서 간호의 효과성에 대한 연구를 수행
④ 예 문헌검색시스템, 통계시스템, 데이터마이닝, 데이터웨어하우징 등

(4) 간호교육(Education)

① 간호사의 직무교육 : 시간과 장소의 제한없이 교육 제공
② 간호학생 교육 : 정보교육시스템은 교과과정과 실무 사이에 직접적인 의사소통 제공
③ 환자와 보호자 교육 : 컴퓨터나 스마트폰을 이용한 안내 및 교육

4 환자 정보보호

1) 개인정보 이용 및 제공

(1) 동의 없이 수집·이용이 가능한 경우 : 진료목적 개인정보는 환자의 동의 없이 이용 가능

① 진료신청서(성명, 주민등록번호, 진료과목, 전화번호, 환자등록번호 등)
② 선택진료신청서
③ 진료기록부
④ 조산기록부
⑤ 간호기록부
⑥ 환자명부
⑦ 처방전
⑧ 검사소견서

⑨ 진단서
⑩ 요양급여의뢰서 등

📢 인터넷, 전화 등을 통한 진료·검사예약 시 건강보험 가입여부, 건강검진 대상 여부 확인이 꼭 필요한 경우에는 국민건강보험법 등의 근거에 따라 주민등록번호 처리가 가능하다. 다만, 진료나 검진목적의 의료기관 내원이 아닌 장례식장, 산후조리원 이용 및 단순 서류발급을 위한 예약 등 단순예약(시간약속)을 위한 주민등록번호의 수집·이용은 원칙적으로 허용되지 않는다.

(2) 동의를 받아야 수집·이용이 가능한 경우
  ① 고객관리를 위한 개인정보는 별도의 동의가 필요
   • 수집목적 : SMS, DM 등을 통한 홍보 및 마케팅
   • 수집항목 : 환자 인적사항 등
   • 수집방법 : 고객정보 수집·이용에 동의한 환자의 정보만 수집
  ② 홈페이지 회원 개인정보 수집 시, 정보주체의 동의 필요
   • 수집목적 : 홈페이지 회원관리
   • 수집항목 : 필수정보(성명, ID, 비밀번호), 선택정보(생년월일, 전화번호, 이메일 등)
   • 주의 : 홈페이지 회원정보로 주민등록번호는 수집하지 않도록 함

(3) 공개된 장소에 CCTV 설치 시 안내판 설치 및 영상정보 안전관리 사항을 반드시 고지해야 함

(4) 법률에 따른 의료인의 개인정보 제공 의무
  ① 감염병 환자, 감염병 의사환자 또는 병원체 보유자 신고 의무
  ② 응급환자 이송 의무
  ③ 감염인 진단 검안사실 신고의무
  ④ 특정수혈부작용 신고 의무
  ⑤ 뇌사추정자 신고 의무

2) 정보시스템의 운영 및 보안관리 [기출] 25
  (1) 자료에 접근할 수 있는 암호관리
  (2) 사용자의 근무장소와 직위, 책임의 범위에 따라 접근권한을 차등부여
  (3) 사용자 교육 필수, 규정이 변경되거나 신입직원 및 직무 변경시마다 실시

5 간호기록 [기출] 05

1) 간호기록 정의
   환자 입원 시 사정에서부터 퇴원시의 평가에 이르기까지 계속되는 간호과정의 타당성 및 그 결과를 입증할 수 있는 정확하고 안전한 내용을 조직적이고 체계적으로 기록한 문서

2) 간호기록의 목적 [기출] 13, 14
   (1) 의사소통 : 의료인 간 의사소통, 정보교환의 중요한 매개
   (2) 간호계획 : 간호계획시 대상자의 기록에서 필요한 정보 수집

(3) **법적 증거** : 기록은 법정에서 증거가 되므로 병원과 의료인 및 환자를 보호하는 중요한 수단
(4) **교육** : 질병의 특성과 그 반응에 대한 기록을 임상교육 자료로 활용
(5) **질 향상** : 기록의 정기적 검토는 의료 질 평가의 기본
(6) **통계 및 연구** : 통계학적 자료를 대상자의 기록에서 수집하여 연구에 활용
(7) **감사** : 대상자에게 제공된 치료나 간호의 질을 점검하고 평가하는 데 이용
(8) **진료비 산정의 근거** : 양질의 의료서비스가 제공되었는지 증명할 정보로 활용

3) 간호기록의 원칙과 지침 기출 22

(1) 원칙
① **정확성** : 객관적인 사실 또는 관찰한 것만을 기록
② **적합성** : 대상자의 건강문제와 간호에 관계된 정보만을 객관적으로 기록
③ **완전성** : 대상자에게 도움이 될 내용을 기록(환자의 상태변화, 육체적 증상이나 징후, 제공된 간호, 의사나 타 의료요원의 방문 등 기본적인 정보를 필수적으로 포함)
④ **간결성** : 의사소통의 시간을 절약하기 위해 간결해야 함(예 주어 생략)
⑤ **적시성** : 간호행위가 일어난 직후에 기록(사전에 기록하지 않음)

(2) 환자 기록의 일반적 지침
① 모든 기록지에는 날짜와 시간을 기록
② 의학용어를 제외하고는 한글로 기록
③ 약어 사용시 표준약어만 사용
④ 기록자 서명은 알아볼 수 있게 기록
⑤ 기록이 잘못되었을 때는 붉은색으로 두 줄로 사선을 긋고 '오류(error)'라고 쓴 다음 다시 기록 – 지우개, 교정용액 등 금지

4) 간호기록의 체계와 형식

(1) 간호기록의 체계
① 정보중심 기록(source-oriented medical record)
  • 의료요원들이 대상자에 대한 자료를 각자의 영역별로 제각기 기록
  • 장점 : 분야별 환자의 경과 검토에 용이
  • 단점 : 반복적, 시간소모가 많고, 다학제 간 통합적 접근이 어려움
  • 간호사, 의사, 물리치료사 등의 기록이 각각 별도의 서식으로 지정되어 있음
    예 의사 – 처방기록지, 병력지, 경과기록지
       간호사 – 간호기록지, 투약기록지
② 문제중심 기록(problem-oriented medical record)
  • 정보의 출처보다는 대상자가 가진 문제점에 따른 정보를 기록하고 정리
  • 간호과정과 흡사한 방식으로 조직적, 대상자의 요구에 대한 의사소통이 용이

(2) 간호기록의 형식
① SOAP 기록 : 문제 중심의 기록, 최근 APIE(사정·계획·수행·평가)의 형식으로 기록
② PIE 기록 : 문제, 중재, 평가로 구성되며 간호사정 위주의 기록
③ Focus 기록 : 환자중심의 기록으로 환자의 현상태, 앞으로의 목표, 중재결과 등에 초점을 맞추어 기록

6 간호보고 관리

1) 보고(reporting)의 개념

(1) 보고 : 사실에 관한 내용과 그와 관련된 사항들을 다른 사람에게 정보를 주기 위한 목적으로 구두, 서면, 전산등으로 의사소통 하는 것

(2) 보고관리 : 업무에 관한 정보를 공유, 사건보고체계를 갖추어 신속히 대처하도록 하는 것

2) 안전사고 보고체계

(1) 안전사고 보고절차(사건보고서)
① 환자의 치료과정 중 발생하는 비정상적이거나 예기치 않았던 사건을 보고
② 사건보고 시 유의사항 기출 15
- 6하원칙에 따라 무엇을 누구에게 보고하는지 명확히 할 것
- 보고의 효과적인 방법(서면 또는 구두 등)과 장소 선택하기
- 객관적으로 정확하게 요점을 강조하여 작성
- 필요에 따라 실물, 도표, 인쇄물 준비
- 간호사는 아무리 작은 사고라도 모두 보고해야 할 책임이 있음을 인식
- 응급상황이나 사건보고 시 우선적 조치 후 구두보고 후 서면이나 안전관리프로그램을 통해 24시간 이내 보고(휴일 또는 비정규시간에는 초밤번 또는 당직 간호관리자에게 보고)
- 적신호 사건인 경우 48시간 이내 병원 환자안전보고서 제출, 그외에는 7일 이내 검토
- 사건보고서는 환자 차트에 보관하지 않고 따로 보관

(2) 근접오류 보고절차
① 서면이나 안전관리 전산시스템을 이용하여 보고
② 병원 환자안전 담당자에게 보고
③ 간호 개선이 필요한 부분을 취합, 문제 분석, 개선사항 수행

3) 간호단위의 보고 기출 07

(1) 24시간 보고서(일일업무 보고)
① 간호단위의 사항을 한눈에 알 수 있음
② 내용 : 환자의 일일상태, 입·퇴원환자, 전과·전동 환자, 중환자, 수술 및 특수 검사환자, 중환자 수
③ 간호단위 관리자가 간호부서장에게 보고

(2) 인수인계

① 환자 인수인계 [기출] 23 : 각 근무가 끝나는 시기에 간호사는 담당 대상자를 다음 근무조의 간호사에게 보고, 대상자의 기본 정보를 바탕으로 현재시점의 정보(대상자의 건강상태, 의사의 치료, 간호활동)와 예측되는 반응과 결과, 치료계획, 간호활동에 대해 의미 있게 연결하여 통합적으로 인계

② 물품 인수인계 : 비품약, 마약, 응급약 및 물품의 숫자와 위치를 확인, 기계와 기구는 작동상태까지 점검하여 인계

③ 단위 외 인수인계 : 검사, 시술, 수술, 투석 등을 목적으로 대상자 이동 시 관련부서에게 인계

4) 효과적인 의사소통(SBAR) [기출] 21, 25

실무현장에서 환자의 안전을 위해 문제를 초점에 두고 객관적이고 정확한 정보를 체계화시켜 의사소통하는 방법

① S : Situation = 환자의 이름, 성별, 방번호, 발생 문제(시간, 진단, 이유 등)에 대한 간략한 기술
② B : Background = 발생한 문제에 영향요인(과거력, 검사결과, 투약 등 임상적으로 중요한 정보)
③ A : Assessment = 현 상황에서 가능한 방법을 분석하고 판단, 추가발생 가능한 문제 사정(활력징후, 주증상, 의식상태, 중재 내용 등)
④ R : Recommendation = 현장 조치사항 및 추가 권고(사정결과에 따라 필요한 수행이나 의견 등 의사소통의 일반 원칙)

PART 7 간호단위관리

01. 다음 중 의료기관인증평가의 정확한 환자확인 방법은?

① 폐쇄형 질문법을 이용한다.
② 환자의 병실호수와 환자의 이름을 확인한다.
③ 의식이 없는 환자는 별도의 환자확인 방법을 적용한다.
④ 의사 표현이 어려운 환자는 보호자를 통해 확인한다.
⑤ 환자이름, 생년월일, 등록번호 등 최소한 한 가지 이상을 확인한다.

해설 [환자 확인 지침]
- 개방형 질문을 사용하여 환자 확인
- 최소 두 가지 이상의 지표를 사용하여 확인
- 환자의 병실 호수나 위치를 알리는 지표는 사용 불가
- 의식이 없거나 의사표현이 어려운 경우는 별도의 환자확인 방법 이용

02. 병원에서 화재 발생시 제일 먼저 대피시켜야 하는 대상자는?

① 경환자
② 중환자
③ 화재발생 장소와 먼 병실
④ 거동이 불편한 환자
⑤ 인공호흡기를 달고 있는 환자

해설 [화재발생 시 피난대상 우선순위]
① 1차 피난대상 : 화재발생 병실 환자, 화재발생 옆 병실 환자
② 2차 피난대상 : 화재발생 병실에서 가까운 병실의 환자 순서대로 대피
[환자 유형별 대피순위]
- 경환자부터 중환자, 보호자, 방문객, 조직 구성원 순으로 대피
- 거동 가능 환자부터 대피시키는 것이 생존률을 높이는 최선의 방법
① 1순위 : 독립보행 가능자(자력, 비상계단)
② 2순위 : 조금의 도움으로 보행 가능자(동행, 부축하여 이동)
③ 3순위 : 중환자, 독립보행 불가능 환자(동행, 들것·침대보 사용하여 이동)

정답 01. ③ 02. ①

03. 비용절감을 위한 물품관리 방법으로 옳지 않은 것은?

① 소모품의 재고량을 적절하게 유지한다.
② 구매 물품을 표준화하여 물품관리를 용이하게 한다.
③ 가치분석기법을 활용하여 물품을 비교·평가한다.
④ 효과적인 물품 관리에 대해 직원교육을 실시한다.
⑤ 자주 쓰는 물품은 많은 양을 비치해 둔다.

> **[해설]** [물품관리 과정]
> • 기준량 설정 : 비품은 침상 수에 따라, 소모품은 환자 수에 따라 설정
> • 물품의 청구와 교환 : 정기적인 재고 조사, 물품청구 기준량, 적정 재고수준 유지
> • 물품의 구매 : 가치분석법 이용

04. 물품 공급 방법 중 사용빈도가 높고 부피를 많이 차지하는 품목에 대하여 정기적으로 재고량을 파악한 후 사용한 양만큼 채워주는 방법은?

① 정수보충 ② 정수교환
③ 정규청구 ④ 응급청구
⑤ 정기교환

> **[해설]** 정수교환 : 정기적으로 정수량 만큼 공급부서에서 공급하는 방법(사용빈도 높고, 일정한 소모량, 부피가 작은 물품 대상)
> 정수보충 : 정기적인 재고량을 파악한 후 공급부서에서 사용량 만큼 채워주는 방법(사용빈도가 높은 물품 중 큰 부피로 자리를 많이 차지하는 물품)

05. A간호사는 환자에게 처방된 모르핀 0.5mg을 정맥주사하고 0.5mg이 남았다. 남은 약물에 대한 처리 방법으로 옳은 것은?

① 즉시 폐기 처분한다.
② 남은 약 그대로 투약카트에 보관한다.
③ 의사의 서명을 받은 후 폐기한다.
④ 마약 반납장부에 기록하고 약국에 반납한다.
⑤ 잔량은 폐기하고 빈 앰플은 약국에 반납한다.

> **[해설]** 마약관리 중 사용하지 않은 마약과 사용 후 남은 마약 : 주사기에 뽑거나 앰플·바이알 그대로 즉시 반납 처리(반납 처방 작성)

03. ⑤ 04. ① 05. ④

06. 간호단위 마약관리 방법으로 옳은 것은?

① 마약을 사용할 때마다 마약대장에 기록한다.
② 마약대장은 5년 동안 보관한다.
③ 마약장은 항상 잠궈두고 열쇠는 일정한 장소에 보관한다.
④ 사용하지 않은 마약은 1일 이내 반납한다.
⑤ 근무 교대시마다 구두로 인수인계한다.

해설 [마약관리]
- 마약은 매 근무교대시마다 인수인계와 재고관리 시행, 열쇠는 관리자 또는 선임간호사가 관리
- 마약대장과 함께 반드시 이중 잠금장치가 되어 있는 철제 마약장에 보관
- 사용할 때 마다 마약대장에 기록, 마약 관련 기록은 2년간 보관
- 향정신성의약품 : 잠금장치가 있는 곳에 보관, 냉장보관 약의 경우 잠금장치가 부착된 냉장고에 보관
- 파손된 마약 : 즉시 현장 사진을 찍고 조각 보존, 파손된 마약 수거 후 관리자 서명, 마약파손 보고서를 작성하여 약국에 보냄
- 사용하지 않은 마약과 사용 후 남은 마약 : 주사기에 뽑거나 앰플·바이알 그대로 즉시 반납 처리(반납처방 작성)

07. 다음 중 간호기록 방법이 옳지 않은 것은?

① 서명 시 정자를 사용한다.
② 승인된 표준약어만 사용한다.
③ 객관적인 사실에 입각하여 기록한다.
④ 구체적이고 정확한 표현을 한다.
⑤ 가능한 업무 수행 전에 기록하도록 한다.

해설 [간호기록의 원칙과 지침]
- 원칙
  - 정확성 : 객관적인 사실 또는 관찰한 것만을 기록
  - 적합성 : 대상자의 건강문제와 간호에 관계된 정보만을 객관적으로 기록
  - 완전성 : 대상자에게 도움이 될 내용을 기록(환자의 상태변화, 육체적 증상이나 징후, 제공된 간호, 의사나 타 의료요원의 방문 등 기본적인 정보를 필수적으로 포함)
  - 간결성 : 의사소통의 시간을 절약하기 위해 간결해야 함(예 주어 생략)
  - 적시성 : 간호행위가 일어난 직후에 기록(사전에 기록하지 않음)
- 환자 기록의 지침
  - 모든 기록지에는 날짜와 시간을 기록
  - 의학용어를 제외하고는 한글로 기록
  - 약어 사용시 표준약어만 사용
  - 기록자 서명은 알아볼 수 있게 기록
  - 기록이 잘못되었을 때는 붉은색으로 두줄로 사선을 긋고 '오류(error)'라고 쓴 다음 다시 기록 – 지우개, 교정용액 등 금지

정답 06. ① 07. ⑤

08. 병원 감염을 예방하기 위한 방법 중 저비용, 고효율적인 방법은?

① 손 씻기
② 청결상태 점검
③ 교차감염 예방
④ 불안전한 설비점검
⑤ 안전장비 착용

해설 [병원감염의 관리 및 예방 : 손 씻기]
- 의료인의 손은 의료관련 감염 전파의 주 매개원이며, 교차감염 예방의 기본은 손 씻기
- 혈액, 체액, 분비물(땀 제외), 배설물에 의해 오염된 물건을 만졌을 경우, 장갑 착용 여부와 관계없이 손 씻기
- 장갑을 착용하고 혈액, 체액, 분비물, 배설물 등을 만졌을 경우, 다른 환자를 처치하기 전에 반드시 손 씻기
- 동일한 환자라도 다른 부위 처치 시 손 씻기
- 감염환자 접촉 후, 환자의 분비물에 오염되었거나 항균제 내성균 검출 환자 등과 접촉 후에는 손소독제 사용

09. 직접 또는 간접 접촉에 의해 전파되는 감염성 질환을 예방하기 위한 주의지침은?

① 표준주의
② 공기주의
③ 비말주의
④ 혈액주의
⑤ 접촉주의

해설 접촉전파주의 : 직접 혹은 간접접촉에 의한 감염 방지, 다제내성균(MRSA, VRE 등)이나 소화기계·호흡기계·피부·창상의 감염

10. 환자 전동시 필요한 간호업무로 옳지 않은 것은?

① 환자에게 설명하고 개인 소지품을 정리한다.
② 전동병동의 간호가 다를 수 있음을 알린다.
③ 입원비를 정산하도록 한다.
④ 의무기록 누락여부를 확인하고 전동일지를 작성한다.
⑤ 환자가 사용하다 남은 약품을 함께 보낸다.

해설 전동 : 병원 내에서 다른 간호단위로 환자가 이동하는 것
[전출병동에서의 환자 관리]
- 원무과에 연락하여 빈 병상 확인 후 전동 요청, 전동될 병동에 전동 가능 여부 확인
- 전동시간과 병동을 확인 후 간호사와 담당 의사에게 전동됨을 알림
- 환자에 알린 후 개인 소지품 정리
- 의무기록 확인 : 전동 이유, 물품, 환자상태 등 기록
- 전동 예정 시간이 되면 지정된 병실로 환자와 의무기록, 카덱스, 남은 약, 물품을 보냄
- 환자의 식단 처방 확인 후 영양과에 전동된 병동 알림
- 입·퇴원 기록대장과 환자 현황판 관리
- 병실 정리 정돈

08. ①   09. ⑤   10. ③

MEMO

MEMO

"꿈은
날짜와 함께 적으면 목표가 되고,
목표를 잘게 나누면 계획이 되며,
계획을 실행에 옮기면 꿈은 실현된다."

당신의 합격메이커 에듀피디